石学敏针灸学

Manuel Complet de l'Acupuncture et de la Moxibustion par SHI Xuemin

Deux tomes

Tome II

Pratique clinique
et études de cas

Professeur SHI Xuemin
Membre de l'Académie Chinoise d'Ingénierie
Superviseur clinique de doctorat et
Professeur à l'Hôpital No.1 affilié à
l'Université de MTC de Tianjin, Chine

Traducteurs en chef
HU Weiguo
HU Xiaowei
ZHANG Wei

Traducteurs adjoints
Patrick HEGI
YUAN Qiuming
Christine TRAN
ZHONG Qiaoyi

Réviseurs
ZHANG Wei
ZHENG Qun

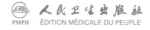
人民卫生出版社
PMPH   ÉDITION MÉDICALE DU PEUPLE

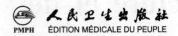

ÉDITION MÉDICALE DU PEUPLE

Ce livre est publié par la Maison d'Édition Médicale du Peuple (PMPH) en collaboration avec l'Académie Internationale de la Culture de la Médecine Traditionnelle et du Management de la Santé (ITCHM, Suisse).

http://www.pmph.com

Titre de l'ouvrage: Manuel Complet de l'Acupuncture et de la Moxibustion par SHI Xuemin (langue française)
石学敏针灸学（法文）

Contact : No. 19, Pan Jia Yuan Nan Li, Chaoyang, Beijing 100021, P. R. Chine, Tél : +86 10 59787413,
Courriel : tcy@pmph. com

Avertissement

Cet ouvrage a des objectifs éducatifs et de référence uniquement. Du fait de la possibilité d'erreur humaine ou de modifications dans la science médicale, ni l'auteur, ni le rédacteur, ni l'éditeur, ni toute autre personne impliquée de près ou de loin dans la préparation ou la publication de cet ouvrage, ne peuvent garantir que le travail d'information contenue ci-dessus est en tous points précis ou complet.

Les thérapies médicales et les techniques de traitement présentées dans ce livre sont proposées uniquement en des objectifs de référence. L'éditeur n'assumera aucune responsabilité si les lecteurs souhaitent mettre en pratique les thérapies ou les techniques médicales contenues dans cet ouvrage.

Il est de la responsabilité des lecteurs de comprendre et d'adhérer aux lois et aux règlements du pays où ils demeurent, concernant la pratique de ces techniques et de ces méthodes. Les auteurs, les rédacteurs et les éditeurs démentent toute responsabilité pour tous passifs, pertes, blessures ou préjudices encourus, en conséquence directe ou indirecte, de l'utilisation et de l'application du contenu de cet ouvrage.

Première édition : 2018
ISBN : 978-7-117-27247-6
Catalogue dans les Données de Publication:
Un catalogue pour cet ouvrage est proposé par CIP-Database Chine.
Imprimé en R.P. de Chine

Éditeur d'acquisition RAO Hongmei
Éditeur responsable RAO Hongmei
Design du livre YIN Yan
Mise en page BAI Yaping

ISBN 978-7-117-27247-6

本书由人民卫生出版社和国际传统医学文化与健康管理研究院（瑞士）合作出版

图书在版编目（CIP）数据

石学敏针灸学:法文 / 石学敏主编;胡卫国,胡
骁维,张伟主译 . 一北京:人民卫生出版社,2018.12
ISBN 978-7-117-27247-6

Ⅰ.①石… Ⅱ.①石…②胡…③胡…④张… Ⅲ.
①针灸学－法文 Ⅳ.①R245

中国版本图书馆 CIP 数据核字(2018)第 182094 号

石学敏针灸学（法文）
Manuel Complet de l'Acupuncture et de la
Moxibustion par SHI Xuemin

主　　编　石学敏
主　　译　胡卫国　胡骁维　张　伟
策划编辑　饶红梅
责任编辑　饶红梅
整体设计　尹　岩　白亚萍
出版发行　人民卫生出版社（中继线 010-59780011）
地　　址　中国北京市朝阳区潘家园南里 19 号
邮　　编　100021
网　　址　http://www.pmph.com
E - mail　pmph @ pmph.com
购书热线　010-59787592　010-59787584　010-65264830

印　　刷　北京盛通印刷股份有限公司
经　　销　新华书店
开　　本　880×1230　1/16　总印张 75
总 字 数　1764 千字
版　　次　2018 年 12 月第 1 版　2018 年 12 月第 1 版第 1 次印刷
标准书号　ISBN 978-7-117-27247-6
定价(上、下册) 960.00 元

TABLE DES MATIERES

Tome II :
Pratique clinique et études de cas

Partie D
Pratique clinique

Chapitre 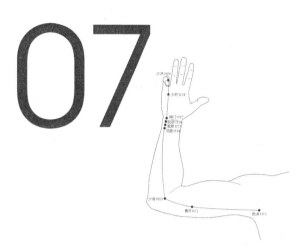07

Traitement des
symptômes courants par
l'acupuncture

1. Toux

Prescription principale

Les points principaux sont : Lièquē (LU7), Yújì (LU10) et Tàiyuān (LU9).

LU7	列缺	Lièquē	P7	7P	FE 7
LU10	鱼际	Yújì	P10	10P	FE 10
LU9	太渊	Tàiyuān	P9	9P	FE 9

Prescription supplémentaire

Phlegme abondant : Fēnglóng (ST40).

ST40	丰隆	Fēnglóng	E40	40E	WE 40

Fièvre et crainte de froid : Dàzhuī (GV14) et Qūchí (LI11).

GV14	大椎	Dàzhuī	DM14	13VG	DM 14
LI11	曲池	Qūchí	GI11	11GI	DC 11

Douleur de gorge : Shàoshāng (LU11) et Hégǔ (LI4).

LU11	少商	Shàoshāng	P11	11P	FE 11
LI4	合谷	Hégǔ	GI4	4GI	DC 4

Explications

Lièquē (LU7)	Point Luo-Communication du Méridien des Poumons : libère le Biao-extérieur, dissipe le Vent, calme la douleur, dégage le Poumon et arrête la toux.
Yújì (LU10)	Point Ying-Écoulement du Méridien des Poumons : rafraîchit la Chaleur du Poumon.
Tàiyuān (LU9)	Point Shu-Déversement du Méridien des Poumons : régularise le Qi.
Fēnglóng (ST40)	Expulse le Tan-mucosité.
Shàoshāng (LU11)	Point Jing-Émergence du Méridien des Poumons : dégage le Qi du Poumon, rafraîchit la chaleur pulmonaire, est bénéfique à la gorge.
Hégǔ (LI4)	Point Yuan-Source du Méridien du Gros Intestin : désobstrue par purgation, dégage le Qi du Poumon, est bénéfique à la gorge.
Dàzhuī (GV14)	Rafraîchit la Chaleur et provoque la sudorification.
Qūchí (LI11)	Rafraîchit la Chaleur et provoque la sudorification.

Manipulation

Shàoshāng (LU11)	Piquer pour une légère saignée ou piquer perpendiculairement 0, 1 cun.
Lièquē (LU7)	Piquer 0, 5 à 1 cun obliquement vers le haut.
Hégǔ (LI4)	Piquer perpendiculairement 0, 8 à 1 cun.
Yújì (LU10)	Piquer perpendiculairement 1 cun.
Tàiyuān (LU9)	Piquer perpendiculairement 0, 5 cun.
Fēnglóng (ST40)	Piquer perpendiculairement 1, 5–2 cun.
Qūchí (LI11)	Piquer perpendiculairement 1, 5–2 cun.
Dàzhuī (GV14)	Piquer perpendiculairement 1 cun.

Appliquer la méthode de dispersion d'après la rotation de l'aiguille pour tous les points ci-dessus.

2. Asthme

Prescription principale

Les points principaux sont :

(1) Jiájǐ (EX-B2)

EX-B2	夹脊	Jiájǐ	EX-D2		EX-DO2

(2) Fēngmén (BL12), Fèishū (BL13), Xīnshū (BL15) et Géshū (BL17).

BL12	风门	Fēngmén	V12	12V	PG 12
BL13	肺俞	Fèishū	V13	13V	PG 13
BL15	心俞	Xīnshū	V15	15V	PG 15
BL17	膈俞	Géshū	V17	17V	PG 17

Explications

Jiájǐ (EX-B2)	Facilite la descente du Qi du Poumon.
Fēngmén (BL12)	Chasse le Vent et favorise les fonctions du Poumon.
Fèishū (BL13)	Dégage le Qi du Poumon, calme les essoufflements, régularise le Qi.
Xīnshū (BL15)	Dégage le Qi du Poumon, calme les essoufflements, régularise le Qi.
Géshū (BL17)	Dégage le Qi du Poumon, calme les essoufflements, régularise le Qi.

Manipulation

Jiájí (EX-B2)	Piquer perpendiculairement 0, 3–0, 5 cun.
Fēngmén (BL12)	Piquer obliquement vers l'intérieur 0, 5–1, 0 cun.
Fèishū (BL13)	Piquer pour une légère saignée.
Xīnshū (BL15)	Piquer pour une légère saignée.
Géshū (BL17)	Piquer pour une légère saignée.

3. Palpitation

Prescription principale

Les points principaux sont : Xīnshū (BL15), Nèiguān (PC6), Dàlíng (PC7) et Shénmén (HT7).

BL15	心俞	Xīnshū	V15	15V	PG 15
PC6	内关	Nèiguān	MC6	6ECS	XB 6
PC7	大陵	Dàlíng	MC7	7ECS	XB 7
HT7	神门	Shénmén	C7	7C	XI 7

Explications

Xīnshū (BL15)	Point Shu-postérieur du Méridien du Cœur : anticonvulsivant et tranquilisant l'esprit.
Nèiguān (PC6)	Point Luo-Communication du Méridien du Maître du Cœur : relâche l'oppression thoracique et régularise le Qi, soulage les palpitations.
Dàlíng (PC7)	Point Shu-Déversement du Méridien du Maître du Cœur : calme le Shen-esprit et soulage les palpitations.
Shénmén (HT7)	Point Shu-Déversement du Méridien du Cœur : calme le Shen-esprit et soulage les palpitations.

Manipulation

Xīnshū (BL15)	Piquer obliquement vers l'intérieur de 2 cun, en direction de l'apophyse épineuse. Appliquer la méthode de tonification d'après la rotation de l'aiguille, sortir l'aiguille lorsque le patient ressent une distension autour du point.
Nèiguān (PC6)	Piquer perpendiculairement 0, 5–1 cun.
Dàlíng (PC7)	Piquer perpendiculairement 0, 5 cun.
Shénmén (HT7)	Piquer perpendiculairement 0, 5 cun.

Appliquer la méthode de tonification d'après la rotation de l'aiguille, l'aiguille doit être laissée en place pendant 20 à 40 minutes. Refaire la manipulation de l'aiguille une ou deux fois pendant la durée du traitement.

4. Vertige et éblouissement

Prescription principale

Les points principaux sont : Bǎihuì (GV20), Fēngchí (GB20), Wángǔ (GB12), Tiānzhù (BL10) et Tàichōng (LR3).

GV20	百会	Bǎihuì	DM20	19VG	DM 20
GB20	风池	Fēngchí	VB20	20VB	DA 20
GB12	完骨	Wángǔ	VB12	17VB	DA 12
BL10	天柱	Tiānzhù	V10	10V	PG 10
LR3	太冲	Tàichōng	F3	3F	GA 3

Prescription supplémentaire

Acouphènes : Yìfēng (TE17).

TE17	翳风	Yìfēng	TR17	17TR	SJ 17

Phlegme, nausée et vomissement : Fēnglóng (ST40) et Nèiguān (PC6).

ST40	丰隆	Fēnglóng	E40	40E	WE 40
PC6	内关	Nèiguān	MC6	6ECS	XB 6

Faible condition physique : Tàixī (KI3) et Zúsānlǐ (ST36).

KI3	太溪	Tàixī	R3	3R	SH 3
ST36	足三里	Zúsānlǐ	E36	36E	WE 36

Explications

Bǎihuì (GV20)	Point de rencontre des trois Méridiens Yang et du Méridien Du, renvoie le Yang et libère du vertige.
Fēngchí (GB20)	Tonifie le Cerveau et la Moelle, est un point clé pour le vertige.
Wángǔ (GB12)	Tonifie le Cerveau et la Moelle, est un point clé pour le vertige.
Tiānzhù (BL10)	Tonifie le Cerveau et la Moelle, est un point clé pour le vertige.
Tàichōng (LR3)	Point Yuan-Source du méridien du Foie : apaise le Foie, renvoie le Yang.
Yìfēng (TE17)	Point principal dans le traitement des affections de l'oreille.
Fēnglóng (ST40)	Harmonise l'Estomac, baisse le reflux, dissout le Tan-mucosité.
Nèiguān (PC6)	Harmonise l'Estomac, baisse le reflux, dissout le Tan-mucosité.
Tàixī (KI3)	Nourrit le Yin du Rein.
Zúsānlǐ (ST36)	Fortifie la Rate.

Manipulation

Bǎihuì (GV20)	Piquer obliquement vers l'arrière 0, 5 cun.
Fēngchí (GB20)	Piquer obliquement vers le coin de la bouche du côté opposé, renforcer en appliquant la technique de rotation par petite amplitude.
Wángǔ (GB12)	Piquer obliquement vers l'œil opposé, renforcer en appliquant la technique de rotation par petite amplitude.
Tiānzhù (BL10)	Piquer obliquement vers l'œil opposé, renforcer en appliquant la technique de rotation par petite amplitude.
Tàichōng (LR3)	Piquer perpendiculairement 0, 5–0, 8 cun.
Yìfēng (TE17)	Piquer obliquement vers l'oreille interne 1–1, 5 cun.
Fēnglóng (ST40)	Piquer perpendiculairement 1–1, 5 cun.
Nèiguān (PC6)	Piquer perpendiculairement 0, 5 –1 cun.
Tàixī (KI3)	Piquer perpendiculairement 1 cun.
Zúsānlǐ (ST36)	Piquer perpendiculairement 2 cun.

5. Hoquet

Prescription principale

Les points principaux sont : Nèiguān (PC6), Shuǐgōu (GV26), Géshū (BL17), Tiāntū (CV22) et Tàichōng (LR3).

PC6	内关	Nèiguān	MC6	6ECS	XB 6
GV26	水沟	Shuǐgōu	DM26	25VG	DM 26
BL17	膈俞	Géshū	V17	17V	PG 17
CV22	天突	Tiāntū	RM22	22VC	RM 22
LR3	太冲	Tàichōng	F3	3F	GA 3

Explications

Nèiguān (PC6)	Réveille le Cerveau et ouvre les Orifices, baisse le reflux et régularise le Qi.
Shuǐgōu (GV26)	Réveille le Cerveau et ouvre les Orifices, baisse le reflux et régularise le Qi.
Géshū (BL17)	Dégage le thorax et régularise le Qi.
Tiāntū (CV22)	Régule et redescend le flux inversé de Qi.
Tàichōng (LR3)	Redirige le Qi vers le bas.

Manipulation

Nèiguān (PC6)	Piquer perpendiculairement 0, 5–1 cun, utiliser la méthode de dispersion d'après la rotation de l'aiguille avec les mouvements de retirer et d'enfoncer.

Shuǐgōu (GV26)	Utiliser la méthode de piquer en picorant.
Géshū (BL17)	Piquer obliquement vers la colonne vertébrale de 2 cun, appliquer la méthode de dispersion d'après la rotation de l'aiguille. Lorsque la sensation après l'acupuncture se répand à la poitrine, retirer immédiatement l'aiguille.
Tiāntū (CV22)	Piquer obliquement le long du sternum de 2 cun et retirer dès que le patient ressent.
Tàichōng (LR3)	Piquer perpendiculairement 0, 5–0, 8 cun. Appliquer la méthode de tonification-dispersion moyenne d'après la rotation de l'aiguille.

6. Vomissement

Prescription principale

Les points principaux sont : Nèiguān (PC6), Gōngsūn (SP4), Zhōngwǎn (CV12) et Zúsānlǐ (ST36).

PC6	内关	Nèiguān	MC6	6ECS	XB 6
SP4	公孙	Gōngsūn	RP4	4RP	PI 4
CV12	中脘	Zhōngwǎn	RM12	12VC	RM 12
ST36	足三里	Zúsānlǐ	E36	36E	WE 36

Prescription supplémentaire

Attaque de l'Estomac par le Qi du Foie, rétention de nourriture dans le Réchauffeur Moyen : Gānshū (BL18), Wèishū (BL21) et Jiájǐ (EX-B2).

BL18	肝俞	Gānshū	V18	18V	PG 18
BL21	胃俞	Wèishū	V21	21V	PG 21
EX-B2	夹脊	Jiájǐ	EX-D2		EX-DO2

Phlegme profus : Fēnglóng (ST40).

ST40	丰隆	Fēnglóng	E40	40E	WE 40

Explications

Nèiguān (PC6)	Efficace pour arrêter le vomissement en redirigeant le Qi inversé.
Gōngsūn (SP4)	Efficace pour arrêter le vomissement en redirigeant le Qi inversé.
Zhōngwǎn (CV12)	Point Mu-antérieur de l'Estomac.
Zúsānlǐ (ST36)	Point He-Rassemblement-Entrée de l'Estomac.

Manipulation

Jiájī (EX-B2)	Piquer vers la colonne vertébrale de 2 cun, au niveau des points Gānshū (BL18) et Wèishū (BL21).
Gānshū (BL18)	Piquer vers la colonne vertébrale de 2 cun.
Wèishū (BL21)	Piquer vers la colonne vertébrale de 2 cun.

Appliquer la méthode de dispersion d'après la rotation de l'aiguille avec les mouvements de retirer et d'enfoncer l'aiguille.

Gōngsūn (SP4)	Piquer perpendiculairement de 0, 5 à 1 cun. L'aiguille est parallèle au dos du pied.
Nèiguān (PC6)	Appliquer la méthode de tonification-dispersion moyenne avec les mouvements de retirer et d'enfoncer l'aiguille.
Zhōngwǎn (CV12)	Appliquer la méthode d'après la rotation de l'aiguille. Selon la cause, il faut appliquer la méthode de dispersion lorsqu'il s'agit d'un syndrome Plénitude et la méthode de tonification lorsqu'il s'agit d'un syndrome Vide.
Zúsānlǐ (ST36)	Appliquer la méthode d'après la rotation de l'aiguille. Selon la cause, il faut appliquer la méthode de dispersion lorsqu'il s'agit d'un syndrome Plénitude et la méthode de tonification lorsqu'il s'agit d'un syndrome Vide.

7. Reflux gastrique

Prescription principale

Les points principaux sont : Nèiguān (PC6), Shuǐgōu (GV26), Shàngwǎn (CV13), Zhōngwǎn (CV12), Xiàwǎn (CV10), Liángmén (ST21) et Zúsānlǐ (ST36).

PC6	内关	Nèiguān	MC6	6ECS	XB 6
GV26	水沟	Shuǐgōu	DM26	25VG	DM 26
CV13	上脘	Shàngwǎn	RM13	13VC	RM 13
CV12	中脘	Zhōngwǎn	RM12	12VC	RM 12
CV10	下脘	Xiàwǎn	RM10	10VC	RM 10
ST21	梁门	Liángmén	E21	21E	WE 21
ST36	足三里	Zúsānlǐ	E36	36E	WE 36

Explications

Nèiguān (PC6)	Réveille l'esprit et abaisse le Qi.
Shuǐgōu (GV26)	Réveille l'esprit et abaisse le Qi.
Zúsānlǐ (ST36)	Harmonise l'Estomac et abaisse le reflux.
Shàngwǎn (CV13)	Point local.

Zhōngwǎn (CV12)	Point local.
Xiàwǎn (CV10)	Point local.
Liángmén (ST21)	Point local .

Ces points réchauffent le Jiao Moyen (Réchauffeur Moyen), harmonisent l'Estomac et abaissent le Qi.

Manipulation

Les reflux gastriques sont principalement dus à un symptôme de Vide-Froid, la moxibustion et les aiguilles chauffées peuvent donc être utilisées.

Shàngwǎn (CV13)	Piquer perpendiculairement de 2–3 cun, lorsque la sensation de l'aiguille atteint le bas-ventre, retirer l'aiguille. Utiliser ensuite la moxibustion.
Zhōngwǎn (CV12)	Piquer perpendiculairement de 2–3 cun, lorsque la sensation de l'aiguille atteint le bas-ventre, retirer l'aiguille. Utiliser ensuite la moxibustion.
Xiàwǎn (CV10)	Piquer perpendiculairement de 2–3 cun, lorsque la sensation de l'aiguille atteint le bas-ventre, retirer l'aiguille. Utiliser ensuite la moxibustion.
Liángmén (ST21)	Piquer perpendiculairement de 2–3 cun, lorsque la sensation de l'aiguille atteint le bas-ventre, retirer l'aiguille. Utiliser ensuite la moxibustion.
Zúsānlǐ (ST36)	Piquer perpendiculairement 1–2 cun. Appliquer la méthode de tonification d'après la rotation de l'aiguille avec les mouvements de retirer et d'enfoncer l'aiguille.

8. Dysphagie (difficulté à avaler)

Prescription principale

Les points principaux sont : Nèiguān (PC6), Shuǐgōu (GV26), Tiāntū (CV22), Zhōngwǎn (CV12), Zúsānlǐ (ST36) et Géshū (BL17).

PC6	内关	Nèiguān	MC6	6ECS	XB 6
GV26	水沟	Shuǐgōu	DM26	25VG	DM 26
CV22	天突	Tiāntū	RM22	22VC	RM 22
CV12	中脘	Zhōngwǎn	RM12	12VC	RM 12
ST36	足三里	Zúsānlǐ	E36	36E	WE 36
BL17	膈俞	Géshū	V17	17V	PG 17

Explications

Nèiguān (PC6)	Ouvre les Orifices.
Shuǐgōu (GV26)	Ouvre les Orifices.

Tiāntū (CV22)	Dégage les Poumons, abaisse le reflux, ajuste le Qi.
Zhōngwǎn (CV12)	Harmonise l'Estomac et abaisse le reflux.
Zúsānlǐ (ST36)	Harmonise l'Estomac et abaisse le reflux.
Géshū (BL17)	Détend la poitrine et relâche le diaphragme.

Manipulation

Au début de l'apparition du symptôme, il s'agit d'un syndrome de Plénitude. Appliquer la méthode de dispersion d'après la rotation de l'aiguille pour tous les points évoqués précédemment.

Une fois que le symptôme s'est installé, il est généralement de type Vide. Appliquer la méthode de tonification d'après la rotation de l'aiguille pour tous les points ci-dessus.

9. Douleur gastrique

Prescription principale

Les points principaux sont :

(1) Zhōngwǎn (CV12), Zúsānlǐ (ST36), Liángqiū (ST34) et Wèishū (BL21).

CV12	中脘	Zhōngwǎn	RM12	12VC	RM 12
ST36	足三里	Zúsānlǐ	E36	36E	WE 36
ST34	梁丘	Liángqiū	E34	34E	WE 34
BL21	胃俞	Wèishū	V21	21V	PG 21

(2) Nèiguān (PC6) et Gōngsūn (SP4).

PC6	内关	Nèiguān	MC6	6ECS	XB 6
SP4	公孙	Gōngsūn	RP4	4RP	PI 4

Utiliser les deux groupes de points en alternance.

Prescription supplémentaire

Syndrome de dysharmonie entre le Foie et l'Estomac : Tàichōng (LR3).

LR3	太冲	Tàichōng	F3	3F	GA 3

Syndrome du Vide-Froid :

Ajouter la moxibustion après la puncture

Explications

Zhōngwǎn (CV12)	Régule le Qi et le Sang du Méridien de l'Estomac, remonte le Qi pur, abaisse le Qi trouble, harmonise l'Estomac et soulage la douleur.
Zúsānlǐ (ST36)	Régule le Qi et le Sang du Méridien de l'Estomac, remonte le Qi pur, abaisse le Qi trouble, harmonise l'Estomac et soulage la douleur.
Liángqiū (ST34)	Point Xi-Fissure du Méridien de l'Estomac, soulage la diarrhée aigüe.
Wèishū (BL21)	Point Shu-postérieur du Méridien de l'Estomac, harmonise l'Estomac et soulage la douleur en assistance à Zúsānlǐ (ST36).
Zhōngwǎn (CV12)	Point Mu-antérieur du Méridien de l'Estomac, harmonise l'Estomac et soulage la douleur en assistance à Zúsānlǐ (ST36).
Nèiguān (PC6)	Point de Réunion-Croisement des huit Méridiens Extraordinaires, communique avec le Méridien Yin Wei.
Gōngsūn (SP4)	Point de Réunion-Croisement des huit Méridiens Extraordinaires, communique avec le Méridien Pénétrant.
Tàichōng (LR3)	Point Yuan-Source du Méridien du Foie, peut apaiser le Qi du Foie et harmoniser le Foie et l'Estomac pour arrêter la douleur.

Manipulation

En cas de Syndrome Plénitude :

Appliquer la méthode de dispersion d'après la rotation ou le va-et-vient de l'aiguille pour tous les points évoqués précédemment. Conserver les aiguilles dans tous les points sauf Zhōngwǎn (CV12) pendant 20 minutes. Refaire la manipulation toutes les 10 minutes jusqu'à ce que le mal d'estomac soit soulagé.

En cas de Syndrome Vide :

Appliquer la méthode de tonification d'après la rotation ou le va-et-vient de l'aiguille pour tous les points évoqués précédemment. Après la puncture, ajouter la moxibustion jusqu'à ce que le mal d'estomac soit soulagé.

10. Douleur dans le thorax et les hypocondres

Prescription principale

Les points principaux sont : Nèiguān (PC6), Zhīgōu (TE6) et Rìyuè (GB24).

PC6	内关	Nèiguān	MC6	6ECS	XB 6
TE6	支沟	Zhīgōu	TR6	6TR	SJ 6
GB24	日月	Rìyuè	VB24	24VB	DA 24

Explications

Nèiguān (PC6)	Point traditionnel pour traiter la douleur dans le thorax et dans les hypocondres.
Zhīgōu (TE6)	Point traditionnel pour traiter la douleur dans le thorax et dans les hypocondres.
Rìyuè (GB24)	Point Mu-antérieur du Méridien de la Vésicule Biliaire, est efficace pour soulager les douleurs dans le thorax et les hypocondres.

Manipulation

Nèiguān (PC6)	Piquer 1 à 2 cun obliquement vers le haut, appliquer la méthode de dispersion d'après la rotation de l'aiguille avec les mouvements de retirer et d'enfoncer l'aiguille. Continuer la manipulation jusqu'à ce que la douleur dans le thorax ou les hypocondres soit soulagée.
Zhīgōu (TE6)	Piquer 1 à 2 cun obliquement vers le haut, appliquer la méthode de dispersion d'après la rotation de l'aiguille avec les mouvements de retirer et d'enfoncer l'aiguille. Continuer la manipulation jusqu'à ce que la douleur dans le thorax ou les hypocondres soit soulagée.
Rìyuè (GB24)	Piquer obliquement le long du rebord des côtes en appliquant la méthode de piquer en picorant.

11. Douleur abdominale

Prescription principale

Le point principal est : Zúsānlǐ (ST36).

ST36	足三里	Zúsānlǐ	E36	36E	WE 36

Prescription supplémentaire

Syndrome de Vide-Froid : Shénquè (CV8) (Ajouter la moxibustion)

CV8	神阙	Shénquè	RM8	8VC	RM 8

Explications

Zúsānlǐ (ST36)	Point He-Rassemblement-Entrée inférieur du Méridien de l'Estomac en rapport avec les Méridiens du Gros Intestin et de l'Intestin Grêle. C'est également un point traditionnel pour le traitement des affections de l'Estomac.
Shénquè (CV8)	À utiliser avec la moxibustion, réchauffe le Jiao Moyen (Réchauffeur Moyen) et disperse le Froid.

Manipulation

Zúsānlǐ (ST36)	Appliquer les mouvements de retirer et d'enfoncer l'aiguille. Selon la cause, il faut appliquer la méthode de dispersion lorsqu'il s'agit d'un syndrome Plénitude et la méthode de tonification lorsqu'il s'agit d'un syndrome Vide. Continuer les manipulations jusqu'à ce que la douleur soit soulagée. Les douleurs abdominales appartiennent habituellement à un syndrome de Vide-Froid et sont favorables à la moxibustion.

12. Lombalgie

Prescription principale

Les points principaux sont : Shuǐgōu (GV26) et Points Ashi.

GV26	水沟	Shuǐgōu	DM26	25VG	DM 26
Points Ashi	阿是穴	Points Ashi	Points Ashi		Points Ashi

Prescription supplémentaire

Vide du Rein : Mìngmén (GV4), Shènshū (BL23) et Zhìshì (BL52).

GV4	命门	Mìngmén	DM4	4VG	DM 4
BL23	肾俞	Shènshū	V23	23V	PG 23
BL52	志室	Zhìshì	V52	47V	PG 52

Arthrose de la vertèbre lombaire : Dàchángshū (BL25) et Jiájǐ (EX-B2).

BL25	大肠俞	Dàchángshū	V25	25V	PG 25
EX-B2	夹脊	Jiájǐ	EX-D2		EX-DO2

Lumbago de Vent-Froid : Mìngmén (GV4), Shènshū (BL23), Yāoyángguān (GV3), Dàchángshū (BL25) et Wěizhōng (BL40).

GV4	命门	Mìngmén	DM4	4VG	DM 4
BL23	肾俞	Shènshū	V23	23V	PG 23
GV3	腰阳关	Yāoyángguān	DM3	3VG	DM 3
BL25	大肠俞	Dàchángshū	V25	25V	PG 25
BL40	委中	Wěizhōng	V40	54V	PG 40

Explications

Shuǐgōu (GV26)	Point distal du méridien atteint, traite la douleur et la raideur de la colonne et des lombes.
Points Ashi	Peuvent favoriser la circulation sanguine et éliminer la stase sanguine pour draguer les canaux. La méthode de saignement avec une ventouse sur le point douloureux peut éliminer la stase du Sang et arrêter la douleur.
Wěizhōng (BL40)	Point distal pour traiter la douleur du dos et des lombes.
Mìngmén (GV4)	Tonifie le Yang des Reins et nourrit le Jing-Essence des Reins.
Shènshū (BL23)	Tonifie le Qi des Reins. L'utilisation de la moxibustion peut éliminer le Froid et dissoudre l'Humidité.
Zhìshì (BL52)	Nourrit le Yin des Reins.
Yāoyángguān (GV3)	Point local.
Dàchángshū (BL25)	Chasse le Vent, dissipe le Froid, dégage les méridiens et calme la douleur.

Ces points locaux réchauffent les Reins et le bas du dos, favorisent la circulation du Qi et du Sang.

Manipulation

Shuǐgōu (GV26)	Piquer 0, 3–0, 5 cun obliquement vers le haut, appliquer la méthode de piquer en picorant. Conserver les aiguilles jusqu'à ce que la douleur soit soulagée. Pendant la manipulation de l'aiguille, demander au patient de mobiliser le bas du dos.
Mìngmén (GV4)	Piquer perpendiculairement 0, 5–0, 8 cun, appliquer la méthode de dispersion d'après la rotation de l'aiguille. Retirer l'aiguille lorsqu'une sensation de distension dans le bas du dos apparaît chez le patient. L'insertion profonde est interdite pour éviter de percer la cavité de la colonne vertébrale.
Shènshū (BL23)	Piquer perpendiculairement 2 cun, appliquer la méthode de tonification d'après la rotation de l'aiguille avec les mouvements de retirer et d'enfoncer l'aiguille jusqu'à ce qu'une sensation de distension descende vers le bas du dos.
Zhìshì (BL52)	Piquer perpendiculairement 2 cun, appliquer la méthode de tonification d'après la rotation de l'aiguille avec les mouvements de retirer et d'enfoncer l'aiguille jusqu'à ce qu'une sensation de distension descende vers le bas du dos.
Yāoyángguān (GV3)	Piquer perpendiculairement 0, 5–1 cun.
Dàchángshū (BL25)	Piquer perpendiculairement 2, 5–3 cun, appliquer la méthode de dispersion avec les mouvements de retirer et d'enfoncer l'aiguille.
Wěizhōng (BL40)	Piquer perpendiculairement 1 cun, appliquer la méthode de dispersion avec les mouvements de retirer et d'enfoncer l'aiguille.

13. Diarrhée

Prescription principale

Les points principaux sont : Zhōngwǎn (CV12), Tiānshū (ST25), Zúsānlǐ (ST36) et Qūchí (LI11).

CV12	中脘	Zhōngwǎn	RM12	12VC	RM 12
ST25	天枢	Tiānshū	E25	25E	WE 25
ST36	足三里	Zúsānlǐ	E36	36E	WE 36
LI11	曲池	Qūchí	GI11	11GI	DC 11

Prescription supplémentaire

Type de froid, à utiliser avec la moxibustion : Shénquè (CV8).

CV8	神阙	Shénquè	RM8	8VC	RM 8

Diarrhée avec des aliments non digérés : Píshū (BL20), Wèishū (BL21) et Dàchángshū (BL25).

BL20	脾俞	Píshū	V20	20V	PG 20
BL21	胃俞	Wèishū	V21	21V	PG 21
BL25	大肠俞	Dàchángshū	V25	25V	PG 25

Diarrhée du petit matin : Mìngmén (GV4) et Guānyuán (CV4).

GV4	命门	Mìngmén	DM4	4VG	DM 4
CV4	关元	Guānyuán	RM4	4VC	RM 4

Explications

Zhōngwǎn (CV12)	Point Mu-antérieur de l'Estomac.
Tiānshū (ST25)	Point Mu-antérieur du Gros Intestin.
Zúsānlǐ (ST36)	Point He-Rassemblement-Entrée inférieur du méridien de l'Estomac.
Qūchí (LI11)	Point He-Rassemblement-Entrée inférieur du méridien du Gros Intestin.

Ces 4 points harmonisent le Jiao Moyen (Réchauffeur Moyen) et fortifient la Rate.

Shénquè (CV8)	Réchauffe le Jiao Moyen (Réchauffeur Moyen).
Píshū (BL20)	Fortifie la Rate.
Wèishū (BL21)	Aide à la digestion.

Dàchángshū (BL25)	Régularise le Gros Intestin.
Mìngmén (GV4)	Réchauffe le Yang du Rein.
Guānyuán (CV4)	Réchauffe le Yang du Rein.

Manipulation

Zhōngwǎn (CV12)	Piquer perpendiculairement 2, 5–3 cun, appliquer la méthode de tonification-dispersion moyenne d'après la rotation de l'aiguille.
Tiānshū (ST25)	Piquer perpendiculairement 2–2, 5 cun, appliquer la méthode de tonification-dispersion moyenne d'après la rotation de l'aiguille.
Zúsānlǐ (ST36)	Piquer perpendiculairement 1, 5 cun, appliquer la méthode de tonification d'après la rotation de l'aiguille et avec les mouvements de retirer et d'enfoncer l'aiguille.
Qūchí (LI11)	Piquer perpendiculairement 1, 5 cun, appliquer la méthode de tonification d'après la rotation de l'aiguille et avec les mouvements de retirer et d'enfoncer l'aiguille.
Shénquè (CV8)	À utiliser avec la moxibustion pendant 20 minutes.
Píshū (BL20)	Piquer obliquement vers l'intérieur de 2 cun, en direction de l'apophyse épineuse. Appliquer la méthode de tonification d'après la rotation de l'aiguille.
Wèishū (BL21)	Piquer obliquement vers l'intérieur de 2 cun, en direction de l'apophyse épineuse. Appliquer la méthode de tonification d'après la rotation de l'aiguille.
Dàchángshū (BL25)	Piquer obliquement vers l'intérieur de 2 cun, en direction de l'apophyse épineuse. Appliquer la méthode de tonification d'après la rotation de l'aiguille.
Mìngmén (GV4)	À utiliser avec la moxibustion pendant 20 minutes.
Guānyuán (CV4)	À utiliser avec la moxibustion pendant 20 minutes.

14. Jaunisse

Prescription principale

Les points principaux sont :

(1) Jaunisse de type Yang : Zhìyáng (GV9), Jiájǐ (EX-B2), Yánglíngquán (GB34) et Tàichōng (LR3).

GV9	至阳	Zhìyáng	DM9	8VG	DM 9
EX-B2	夹脊	Jiájǐ	EX-D2		EX-DO2
GB34	阳陵泉	Yánglíngquán	VB34	34VB	DA 34
LR3	太冲	Tàichōng	F3	3F	GA 3

(2) Jaunisse de type Yin : Zhōngwǎn (CV12), Tiānshū (ST25), Guānyuán (CV4), Zúsānlǐ (ST36) et Sānyīnjiāo (SP6).

CV12	中脘	Zhōngwǎn	RM12	12VC	RM 12
ST25	天枢	Tiānshū	E25	25E	WE 25

CV4	关元	Guānyuán	RM4	4VC	RM 4
ST36	足三里	Zúsānlǐ	E36	36E	WE 36
SP6	三阴交	Sānyīnjiāo	RP6	6RP	PI 6

Explications

Zhìyáng (GV9)	Point efficace pour la jaunisse.
Jiájǐ (EX-B2)	Apaise le Foie et la Vésicule Biliaire, élimine la Chaleur-Humidité.
Yánglíngquán (GB34)	Point He-Rassemblement-Entrée inférieur de la Vésicule Biliaire, traite les problèmes des Fu-Entrailles.
Tàichōng (LR3)	Point Yuan-Source du Méridien du Foie, apaise le Foie et la Vésicule Biliaire.
Zhōngwǎn (CV12)	Point Mu-antérieur de l'Estomac.
Tiānshū (ST25)	Point Mu-antérieur du Gros Intestin.
Guānyuán (CV4)	Point Mu-antérieur de l'Intestin Grêle.
Zúsānlǐ (ST36)	Point He-Rassemblement-Entrée de l'Estomac.
Sānyīnjiāo (SP6)	Point de convergence des 3 méridiens Yin du pied.

Ensemble, Zhōngwǎn (CV12), Tiānshū (ST25), Guānyuán (CV4), Zúsānlǐ (ST36) et Sānyīnjiāo (SP6) peuvent revigorer la Rate et l'Estomac, réguler les Intestins, aider à la digestion et éliminer l'humidité.

Manipulation

Zhìyáng (GV9)	Piquer perpendiculairement 0, 5–0, 8 cun. Une insertion plus profonde est interdite pour éviter de percer la cavité de la colonne vertébrale.
Yánglíngquán (GB34)	Piquer perpendiculairement 1, 5–2 cun. Sortir l'aiguille lorsque la sensation de l'acupuncture se répand dans le bas de l'abdomen.
Tàichōng (LR3)	Piquer perpendiculairement 0, 5–0, 8 cun.
Zhōngwǎn (CV12)	Piquer perpendiculairement 2, 5–3 cun.
Tiānshū (ST25)	Piquer perpendiculairement 2–2, 5 cun.
Guānyuán (CV4)	Piquer perpendiculairement 0, 5–1, 5 cun.
Zúsānlǐ (ST36)	Piquer perpendiculairement 2 cun.
Sānyīnjiāo (SP6)	Piquer perpendiculairement 1–1, 5 cun.

Pour la jaunisse de type Yang, appliquer la méthode de dispersion d'après la rotation de l'aiguille pour tous les points ci-dessus.

Pour la jaunisse de type Yin, appliquer la méthode de tonification d'après la rotation de l'aiguille pour tous les points ci-dessus.

15. Constipation

Prescription principale

Les points principaux sont : Fēnglóng (ST40), Shuǐdào (ST28) et Guīlái (ST29).

ST40	丰隆	Fēnglóng	E40	40E	WE 40
ST28	水道	Shuǐdào	E28	28E	WE 28
ST29	归来	Guīlái	E29	29E	WE 29

Explications

Fēnglóng (ST40)	Élimine les Glaires et régularise le Qi de l'abdomen.
Shuǐdào (ST28)	Règle l'Estomac et l'Intestin pour éliminer l'obstruction excessive.
Guīlái (ST29)	Règle l'Estomac et l'Intestin pour éliminer l'obstruction excessive.

Manipulation

Fēnglóng (ST40)	Piquer perpendiculairement 1, 5 cun, appliquer la méthode de dispersion avec les mouvements de retirer et d'enfoncer l'aiguille.
Shuǐdào (ST28)	Choisir uniquement le point sur le côté gauche, piquer perpendiculairement 3 cun, appliquer la méthode de dispersion d'après la rotation de l'aiguille.
Guīlái (ST29)	Choisir uniquement le point sur le côté gauche, piquer perpendiculairement 3 cun, appliquer la méthode de dispersion d'après la rotation de l'aiguille.

16. Hématochézie

Prescription principale

Les points principaux sont :

(1) **Pour syndrome de Plénitude** : Tiānshū (ST25), Dàchángshū (BL25), Géshū (BL17) et Qūchí (LI11).

ST25	天枢	Tiānshū	E25	25E	WE 25
BL25	大肠俞	Dàchángshū	V25	25V	PG 25
BL17	膈俞	Géshū	V17	17V	PG 17
LI11	曲池	Qūchí	GI11	11GI	DC 11

(2) **Pour syndrome de Vide** : Píshū (BL20), Zhōngwǎn (CV12), Guānyuán (CV4) et Zúsānlǐ (ST36).

BL20	脾俞	Píshū	V20	20V	PG 20
CV12	中脘	Zhōngwǎn	RM12	12VC	RM 12
CV4	关元	Guānyuán	RM4	4VC	RM 4
ST36	足三里	Zúsānlǐ	E36	36E	WE 36

Explications

Tiānshū (ST25)	Point Mu-antérieur du Gros Intestin.
Dàchángshū (BL25)	Régule le Gros Intestin.
Géshū (BL17)	Point de Réunion du Sang, favorise la circulation sanguine pour éliminer la stase du sang.
Qūchí (LI11)	Point He-Rassemblement-Entrée inférieur du méridien du Gros Intestin, rafraîchit la Chaleur et permet d'arrêter de saigner.
Píshū (BL20)	Renforce la Rate.
Zhōngwǎn (CV12)	Tonifie le Jiao Moyen (Réchauffeur Moyen).
Guānyuán (CV4)	Point Mu-antérieur de l'Intestin Grêle, consolide le Jiao inférieur et renforce la déficience.
Zúsānlǐ (ST36)	Point clé pour les problèmes de l'abdomen et des déficiences.

Manipulation

Tiānshū (ST25)	Piquer perpendiculairement 2–2, 5 cun.
Dàchángshū (BL25)	Piquer perpendiculairement 2, 5–3 cun.
Géshū (BL17)	Piquer perpendiculairement 0, 5–0, 8 cun.
Qūchí (LI11)	Piquer perpendiculairement 1, 5 cun.

Pour les cas de syndrome de Plénitude, appliquer la méthode de dispersion d'après la rotation de l'aiguille pour tous les points ci-dessus.

Píshū (BL20)	Piquer perpendiculairement 0, 5–0, 8 cun
Zhōngwǎn (CV12)	Piquer perpendiculairement 2, 5–3 cun,
Guānyuán (CV4)	Piquer perpendiculairement 0, 5–1, 5 cun,
Zúsānlǐ (ST36)	Piquer perpendiculairement 1, 5 cun,

Pour les cas de syndrome de Vide, appliquer la méthode de tonification d'après la rotation de l'aiguille pour tous les points ci-dessus.

17. Rétention urinaire

Prescription principale

Les points principaux sont : Shuǐgōu (GV26), Zhōngjí (CV3), Guānyuán (CV4), Sānyīnjiāo (SP6) et Wàiguān (TE5).

GV26	水沟	Shuǐgōu	DM26	2SVG	DM 26
CV3	中极	Zhōngjí	RM3	3VC	RM 3
CV4	关元	Guānyuán	RM4	4VC	RM 4
SP6	三阴交	Sānyīnjiāo	RP6	6RP	PI 6
TE5	外关	Wàiguān	TR5	5TR	SJ 5

Explications

Shuǐgōu (GV26)	Règle le Méridien Du et stimule le Yang Qi.
Zhōngjí (CV3)	Point Mu-antérieur de la Vessie, régule le Qi dans le Jiao inférieur et est bénéfique à la Vessie.
Guānyuán (CV4)	Réchauffe le Yang du Rein, régule le Qi dans le Jiao inférieur et est bénéfique à la Vessie.
Sānyīnjiāo (SP6)	Point de convergence des 3 méridiens Yin du pied.
Wàiguān (TE5)	Point Luo-Communication du Méridien du Triple Réchauffeur.

Manipulation

Shuǐgōu (GV26)	Piquer 0, 3–0, 5 cun obliquement vers le haut.
Zhōngjí (CV3)	Piquer perpendiculairement 2–2, 5 cun. Retirer immédiatement l'aiguille lorsque la sensation de l'acupuncture se répand à l'urètre.
Guānyuán (CV4)	Piquer perpendiculairement 2–2, 5 cun. Retirer immédiatement l'aiguille lorsque la sensation de l'acupuncture se répand à l'urètre.
Sānyīnjiāo (SP6)	Piquer perpendiculairement 1–1, 5 cun.
Wàiguān (TE5)	Piquer perpendiculairement 0, 5–1 cun.

18. Syndrome Lín-Strangurie

Prescription principale

Les points principaux sont : Sānjiāoshū (BL22), Shènshū (BL23), Xiǎochángshū (BL27), Pángguāngshū (BL28), Zhōngjí (CV3) et Sānyīnjiāo (SP6).

BL22	三焦俞	Sānjiāoshū	V22	22V	PG 22
BL23	肾俞	Shènshū	V23	23V	PG 23
BL27	小肠俞	Xiǎochángshū	V27	27V	PG 27
BL28	膀胱俞	Pángguāngshū	V28	28V	PG 28
CV3	中极	Zhōngjí	RM3	3VC	RM 3
SP6	三阴交	Sānyīnjiāo	RP6	6RP	PI 6

Explications

Tous ces points peuvent réguler le Qi et le Sang des Organes Zang-Fu pour rafraîchir la Chaleur et éliminer l'Humidité.

Manipulation

Sānjiāoshū (BL22)	Piquer perpendiculairement 1–1, 5 cun.
Shènshū (BL23)	Piquer perpendiculairement 1–1, 5 cun.
Xiǎochángshū (BL27)	Piquer perpendiculairement 2 cun.
Pángguāngshū (BL28)	Piquer perpendiculairement 2 cun.
Zhōngjí (CV3)	Piquer perpendiculairement 0, 5–1, 2 cun.
Sānyīnjiāo (SP6)	Piquer perpendiculairement 1–1, 5 cun.

Appliquer la méthode de dispersion d'après la rotation de l'aiguille pour tous les points ci-dessus.

19. Œdème

Prescription principale

Les points principaux sont : Shuǐfēn (CV9), Shuǐdào (ST28), Shènshū (BL23), Sānjiāoshū (BL22), Píshū (BL20), Yīnlíngquán (SP9) et Zúsānlǐ (ST36).

CV9	水分	Shuǐfēn	RM9	9VC	RM 9
ST28	水道	Shuǐdào	E28	28E	WE 28
BL23	肾俞	Shènshū	V23	23V	PG 23
BL22	三焦俞	Sānjiāoshū	V22	22V	PG 22
BL20	脾俞	Píshū	V20	20V	PG 20
SP9	阴陵泉	Yīnlíngquán	RP9	9RP	PI 9
ST36	足三里	Zúsānlǐ	E36	36E	WE 36

Prescription supplémentaire

Vide-Froid (syndrome Froid résultant d'un affaiblissement fonctionnel des viscères) : Shénquè (CV8).

CV8	神阙	Shénquè	RM8	8VC	RM 8

Œdème dans le visage et les membres supérieurs : Shuǐgōu (GV26) et Lièquē (LU7).

GV26	水沟	Shuǐgōu	DM26	25VG	DM 26
LU7	列缺	Lièquē	P7	7P	FE 7

Explications

Shuǐfēn (CV9)	Facilite l'élimination d'eau et de l'Humidité, fortifie la Rate.
Shuǐdào (ST28)	Réchauffe le Yang primaire du Rein, régularise le Jiao Inférieur.
Shènshū (BL23)	Tonifie le Qi du Rein.
Sānjiāoshū (BL22)	Assiste au processus de Qi Hua (transformation et métamorphose du Qi), facilite l'élimination d'eau et de l'Humidité.
Píshū (BL20)	Fortifie la Rate, Facilite l'élimination de l'Humidité.
Yīnlíngquán (SP9)	Point He-Rassemblement-Entrée inférieur du Méridien de la Rate.
Zúsānlǐ (ST36)	Point He-Rassemblement-Entrée inférieur du Méridien de l'Estomac.
Shénquè (CV8)	À utiliser avec la moxibustion, réchauffe le Jiao Moyen (Réchauffeur Moyen) et disperse le Froid.
Shuǐgōu (GV26)	Point efficace pour l'œdème dans le visage.
Lièquē (LU7)	Point Luo-Communication du Méridien des Poumons, libère le Biao-extérieur.

Manipulation

Shuǐfēn (CV9)	Piquer perpendiculairement 3–4 cun.
Shuǐdào (ST28)	Piquer perpendiculairement 3–4 cun.
Shènshū (BL23)	Piquer perpendiculairement 1–1, 5 cun.
Sānjiāoshū (BL22)	Piquer perpendiculairement 1–1, 5 cun.
Yāoshū (GV2)	Piquer perpendiculairement 1–1, 5 cun.
Yīnlíngquán (SP9)	Piquer perpendiculairement 1–1, 5 cun.
Zúsānlǐ (ST36)	Piquer perpendiculairement 1–1, 5 cun.
Shénquè (CV8)	Utiliser la moxibustion.
Shuǐgōu (GV26)	Piquer 0, 3–0, 5 cun obliquement, l'aiguille doit être laissée en place pendant 15 minutes.
Lièquē (LU7)	Piquer perpendiculairement 1–1, 5 cun.

Pour Shènshū (BL23), Sānjiāoshū (BL22) et Yāoshū (GV2), sélectionner 1 à 2 points à la fois mais ne pas retenir les aiguilles.

Utiliser Yīnlíngquán (SP9) et Zúsānlǐ (ST36) en alternance.

Appliquer la méthode de dispersion d'après la rotation de l'aiguille pour tous les points ci-dessus.

20. Gonflement abdominal (Syndrome Gǔ Zhàng-ventre commme un tambour)

Prescription principale

Les points principaux sont : Zhōngwǎn (CV12), Tiānshū (ST25), Qìhǎi (CV6) et Zúsānlǐ (ST36).

CV12	中脘	Zhōngwǎn	RM12	12VC	RM 12
ST25	天枢	Tiānshū	E25	25E	WE 25
CV6	气海	Qìhǎi	RM6	6VC	RM 6
ST36	足三里	Zúsānlǐ	E36	36E	WE 36

Prescription supplémentaire

Dû à la stagnation de Qi : Dànzhōng (CV17).

CV17	膻中	Dànzhōng	RM17	17VC	RM 17

Dû à la stase de Sang : Géshū (BL17).

BL17	膈俞	Géshū	V17	17V	PG 17

Dû à la rétention d'eau : Shuǐfēn (CV9) et Yīnlíngquán (SP9).

CV9	水分	Shuǐfēn	RM9	9VC	RM 9
SP9	阴陵泉	Yīnlíngquán	RP9	9RP	PI 9

Dû aux parasites : Sìfèng (EX-UE10).

EX-UE10	四缝	Sìfèng	EX-MS10	17V	PG 17

Dû aux aliments : Gānshū (BL18), Dǎnshū (BL19), Píshū (BL20) et Wèishū (BL21).

BL18	肝俞	Gānshū	V18	18V	PG 18
BL19	胆俞	Dǎnshū	V19	19V	PG 19
BL20	脾俞	Píshū	V20	20V	PG 20
BL21	胃俞	Wèishū	V21	21V	PG 21

Explications

Zhōngwǎn (CV12)	Régularise le Qi et harmonise le Foyer Moyen.
Tiānshū (ST25)	Régularise le Qi et harmonise le Foyer Moyen.
Qìhǎi (CV6)	Régularise le Qi et harmonise le Foyer Moyen.
Zúsānlǐ (ST36)	Point efficace pour les problèmes de l'abdomen.
Dànzhōng (CV17)	Point de Réunion du Qi, régularise le Qi Ji (Mouvement du Qi).
Géshū (BL17)	Point de Réunion du Sang, active la circulation sanguine pour enlever la stase.
Shuǐfēn (CV9)	Fortifie la Rate, facilite l'élimination de l'Humidité.
Yīnlíngquán (SP9)	Fortifie la Rate, facilite l'élimination de l'Humidité.
Sìfèng (Ex 29)	Point efficace pour chasser les parasites.
Gānshū (BL18)	Régularise la circulation du Qi Ji (Mouvement du Qi) du Foie.
Dǎnshū (BL19)	Régularise la circulation du Qi Ji (Mouvement du Qi) de la Vésicule Biliaire.
Píshū (BL20)	Fortifie la Rate.
Wèishū (BL21)	Harmonise l'Estomac.

Manipulation

Zhōngwǎn (CV12)	Piquer perpendiculairement 2, 5–3 cun.
Tiānshū (ST25)	Piquer perpendiculairement 2–2, 5 cun.
Qìhǎi (CV6)	Piquer perpendiculairement 0, 5–1, 2 cun.
Zúsānlǐ (ST36)	Piquer perpendiculairement 1–2 cun.
Dànzhōng (CV17)	Piquer horizontalement 0, 5–1 cun.
Géshū (BL17)	Piquer perpendiculairement 0, 5–0, 8 cun,
Sìfèng (EX-UE10)	Piquer perpendiculairement 0, 2–0, 3 cun, appliquer la méthode d'après la rotation de l'aiguille, l'aiguille doit être laissée en place pendant 10-20 minutes.
Shuǐfēn (CV9)	Piquer obliquement vers le bas 2–3 cun, appliquer la méthode de dispersion d'après la rotation de l'aiguille, l'aiguille doit être laissée en place pendant 20 minutes.
Yīnlíngquán (SP9)	Piquer perpendiculairement 1–1, 5 cun
Gānshū (BL18)	Piquer obliquement vers l'intérieur 1 cun.
Dǎnshū (BL19)	Piquer obliquement vers l'intérieur 1 cun.
Píshū (BL20)	Piquer obliquement vers l'intérieur 1 cun.
Wèishū (BL21)	Piquer obliquement vers l'intérieur 1 cun.

Appliquer la méthode d'après la rotation de l'aiguille ou de retirer et d'enfoncer l'aiguille. Selon la cause, il faut appliquer la méthode de dispersion lorsqu'il s'agit d'un syndrome de Plénitude et la méthode de tonification lorsqu'il s'agit d'un syndrome Vide.

21. Hernie

Prescription principale

Les points principaux sont : Guānyuán (CV4), Sānyīnjiāo (SP6), Qūgǔ (CV2), Dàdūn (LR1) et Tàichōng (LR3).

CV4	关元	Guānyuán	RM4	4VC	RM 4
SP6	三阴交	Sānyīnjiāo	RP6	6RP	PI 6
CV2	曲骨	Qūgǔ	RM2	2VC	RM 2
LR1	大敦	Dàdūn	F1	1F	GA 1
LR3	太冲	Tàichōng	F3	3F	GA 3

Explications

Guānyuán (CV4)	Réchauffe le Yang du Rein.
Sānyīnjiāo (SP6)	Régularise la circulation du Qi Ji (Mouvement du Qi) des trois méridiens Yin du pied.
Qūgǔ (CV2)	Réchauffe le Yang du Rein.
Dàdūn (LR1)	Point Jing-Émergence du Méridien du Foie, fait circuler le Qi et le sang.
Tàichōng (LR3)	Point Yuan-Source du Méridien du Foie, fait circuler le Qi et le sang.

Manipulation

Guānyuán (CV4)	Piquer perpendiculairement 2–3 cun, appliquer la méthode de tonification d'après la rotation de l'aiguille, lorsque la sensation d'acupuncture atteint les organes génitaux, retirer l'aiguille. Pour le type Vide-Froid, ajouter la moxibustion.
Qūgǔ (CV2)	Piquer perpendiculairement 2–3 cun, appliquer la méthode de tonification d'après la rotation de l'aiguille, lorsque la sensation d'acupuncture atteint les organes génitaux, retirer l'aiguille. Pour le type Vide-Froid, après l'aiguille, ajouter la moxibustion.
Sānyīnjiāo (SP6)	Piquer perpendiculairement 0, 5–1 cun, appliquer la méthode de dispersion d'après la rotation de l'aiguille, l'aiguille doit être laissée en place pendant 20 minutes.
Dàdūn (LR1)	Piquer obliquement 0, 2 cun, appliquer la méthode de dispersion d'après la rotation de l'aiguille, l'aiguille doit être laissée en place pendant 20 minutes.
Tàichōng (LR3)	Piquer perpendiculairement 0, 5–1 cun, appliquer la méthode de dispersion d'après la rotation de l'aiguille, l'aiguille doit être laissée en place pendant 20 minutes.

22. Insomnie

Prescription principale

Les points principaux sont :

(1) Shénmén (HT7), Sānyīnjiāo (SP6) et Nèiguān (PC6).

HT7	神门	Shénmén	C7	7C	XI 7
SP6	三阴交	Sānyīnjiāo	RP6	6RP	PI 6
PC6	内关	Nèiguān	MC6	6ECS	XB 6

(2) Xīnshū (BL15), Gānshū (BL18), Píshū (BL20) et Shènshū (BL23).

BL15	心俞	Xīnshū	V15	15V	PG 15
BL18	肝俞	Gānshū	V18	18V	PG 18
BL20	脾俞	Píshū	V20	20V	PG 20
BL23	肾俞	Shènshū	V23	23V	PG 23

(3) Yìntáng (EX-HN3), Fēngchí (GB20) et Shénmén (HT7).

EX-HN3	印堂	Yìntáng	EX-TC3		EX-TC3
GB20	风池	Fēngchí	VB20	20VB	DA 20
HT7	神门	Shénmén	C7	7C	XI 7

Utiliser les trois groupes de points en alternance.

Explications

Shénmén (HT7)	Alimente le Cœur pour calmer le Shen-esprit.
Sānyīnjiāo (SP6)	Point de convergence des 3 méridiens Yin du pied.
Nèiguān (PC6)	Alimente le Cœur pour calmer le Shen-esprit.
Xīnshū (BL15)	Régule le Qi et le Sang des Organes Zang-Fu.
Gānshū (BL18)	Régule le Qi et le Sang des Organes Zang-Fu.
Píshū (BL20)	Régule le Qi et le Sang des Organes Zang-Fu.
Shènshū (BL23)	Régule le Qi et le Sang des Organes Zang-Fu.
Yìntáng (EX-HN3)	Calme le Shen-esprit et éteint le Vent.
Fēngchí (GB20)	Calme le Shen-esprit et éteint le Vent.
Shénmén (HT7)	Calme le Shen-esprit et éteint le Vent.

Manipulation

Yìntáng (EX-HN3)	Piquer obliquement vers le bas 0, 5-1 cun.
Fēngchí (GB20)	Piquer obliquement vers l'œil opposé 1, 5 cun.
Shénmén (HT7)	Piquer perpendiculairement 0, 5 cun.
Sānyīnjiāo (SP6)	Piquer perpendiculairement 1-1, 5 cun.
Nèiguān (PC6)	Piquer perpendiculairement 0, 5-1 cun.
Xīnshū (BL15)	Piquer obliquement vers l'intérieur de 2 cun, en direction de l'apophyse épineuse.
Gānshū (BL18)	Piquer obliquement vers l'intérieur de 2 cun, en direction de l'apophyse épineuse.
Píshū (BL20)	Piquer obliquement vers l'intérieur de 2 cun, en direction de l'apophyse épineuse.
Shènshū (BL23)	Piquer obliquement vers l'intérieur de 2 cun, en direction de l'apophyse épineuse.

Appliquer la méthode de tonification d'après la rotation de l'aiguille pour tous les points ci-dessus, l'aiguille doit être laissée en place pendant 20 minutes.

23. Syndrome Wěi (atrophie musculaire)

Prescription principale

Les points principaux sont : Dàzhuī (GV14), Jiájǐ (EX-B2), Mìngmén (GV4), Yāoyángguān (GV3), Jíquán (HT1), Qūchí (LI11), Wàiguān (TE5), Hégǔ (LI4), Huántiào (GB30), Yánglíngquán (GB34), Zúsānlǐ (ST36) et Xuánzhōng (GB39).

GV14	大椎	Dàzhuī	DM14	13VG	DM 14
EX-B2	夹脊	Jiájǐ	EX-D2		EX-DO2
GV4	命门	Mìngmén	DM4	4VG	DM 4
GV3	腰阳关	Yāoyángguān	DM3	3VG	DM 3
HT1	极泉	Jíquán	C1	1C	XI 1
LI11	曲池	Qūchí	GI11	11GI	DC 11
TE5	外关	Wàiguān	TR5	5TR	SJ 5
LI4	合谷	Hégǔ	GI4	4GI	DC 4
GB30	环跳	Huántiào	VB30	30VB	DA 30
GB34	阳陵泉	Yánglíngquán	VB34	34VB	DA 34
ST36	足三里	Zúsānlǐ	E36	36E	WE 36
GB39	悬钟	Xuánzhōng	VB39	39VB	DA 39

Explications

Dàzhuī (GV14)	Régularise le Méridien Du et le Yang Qi de tout le corps.
Jiájǐ (EX-B2)	Régularise le Méridien Du et le Yang Qi de tout le corps.
Mìngmén (GV4)	Régularise le Méridien Du et le Yang Qi de tout le corps.
Yāoyángguān (GV3)	Régularise le Méridien Du et le Yang Qi de tout le corps.
Jíquán (HT1)	Active la circulation du Qi des méridiens, ajuste le Qi et régularise le sang.
Qūchí (LI11)	Active la circulation du Qi des méridiens, ajuste le Qi et régularise le sang.
Wàiguān (TE5)	Active la circulation du Qi des méridiens, ajuste le Qi et régularise le sang.
Hégǔ (LI4)	Active la circulation du Qi des méridiens, ajuste le Qi et régularise le sang.
Huántiào (GB30)	Active la circulation du Qi des méridiens, ajuste le Qi et régularise le sang.
Yánglíngquán (GB34)	Active la circulation du Qi des méridiens, ajuste le Qi et régularise le sang.
Zúsānlǐ (ST36)	Active la circulation du Qi des méridiens, ajuste le Qi et régularise le sang.
Xuánzhōng (GB39)	Active la circulation du Qi des méridiens, ajuste le Qi et régularise le sang.

Manipulation

Jiájǐ (EX-B2)	Piquer les points Jiájǐ (EX-B2) au niveau de C5 à C7, obliquement de 0, 5 cun, en direction du corps de la vertèbre. Piquer les points Jiájǐ (EX-B2) au niveau de L1 à L5, obliquement de 1–1, 5 cun, en direction de l'apophyse épineuse.
Jíquán (HT1)	Piquer perpendiculairement 0, 3–1, 5 cun, jusqu'à ce qu'une sensation irradie vers les doigts.
Dàzhuī (GV14)	Piquer perpendiculairement 1 cun.
Qūchí (LI11)	Piquer perpendiculairement 2 cun.
Wàiguān (TE5)	Piquer perpendiculairement 0, 5–1 cun.
Hégǔ (LI4)	Piquer perpendiculairement 2 cun.
Mìngmén (GV4)	Piquer perpendiculairement 1 cun.
Yāoyángguān (GV3)	Piquer perpendiculairement 1 cun.
Huántiào (GB30)	Piquer perpendiculairement 2 cun.
Yánglíngquán (GB34)	Piquer perpendiculairement 2 cun.
Zúsānlǐ (ST36)	Piquer perpendiculairement 2 cun.
Xuánzhōng (GB39)	Piquer perpendiculairement 2 cun.

Appliquer la méthode de tonification d'après la rotation de l'aiguille et avec les mouvements de retirer et d'enfoncer l'aiguille pour tous les points ci-dessus.

24. Syndrome Bi

(Se présentant dans les cas tels que l'arthrite rhumatismale et rhumatoïde, arthrose, osthéoarthrite …)

Prescription principale

Les points principaux sont :

(1) **Douleur dans le membre supérieur :** Qūchí (LI11) et Wàiguān (TE5).

LI11	曲池	Qūchí	GI11	11GI	DC 11
TE5	外关	Wàiguān	TR5	5TR	SJ 5

(2) **Douleur dans le membre inférieur :** Huántiào (GB30), Yánglíngquán (GB34), Wěizhōng (BL40) et Fēiyáng (BL58).

GB30	环跳	Huántiào	VB30	30VB	DA 30
GB34	阳陵泉	Yánglíngquán	VB34	34VB	DA 34
BL40	委中	Wěizhōng	V40	54V	PG 40
BL58	飞扬	Fēiyáng	V58	58V	PG 58

(3) **Douleur au cou, douleur dorsale et douleur lombaire :** Jiájǐ (EX-B2).

EX-B2	夹脊	Jiájǐ	EX-D2		EX-DO2

(4) **Douleur d'épaule :** Jiānyú (LI15) et Jiānliáo (TE14).

LI15	肩髃	Jiānyú	GI15	15GI	DC 15
TE14	肩髎	Jiānliáo	TR14	14TR	SJ 14

(5) **Douleur au coude :** Qūchí (LI11), Qūzé (PC3) et Shàohǎi (HT3).

LI11	曲池	Qūchí	GI11	11GI	DC 11
PC3	曲泽	Qūzé	MC3	3ECS	XB 3
HT3	少海	Shàohǎi	C3	3C	XI 3

(6) **Douleur au poignet :** Yángchí (TE4), Yángxī (LI5), Yánggǔ (SI5) et Dàlíng (PC7).

TE4	阳池	Yángchí	TR4	4TR	SJ 4
LI5	阳溪	Yángxī	GI5	5GI	DC 5
SI5	阳谷	Yánggǔ	IG5	5IG	XC 5
PC7	大陵	Dàlíng	MC7	7ECS	XB 7

(7) **Douleur sacrale** : Shàngliáo (BL31), Cìliáo (BL32), Zhōngliáo (BL33) et Xiàliáo (BL34).

BL31	上髎	Shàngliáo	V31	31V	PG 31
BL32	次髎	Cìliáo	V32	32V	PG 32
BL33	中髎	Zhōngliáo	V33	33V	PG 33
BL34	下髎	Xiàliáo	V34	34V	PG 34

(8) **Douleur de la hanche** : Huántiào (GB30) et Chéngfú (BL36).

GB30	环跳	Huántiào	VB30	30VB	DA 30
BL36	承扶	Chéngfú	V36	50V	PG 36

(9) **Douleur au genou** : Hèdǐng (EX-LE2), Xīyǎn (EX-LE5), Yánglíngquán (GB34) et Yīnlíngquán (SP9).

EX-LE2	鹤顶	Hèdǐng	EX-MI2		EX-MI2
EX-LE5	膝眼	Xīyǎn	EX-MI5		EX-MI5
GB34	阳陵泉	Yánglíngquán	VB34	34VB	DA 34
SP9	阴陵泉	Yīnlíngquán	RP9	9RP	PI 9

(10) **Douleur à la cheville** : Jiěxī (ST41), Qiūxū (GB40), Kūnlún (BL60) et Tàixī (KI3).

ST41	解溪	Jiěxī	E41	41E	WE 41
GB40	丘墟	Qiūxū	VB40	40VB	DA 40
BL60	昆仑	Kūnlún	V60	60V	PG 60
KI3	太溪	Tàixī	R3	3R	SH 3

Explications

Tous ces points sont des points locaux aux méridiens atteints. Ils peuvent tous réguler les méridiens respectifs, promouvoir le Qi et la circulation sanguine, disperser le Vent-Froid et éliminer l'Humidité.

Manipulation

Appliquer la méthode de retirer et d'enfoncer l'aiguille. Selon la cause, il faut appliquer la méthode de dispersion lorsqu'il s'agit d'un syndrome Plénitude et la méthode de tonification lorsqu'il s'agit d'un syndrome Vide.

Pour le traitement du syndrome Bi, en plus des points locaux, il est également possible d'ajouter d'autres points selon la situation générale du corps. Les points comme Qūchí (LI11), Xuèhǎi (SP10) et Fēngchí (GB20) sont choisis pour favoriser la circulation sanguine et disperser le Vent.

25. Aphonie (perte de voix)

Prescription principale

Les points principaux sont :

(1) Shàoshāng (LU11), Shāngyáng (LI1), Yújì (LU10), Hégǔ (LI4) et Liánquán (CV23).

LU11	少商	Shàoshāng	P11	11P	FE 11
LI1	商阳	Shāngyáng	GI1	1GI	DC 1
LU10	鱼际	Yújì	P10	10P	FE 10
LI4	合谷	Hégǔ	GI4	4GI	DC 4
CV23	廉泉	Liánquán	RM23	23VC	RM 23

(2) Lièquē (LU7) et Zhàohǎi (KI6).

LU7	列缺	Lièquē	P7	7P	FE 7
KI6	照海	Zhàohǎi	R6	6R	SH 6

Utiliser les deux groupes de points en alternance.

Explications

Shàoshāng (LU11)	Point Jing-Émergence du Méridien des Poumons, dégage le Qi des Poumons, rafraîchit la Chaleur pulmonaire, est bénéfique à la gorge.
Shāngyáng (LI1)	Point Jing-Émergence du Méridien du Gros Intestin, rafraîchit la Chaleur du Gros Intestin.
Yújì (LU10)	Point Ying-Écoulement du Méridien des Poumons, rafraîchit la Chaleur pulmonaire.
Hégǔ (LI4)	Yuan-Source du Méridien du Gros Intestin, libère le Biao-extérieur, dissipe le Vent et disperse la Chaleur.
Liánquán (CV23)	Point bénéfique à la gorge.
Lièquē (LU7)	Points de Réunion-Croisement du Méridien Yin Qiao, point clé pour le mal de gorge.
Zhàohǎi (KI6)	Points de Réunion-Croisement du Méridien Ren, point clé pour le mal de gorge.

Manipulation

Shàoshāng (LU11)	Piquer pour une légère saignée.
Shāngyáng (LI1)	Piquer pour une légère saignée.
Yújì (LU10)	Piquer perpendiculairement 1 cun, appliquer la méthode de dispersion d'après la rotation de l'aiguille.
Hégǔ (LI4)	Piquer perpendiculairement 0, 8–1 cun, appliquer la méthode de dispersion d'après la rotation de l'aiguille.

Liánquán (CV23)	Piquer perpendiculairement 0, 5–0, 8 cun, appliquer la méthode de dispersion d'après la rotation de l'aiguille.
Lièquē (LU7)	Piquer 0, 5–1 cun obliquement, appliquer la méthode de dispersion d'après la rotation de l'aiguille.
Zhàohǎi (KI6)	Piquer 0, 5–1 cun obliquement, appliquer la méthode de dispersion d'après la rotation de l'aiguille.

26. Syncope

Prescription principale

Les points principaux sont : Shuǐgōu (GV26), Nèiguān (PC6) et Zhōngwǎn (CV12).

GV26	水沟	Shuǐgōu	DM26	25VG	DM 26
PC6	内关	Nèiguān	MC6	6ECS	XB 6
CV12	中脘	Zhōngwǎn	RM12	12VC	RM 12

Explications

Shuǐgōu (GV26)	Réveille le Cerveau et ouvre les Orifices, abaisse le reflux et régularise le Qi.
Nèiguān (PC6)	Point Luo-Communication du Méridien du Maître du Cœur, relâche l'oppression thoracique, régularise le Qi et soulage les palpitations.
Zhōngwǎn (CV12)	Régularise le Qi et harmonise le Zhong Jiao (Foyer Moyen).

Manipulation

Shuǐgōu (GV26)	Piquer 0, 3–0, 5 cun obliquement vers le haut, appliquer la méthode de piquer en picorant, l'aiguille doit être laissée en place pendant 20 minutes.
Nèiguān (PC6)	Piquer perpendiculairement 0, 5–1 cun, appliquer la méthode de dispersion d'après la rotation de l'aiguille et avec les mouvements de retirer et d'enfoncer l'aiguille, l'aiguille doit être laissée en place pendant 20 minutes.
Zhōngwǎn (CV12)	Piquer perpendiculairement 1, 5–2 cun, appliquer la méthode de dispersion d'après la rotation de l'aiguille, l'aiguille doit être laissée en place pendant 20 minutes.

27. Hématémèse

Prescription principale

Les points principaux sont : Zhōngwǎn (CV12), Zúsānlǐ (ST36), Yǐnbái (SP1) et Xìmén (PC4).

CV12	中脘	Zhōngwǎn	RM12	12VC	RM 12
ST36	足三里	Zúsānlǐ	E36	36E	WE 36
SP1	隐白	Yǐnbái	RP1	1RP	PI 1
PC4	郄门	Xìmén	MC4	4ECS	XB 4

Explications

Zhōngwǎn (CV12)	Régularise le Qi et harmonise le Zhong Jiao (Foyer Moyen).
Zúsānlǐ (ST36)	Point He-Rassemblement-Entrée de l'Estomac, point efficace pour les problèmes de l'abdomen.
Yǐnbái (SP1)	Point Jing-Émergence du Méridien de la Rate, tonifie le Qi et renforce la Rate pour qu'elle retienne le sang.
Xìmén (PC4)	Point Xi-Fissure du Méridien du Maître du Cœur, rafraîchit la Chaleur pour arrêter les hémorragies.

Manipulation

Zhōngwǎn (CV12)	Piquer perpendiculairement 1, 5–2 cun, appliquer la méthode de dispersion d'après la rotation de l'aiguille, l'aiguille doit être laissée en place pendant 10 à 20 minutes. Si l'aiguille n'est pas retenue pour une pose, il est possible de stimuler le point jusqu'à 3 cun de profondeur.
Zúsānlǐ (ST36)	Piquer perpendiculairement 1, 5–2 cun, appliquer la méthode de dispersion d'après la rotation de l'aiguille, l'aiguille doit être laissée en place pendant 10 à 20 minutes.
Yǐnbái (SP1)	Piquer obliquement 0, 1–0, 3 cun, appliquer la méthode de dispersion d'après la rotation de l'aiguille, l'aiguille doit être laissée en place pendant 10 à 20 minutes.
Xìmén (PC4)	Piquer perpendiculairement 0, 5–1 cun, appliquer la méthode de dispersion d'après la rotation de l'aiguille, l'aiguille doit être laissée en place pendant 10 à 20 minutes.

28. Masse abdominale (Syndrome Zhēng Jiǎ)

Prescription principale

Les points principaux sont :

(1) Zhēng (masse palpable et immobile avec une douleur fixe) : Zúsānlǐ (ST36) et Sānyīnjiāo (SP6).

Piquer surtout localement autour de la masse et non sur des points d'acupuncture spécifiques (méthode *Weici-piqûre entourante*). Les deux points distaux suivants peuvent aussi participer à l'effet thérapeutique.

ST36	足三里	Zúsānlǐ	E36	36E	WE 36
SP6	三阴交	Sānyīnjiāo	RP6	6RP	PI 6

(2) Jiǎ (masse non palpable, non matérielle et mobile avec une douleur erratique): Zhōngwǎn (CV12), Tiānshū (ST25), Qìhǎi (CV6) et Zúsānlǐ (ST36).

CV12	中脘	Zhōngwǎn	RM12	12VC	RM 12
ST25	天枢	Tiānshū	E25	25E	WE 25
CV6	气海	Qìhǎi	RM6	6VC	RM 6
ST36	足三里	Zúsānlǐ	E36	36E	WE 36

Explications

Piquer autour de la masse	Fait circuler le Qi, active la circulation sanguine, dissout le Zhēng (masse matérielle).
Zúsānlǐ (ST36)	Harmonise l'Estomac.
Sānyīnjiāo (SP6)	Point de convergence des 3 méridiens Yin du pied.
Zhōngwǎn (CV12)	Régularise le Qi et harmonise le Zhong Jiao (Foyer Moyen).
Tiānshū (ST25)	Régularise le Qi et harmonise le Zhong Jiao (Foyer Moyen).
Qìhǎi (CV6)	Régularise le Qi et harmonise le Zhong Jiao (Foyer Moyen).

Manipulation

La technique Weici-piqûre entourante consiste à insérer deux aiguilles directement sur la masse et quatre aiguilles autour d'elles.

Zúsānlǐ (ST36)	Piquer perpendiculairement 1, 5–2 cun, appliquer la méthode de dispersion d'après la rotation de l'aiguille, l'aiguille doit être laissée en place pendant 20 minutes.
Sānyīnjiāo (SP6)	Piquer perpendiculairement 1–1, 5 cun, appliquer la méthode de dispersion d'après la rotation de l'aiguille, l'aiguille doit être laissée en place pendant 20 minutes.
Zhōngwǎn (CV12)	Piquer perpendiculairement 0, 8-1, 2 cun, appliquer la méthode de dispersion d'après la rotation de l'aiguille, l'aiguille doit être laissée en place pendant 20 minutes.
Tiānshū (ST25)	Piquer perpendiculairement 1, 5–2 cun, appliquer la méthode de dispersion d'après la rotation de l'aiguille, l'aiguille doit être laissée en place pendant 20 minutes.
Qìhǎi (CV6)	Piquer perpendiculairement 0, 5-1, 2 cun, appliquer la méthode de dispersion d'après la rotation de l'aiguille, l'aiguille doit être laissée en place pendant 20 minutes.

29. Évanouissement post-partum

Prescription principale

Les points principaux sont : Băihuì (GV20), Shuĭgōu (GV26), Shénquè (CV8) et Zúsānlĭ (ST36).

GV20	百会	Băihuì	DM20	19VG	DM 20
GV26	水沟	Shuĭgōu	DM26	25VG	DM 26
CV8	神阙	Shénquè	RM8	8VC	RM 8
ST36	足三里	Zúsānlĭ	E36	36E	WE 36

Explications

Băihuì (GV20)	Point de rencontre des trois méridiens Yang et du Méridien Du, renvoie le Yang.
Shuĭgōu (GV26)	Réveille le Cerveau et ouvre les Orifices.
Shénquè (CV8)	Réchauffe le Jiao Moyen (Réchauffeur Moyen), tonifie le Qi.
Zúsānlĭ (ST36)	Régule le Qi et fortifie la Rate.

Manipulation

Băihuì (GV20)	Piquer obliquement vers l'arrière 0, 5 cun. Utiliser la méthode de tonification-dispersion moyenne d'après la rotation de l'aiguille.
Shuĭgōu (GV26)	Piquer 0, 3–0, 5 cun. Appliquer la méthode de piquer en picorant.
Shénquè (CV8)	Utiliser la moxibustion.
Zúsānlĭ (ST36)	Piquer perpendiculairement 1, 5–2 cun. Méthode de tonification-dispersion moyenne d'après la rotation de l'aiguille.

30. Convulsion infantile aiguë

Prescription principale

Les points principaux sont : Yìntáng (EX-HN3), Shuĭgōu (GV26), Hégŭ (LI4) et Tàichōng (LR3).

EX-HN3	印堂	Yìntáng	EX-TC3		EX-TC3
GV26	水沟	Shuĭgōu	DM26	25VG	DM 26
LI4	合谷	Hégŭ	GI4	4GI	DC 4
LR3	太冲	Tàichōng	F3	3F	GA 3

Prescription supplémentaire

Fièvre élevée : Shíxuān (EX-UE11).

EX-UE11	十宣	Shíxuān	EX-MS11		EX-MS11

Explications

Yìntáng (EX-HN3)	Calme le Shen-esprit pour éteindre le vent.
Shuǐgōu (GV26)	Réveille le Cerveau et ouvre les Orifices.
Hégǔ (LI4)	Point Yuan-Source du Méridien du Gros Intestin, disperse la Chaleur.
Tàichōng (LR3)	Apaise le Foie pour éteindre le Vent.

Hégǔ (LI4) et Tàichōng (LR3) sont connus sous le nom de «quatre barrières» lorsqu'ils sont utilisés ensemble.

Manipulation

Yìntáng (EX-HN3)	Piquer superficiellement sans retenir l'aiguille. Appliquer la méthode de dispersion d'après la rotation de l'aiguille.
Shuǐgōu (GV26)	Piquer superficiellement sans retenir l'aiguille. Appliquer la méthode de dispersion d'après la rotation de l'aiguille.
Hégǔ (LI4)	Piquer superficiellement sans retenir l'aiguille. Appliquer la méthode de dispersion d'après la rotation de l'aiguille.
Tàichōng (LR3)	Piquer superficiellement sans retenir l'aiguille. Appliquer la méthode de dispersion d'après la rotation de l'aiguille.
Shíxuān (EX-UE11)	Piquer pour une légère saignée.

31. Convulsion infantile chronique

Prescription principale

Les points principaux sont :
(1) Dǎnshū (BL19), Píshū (BL20), Wèishū (BL21) et Shènshū (BL23).

BL19	胆俞	Dǎnshū	V19	19V	PG 19
BL20	脾俞	Píshū	V20	20V	PG 20
BL21	胃俞	Wèishū	V21	21V	PG 21
BL23	肾俞	Shènshū	V23	23V	PG 23

(2) Zhōngwǎn (CV12), Tiānshū (ST25), Guānyuán (CV4) et Zúsānlǐ (ST36).

CV12	中脘	Zhōngwǎn	RM12	12VC	RM 12
ST25	天枢	Tiānshū	E25	25E	WE 25
CV4	关元	Guānyuán	RM4	4VC	RM 4
ST36	足三里	Zúsānlǐ	E36	36E	WE 36

Utiliser les deux groupes de points en alternance.

Prescription supplémentaire

Convulsion : Yìntáng (EX-HN3) et Tàichōng (LR3).

| EX-HN3 | 印堂 | Yìntáng | EX-TC3 | | EX-TC3 |
| LR3 | 太冲 | Tàichōng | F3 | 3F | GA 3 |

Explications

Dǎnshū (BL19)	Draine le Foie et la Vésicule Biliaire.
Píshū (BL20)	Fortifie la Rate.
Wèishū (BL21)	Harmonise l'Estomac.
Shènshū (BL23)	Nourrit le Rein et tonifie le Yin.
Zhōngwǎn (CV12)	Régularise le Qi et harmonise le Zhong Jiao (Foyer Moyen).
Tiānshū (ST25)	Régularise le Qi et harmonise le Zhong Jiao (Foyer Moyen).
Guānyuán (CV4)	Régularise le Qi et harmonise le Zhong Jiao (Foyer Moyen).
Zúsānlǐ (ST36)	Régularise le Qi et harmonise le Zhong Jiao (Foyer Moyen).
Yìntáng (EX-HN3)	Calme le Shen-esprit pour éteindre le Vent.
Tàichōng (LR3)	Apaise le Foie pour éteindre le Vent.

Manipulation

Dǎnshū (BL19)	Piquer obliquement vers l'intérieur de 2 cun, en direction de l'apophyse épineuse. Appliquer la méthode de tonification-dispersion moyenne d'après la rotation de l'aiguille.
Píshū (BL20)	Piquer obliquement vers l'intérieur de 2 cun, en direction de l'apophyse épineuse. Appliquer la méthode de tonification-dispersion moyenne d'après la rotation de l'aiguille.
Wèishū (BL21)	Piquer obliquement vers l'intérieur de 2 cun, en direction de l'apophyse épineuse. Appliquer la méthode de tonification-dispersion moyenne d'après la rotation de l'aiguille.
Shènshū (BL23)	Piquer obliquement vers l'intérieur de 2 cun, en direction de l'apophyse épineuse. Appliquer la méthode de tonification-dispersion moyenne d'après la rotation de l'aiguille.

Zhōngwǎn (CV12)	Appliquer la moxibustion.
Tiānshū (ST25)	Appliquer la moxibustion.
Guānyuán (CV4)	Appliquer la moxibustion.
Zúsānlǐ (ST36)	Appliquer la moxibustion.
Yìntáng (EX-HN3)	Appliquer la méthode de dispersion d'après la rotation de l'aiguille.
Tàichōng (LR3)	Appliquer la méthode de dispersion d'après la rotation de l'aiguille.

32. Dyspepsie infantile

Prescription principale

Les points principaux sont :

(1) Gānshū (BL18), Dǎnshū (BL19), Píshū (BL20), Wèishū (BL21) et Shènshū (BL23).

BL18	肝俞	Gānshū	V18	18V	PG 18
BL19	胆俞	Dǎnshū	V19	19V	PG 19
BL20	脾俞	Píshū	V20	20V	PG 20
BL21	胃俞	Wèishū	V21	21V	PG 21
BL23	肾俞	Shènshū	V23	23V	PG 23

(2) Sìfèng (EX-UE10) et Zúsānlǐ (ST36)

EX-UE10	四缝	Sìfèng	EX-MS10		EX-MS10
ST36	足三里	Zúsānlǐ	E36	36E	WE 36

Utiliser les deux groupes de points en alternance.

Explications

Gānshū (BL18)	Draine le Foie.
Dǎnshū (BL19)	Point bénéfique à la Vésicule Biliaire.
Píshū (BL20)	Fortifie la Rate.
Wèishū (BL21)	Harmonise l'Estomac.
Shènshū (BL23)	Nourrit le Rein et tonifie le Yin.
Sānjiāoshū (BL22)	Régularise le Qi et le Sang.
Sìfèng (EX-UE10)	Point traditionnel connu pour traiter la dyspepsie infantile.
Zúsānlǐ (ST36)	Point He-Rassemblement-Entrée de l'Estomac, régule le Qi et fortifie la Rate. Harmonise le Zhong Jiao (Foyer Moyen).

Manipulation

Gānshū (BL18)	Piquer obliquement vers l'intérieur 1 cun, en direction de l'apophyse épineuse. Appliquer la méthode de tonification-dispersion moyenne d'après la rotation de l'aiguille. Il est possible de garder ou de retirer l'aiguille.
Dǎnshū (BL19)	Piquer obliquement vers l'intérieur 1 cun, en direction de l'apophyse épineuse. Appliquer la méthode de tonification-dispersion moyenne d'après la rotation de l'aiguille. Il est possible de garder ou de retirer l'aiguille.
Wèishū (BL21)	Piquer obliquement vers l'intérieur 1 cun, en direction de l'apophyse épineuse. Appliquer la méthode de tonification-dispersion moyenne d'après la rotation de l'aiguille. Il est possible de garder ou de retirer l'aiguille.
Sānjiāoshū (BL22)	Piquer obliquement vers l'intérieur 1 cun, en direction de l'apophyse épineuse. Appliquer la méthode de tonification-dispersion moyenne d'après la rotation de l'aiguille. Il est possible de garder ou de retirer l'aiguille.
Shènshū (BL23)	Piquer obliquement vers l'intérieur 1 cun, en direction de l'apophyse épineuse. Appliquer la méthode de tonification-dispersion moyenne d'après la rotation de l'aiguille. Il est possible de garder ou de retirer l'aiguille.
Sìfèng (EX-UE10)	Piquer avec l'aiguille triangulaire et faire sortir une faible quantité de liquide visqueux transparent. Une fois tous les 3 à 5 jours.
Zúsānlǐ (ST36)	Piquer perpendiculairement 1, 5–2 cun, sortir l'aiguille après une manipulation de tonification-dispersion moyenne par la rotation de l'aiguille.

33. Acouphène et surdité

Prescription principale

Les points principaux sont : Yìfēng (TE17), Tīnghuì (GB2), Tīnggōng (SI19) et Ěrmén (TE21).

TE17	翳风	Yìfēng	TR17	17TR	SJ 17
GB2	听会	Tīnghuì	VB2	2VB	DA 2
SI19	听宫	Tīnggōng	IG19	19IG	XC 19
TE21	耳门	Ěrmén	TR21	23TR	SJ 21

Sélectionner seulement deux points pour chaque traitement.

Prescription supplémentaire

Pathologie d'origine externe : Wàiguān (TE5) et Hòuxī (SI3).

TE5	外关	Wàiguān	TR5	5TR	SJ 5
SI3	后溪	Hòuxī	IG3	3IG	XC 3

Feu du Foie ou Chaleur de la Vésicule Biliaire : Tàichōng (LR3) et Zúlínqì (GB41).

LR3	太冲	Tàichōng	F3	3F	GA 3
GB41	足临泣	Zúlínqì	VB41	41VB	DA 41

Tan-mucosité accumulé : Fēnglóng (ST40) et Yīnlíngquán (SP9).

ST40	丰隆	Fēnglóng	E40	40E	WE 40
SP9	阴陵泉	Yīnlíngquán	RP9	9RP	PI 9

Vide du Rein : Tàixī (KI3).

KI3	太溪	Tàixī	R3	3R	SH 3

Explications

Yìfēng (TE17)	Point local, active la circulation du Qi des méridiens, ajuste le Qi et régularise le Sang.
Tīnghuì (GB2)	Point local, active la circulation du Qi des méridiens, ajuste le Qi et régularise le Sang.
Tīnggōng (SI19)	Point local, active la circulation du Qi des méridiens, ajuste le Qi et régularise le Sang.
Ěrmén (TE21)	Point local, active la circulation du Qi des méridiens, ajuste le Qi et régularise le Sang.
Wàiguān (TE5)	Point Luo-Communication du Méridien du Triple Réchauffeur (qui passe par l'oreille). Active la circulation des méridiens et régularise le sang.
Hòuxī (SI3)	Point Shu-Déversement du Méridien de l'Intestin Grêle (qui passe par l'oreille). Active la circulation des méridiens et régularise le Sang.
Tàichōng (LR3)	Apaise le Foie pour éteindre le Vent.
Zúlínqì (GB41)	Point bénéfique à la Vésicule Biliaire.
Fēnglóng (ST40)	Expulse le Tan-mucosité.
Yīnlíngquán (SP9)	Fortifie la Rate, facilite l'élimination de l'Humidité.
Tàixī (KI3)	Le Point Yuan-Source du Méridien du Rein, nourrit le Yin du Rein.

Manipulation

Yìfēng (TE17)	Piquer perpendiculairement 1, 5–2 cun.
Tīnghuì (GB2)	Piquer perpendiculairement 1, 5–2 cun. Appliquer la méthode de tonification-dispersion moyenne d'après la rotation de l'aiguille. Demander au patient de garder la bouche ouverte pendant l'insertion de l'aiguille.
Tīnggōng (SI19)	Piquer perpendiculairement 1, 5–2 cun. Méthode de tonification-dispersion moyenne d'après la rotation de l'aiguille. Demander au patient de garder la bouche ouverte pendant l'insertion de l'aiguille.

Ěrmén (TE21)	Piquer perpendiculairement 1, 5–2 cun. Méthode de tonification-dispersion moyenne d'après la rotation de l'aiguille. Demander au patient de garder la bouche ouverte pendant l'insertion de l'aiguille.
Wàiguān (TE5)	Piquer perpendiculairement 0, 5–1 cun. Appliquer la méthode de tonification-dispersion moyenne d'après la rotation de l'aiguille.
Hòuxī (SI3)	Piquer perpendiculairement 0, 3–0, 5 cun. Appliquer la méthode de tonification-dispersion moyenne d'après la rotation de l'aiguille.
Tàichōng (LR3)	Piquer perpendiculairement 0, 5–0, 8 cun. Appliquer la méthode de tonification-dispersion moyenne d'après la rotation de l'aiguille.
Zúlínqì (GB41)	Piquer perpendiculairement 0, 5–0, 8 cun. Appliquer la méthode de tonification-dispersion moyenne d'après la rotation de l'aiguille.
Fēnglóng (ST40)	Piquer perpendiculairement 1–1, 5 cun. Appliquer la méthode de tonification-dispersion moyenne d'après la rotation de l'aiguille.
Yīnlíngquán (SP9)	Piquer perpendiculairement 1–2 cun. Appliquer la méthode de tonification-dispersion moyenne d'après la rotation de l'aiguille.
Tàixī (KI3)	Piquer perpendiculairement 0, 5–1 cun. Appliquer la méthode de tonification-dispersion moyenne d'après la rotation de l'aiguille.

34. Douleur dentaire

Prescription principale

Les points principaux sont : Xiàguān (ST7), Jiáchē (ST6), Nèitíng (ST44), Hégǔ (LI4).

ST7	下关	Xiàguān	E7	2E	WE 7
ST6	颊车	Jiáchē	E6	3E	WE 6
ST44	内庭	Nèitíng	E44	44E	WE 44
LI4	合谷	Hégǔ	GI4	4GI	DC 4

Prescription supplémentaire

Causée par le Vent-Feu : Fēngchí (GB20).

GB20	风池	Fēngchí	VB20	20VB	DA 20

Causée par la montée du Feu vide : Tàixī (KI3).

KI3	太溪	Tàixī	R3	3R	SH 3

Causée par le Vent-Feu et la montée du Feu vide : Tàiyáng (EX-HN5).

EX-HN5	太阳	Tàiyáng	EX-TC5	EX-TC5

Explications

Xiàguān (ST7)	Point local.
Jiáchē (ST6)	Point local.
Nèitíng (ST44)	Rafraîchit la Chaleur de l'Estomac.
Hégǔ (LI4)	Point Yuan-Source du Méridien du Gros Intestin, couramment utilisé pour le traitement des douleurs dentaires.
Fēngchí (GB20)	Disperse le Vent et dégage le Feu.
Tàixī (KI3)	Nourrit l'Eau du Rein et supprime le Feu.
Tàiyáng (EX-HN5)	Régularise la circulation du Qi et du Sang dans la tête.

Manipulation

Xiàguān (ST7)	Piquer obliquement vers Jiáchē (ST6) de 1, 5–2, 0 cun.
Jiáchē (ST6)	Piquer obliquement vers Dìcāng (ST4) de 1, 5 cun.
Fēngchí (GB20)	Piquer obliquement vers la pointe du nez de 1, 5 cun.
Tàixī (KI3)	Piquer perpendiculairement 0, 5–1 cun.
Tàiyáng (EX-HN5)	Piquer obliquement vers Xiàguān (ST7) de 1, 5 cun.

Appliquer la méthode de tonification-dispersion moyenne d'après la rotation de l'aiguille pour tous les points ci-dessus.

Hégǔ (LI4)	Appliquer la méthode de dispersion d'après la rotation de l'aiguille avec les mouvements de retirer et d'enfoncer l'aiguille.
Nèitíng (ST44)	Appliquer la méthode de dispersion d'après la rotation de l'aiguille avec les mouvements de retirer et d'enfoncer l'aiguille.

Chapitre 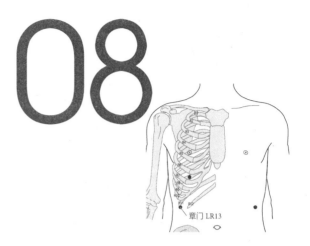 08

Traitement des
Pathologies de chaque système

SECTION I

Maladies infectieuses

1. Grippe (Influenza)

La grippe ou influenza est une maladie respiratoire aiguë, caractérisée par un taux élevé de morbidité ainsi que par une transmission large et rapide. Durant la phase aiguë de la maladie, le patient est très contagieux. Le virus influenza peut être détecté dans les muqueuses nasales pendant une période de 1 à 5 jours après la première attaque. Le virus est propagé par voie aérienne et risque d'être inhalé par d'autres personnes lorsque le patient tousse, éternue, ou même lorsqu'il parle. La membrane des muqueuses nasales est attaquée en premier lieu. De nombreuses personnes sont infectées par la maladie de façon simultanée et rapide.

En général, la maladie est diagnostiquée comme un rhume sévère, une influenza ou une maladie épidémique de saison.

Étiologie et pathogenèse

La pathogenèse de la maladie est principalement attribuée au Vent externe ainsi qu'à un changement de saison intense. Le Vent pathogène est le premier des six facteurs pathogènes et est toujours combiné avec un autre facteur pour attaquer le corps. Par exemple, durant l'hiver, les facteurs pathogènes sont le Froid et le Vent, en été la Chaleur et l'Humidité, en automne la Sécheresse, et durant les saisons de moussons l'Humidité. Cependant, le Vent-Froid et le Vent-Chaleur sont les plus communs en clinique. Dans le livre *Traité d'Étiologie et de Symptomatologie de Maladies* (*Zhù Bìng Yuán Lùn*), il est dit : «*Au printemps les températures devraient être tièdes, mais elles peuvent devenir très froides ; en été, elles devraient être chaudes, mais peuvent devenir froides ; en automne, elles devraient être fraîches, mais contre-nature, elles deviennent chaudes ; en hiver elles devraient être froides, mais soudainement deviennent tièdes.* » Tous ces changements de saisons anormaux sont aussi considérés comme des facteurs causant la maladie, car le corps ne peut pas s'adapter de façon appropriée.

La raison interne est une déficience du Wei Qi (Qi protecteur), qui est le Qi assurant la défense du corps. Cette déficience est due à une hygiène de vie anormale, un surmenage ou une disharmonie du Ying Qi (Qi nutritif) et du Wei Qi (Qi protecteur).

Les Poumons sont localisés dans le Réchauffeur Supérieur et sont responsables du système respiratoire. Ils sont connectés avec la peau et s'ouvrent au nez. Le Vent externe attaque le corps au niveau du nez et par conséquent, les manifestations de la maladie sont des symptômes associés aux Poumons. Cependant, les facteurs pathogènes exogènes ne se limitent pas uniquement au Vent-Froid, mais également au Vent-Humidité, ce qui implique des causes différentes. Le syndrome Froid est causé par du Froid pathogène qui attaque la surface du corps, bloque les pores de la peau et provoque une obstruction du Qi des Poumons. Le syndrome de Chaleur est causé par une attaque de la Chaleur pathogène sur les Poumons. L'Humidité pathogène obstrue le Yang Qi et stagne souvent dans le corps pour une longue durée. Les patients atteints de maladies épidémiques saisonnières sont des cas sérieux et influencent facilement d'autres maladies. De manière générale, les facteurs pathogènes attaquent la partie externe et supérieure du corps, ce qui affecte les Poumons et sont caractérisés par une disharmonie entre le Qi nutritif et le Qi protecteur. Les manifestations sont : aversion au froid, fièvre, mal de tête, endolorissement et douleurs des membres, toux, mal de gorge, etc.

Diagnostic différentiel et traitements associés

(1) Vent-Froid

Manifestations principales

Sévère aversion au froid, fièvre légère, absence de sudation, mal de tête, enduit blanc et fin, pouls superficiel et tendu.

Principes thérapeutiques

Disperser le Vent et le Froid pathogène ; diffuser le Qi des Poumons pour soulager l'extérieur.

Prescription des points

Les points principaux sont : Dàzhuī (GV14), Fēngchí (GB20), Fēngmén (BL12), Fèishū (BL13) et Hégǔ (LI4).

GV14	大椎	Dàzhuī	DM14	13VG	DM 14
GB20	风池	Fēngchí	VB20	20VB	DA 20
BL12	风门	Fēngmén	V12	12V	PG 12
BL13	肺俞	Fèishū	V13	13V	PG 13
LI4	合谷	Hégǔ	GI4	4GI	DC 4

Explications

Le Froid pathogène a attaqué la surface du corps et les Poumons sont l'organe relié à la peau et aux poils.

Nous choisissons donc Dàzhuī (GV14) pour disperser le Vent et le Froid ainsi que pour relâcher l'agent pathogène externe. Dàzhuī (GV14) appartient au méridien Gouverneur Du et est le point de rencontre des six méridiens Yang. Le Yang pur étant en charge de la surface du corps, le point peut être sélectionné pour des pathologies causées par les six facteurs pathogènes externes que sont Vent, Froid, Chaleur d'été, Humidité, Sécheresse et Feu. Étant donné que le Froid et le Vent externes attaquent en premier les méridiens Tai Yang, les Poumons et le Wei Qi (Qi défensif), nous pouvons choisir Fēngmén (BL12) et Fèishū (BL13) du Méridien de la Vessie

Tai Yang pour favoriser la circulation du Qi des Poumons et soulager le syndrome Biao-externe. Ces points peuvent également disperser le Vent et le Froid pathogènes et traiter les symptômes d'aversion au froid, fièvre, obstruction nasale, toux, etc. Choisir Fēngchí (GB20) pour traiter les maux de tête causés par le Vent. Hégǔ (LI4) élimine la Chaleur dans le méridien Yang Ming, active la circulation du Qi des Poumons et supprime les facteurs pathogènes de la surface du corps.

Manipulation

Dàzhuī (GV14)	Piquer 0, 8 à 1, 2 cun. Appliquer la méthode de dispersion avec les mouvements de retirer et d'enfoncer l'aiguille. Stimuler l'aiguille jusqu'à ce que le patient ressente une sensation de distension et d'engourdissement au bas du dos ou aux membres supérieurs, puis enlever l'aiguille.
Fēngchí (GB20)	Piquer obliquement 1 cun environ en direction du coin de la bouche du côté opposé. Appliquer la méthode de tonification d'après la rotation de l'aiguille et stimuler le point jusqu'à atteindre une sensation irradiant au front.
Fēngmén (BL12)	Appliquer la méthode de dispersion avec les mouvements de retirer et d'enfoncer l'aiguille.
Fèishū (BL13)	Appliquer la méthode de dispersion avec les mouvements de retirer et d'enfoncer l'aiguille.
Hégǔ (LI4)	Piquer en direction de Láogōng (PC8), appliquer la méthode de dispersion avec les mouvements de retirer et d'enfoncer l'aiguille.

Laisser les aiguilles dans les quatre derniers points mentionnés précédemment pendant 30 minutes et faire un traitement une fois par jour.

Utiliser la moxibustion sur les points Dàzhuī (GV14), Fēngmén (BL12) et Fèishū (BL13) pendant le traitement. Le patient doit avoir une sensation agréable provenant de la température de la moxibustion et la couleur de la peau locale doit devenir rouge foncé. La moxibustion dure généralement entre 20 et 30 minutes.

(2) Vent-Chaleur

Manifestations principales
Fièvre sévère, légère aversion au froid, sudation, mal de gorge, pouls superficiel et rapide.

Principes thérapeutiques
Disperser le Vent et la Chaleur pathogène et favoriser la circulation du Qi des Poumons.

Prescription des points
Les points principaux sont Dàzhuī (GV14), Qūchí (LI11), Yújì (LU10), Wàiguān (TE5) et Shàoshāng (LU11).

GV14	大椎	Dàzhuī	DM14	13VG	DM 14
LI11	曲池	Qūchí	GI11	11GI	DC 11

LU10	鱼际	Yújì	P10	10P	FE 10
TE5	外关	Wàiguān	TR5	5TR	TE 5
LU11	少商	Shàoshāng	P11	11P	FE 11

Explications

L'invasion des Poumons par le Vent-Chaleur pathogène a pour conséquence la faiblesse de la fonction de dispersion et de descente des Qi des Poumons. Dàzhuī (GV14) peut être sélectionné pour soulager l'extérieur et supprimer la Chaleur, Yújì (LU10) peut être ajouté pour supprimer la Chaleur des Poumons, éliminer le Tan-mucosité et soulager la toux. Qūchí (LI11) est le point He-Rassemblement-Entrée, point du Méridien Yang Ming de la main et combiné avec Dàzhuī (GV14), il régularise le Qi nutritif et le Qi protecteur pour éliminer la Chaleur. Wàiguān (TE5) peut supprimer les obstructions du Triple Réchauffeur et éliminer la Chaleur, permettant de traiter des céphalées, une gorge douloureuse, etc. Shàoshāng (LU11) est un point efficace pour traiter les refroidissements épidémiques saisonniers et permet d'accentuer les résultats des autres points.

Manipulation

Dàzhuī (GV14)	Piquer 0, 8 à 1, 2 cun. Appliquer la méthode de dispersion avec les mouvements de retirer et d'enfoncer l'aiguille. Stimuler l'aiguille jusqu'à ce que le patient ressente une sensation de distension et d'engourdissement au bas du dos ou aux membres supérieurs, puis enlever l'aiguille.
Shàoshāng (LU11)	Piquer en effectuant une légère saignée.
Qūchí (LI11)	Piqûre transfixiante en direction de Shàozé (SI1). Appliquer la méthode de dispersion d'après la rotation de l'aiguille.
Wàiguān (TE5)	Piqûre transfixiante en direction de Nèiguān (PC6). Appliquer la méthode de dispersion d'après la rotation de l'aiguille.
Yújì (LU10)	Piqûre transfixiante en direction de Láogōng (PC8). Appliquer la méthode de dispersion d'après la rotation de l'aiguille.

Garder les aiguilles entre 30 et 60 minutes avec une stimulation toutes les 10 à 15 minutes. Le traitement doit être fait une à deux fois par jour.

(3) Sélection des points d'acupuncture

Différents types de Froid peuvent avoir différentes manifestations symptomatiques. Les points suivants peuvent être ajoutés en fonction du traitement :

1) **Céphalée :** Fēngchí (GB20) et Tàiyáng (EX-HN5).
Céphalée frontale : Shàngxīng (GV23) et Yángbái (GB14)
Céphalée au vertex : Bǎihuì (GV20) et Qiándǐng (GV21).
Céphalée occipitale : Tiānzhù (BL10) et Hòudǐng (GV19).
Céphalée temporale : Tóuwéi (ST8) et Shuàigǔ (GB8).

2) **Gorge douloureuse :** Hégǔ (LI4), Shàoshāng (LU11), Shāngyáng (LI1) et Guānchōng (TE1).

3) **Toux :** Shēnzhù (GV12), Lièquē (LU7), Fèishū (BL13) et Yújì (LU10).

4) **Vomissements :** Zhōngwǎn (CV12), Nèiguān (PC6) et Nèitíng (ST44).

5) **Diarrhées :** Tiānshū (ST25) et Zúsānlǐ (ST36).

6) **Obstruction nasale :** Yíngxiāng (LI20) et Yìntáng (EX-HN3).

Acupuncture auriculaire

Prescription des points

Poumons (CO$_{16}$), Trachée (CO$_{15}$), Nez Interne (TG$_4$), Rate (CO$_{13}$), Triple Réchauffeur (CO$_{17}$) et Apex de l'Oreille (HX$_{6,7i}$).

Manipulation

Faire saigner l'Apex de l'Oreille (HX$_{6,7i}$), puis sélectionner 2 à 3 points bilatéralement à chaque traitement en utilisant la technique de rotation en dispersion. Garder les aiguilles pendant 20 à 30 minutes.

2. Coqueluche

La coqueluche est une maladie épidémique infantile aiguë affectant les voies respiratoires: elle est causée par une bactérie appelée *Bordetella pertussis*. Elle est caractérisée par une toux spasmodique chronique avec un son d'aspiration lors de la respiration et elle est généralement causée par une évolution prolongée de la maladie. Le patient est contagieux principalement pendant le début de la maladie, mais peut également rester contagieux jusqu' 5 à 6 semaines. En Médecine Traditionnelle Chinoise, cette maladie est également appelée «Dùnké» en chinois, ce qui signifie «toux avec des cris», évoquant le chant du coq ou «Jìngké» qui signifie une toux convulsive.

Étiologie et pathogenèse

La maladie est principalement causée par le Vent et la Chaleur pathogènes externes qui attaquent les Poumons et produisent un excès de glaires qui oppresse le Qi du Poumon et blesse le Yin du Poumon. Ceci se manifeste par des quintes de toux accompagnées de glaires épaisses et visqueuses. Si les vaisseaux sanguins superficiels sont lésés, il peut y avoir des manifestations d'épistaxis, d'hémoptysie ainsi que d'hémorragie sous-conjonctivale. Si la coqueluche est prolongée, le Qi et le Yin seront blessés, ce qui aura pour conséquence des symptômes de faiblesse, teint pâle, sudation spontanée, etc.

Diagnostic différentiel et traitements associés

Manifestations principales

La période d'incubation est de 1 à 6 semaines et la période prodromique est entre 5 et 14 jours. Les symptômes sont une fièvre et toux légères ainsi que des symptômes d'infection des voies respiratoires supérieures. D'autre part, la toux peut s'aggraver peu après la disparition de la fièvre. La toux spasmodique dure entre 4 à 6 semaines avec comme symptômes des quintes de toux, teint rouge ou rouge bleuâtre, larmoiement, écoulement nasal liquide, spasmes lombaires qui cessent lorsque des glaires épaisses sont éliminées ou après avoir vomi. Inspirer après avoir toussé provoque une quinte de toux et donne ces sons similaires à des cris de coq causés par le spasme sténosant de la glotte. Les sons de la coqueluche et la toux sont entendus par alternance. Dans des cas sévères, des symptômes tels qu'une énurésie, œdème facial, points hémorragiques, saignements de la conjonctive ou épistaxis peuvent être observés. Chez les enfants, on risque même d'avoir des signes de cyanopathie, d'étouffement ou de convulsion, mais la majorité des enfants n'ont pas de fièvre. S'il n'y a pas de complication, une toux spasmodique sera soulagée après une période de 4 à 6 semaines et entrera dans une phase de récupération pour finalement être guérie complètement après 2 à 3 semaines.

Si l'affection s'aggrave, le patient risque l'encéphalopathie de la coqueluche, manifestée par un coma, des convulsions, etc.

Principes Thérapeutique

Régulariser les fonctions du Poumon et disperser le Vent, soulager la toux et éliminer les glaires.

Prescription des points

Le premier groupe de points : Fēngchí (GB20), Dàzhuī (GV14), Chǐzé (LU5) et Hégǔ (LI4).
Le deuxième groupe de points : Sìfèng (EX-UE10), Nèiguān (PC6) et Hégǔ (LI4).
Le troisième groupe de points : Shēnzhù (GV12), Fèishū (BL13) et Fēnglóng (ST40).
Le quatrième groupe de points : Tiāntū (CV22) et Dànzhōng (CV17).

(1)

GB20	风池	Fēngchí	VB20	20VB	DA 20
GV14	大椎	Dàzhuī	DM14	13VG	DM 14
LU5	尺泽	Chǐzé	P5	5P	FE 5
LI4	合谷	Hégǔ	GI4	4GI	DC 4

(2)

EX-UE10	四缝	Sìfèng	EX-MS10		EX-MS10
PC6	内关	Nèiguān	MC6	6ECS	XB 6
LI4	合谷	Hégǔ	GI4	4GI	DC 4

(3)

GV12	身柱	Shēnzhù	DM12	11VG	DM 12
BL13	肺俞	Fèishū	V13	13V	PG 13
ST40	丰隆	Fēnglóng	E40	40E	WE 40

(4)

CV22	天突	Tiāntū	RM22	22VC	RM 22
CV17	膻中	Dànzhōng	RM17	17VC	RM 17

Explications

Fēngchí (GB20) peut éliminer le Vent pathogène de la surface du corps. Dàzhuī (GV14) a comme fonction de disperser le Vent ainsi que de disperser le Froid. Il appartient au Méridien Gouverneur Du et est le point de croisement des six méridiens Yang. Chǐzé (LU5) peut disperser le Qi du Poumon, Hégǔ (LI4) est le point Yuan-Source du Méridien Yang Ming de la main et peut disperser le Qi du Poumon ainsi que traiter les maladies causées par les six facteurs pathogènes externes. Ces dernières années, Sìfèng (EX-UE10) a été montré comme étant thérapeutiquement efficace contre la toux causée par la coqueluche, même si sa fonction d'origine est de traiter la malnutrition infantile. Nèiguān (PC6) est connecté avec le Méridien Yin Wei et possède la fonction de soulager les oppressions thoraciques et de réguler le Qi. Shēnzhù (GV12) et Fèishū (BL13) favorisent la diffusion et la descente du Qi du Poumon, arrêter la toux et réduire la mucosité. Fēnglóng (ST40) est utilisé pour fortifier l'Estomac et réduire le phlegme. Tiāntū (CV22) peut soulager et désobstruer la gorge ainsi que réguler le Poumon. Dànzhōng (CV17) est le point convergent de l'énergie vitale qui peut aussi activer le Qi du Poumon.

Manipulation

Les quatre groupes de points listés précédemment peuvent être utilisés en alternance.

Fēngchí (GB20)	Piquer perpendiculairement 1 cun.
Dàzhuī (GV14)	Piquer perpendiculairement 0, 5–1 cun.
Chǐzé (LU5)	Piquer perpendiculairement 0, 5–1 cun.
Hégǔ (LI4)	Piquer perpendiculairement 1 cun.
Sìfèng (EX-UE10)	Piquer avec l'aiguille triangulaire et faire sortir une faible quantité de liquide visqueux transparent.
Nèiguān (PC6)	Piquer perpendiculairement 0, 5–1 cun.
Hégǔ (LI4)	Piquer perpendiculairement 1 cun.
Shēnzhù (GV12)	Piquer obliquement avec 0, 5 cun de profondeur.
Fèishū (BL13)	Les techniques de saignées ainsi que les ventouses peuvent être appliquées, en extrayant à peu près 5 à 10 ml de sang lors d'un traitement.
Fēnglóng (ST40)	Piquer perpendiculairement 1–2 cun.

Tiāntū (CV22)	Piquer obliquement en dessous du manubrium sternal sur 1, 5 cun de profondeur sans aller plus loin.
Dànzhōng (CV17)	Piquer obliquement avec 0, 5 cun de profondeur.

Tous les points sont piqués en utilisant la technique de rotation en dispersion, une minute pour chaque point.

Acupuncture auriculaire

Prescription des points

Poumons (CO$_{16}$), Trachée (CO$_{15}$), Fosse Triangulaire Moyenne (TF$_3$), Shénmén (TF$_4$) et Sympathique (AH$_{6i}$).

Manipulation

Piquer 2 à 3 points en même temps avec une légère stimulation sans laisser les aiguilles, réaliser le traitement une fois par jour.

3. Parotidite épidémique (oreillons)

La parotidite épidémique est une maladie contagieuse aiguë qui affecte généralement les enfants, cause de la fièvre avec un gonflement des glandes salivaires et parfois affecte également le pancréas, les ovaires ou les testicules. La parotidite est communément appelée oreillons et se produit en hiver ainsi qu'au printemps, touchant majoritairement les enfants entre quatre et quinze ans. Le virus est transmis par la salive, les sécrétions muqueuses du nasopharynx, le sang ainsi que le liquide céphalorachidien. La maladie est transmissible dès 7 jours avant l'apparition des symptômes, jusqu'à la disparition des gonflements. Cependant, le système immunitaire est grandement affaibli après avoir souffert de cette maladie.

Le virus se loge initialement dans la parotide puis se propage dans la circulation sanguine, ce qui généralise la maladie au corps entier. Les symptômes sont principalement la fièvre avec gonflement de la gorge sans ulcérations et la maladie affecte parfois le pancréas, les ovaires ou les testicules. Une augmentation de l'amylase sanguine peut parfois être observée dans les urines.

Étiologie et pathogenèse

Dans la théorie de la MTC, cette maladie est causée par la Chaleur-Humidité ainsi que par la toxine épidémique. La toxine épidémique attaque et s'accumule dans le Méridien Shao Yang, ce qui crée de la douleur ainsi qu'un gonflement de la zone parotidienne. La toxine épidémique est grave et cause de fortes fièvres, une perte de connaissance et des convulsions. Il y a une relation extérieur–intérieur entre le Méridien Shao Yang de la Vésicule Biliaire du pied et le Méridien Jue Yin du Foie du pied. Le méridien du Foie passe autour des organes génitaux externes, quand la

Chaleur-Humidité ou les toxines épidémiques se trouvant dans le Méridien de la Vésicule Biliaire se propagent vers le Méridien du Foie, la douleur et le gonflement des testicules se produisent.

Diagnostic différentiel et traitements associés

Manifestations principales

La période latente en moyenne de la maladie est de deux semaines. Les premiers symptômes sont une forte fièvre, mal de tête, hyporexie, vomissement, faiblesse et même parfois des convulsions. Après un jour ou deux, il peut y avoir un gonflement et des douleurs dans la zone parotidienne. La plupart des cas sont unilatéraux, mais certains sont bilatéraux et impliquent la glande sous-maxillaire. Le bord du gonflement n'est pas bien défini et est légèrement douloureux, accompagné d'une sensation de pression, en particulier après avoir mâché ou mangé de la nourriture aigre.

Principes thérapeutiques

Disperser le Vent, éliminer la Chaleur, régulariser les méridiens et calmer la douleur.

Prescription des points

Les points principaux sont Yìfēng (TE17), Jiáchē (ST6), Hégǔ (LI4), Wàiguān (TE5), Ěrjiān (EX-HN6).

TE17	翳风	Yìfēng	TR17	17TR	TE 17
ST6	颊车	Jiáchē	E6	3E	WE 6
LI4	合谷	Hégǔ	GI4	4GI	DC 4
TE5	外关	Wàiguān	TR5	5TR	TE 5
EX-HN6	耳尖	Ěrjiān	EX-TC6		EX-TC6

Explications

Yìfēng (TE17) est le point de croisement du Méridien Shao Yang de la main ainsi que du Méridien Shao Yang du pied et peut disperser le Vent ainsi que réguler les méridiens, favoriser l'audition et accroître l'acuité visuelle. Jiáchē (ST6) peut disperser le Vent, régulariser les méridiens et relaxer l'articulation mandibulaire. Ces deux points peuvent donc favoriser la circulation du sang afin de réduire les inflammations et diminuer la douleur. Hégǔ (LI4) est le point Yuan-Source du Méridien Yang Ming de la main et peut disperser le Vent et soulager les syndromes externes, réguler les méridiens et arrêter la douleur. Wàiguān (TE5) est le point Luo-Communication du Méridien Shao Yang de la main avec le Méridien Yang Wei et peut éliminer la Chaleur-Toxique ainsi que régulariser le Sang et le Qi. La zone de la glande parotide est l'endroit où le Méridien Yang Ming de la main et le Méridien Shao Yang de la main se croisent. Ainsi, Hégǔ (LI4) et Wàiguān (TE5) sont sélectionnés.

En fonction de la condition du patient, ajouter Dàzhuī (GV14) et Qūchí (LI11) pour les fortes fièvres, Shàoshāng (LU11) et Shāngyáng (LI1) en saignée pour les douleurs sévères, ainsi que

Dàdūn (LR1) et Xuèhǎi (SP10) pour les testicules douloureux et enflés.

Manipulation

Yìfēng (TE17)	Piquer obliquement vers le bas 1 cun.
Jiáchē (ST6)	Piquer perpendiculairement 0, 5 cun.
Hégǔ (LI4)	Piquer perpendiculairement 1 cun.
Wàiguān (TE5)	Piquer perpendiculairement 0, 5–1 cun.
Ěrjiān (EX-HN6)	Piquer pour une légère saignée.

Appliquer la méthode de dispersion d'après la rotation de l'aiguille pour tous les points ci-dessus.

Acupuncture auriculaire

Prescription des points

Apex de l'Antitragus ($AT_{1, 2, 4i}$), Oreille Interne (LO_6) et Sous-cortex (AT_4).

Manipulation

Utiliser la technique de rotation à grande vitesse et garder les aiguilles entre 15 et 20 minutes, réaliser le traitement une fois par jour.

4. Tuberculose lymphoïde

Cette maladie aussi connue sous le nom de tuberculose lymphangite de la région cervicale est causée par l'infection des ganglions cervicaux par une mycobactérie également appelée le bacille de Koch.

Cette maladie est connue sous le nom «Luǒlì» en chinois, ce qui signifie scrofule. Le nom chinois change selon la localisation, la forme de la scrofule, ainsi que selon le méridien affecté. Par exemple, si la scrofule est sur la partie de la nuque contrôlée par le méridien Yang Ming, elle sera appelée «Tánlì», ce qui signifie «scrofule de phlegme». Si la scrofule est présente sur les deux côtés de la nuque, appartenant ainsi au Méridien Shao Yang, elle sera nommée «Qìlì», ce qui signifie «scrofule de Qi». Si la scrofule ressemble à un collier de perles, elle sera nommée «Chuànlì», ce qui signifie «scrofule de perles», et, si trois à cinq masses se succèdent et sont amassées ensemble, la scrofule est appelée «Chóngdiélì», ce qui signifie «scrofule en grappe», en référence à la grappe de raisin.

Étiologie et pathogenèse

La maladie est causée par l'obstruction du Qi du Foie ainsi que par la stagnation du Phlegme-Feu dans le méridien et le collatéral résultant de la dépression émotionnelle ou causée par la déficience des fluides Yin du Poumon et du Rein avec une stagnation de Phlegme-Feu.

Diagnostic différentiel et traitements associés

Manifestations principales

Une ou plusieurs masses localisées dans la nuque, dures au toucher et se déplaçant à la pression, absence de fièvre, douleurs ou frissons. Si la scrofule est présente depuis longtemps, la masse sera fixe et immobile même après application de pression et va adhérer à la peau. Lorsque le pus est prêt à être extirpé, la peau aura une couleur livide. Après ulcération, le pus est clair et fin avec une texture caséeuse de couleur blanche. Elle est souvent accompagnée des symptômes tels que lassitude, faiblesses, amaigrissement et sudation nocturne ou spontanée.

Principes Thérapeutique

Favoriser la circulation du Qi dans les méridiens pour éliminer les masses.

Prescription des points

Les points principaux sont Yìfēng (TE17), Tiānjǐng (TE10), Jǐngbǎiláo (EX-HN15), Zhǒujiān (EX-UE1), Zúsānlǐ (ST36), ainsi que les points localisés autour de la scrofule.

TE17	翳风	Yìfēng	TR17	17TR	SJ 17
TE10	天井	Tiānjǐng	TR10	10TR	SJ 10
EX-HN15	颈百劳	Jǐngbǎiláo	EX-TC15		
EX-UE1	肘尖	Zhǒujiān	EX-MS1	EX-MS1	
ST36	足三里	Zúsānlǐ	E36	36E	WE 36

Explications

Les méridiens Shao Yang parviennent à la région de la nuque. Yìfēng (TE17) est le point où se croisent le Méridien Shao Yang de la main ainsi que le Méridien Shao Yang du pied et il peut activer la circulation du Qi dans les méridiens Shao Yang ainsi que réduire les masses. Jǐngbǎiláo (EX-HN15) et Zhǒujiān (EX-UE1) sont des points hors méridiens efficaces pour le traitement de la scrofule et ne peuvent être utilisés qu'avec la moxibustion. Il est interdit de piquer ces points.

La puncture des points locaux peut réduire les masses. Si le patient se sent faible, piquer Zúsānlǐ (ST36) pour renforcer la Rate et l'Estomac.

Manipulation

Utiliser la moxibustion sur Jǐngbǎiláo (EX-HN15) et Zhǒujiān (EX-UE1). Piquer Yìfēng (TE17) obliquement en direction de la mandibule à 2 cun de profondeur. Piquer les points autour de la scrofule en perçant le milieu avec le bout de l'aiguille. Pour une grosse masse, insérer 3 à 4 aiguilles. Appliquer la méthode de stimulation neutre par rotation sur les autres points.

Aiguille de feu

L'aiguille de feu est appliquée pour le traitement des ganglions lymphatiques plus larges. Après stérilisation, le docteur tient les deux côtés du ganglion lymphatique entre le pouce et l'index de la main gauche et tient l'aiguille triangulaire à la main droite. Après que l'aiguille ait été chauffée jusqu'à ce qu'elle devienne rouge, insérer et retirer l'aiguille au centre du nodule de manière rapide. La blessure est ensuite recouverte par un bandage stérile. Si le patient ne sent pas de douleurs sévères, chaque nodule est piqué avec une aiguille et le nodule plus large peut être percé avec deux aiguilles. Ce traitement peut être administré une fois tous les 2-3 jours. Ne pas oublier de désinfecter la zone avant de percer le nodule afin d'éviter les infections.

5. Hépatite

L'hépatite est une maladie infectieuse causée par le virus de l'hépatite. Le virus de l'hépatite est présent dans le sang et les selles. Il envahit le corps après l'ingestion d'eau ou de nourriture polluée, ou après une injection avec une aiguille infectée.

La maladie provoque des symptômes qui surviennent par intermittence. La phase d'incubation est entre 2 et 6 semaines et la période de contagion est d'environ 40 jours. L'hépatite infectieuse est divisée en type ictérique et non-ictérique. Selon le déclenchement et la durée de la maladie, elle est également divisée en aiguë et chronique.

(1) Hépatite aiguë

1) Hépatite ictérique aiguë
L'apparition des symptômes est soudaine et inclut frissons, fièvre, faiblesse, perte de poids, nausée, vomissements, distension abdominale, hépatalgie, hépatomégalie, jaunissement de la peau et de la sclérotique, urine de couleur jaune foncé, selles blanchâtres, fonctions hépatiques anormales, tests de laboratoires montrant une teneur excessive en urobilinogène. Dans des cas sévères, les symptômes tels qu'agitation excessive, délire, etc. peuvent apparaître.

2) Hépatite non ictérique aiguë
Les symptômes et manifestations sont les mêmes que pour l'hépatite ictérique aiguë, à l'exception du jaunissement de la sclérotique et de la peau.

(2) Hépatite chronique

Si l'hépatite infectieuse aiguë n'est pas guérie avant une année, la maladie se manifestera alors par une hépatomégalie avec une affection hépatique modérée ou sévère, une rate palpable, une hémorragie légère, un érythème exagéré des éminences thénar et hypothénar, des fonctions hépatiques anormales, une perturbation du métabolisme protéique, etc.

D'après les théories de la MTC, les symptômes cliniques de l'hépatite aiguë et chronique appartiennent à la catégorie des maladies de types «jaunisse», «maladies dues à la Chaleur-

Humidité», «douleurs des hypochondres», «distension due aux troubles du Foie», «syndrome Yu», etc.

Étiologie et pathogenèse

La cause interne de la maladie est une blessure du Foie et de la Vésicule Biliaire due à l'obstruction des sept émotions, ainsi qu'à une faiblesse de la Rate et de l'Estomac causée par le surmenage et les excès alimentaires. La cause externe est la stagnation du Qi du Foie et le dysfonctionnement de la Rate dans son rôle de transport causé par l'invasion des agents pathogènes saisonniers et de la rétention interne de Chaleur-Humidité.

Dans des conditions physiologiques normales, la Rate est responsable du transport et de la transformation des nutriments et l'Estomac de la réception et de la conservation de la nourriture. Ces deux organes dépendent de la bonne fonction du drainage-évacuation du Foie et de la Vésicule Biliaire. Lors de conditions pathologiques, la stagnation du Qi du Foie a pour conséquence une hépatomégalie ainsi que des douleurs dans les hypochondres. Le dysfonctionnement de la Rate dans son rôle de transport et de transformation des nutriments provoque principalement une distension abdominale et une perte d'appétit. Les troubles du Qi de l'Estomac ont pour conséquences des nausées et des vomissements ainsi que la rétention de Chaleur-Humidité causant une stase de bile et une coloration jaune de la peau.

Diagnostic différentiel et traitements associés

(1) Hépatite aiguë

Les deux types d'hépatite, ictérique et non-ictérique, ont comme symptômes un faible appétit, nausée, vomissements, douleurs dans les hypochondres, diarrhée, fatigue mentale et asthénie. Les principes thérapeutiques sont donc similaires. Cependant, en théorie de la MTC, seule l'hépatite ictérique est classifiée dans la catégorie de jaunisse de type Yang.

1) Chaleur-Humidité (jaunisse Yang)
Manifestations principales
Coloration de la peau et des yeux en jaune, fièvre, soif ou absence de soif, nausée, faible appétit, douleurs des hypochondres, constipation ou défécation difficile, urines de couleur foncée, enduit lingual jaune et épais, pouls glissant tendu et rapide.

Principe thérapeutique
Éliminer la Chaleur-Humidité et régulariser la Rate.

Prescription des points
Les points principaux sont Dàzhuī (GV14), Zhìyáng (GV9), Dănshū (BL19), Yánglíngquán (GB34), Tàichōng (LR3), Nèitíng (ST44) et Zúsānlĭ (ST36).

GV14	大椎	Dàzhuī	DM14	13VG	DM 14
GV9	至阳	Zhìyáng	DM9	8VG	DM 9
BL19	胆俞	Dǎnshū	V19	19V	PG 19
GB34	阳陵泉	Yánglíngquán	VB34	34VB	DA 34
LR3	太冲	Tàichōng	F3	3F	GA 3
ST44	内庭	Nèitíng	E44	44E	WE 44
ST36	足三里	Zúsānlǐ	E36	36E	WE 36

Explications

Dàzhuī (GV14) est le point de croisement des méridiens Yang et peut éliminer la Chaleur de ces méridiens. Zhìyáng (GV9) est un point du Méridien Gouverneur Du pouvant activer la circulation du Yang Qi et a été cliniquement vérifié comme étant efficace pour traiter la jaunisse. Dǎnshū (BL19) est le point Shu de la Vésicule Biliaire et peut éliminer la Chaleur-Humidité lorsqu'il est combiné avec Yánglíngquán (GB34), le point He-Rassemblement-Entrée inférieur du méridien de la Vésicule Biliaire. Il peut également apaiser le Foie et la Vésicule Biliaire lorsqu'il est associé à Tàichōng (LR3). Yánglíngquán (GB34) est le point He-Rassemblement-Entrée du méridien de la Rate et peut éliminer la Chaleur-Humidité de la Rate et de l'Estomac lorsqu'il est combiné avec Nèitíng (ST44), le point Ying-Écoulement du méridien de l'Estomac. Zúsānlǐ (ST36) est un point important pour renforcer la Rate.

Prescription supplémentaire

Ajouter Zhōngwǎn (CV12) pour les distensions abdominales et l'absence d'appétit ; ajouter Nèiguān (PC6) pour les nausées et vomissements ; ajouter Tiānshū (ST25) et Dàchángshū (BL25) pour les distensions abdominales et la constipation.

CV12	中脘	Zhōngwǎn	RM12	12VC	RM 12
PC6	内关	Nèiguān	MC6	6ECS	XB 6
ST25	天枢	Tiānshū	E25	25E	WE 25
BL25	大肠俞	Dàchángshū	V25	25V	PG 25

Manipulation

Dàzhuī (GV14)	Piquer en dirigeant l'aiguille vers le bas à 1 cun de profondeur et stimuler le point pour provoquer une sensation de distension et d'engourdissement le long des vertèbres thoraciques.
Zhìyáng (GV9)	Piquer en dirigeant l'aiguille vers le bas avec 1 cun de profondeur, sans piquer obliquement et stimuler l'aiguille afin de provoquer une sensation de distension vers le bas le long des vertèbres thoraciques et lombaires.
Dǎnshū (BL19)	Piquer obliquement 2 cun.
Zúsānlǐ (ST36)	Piquer à 2 cun de profondeur et stimuler jusqu'à atteindre une sensation irradiant vers le bas jusque dans la cheville.
Yánglíngquán (GB34)	Technique identique à celle pour Zúsānlǐ (ST36).

Yīnlíngquán (SP9)	Technique identique à celle pour Zúsānlǐ (ST36).
Tàichōng (LR3)	Piquer perpendiculairement à 1 cun de profondeur.
Nèitíng (ST44)	Piquer perpendiculairement à 0,5 cun de profondeur en utilisant la technique de rotation en dispersion. Garder les aiguilles pendant 20 minutes.

2) Froid-Humidité (jaunisse Yin)

Manifestations principales

Teint sombre et foncé, fatigue mentale et asthénie, frissons avec membres froids, perte d'appétit, selles molles, langue pâle avec un enduit épais, pouls profond, lent et faible.

Principe thérapeutique

Expulser l'Humidité et le Froid pathogènes.

Prescription des points

Les points principaux sont Dàzhuī (GV14), Zhìyáng (GV9), Píshū (BL20), Dǎnshū (BL19), Zhōngwǎn (CV12), Zúsānlǐ (ST36) et Sānyīnjiāo (SP6).

GV14	大椎	Dàzhuī	DM14	13VG	DM 14
GV9	至阳	Zhìyáng	DM9	8VG	DM 9
BL20	脾俞	Píshū	V20	20V	PG 20
BL19	胆俞	Dǎnshū	V19	19V	PG 19
CV12	中脘	Zhōngwǎn	RM12	12VC	RM 12
ST36	足三里	Zúsānlǐ	E36	36E	WE 36
SP6	三阴交	Sānyīnjiāo	RP6	6RP	PI 6

Explications

Dàzhuī (GV14) et Zhìyáng (GV9) peuvent activer la circulation du Yang Qi, réchauffer le méridien et expulser le Froid. Dǎnshū (Bl19) peut drainer l'Humidité. Zhōngwǎn (CV12) est le point de réunion des six Fu-Entrailles et peut renforcer la Rate lorsqu'il est combiné avec Zúsānlǐ (ST36) et Píshū (BL20). Sānyīnjiāo (SP6) peut favoriser la diurèse. Tous les points peuvent renforcer la fonction de la Rate et expulser l'Humidité et le Froid pathogène, ainsi que réguler la Vésicule Biliaire pour traiter la jaunisse.

Prescription supplémentaire

Ajouter Mìngmén (GV4) et Qìhǎi (CV6) pour la fatigue mentale et les frissons ; ajouter Tiānshū (ST25) et Guānyuán (CV4) pour les selles molles.

GV4	命门	Mìngmén	DM4	4VG	DM 4
CV6	气海	Qìhǎi	RM6	6VC	RM 6
ST25	天枢	Tiānshū	E25	25E	WE 25
CV4	关元	Guānyuán	RM4	4VC	RM 4

Manipulation

Piquer Píshū (BL20) et Dǎnshū (BL19) obliquement en direction de l'apophyse épineuse, à 2 cun de profondeur. Pour les autres points, appliquer la méthode de tonification d'après la rotation de l'aiguille et garder les aiguilles pour une durée de 20 minutes.

(2) Hépatite chronique

1) Disharmonie entre le Foie et l'Estomac

Manifestations principales

Distension abdominale, hoquet, petit appétit, douleur lancinante dans la région des hypochondres, langue rouge avec un enduit épais et un pouls tendu.

Principes thérapeutiques

Apaiser le Foie et réguler l'Estomac

Prescription des points

Les points principaux sont Zhōngwǎn (CV12), Nèiguān (PC6), Zúsānlǐ (ST36) et Tàichōng (LR3).

CV12	中脘	Zhōngwǎn	RM12	12VC	RM 12
PC6	内关	Nèiguān	MC6	6ECS	XB 6
ST36	足三里	Zúsānlǐ	E36	36E	WE 36
LR3	太冲	Tàichōng	F3	3F	GA 3

Explications

Zhōngwǎn (CV12) et Nèiguān (PC6) peuvent réguler le Qi de l'Estomac et font monter le Qi pur et descendre le Qi impur. Nèiguān (PC6) est le point Luo-Communication du Méridien Jue Yin de la main et le point de croisement du méridien Yin Wei. Il peut réguler le Qi du Réchauffeur Supérieur et du Réchauffeur Moyen, apaiser l'oppression thoracique, rediriger les reflux de Qi et prévenir les vomissements. Tàichōng (LR3) peut apaiser le Foie et harmoniser l'Estomac.

Manipulation

Appliquer la méthode de dispersion d'après la rotation de l'aiguille pour tous les points ci-dessus.

2) Stase de Sang dues à la stagnation de Qi

Manifestations principales

Douleurs lancinantes ou similaires à des piqûres d'aiguilles dans la région des hypochondres, hépatomégalie, distension abdominale, teint foncé et sombre, langue rouge foncé, pouls irrégulier et tendu.

Principes thérapeutiques

Apaiser le Foie, réguler la circulation du Qi et promouvoir la circulation du Sang pour éliminer la stase de Sang.

Prescription des points

Les points principaux sont Zhōngwǎn (CV12), Qīmén (LR14), Zhīgōu (TE6), Yánglíngquán (GB34), Tàichōng (LR3), Zúsānlǐ (ST36), Géshū (BL17) et Gānshū (BL18).

CV12	中脘	Zhōngwǎn	RM12	12VC	RM 12
LR14	期门	Qīmén	F14	14F	GA 14
TE6	支沟	Zhīgōu	TR6	6TR	SJ 6
GB34	阳陵泉	Yánglíngquán	VB34	34VB	DA 34
LR3	太冲	Tàichōng	F3	3F	GA 3
ST36	足三里	Zúsānlǐ	E36	36E	WE 36
BL17	膈俞	Géshū	V17	17V	PG 17
BL18	肝俞	Gānshū	V18	18V	PG 18

Explications

Zhōngwǎn (CV12) et Zúsānlǐ (ST36) régulent le Qi de l'Estomac. Géshū (BL17) est le point de réunion du Sang et peut favoriser la circulation sanguine, éliminer les stases de Sang ainsi que réguler le Qi du Foie. Les Méridiens Jue Yin et Shao Yang passent par la région des hypochondres : ainsi Qīmén (LR14), le point du méridien Jue Yin en combinaison avec Tàichōng (LR3), Zhīgōu (TE6) et Yánglíngquán (GB34), peuvent éliminer l'excès de facteurs pathogènes et arrêter la douleur située dans la région des hypochondres.

Manipulation

Qīmén (LR14)	Piquer obliquement vers le bas ou en direction de la ligne médiane antérieure à 0,5 cun de profondeur, tout en évitant de percer la cavité thoracique.
Zhīgōu (TE6)	Piquer à 1 cun de profondeur et stimuler jusqu'à ce que le patient ressente une sensation irradiant au bras.
Géshū (BL17)	Piquer obliquement en direction de l'apophyse épineuse de la vertèbre thoracique, à 2 cun de profondeur.
Gānshū (BL18)	Technique identique à celle pour Géshū (BL17).
Yánglíngquán (GB34)	Piquer à 2 cun de profondeur et stimuler jusqu'à ce que le patient ressente une sensation irradiant jusqu'au pied. Piquer tous les points en utilisant la technique de rotation en dispersion.
Zúsānlǐ (ST36)	Technique identique à celle pour Yánglíngquán (GB34).

3) Déficience de la Rate et de l'Estomac

Manifestations principales

Pesanteur douloureuse dans les régions des hypochondres, lassitude, teint pâle, perte d'appétit, distension abdominale, selles molles, langue pâle avec un enduit blanc, et pouls profond, tendu et faible.

Principes thérapeutiques

Renforcer la Rate (Terre) et apaiser le Foie (Bois).

Prescription des points

Les points principaux sont Zhōngwǎn (CV12), Wèishū (BL21), Píshū (BL20), Zhāngmén (LR13), Zúsānlǐ (ST36) et Tàichōng (LR3).

CV12	中脘	Zhōngwǎn	RM12	12VC	RM 12
BL21	胃俞	Wèishū	V21	21V	PG 21
BL20	脾俞	Píshū	V20	20V	PG 20
LR13	章门	Zhāngmén	F13	13F	GA 13
ST36	足三里	Zúsānlǐ	E36	36E	WE 36
LR3	太冲	Tàichōng	F3	3F	GA 3

Explications

Zhōngwǎn (CV12), Wèishū (BL21) et Zhāngmén (LR13) ont la capacité de renforcer la Rate et l'Estomac d'après la théorie des combinaisons des points Shu-postérieur et Mu-antérieur. Tàichōng (LR3) et Zúsānlǐ (ST36) peuvent apaiser le Foie et réguler le Qi de l'Estomac.

Manipulation

Piquer Zhāngmén (LR13) obliquement en direction de l'abdomen de 1 cun. Piquer tous les points en tonification, à l'exception de Tàichōng (LR3) qui doit être piqué en dispersion. Ajouter du moxa.

4) Déficience du Yin du Foie et du Rein

Manifestations principales

Douleur vague dans la région des hypochondres, sensation de chaleur dans les paumes des mains et des pieds, vertige, langue rouge avec peu d'enduit et pouls tendu et fin.

Principe thérapeutique

Nourrir le Yin et tonifier le Foie et le Rein

Prescription des points

Les points principaux sont Shènshū (BL23), Zhìshì (BL52), Mìngmén (GV4), Tàixī (KI3), Tàichōng (LR3), Qūquán (LR8) et Yīngǔ (KI10).

BL23	肾俞	Shènshū	V23	23V	PG 23
BL52	志室	Zhìshì	V52	47V	PG 52
GV4	命门	Mìngmén	DM4	4VG	DM 4
KI3	太溪	Tàixī	R3	3R	SH 3
LR3	太冲	Tàichōng	F3	3F	GA 3

LR8	曲泉	Qūquán	F8	8F	GA 8
KI10	阴谷	Yīngǔ	R10	10R	SH 10

Explications

Mìngmén (GV4) peut fortifier le Yang du Rein. Zhìshì (BL52) aide à absorber les nutriments et nourrit le Rein. Tàixī (KI3) et Tàichōng (LR3) sont les points Yuan-Source respectifs du Méridien du Rein et du Méridien du Foie et peuvent nourrir le Rein et le Foie, car les Organes Zang peuvent être traités avec leurs points Yuan-Source correspondants.

Qūquán (LR8) est le point eau du Méridien du Foie et Yīngǔ (KI10) est le point eau du Méridien du Rein. Le Foie est attribué au Bois donc Qūquán (LR8) et Yīngǔ (KI10) sont choisis en concordance avec le principe de «renforcer la mère pour les syndromes de déficience».

Manipulation

Mìngmén (GV4)	Piquer à 1 cun de profondeur et stimuler jusqu'à l'obtention de sensations irradiant à la région sacro-lombaire.
Zhìshì (BL52)	Piquer perpendiculairement à 1,5 cun de profondeur. Appliquer la méthode de tonification d'après la rotation de l'aiguille.
Qūquán (LR8)	Technique identique à celle pour Zhìshì (BL52).
Yīngǔ (KI10)	Technique identique à celle pour Zhìshì (BL52).

La moxibustion ne convient pas à ce traitement.

Acupuncture auriculaire

Prescription des points

Fosse Triangulaire Moyenne (TF$_3$), Foie (CO$_{12}$), Triple Réchauffeur (CO$_{17}$), Sympathique (AH$_{6i}$), Pancréas et Vésicule Biliaire (CO$_{11}$).

Manipulation

Coller les graines de vaccaria (communément appelées *saponaire des vaches*) et stimuler en appuyant avec les doigts trois fois par jour. Changer les graines le lendemain.

6. Dysenterie bacillaire

Cette maladie est causée par une bactérie et est principalement manifestée par de la fièvre, douleurs abdominales, diarrhée, ténesme rectal et selles purulentes contenant du sang ainsi que d'autres symptômes généralisés ou du système digestif. En MTC, cette maladie est connue sous le nom de «Chángbì», «Zhìxià» ou «Chìbáilì» pour dysenterie rouge et blanche, «Nóngxuèlì» pour dysenterie purulente avec sang et «Yìdúlì» pour dysenterie fulminante, etc.

Étiologie et pathogenèse

La maladie est principalement due à l'invasion de la Chaleur-Humidité épidémique ainsi que de la blessure interne causée par la consommation d'aliments crus, froids ou corrompus, ce qui endommage la Rate et l'Estomac. La Chaleur et l'Humidité épidémique d'été envahissent l'Estomac et les Intestins déficients, entravant la circulation de leur Qi et de leur Sang. Le pus et le sang sont formés par la stagnation de Qi et la stase de Sang causée par l'Humidité-Chaleur et provoquent la dysenterie.

Si la Chaleur pathogène est prépondérante, une «dysenterie rouge» apparaîtra. Si l'Humidité et la Chaleur sont tous les deux aussi excessives et que le Qi et le Sang sont blessés, il en résultera des selles purulentes contenant du sang : ce cas est appelé «dysenterie rouge et blanche». Si l'épidémie entre dans la couche Ying, le patient aura comme symptômes de la fièvre et une perte de connaissance, ce cas est appelé «dysenterie épidémique». Si la maladie devient chronique et que le facteur pathogène persiste alors que le Qi vital est déficient, une «dysenterie prolongée» apparaîtra. Si les symptômes sont intermittents et que la maladie ne se guérit pas totalement, il y aura un endommagement du Yin et du Sang, ce qui provoquera une «dysenterie récurrente». La «dysenterie du jeun» est observée lorsque le Qi de l'Estomac est blessé et a pour conséquence inappétence.

Diagnostic différentiel et traitements associés

(1) Dysenterie de type Chaleur-Humidité

Manifestations principales
Douleur abdominale, ténesme rectal, selles fréquentes durant le jour et la nuit, purulentes et contenant du sang, fièvre, crainte du froid, soif, plénitude du thorax, peu d'appétit, langue jaune et enduit épais, pouls rapide et glissant.

Principe thérapeutique
Dissiper la stase et l'Humidité, favoriser la circulation du Qi.

Prescription des points
Les points principaux sont Shàngjùxū (ST37), Qūchí (LI11), Tiānshū (ST25), et Guānyuán (CV4).

ST37	上巨虚	Shàngjùxū	E37	37E	WE 37
LI11	曲池	Qūchí	GI11	11GI	DC 11
ST25	天枢	Tiānshū	E25	25E	WE 25
CV4	关元	Guānyuán	RM4	4VC	RM 4

Explications

Nous appliquons les techniques de tonification et de dispersion en fonction de la pathologie : il faut traiter la cause et les symptômes de la maladie pour restaurer la vitalité. Shàngjùxū (ST37) appartient au Méridien Yang Ming de l'Estomac et est le point He-Rassemblement-Entrée inférieur du Gros Intestin. Qūchí (LI11) est le point He-Rassemblement-Entrée du Méridien Yang Ming de la main. Tiānshū (ST25) appartient au Méridien Yang Ming du pied et se trouve sur le Méridien de l'Estomac. Il est également le point Mu-antérieur du Gros Intestin. Ces trois points sont les points principaux pour le traitement de la dysenterie et ont la fonction de traiter les maladies des Fu-Entrailles et dissipent la Chaleur-Humidité. Guānyuán (CV4) est le point Mu-antérieur de l'Intestin Grêle et peut réguler la Rate et l'Estomac en harmonisant la fonction d'absorption et de transformation des nutriments acquis par la nourriture, ce qui renforce le Qi et le Sang. Le traitement va aider à garder le Qi vital dans le corps et à éliminer les agents pathogènes.

Manipulation

Shàngjùxū (ST37)	Piquer perpendiculairement à 1 cun de profondeur et stimuler pour provoquer une sensation de distension descendant le long de la jambe.
Tiānshū (ST25)	Piquer perpendiculairement à 1 cun de profondeur et stimuler afin de provoquer une sensation de distension dans le bas de l'abdomen.
Qūchí (LI11)	Piquer perpendiculairement à 1 cun de profondeur et stimuler pour avoir une sensation descendant le long de l'avant-bras. Tous les points sont manipulés en utilisant la technique de rotation, « soulever et pousser » en dispersion pendant 1 minute.
Guānyuán (CV4)	Piquer à 1 cun de profondeur en utilisant la technique de « rotation » en stimulant de manière neutre.

(2) Dysenterie pestilente

Manifestations principales

Les manifestations principales apparaissent de façon soudaine et urgente : selles purulentes contenant du sang, douleur abdominale sévère et ténesmes rectaux. Il peut y avoir une forte fièvre, mal de tête, agitation, soif, diarrhée avec crampes, voire perte de connaissance. Si le Qi vital et les résistances du corps sont forts, l'agent pathogène sera transformé en Chaleur et des symptômes de type Chaleur seront observés. Si le Qi vital est déficient et que l'agent pathogène est trop considérable, les résistances du corps ne seront pas suffisantes pour vaincre le facteur pathogène, ce qui causera des cas sévères de déficience accompagnés d'une langue rouge, avec un enduit de couleur jaune et un pouls rapide ou fin et rapide.

Principe thérapeutique

Éliminer la Chaleur, éliminer les toxines et rafraîchir le Sang.

Prescription des points

Les points principaux sont Qūchí (LI11), Hégǔ (LI4), Dàzhuī (GV14), Tiānshū (ST25), Zúsānlǐ (ST36), et Nèitíng (ST44).

LI11	曲池	Qūchí	GI11	11GI	DC 11
LI4	合谷	Hégǔ	GI4	4GI	DC 4
GV14	大椎	Dàzhuī	DM14	13VG	DM 14
ST25	天枢	Tiānshū	E25	25E	WE 25
ST36	足三里	Zúsānlǐ	E36	36E	WE 36
ST44	内庭	Nèitíng	E44	44E	WE 44

Explications

Qūchí (LI11) peut éliminer la Chaleur du méridien Yang Ming et nourrir les liquides organiques. Dàzhuī (GV14) est le point du Méridien Gouverneur Du et est également le point de rencontre de tous les méridiens Yang. Lorsqu'il est associé à Qūchí (LI11), il peut éliminer la Chaleur du Méridien Yang Ming, activer le Yang et soulager les syndromes externes pour éliminer les facteurs pathogènes externes. Zúsānlǐ (ST36) est le point He-Rassemblement-Entrée du Méridien de l'Estomac ainsi que le point He-Rassemblement-Entrée inférieur de l'Estomac. Il appartient au méridien où se trouve l'abondance de Qi et de Sang et régule les Intestins et l'Estomac, cultive la croissance du Qi du Réchauffeur Moyen. Renforcer le Qi vital et le Sang contribue à éliminer les agents pathogènes. Hégǔ (LI4) et Nèitíng (ST44) peuvent éliminer la Chaleur du méridien Yang Ming et drainer le Qi de l'Estomac et des Intestin.

Prescription supplémentaire

Ajoutez du moxa sur Guānyuán (CV4) et Shénquè (CV8) en cas de l'effondrement de Qi.

CV4	关元	Guānyuán	RM4	4VC	RM 4
CV8	神阙	Shénquè	RM8	8VC	RM 8

Manipulation

Piquer Zúsānlǐ (ST36) en utilisant la technique de stimulation égale et la méthode de «rotation», «pousser-soulever» pendant 1 minute. La méthode de dispersion par la respiration est utilisée en même temps que la technique de soulever et pousser sur les autres points. Utiliser du moxa sur Guānyuán (CV4) et Shénquè (CV8) en cas de l'effondrement du Qi.

(3) Dysenterie de type Froid-Vide

Manifestations principales

Selles molles ou liquides ou selles contenant de la peptone, douleur dans le bas de l'abdomen soulagée par la chaleur et la pression, dysenterie apparaissant par intermittence ou durant une longue période de temps, peu d'appétit, lassitude, membres froids, courbatures/endolorissement et faiblesse du bas du dos et des genoux, langue pâle avec un enduit mince et blanc, pouls profond et fin.

Principes thérapeutiques

Réchauffer et tonifier la Rate ainsi que le Rein et arrêter la dysenterie.

Prescription des points

Les points principaux sont Píshū (BL20), Shènshū (BL23), Zúsānlǐ (ST36), Shàngjùxū (ST37), Qūchí (LI11), Tiānshū (ST25).

BL20	脾俞	Píshū	V20	20V	PG 20
BL23	肾俞	Shènshū	V23	23V	PG 23
ST36	足三里	Zúsānlǐ	E36	36E	WE 36
ST37	上巨虚	Shàngjùxū	E37	37E	WE 37
LI11	曲池	Qūchí	GI11	11GI	DC 11
ST25	天枢	Tiānshū	E25	25E	WE 25

Explications

Píshū (BL20) peut nourrir le Qi du Réchauffeur Moyen et renforcer la Rate et l'Estomac pour fortifier la source acquise. Shènshū (BL23) peut renforcer le Qi du Rein. Zúsānlǐ (ST36) peut réguler le Qi de l'Estomac pour drainer l'Humidité et faire descendre la turbidité. Shàngjùxū (ST37), Qūchí (LI11), et Tiānshū (ST25) peuvent réguler l'Intestin et l'Estomac, relâcher les distensions de l'épigastre et faire descendre le Qi et peuvent réchauffer le Réchauffeur Moyen pour dissiper le Froid pathogène lorsque traités avec la moxibustion.

Prescription supplémentaire

Ajouter Nèiguān (PC6) lors des cas de «dysenterie du jeun» pour faire descendre les reflux de Qi et Guānyuán (CV4) pour les dysenteries récurrentes afin de renforcer le Yang du Rein.

Manipulation

Piquer Píshū (BL20) et Shènshū (BL23) obliquement à 1, 5 cun de profondeur en direction de la colonne vertébrale en utilisant la technique de rotation en tonification pendant 1 minute. Les autres points peuvent être traités avec du moxa. Tous les points sont piqués deux fois par jour. Les aiguilles sont gardées pendant 30 minutes et les stimulations doivent être répétées une fois durant la pose des aiguilles.

Acupuncture auriculaire

Prescription des points

Gros Intestin (CO_7), Intestin Grêle (CO_6), Sous-cortex (AT_4), Sympathique (AH_{6i}) et Shénmén (TF_4).

Manipulation

Stimuler modérément et garder les aiguilles pendant 20 minutes, réaliser le traitement une fois par jour.

7. Poliomyélite

La poliomyélite, appelée en chinois «Yïng'értãn», est une infection virale aiguë de la corne antérieure de la moelle épinière. Après avoir récupéré de l'infection, le patient obtiendra une immunité à vie. Généralement les enfants en dessous de 6 mois héritent de l'immunité par leur mère. La maladie affecte couramment les enfants entre 8 mois et 5 ans et arrive principalement en été et en automne.

La Médecine Traditionnelle Chinoise considère le commencement de la paralysie comme causé par «la stagnation de la Chaleur-Humidité» et le stade de paralysie comme étant un «syndrome Wei» qui signifie l'atrophie et la flaccidité.

Étiologie et pathogenèse

Le facteur épidémique de la Chaleur-Humidité d'été envahit le Poumon et l'Estomac par le biais du nez et de la bouche. Le facteur pathogène externe Chaleur-Humidité entre dans le Réchauffeur Moyen, s'accumule et crée plus de Chaleur affectant le Qi ji (mouvements du Qi) et provoquant vomissements, diarrhée et douleur abdominale. La Chaleur-Humidité et Toxine pathogène infuse dans le corps et endommage les méridiens, obstrue l'énergie nutritive et défensive. La Chaleur oppressante cause l'incapacité du Qi et du Sang à circuler normalement et à nourrir les vaisseaux, muscles, tendons, ce qui cause la paralysie des membres, que l'on appelle communément flaccidité ou «syndrome Wei» en MTC. Les maladies de longue date évolueront en déficience du Yin, du Foie et du Rein, blesseront l'Essence et le Sang et provoqueront nutrition insuffisante des tendons et vaisseaux. C'est pourquoi les tendons et muscles sont atrophiés et les os déformés. Si la Chaleur toxique pathogène est trop importante, l'agent pathogène s'accumulera à l'intérieur du corps, troublera l'esprit et causera le coma.

Diagnostic différentiel et traitements associés

Manifestations principales

Lors du début de l'attaque du syndrome extérieur de Chaleur d'été, les symptômes sont fièvre, mal de tête, sensation inconfortable dans tout le corps, hyperhidrose, dysphorie, soif, vomissement, douleur abdominale, diarrhée, douleur du pharynx, écoulement nasal, toux, enduit jaune et épais, pouls superficiel et glissant. La fièvre redescend en général entre 2 à 4 jours après son début et les autres symptômes disparaissent également. Si le patient a suffisamment de Qi vital, la maladie ne dépassera pas le premier stade et la récupération suivra peu après. Le deuxième stade est le stade de paralysie précoce causée par la vaporisation de la Canicule. Premièrement, il y a de la fièvre qui dure entre 1 à 6 jours. Lorsque la fièvre a disparu, surviennent les symptômes de rougeur du visage, mal de tête, membres douloureux, fatigue, hyperdhirose, vomissements, léthargie, dysphorie, cris soudains, irritabilité. Dans certains cas, il y a des symptômes de convulsions, coma, langue rouge avec un enduit jaune et épais, pouls rapide et glissant.

Le troisième stade est le stade de paralysie. La paralysie arrive entre le 2ᵉ et le 4ᵉ jour du stade initial de la paralysie et les patients souffrent de paralysie flaccide, également appelée paralysie flasque, et il y aura rarement des perturbations de sensibilité.

Principes thérapeutiques

Début : Éliminer l'agent pathogène externe et la Chaleur puis humidifier le Poumon.

Deuxième stade : éliminer la Chaleur et l'Humidité, tonifier le Qi, nourrir les liquides organiques et activer le Qi et le Sang dans les méridiens.

Troisième stade : Tonifier le Qi et le Sang, nourrir les méridiens et favoriser la circulation du Qi du Méridien Gouverneur Du.

Prescription des points

Début : Les points principaux sont Fēngchí (GB20), Qūchí (LI11), Tàiyuān (LU9) et Xiàjùxū (ST39).

ST25	天枢	Tiānshū	E25	25E	WE 25
LI11	曲池	Qūchí	GI11	11GI	DC 11
LU9	太渊	Tàiyuān	P9	9P	FE 9
ST39	下巨虚	Xiàjùxū	E39	39E	WE 39

Deuxième stade : Les points principaux sont Jiájǐ (EX-B2), Dàzhuī (GV14), Zhìbiān (BL54), Wěizhōng (BL40), Yīnlíngquán (SP9), Zúsānlǐ (ST36), Sānyīnjiāo (SP6).

EX-B2	夹脊	Jiájǐ	EX-D2	EX-DO2	
GV14	大椎	Dàzhuī	DM14	13VG	DM 14
BL54	秩边	Zhìbiān	V54	49V	PG 54
BL40	委中	Wěizhōng	V40	54V	PG 40
SP9	阴陵泉	Yīnlíngquán	RP9	9RP	PI 9
ST36	足三里	Zúsānlǐ	E36	36E	WE 36
SP6	三阴交	Sānyīnjiāo	RP6	6RP	PI 6

Troisième stade : Jiájǐ (EX-B2), Jíquán (HT1), Insérer les aiguilles en les espaçant de 1 cun les unes des autres le long du Méridien de l'Estomac et du Méridien de la Rate sur les membres inférieurs.

EX-B2	夹脊	Jiájǐ	EX-D2		EX-DO2
HT1	极泉	Jíquán	C1	1C	XI 1

Explications

La sélection de points a la fonction de drainer l'Humidité et de dissiper la Chaleur, de régulariser le Méridien Gouverneur Du et de renforcer la Rate et l'Estomac. De plus, la technique de dispersion est importante durant le stade de début étant donné que la méthode de tonification se trouve dans les stades avancés. Jiájĭ (EX-B2) est une branche du Méridien Gouverneur Du qui passe à côté des points Shu dorsaux de la première ligne latérale du Méridien de la Vessie et a la fonction de réguler le Yin et le Yang, de favoriser la circulation du Qi et du Sang ainsi que de réguler la fonction des organes Zang et des entrailles Fu. La Rate a la fonction de nourrir les muscles. Le Méridien Yang Ming est le méridien abondant en Qi et en Sang et peut activer le Yang Qi, activer les fluides et le sang et nourrir les tendons et les vaisseaux. Qūchí (LI11) est le point He-Rassemblement-Entrée du Méridien du Gros Intestin et Xiàjùxū (ST39) est le point He-Rassemblement-Entrée inférieur du Gros Intestin. Le Poumon et le Gros Intestin ont une relation interne-externe et sont connectés entre eux. Par conséquent, piquer le point He-Rassemblement-Entrée en dispersion peut éliminer la Chaleur et réguler le Qi, favoriser la défécation et nourrir le Yin. Tàiyuān (LU9) est le point Yuan-Source du Méridien du Poumon, piquer ce point en tonification peut nourrir le Qi du Poumon et favoriser le transport et la diffusion des liquides organiques. Fēngchí (GB20) peut disperser le Vent, dissiper la Chaleur et libérer le syndrome Biao-externe. Yīnlíngquán (SP9) peut drainer l'Humidité et Zúsānlĭ (ST36) peut réguler le Qi du Réchauffeur Moyen. Les autres points peuvent également activer la circulation du Qi et du Sang dans les méridiens et les branches collatérales.

Prescription supplémentaire

Ajouter Nèiguăn (PC6) contre le vomissement ; Zhōngwăn (CV12) et Tiānshū (ST25) pour les douleurs abdominales ; Shàoshāng (LU11) en saignée pour les douleurs dans le pharynx ; Chĭzé (LU5) et Yújì (LU10) contre la toux ; Nèiguăn (PC6) et Shuĭgōu (GV26) contre le coma, Yángchí (TE4), Wàiguān (TE5) et Wàngŭ (SI4) contre les «poignets tombants» (paralysie des muscles extenseurs du poignet) ; Jiěxī (ST41), Tàixī (KI3) et Kūnlún (BL60) pour les «pieds tombants» (paralysie des muscles extenseurs du pied) ; Qiūxū (GB40) vers Zhàohăi (KI 6) pour les pieds bot varus équin.

Manipulation

Jiájĭ (EX-B2)	Piquer perpendiculairement à 1 à 1,5 cun de profondeur en appliquant la technique rotation plus va-et-vient en 3 fois avec une faible amplitude.
Qūchí (LI11)	Piquer perpendiculairement 1 cun en utilisant la méthode de rotation.
Tàiyuān (LU9)	Piquer perpendiculairement 0,5 cun en utilisant la méthode de rotation.
Xiàjùxū (ST39)	Piquer perpendiculairement 1,5 cun en tonification en utilisant la technique « enfoncer-soulever ».
Zúsānlĭ (ST36)	Technique identique à celle pour Xiàjùxū (ST39).
Yīnlíngquán (SP9)	Technique identique à celle pour Xiàjùxū (ST39).
Sānyīnjiāo (SP6)	Technique identique à celle pour Xiàjùxū (ST39).
Zhìbiān (BL54)	Piquer perpendiculairement 2 cun en utilisant la technique de soulever-pousser en dispersion.
Wěizhōng (BL40)	Piquer perpendiculairement 1 cun en utilisant la technique de soulever-pousser en dispersion.

8. Malaria

La malaria est une maladie infectieuse causée par le parasite du paludisme. Les patients avec le paludisme ou porteur de gamètes du paludisme dans le sang sont les sources d'infection de la malaria. Le vecteur de transmission est les moustiques infectés par le paludisme. L'infection se produit en général durant l'été ou l'automne.

Étiologie et pathogenèse

La Médecine Traditionnelle Chinoise analyse cette maladie comme une attaque épidémique du Vent-pathogène, Froid-pathogène, Canicule-pathogène, ainsi qu'Humidité-pathogène, agents qui résident tous dans les couches se trouvant entre l'extérieur et l'intérieur, attaque épidémique luttant avec les organes internes et se connectant avec l'espace entre la plèvre et le diaphragme. Les symptômes de la malaria surviennent lorsque le parasite se bat contre le Qi vital, causant des symptômes de déficience et d'excès qui apparaissent en alternance avec une variation fréquente du Yin et du Yang. L'agent pathogène de la malaria se déplace à l'extérieur et à l'intérieur entre les couches Ying nutritif et Wei défensif. Lorsque l'agent pathogène se déplace à l'intérieur il se bat contre le Yin, qui devient excessif rendant le Yang faible, par conséquent les symptômes de frissons et peur du froid apparaissent. Lorsque le facteur pathogène se déplace en direction de l'extérieur et se bat contre le Yang, celui-ci devient excessif et le Yin déficient, causant les symptômes de fièvre et de transpiration. Si l'agent pathogène reste séparé du Qi vital, ou s'il évite d'attaquer le Ying nutritif ou le Wei défensif, les signes et symptômes apparaissent par intermittence. Si la maladie de la malaria est prolongée, il y a épuisement du Qi et du Sang, ainsi que de l'anémie. Si du Phlegme et de l'Humidité stagnent dans le côté gauche de la région des hypochondres, il en résultera une splénomégalie.

Diagnostic différentiel et traitements associés

Manifestations principales

Alternance entre fièvre et frissons au stade initial, tremblement dû au froid, bâillement excessif, lassitude, mal de tête, soif, agitation ou nausée et vomissement alterné avec forte fièvre, visage rouge, lèvres rouges et soif intense. À la fin de l'apparition soudaine des symptômes, le patient déclenche une abondante sudation et la fièvre subsiste donnant au corps une sensation de refroidissement. Les attaques peuvent se répéter de façon périodique. Si elles se répètent un jour sur deux, on parle de «malaria tierce» et sa période latente est entre 10 et 20 jours avec une moyenne de 14 jours. Si les attaquent se répètent tous les 3 jours, on parle de «malaria quarte» et sa période latente est entre 3 et 6 semaines. Si l'attaque est irrégulière, on parle de malaria pernicieuse. Le pouls est souvent glissant et rapide, si le patient est fiévreux; mais le pouls est tendu et serré si le patient tremble de froid. Le pouls est lent et tardif, si les attaquent sont intermittentes et que le pouls est fin et faible, si le patient souffre depuis un long moment et en est affaibli. Dans la plupart des cas, l'enduit est blanc et épais, mais les syndromes de Chaleur donne un enduit jaune et épais. Les patients souffrant d'anémie ont une langue pâle.

Principes thérapeutiques

Traiter les maladies Shao Yang par harmonisation, dissiper le facteur pathogène et prévenir la récurrence de la malaria.

Prescription des points

Les points principaux sont : Dàzhuī (GV14), Hòuxī (SI3), Yèmén (TE2), Jiānshǐ (PC5).

GV14	大椎	Dàzhuī	DM14	13VG	DM 14
SI3	后溪	Hòuxī	IG3	3IG	XC 3
TE2	液门	Yèmén	TR2	2TR	SJ 2
PC5	间使	Jiānshǐ	MC5	5ECS	XB 5

Explications

Dàzhuī (GV14) est le point de rencontre des six méridiens Yang et du Méridien Gouverneur Du. Il favorise la circulation du Yang Qi, dissipe l'agent pathogène externe et est un point important pour traiter la malaria. Hòuxī (SI3) peut promouvoir le Qi des Méridiens Tai Yang et du Méridien Gouverneur Du pour dissiper le facteur pathogène externe, car c'est un point du Méridien Tai Yang de la main qui connecte avec le Méridien Gouverneur Du. Yèmén (TE2) est le point Ying-Écoulement du Méridien Shao Yang de la main et peut traiter les maladies Shao Yang en harmonisant et traitant les alternances de fièvres et frissons. Jiānshǐ (PC5) est le point Jing-Circulation du Méridien Jue Yin de la main, qui appartient à l'élément Métal selon la théorie des cinq éléments. Il peut réguler la circulation du Qi et du Sang ainsi qu'expulser l'agent pathogène externe et est donc un point important contre la malaria.

Manipulation

Dàzhuī (GV14)	Piquer perpendiculairement 0,5 cun et laisser les aiguilles sur place pendant 10 minutes.
Hòuxī (SI3)	Technique identique à celle pour Dàzhuī (GV14).
Jiānshǐ (PC5)	Technique identique à celle pour Dàzhuī (GV14).
Yèmén (TE2)	Piquer perpendiculairement 0,5 cun et laisser l'aiguille en place pendant 15 minutes.

Appliquer la méthode de dispersion dans un laps de temps d'à peu près 2 heures directement après l'attaque.

Acupuncture auriculaire

Prescription des points

Glande Surrénale (TG_{2p}), Sous-cortex (AT_4), Endocrine (CO_{18}), Foie (CO_{12}) et Rate (CO_{13}).

Manipulation

Piquer dès l'apparition des symptômes et garder les aiguilles pendant une heure après avoir stimulé fortement. Réaliser le traitement une fois par jour pendant 3 jours.

9. Tétanos

Le tétanos est une infection aiguë causée par une bactérie appelée Clostridium tetani qui envahit la peau ou les muqueuses. Généralement la bactérie envahit le corps par une blessure ouverte, une blessure due au froid, une sévère brûlure ou par le biais du cordon ombilical, spécialement lorsque la blessure n'est pas soignée de manière appropriée et reste infectée. Les blessures profondes peuvent également causer l'hypoxie, ce qui facilite la propagation de la bactérie et l'évolution en tétanos. La toxine produite par la bactérie endommage le système nerveux central et se manifeste principalement par rigidité et convulsions spastiques.

Étiologie et pathogenèse

La Médecine Traditionnelle Chinoise a décrit cette maladie il y a longtemps. Sa cause est l'intrusion du Vent pathogène dans les méridiens, collatéraux, et organes. C'est un facteur pathogène de type Yang Plénitude qui pousse le Vent interne à produire des contractions dues à la pauvre alimentation des muscles et des tendons. Dans des cas sévères, le Qi vital est blessé à la suite d'une blessure traumatique, d'une blessure ouverte ou comme écrite dans les textes anciens «d'une blessure causée par le bambou». Si un nouveau-né est attaqué par l'invasion du Vent après une incision du cordon ombilical, c'est appelé «Vent ombilical».

Diagnostic différentiel et traitements associés

Manifestations principales
Généralement l'attaque survient 1 à 2 semaines après le traumatisme. Les symptômes sont frissons, fièvre, mal de tête, courbatures, difficulté pour ouvrir la bouche, trismus, incapacité de manger, spasme facial, teint bleuâtre, spasme musculaire de la nuque et opisthotonos. Les spasmes peuvent être déclenchés par n'importe quel stimulus léger comme des sons, des lumières, etc. Le patient reste cependant complètement conscient.

Principe thérapeutique
Éliminer la Chaleur du Foie, apaiser les spasmes et arrêter les contractions.

Prescription des points
Fēngchí (GB20), Shuǐgōu (GV26), Nèiguān (PC6), Hégǔ (LI4), Tàichōng (LR3), Yánglíngquán (GB34), Xiàguān (ST7), Shàoshāng (LU11).

GB20	风池	Fēngchí	VB20	20VB	DA 20
GV26	水沟	Shuǐgōu	DM26	25VG	DM 26
PC6	内关	Nèiguān	MC6	6ECS	XB 6

LI4	合谷	Hégǔ	GI4	4GI	DC 4
LR3	太冲	Tàichōng	F3	3F	GA 3
GB34	阳陵泉	Yánglíngquán	VB34	34VB	DA 34
ST7	下关	Xiàguān	E7	2E	WE 7
LU11	少商	Shàoshāng	P11	11P	FE 11

Explications

Fēngchí (GB20) est le point de rencontre du Méridien Shao Yang du pied et du Méridien extraordinaire Yang Wei et peut activer le cerveau, ouvrir les orifices et soulager les contractions. La combinaison des points Nèiguān (PC6) et Shuǐgōu (GV26) est un couple important pour ouvrir les orifices et réveiller l'esprit. Tàichōng (LR3) est le point Yuan-Source du Méridien Jue Yin du Foie du pied et Hégǔ (LI4) est le point Yuan-Source du Méridien Yang Ming de la main. Nèiguān (PC6) et Shuǐgōu (GV26), Tàichōng (LR3) et Hégǔ (LI4) sont appelés «Si Guan-les 4 barrières» en MTC et ont la fonction d'éliminer la Chaleur pathogène du Foie, de relâcher les contractions et d'ouvrir les orifices. Yánglíngquán (GB34) est le point de réunion des tendons et peut apaiser le Foie et la Vésicule Biliaire, nourrir les tendons et soulager les spasmes. Xiàguān (ST7) peut relâcher les contractions dans la mâchoire. La gorge est une porte pour les Poumons et l'Estomac : si la gorge est bloquée par la Chaleur pathogène, les spasmes des muscles locaux mèneront à l'asphyxie. Dans ce cas, nous devons sélectionner Shàoshāng (LU11) pour éliminer la Chaleur pathogène du Poumon et de l'Estomac et récupérer la respiration.

Manipulation

Fēngchí (GB20)	Piquer perpendiculairement 1 cun environ et stimuler jusqu'à ce que le patient ressente la sensation de l'aiguille jusque dans le front et les tempes.
Nèiguān (PC6)	Piquer perpendiculairement 1 cun et appliquer la méthode de dispersion d'après les mouvements de va-et-vient ainsi que la méthode de rotation, le tout pendant une minute.
Shuǐgōu (GV26)	Piquer obliquement en direction de la fosse nasale 0,3 cun en appliquant la méthode de « l'oiseau qui picore » jusqu'à ce que les yeux deviennent larmoyants.
Tàichōng (LR3)	Piquer perpendiculairement à 1 cun de profondeur en dispersion en utilisant la méthode de rotation.
Xiàguān (ST7)	Technique identique à celle pour Tàichōng (LR3).
Hégǔ (LI4)	Technique identique à celle pour Tàichōng (LR3).
Yánglíngquán (GB34)	Piquer perpendiculairement à 2 cun de profondeur en dispersion en utilisant la méthode de rotation.
Shàoshāng (LU11)	Piquer pour une légère saignée.

SECTION II

Les Maladies du Système Respiratoire

1. Bronchite aiguë

La Bronchite aiguë est l'inflammation aiguë de la trachée et des bronches causée par une infection virale et bactérienne ou par des stimuli physiques et chimiques tels que de l'air froid, la poussière, les gaz irritants, etc.

En Médecine Traditionnelle Chinoise, la bronchite aiguë appartient à la catégorie des «toux» et «Tan-mucosité et rétentions de fluides» et est un syndrome de type Plénitude causé par un facteur pathogène externe. La toux causée par les agents pathogènes externes, touchant en premier lieu le Méridien du Poumon, car situé relativement haut par rapport aux autres organes, le Poumon est surnommé le dais de l'Empereur. Il contrôle la respiration, se contracte lors de l'expiration et se dilate lors de l'inspiration. Il est fragile devant l'invasion d'un facteur pathogène externe. Si un agent pathogène externe envahit le Poumon, sa fonction de purification et de descente sera touchée.

Diagnostic différentiel et traitements associés

Bien que la bronchite aiguë se manifeste principalement par une toux, il y a également des éléments de syndromes Biao-externe d'origine externe. Il est donc nécessaire de se référer à la différenciation et au traitement du rhume qui est classé dans le syndrome Biao.

(1) Vent-Froid

Manifestations principales

Toux, enrouement de la voix, crachats liquides et blancs, accompagnés de symptômes Biao-externe tels que mal de tête, congestion du nez, frilosité, anhidrose, fièvre, etc. , enduit de la langue mince et blanc, pouls superficiel ou superficiel et serré.

Principes thérapeutiques

Expulser le Vent et dissiper le Froid, dégager le Qi du Poumon et apaiser la toux.

Prescription des points

Les points principaux sont : Fèishū (BL13), Fēngchí (GB20), Hégǔ (Ll4), Lièquē (LU7), Yújì (LU10) et Tàiyuān (LU9).

BL13	肺俞	Fèishū	V13	13V	PG 13
GB20	风池	Fēngchí	VB 20	20VB	DA 20
LI4	合谷	Hégǔ	GI 4	4GI	DC 4
LU7	列缺	Lièquē	P7	7P	FE 7
LU10	鱼际	Yújì	P10	10P	FE 10
LU9	太渊	Tàiyuān	P9	9P	FE 9

Explications

Le Poumon gère la peau et les pores, car la surface de la peau est nourrie par l'essence du Poumon. Le Poumon a également la fonction d'envoyer le Yang Qi à la surface de la peau afin de renfoncer la résistance de l'organisme. Fèishū (BL13) a la fonction de libérer les syndromes Biao, il favorise la circulation du Qi du Poumon et la récupération lors d'invasion d'origine externe. Fēngchí (GB20) peut éliminer le facteur pathogène Vent-Froid. Lièquē (LU7) est le point Luo-Communication du Méridien Tai Yin de la main et Hégǔ (LI4) est le point Yuan-Source du Méridien Yang Ming de la main ; la combinaison entre le point Yuan-Source et le point Luo-Communication peut dégager le Qi du Méridien du Poumon Tai Yin de la main. Yújì (LU10) est le point Ying-Écoulement du Méridien du Poumon et Tàiyuān (LU9) est le point Shu-Déversement du Méridien du Poumon : c'est pourquoi la combinaison de ces deux points peut éliminer la Chaleur pathogène, dissoudre le Tan-mucosité et apaiser la toux. La combinaison de tous les points mentionnés ci-dessus peut apaiser la toux et dissoudre le Tan-mucosité en dégageant le Qi du Poumon.

Manipulation

Fèishū (BL13)	Piquer superficiellement 3 à 5 fois avec l'aiguille triangulaire, puis appliquer une ventouse pour extraire 3 à 5 ml de sang.
Fēngchí (GB20)	Piquer perpendiculairement à 1 cun de profondeur en dispersion en appliquant la technique « retirer et enfoncer » et « rotation ».
Lièquē (LU7)	Piquer obliquement à 0,5-1 cun de profondeur en appliquant la technique de rotation.
Hégǔ (LI4)	Piquer obliquement à 1 cun de profondeur en dispersion en appliquant la technique de rotation.
Yújì (LU10)	Piquer à 1 cun de profondeur en dispersion en appliquant la technique « retirer et enfoncer » l'aiguille.
Tàiyuān (LU9)	Piquer à 0,5 cun de profondeur en utilisant la technique de « l'oiseau qui picore ».

(2) Vent-Chaleur

Manifestations principales

Toux fréquente, enrouement de la voix, crachats jaunes et épais difficiles à expectorer, fièvre sévère, légers frissons, enduit jaune et fin, pouls superficiel et rapide.

Principes thérapeutiques

Dissiper le Vent et rafraîchir la Chaleur, dégager le Qi du Poumon et dissoudre le Tan-mucosité.

Prescription des points

Les points principaux sont :

(1) Fèishū (BL13), Dàzhù (BLII), Fēngmén (BL12) et Dàzhuī (GV14).

BL13	肺俞	Fèishū	V13	13V	PG 13
BL11	大杼	Dàzhù	V11	11V	PG 11
BL12	风门	Fēngmén	V12	12V	PG 12
GV14	大椎	Dàzhuī	DM14	13VG	DM 14

(2) Chǐzé (LU5), Fēnglóng (ST40), Yújì (LU10) et Fèishū (BL13).

LU5	尺泽	Chǐzé	P5	5P	FE 5
ST40	丰隆	Fēnglóng	E40	40E	WE 40
LU10	鱼际	Yújì	P10	10P	FE 10
BL13	肺俞	Fèishū	V13	13V	PG 13

Ces deux groupes de points sont utilisés en alternance.

Explications

Fèishū (BL13), Dàzhù (BL11), Fēngmén (BL12) sont tous des points Shu dorsaux et peuvent dissoudre le Tan-mucosité et apaiser la toux en dégageant le Poumon. Dàzhuī (GV14) est le point de rencontre des six méridiens Yang et peut rafraîchir la Chaleur et apaiser la toux. Fēnglóng (ST40) peut dissoudre le Tan-mucosité et apaiser la toux. Yújì (LU10) et Chǐzé (LU5) peuvent dissiper le Vent, dégager le Poumon, dissoudre le Tan-mucosité et apaiser la toux.

Manipulation

Piquer Fèishū (BL13), Dàzhù (BL11), Fēngmén (BL12), Dàzhuī (GV14) avec l'aiguille triangulaire et appliquer une ventouse pour retirer 3 à 5 ml de sang. Piquer Fēnglóng (ST40), 1, 5 cun, Yújì (LU10), à 1 cun de profondeur et Chǐzé (LU5), 1, 5 cun en dispersion en appliquant la technique «va-et-vient» et «rotation».

Acupuncture auriculaire

Prescription des points

Trachée (CO_{15}), Poumons (CO_{16}), Glande Surrénale (TG_{2p}), Sympathique (AH_{6i}) et Apex de l'Antitragus ($AT_{1, 2, 4i}$).

Manipulation

Piquer les points jusqu'à l'apparition d'une sensation de distension et garder les aiguilles pendant 20 minutes en les tournant toutes les 5 à 10 minutes. Les points auriculaires peuvent également être stimulés par la graine de vaccaria. Réaliser le traitement sur les deux oreilles, une fois par jour sur 5 jours.

2. Bronchite chronique

La bronchite chronique est souvent causée par une bronchite aiguë, l'asthme bronchique et la bronchiectasie, causant un drainage inadéquat des sécrétions bronchiques et de l'approvisionnement insuffisant de sang.

Étiologie et pathogenèse

La Médecine Traditionnelle Chinoise pense que la toux due à la bronchite chronique est causée par une blessure interne, comme le Vide du Poumon ou dû à un déséquilibre des autres organes affectant le Poumon. Par exemple, la stagnation du Qi du Foie peut se transformer en Chaleur et blesser le Poumon. Les dommages de la fonction de purification et de descente du Poumon peuvent engendrer la toux. Le deuxième exemple est lorsque le Rein est déficient et échoue dans sa fonction de receptionner le Qi dans la respiration, cela crée la toux. Une toux chronique peut blesser le Poumon.

Diagnostic différentiel et traitements associés

(1) Vide du Poumon

Manifestations principales
Toux sèche avec peu de crachats, crachats blancs et visqueux ou avec du sang, souffle court, lassitude, gorge et bouche sèches, fièvre dans l'après-midi, faiblesse générale, langue rouge clair, pouls rapide et fin.

Principes thérapeutiques
Nourrir le Yin, tonifier le Poumon, dissoudre le Tan-mucosité et apaiser la toux.

Prescription des points
Les points principaux sont Fèishū (BL13), Lièquē (LU7), Chǐzé (LU5), Sānyīnjiāo (SP6), Tàixī (Kl3), Zúsānlǐ (ST36) et Gāohuāngshū (BL43).

BL13	肺俞	Fèishū	V13	13V	PG 13
LU7	列缺	Lièquē	P7	7P	FE 7
LU5	尺泽	Chǐzé	P5	5P	FE 5
SP6	三阴交	Sānyīnjiāo	RP6	6RP	PI 6
KI3	太溪	Tàixī	R3	3R	SH 3
ST36	足三里	Zúsānlǐ	E36	36E	WE 36
BL43	膏肓俞	Gāohuāngshū	V 43	38V	PG 43

Explications
Zúsānlǐ (ST36) peut tonifier le Poumon (Métal) en renforçant la Rate (Terre) et peut augmenter

la fonction fortifiante de Fèishū (BL13) en tonifiant le Poumon. Gāohuāngshū (BL43) peut traiter les déficiences chroniques avec blessures internes dues au surmenage. Chǐzé (LU5) et Lièquē (LU7) peuvent nourrir le Poumon et apaiser la toux. Sānyīnjiāo (SP6) peut renforcer le Qi de la Rate et réguler la circulation du Qi dans les trois méridiens Yin du pied. Tàixī (KI3) peut nourrir le Rein. La combinaison de tous ces points peut nourrir le Yin et apaiser la toux.

Manipulation

Fèishū (Bl13)	Piquer obliquement en tonification 1-1,5 cun en utilisant la technique de rotation.
Gāohuāngshū (BL43)	Piquer obliquement en tonification 1 cun en utilisant la technique de rotation.
Chǐzé (LU5)	Piquer 1 cun en utilisant la technique de retirer et enfoncer et la technique de rotation en tonification.
Lièquē (LU7)	Piquer obliquement en direction du coude, à 0,5 cun de profondeur en appliquant la technique de rotation en tonification.
Sānyīnjiāo (SP6)	Piquer en tonification et perpendiculairement 1-1,5 cun en appliquant la technique de rotation.
Zúsānlǐ (ST36)	Technique identique à celle pour Sānyīnjiāo (SP6).
Tàixī (KI3)	Piquer en tonification perpendiculairement 0,5-1 cun en appliquant la technique de rotation.

(2) Le Poumon blessé par le Feu du Foie

Manifestations principales
Toux spastique, toux causée par le reflux de la circulation du Qi, crachats peu abondants et visqueux, thorax et région des hypochondres douloureux en toussant, gorge sèche, symptômes aggravés par les émotions, corps de la langue rouge et sec, enduit jaune, pouls rapide et tendu.

Principes thérapeutiques
Apaiser le Foie, diminuer le Feu, rafraîchir la Chaleur du Poumon et apaiser la toux.

Prescription des points
Les points principaux sont Fèishū (BL13), Chǐzé (LU5), Yánglíngquán (GB34) et Tàichōng (LR3).

BL13	肺俞	Fèishū	V13	13V	PG 13
LU5	尺泽	Chǐzé	P5	5P	FE 5
GB34	阳陵泉	Yánglíngquán	VB34	34VB	DA 34
LR3	太冲	Tàichōng	F3	3F	GA 3

Explications
Chǐzé (LU5) est le point He-Rassemblement-Entrée du Méridien Tai Yin de la main et peut rafraîchir la Chaleur du Poumon, dissiper le Tan-mucosité et apaiser la toux. Il est combiné à

Fèishū (BL13) pour traiter l'aspect secondaire des maladies. Yánglíngquán (GB34) est le point He-Rassemblement-Entrée du Méridien Shao Yang du pied et Tàichōng (LR3) est le point Yuan-Source du Méridien Jue Yin du pied. Le point He-Rassemblement-Entrée et le point Yuan-Source peuvent traiter les syndromes liés aux organes internes, drainer le Feu du Méridien Shao Yang qui affecte le Poumon et apaiser la toux.

Manipulation

Fèishū (BL13)	Piquer une fois par jour avec l'aiguille triangulaire pour faire sortir du sang.
Chǐzé (LU5)	Piquer perpendiculairement 1 cun en appliquant la technique de rotation et retirer-enfoncer en dispersion.
Tàichōng (LR3)	Piquer 0,5 cun en utilisant la technique de rotation en dispersion.

Les points cités sont manipulés pendant 1 minute.

(3) Vide de Rein

Manifestations principales

Toux avec crachats abondants, souffle court, lassitude, toux avec dyspnée s'aggravant aux mouvements, sudation, incapacité de rester en position allongée, peu d'appétit, faiblesse et distension du bas du dos et des genoux, œdème facial et des membres inférieurs, langue pâle avec un pouls profond.

Principes thérapeutiques

Réchauffer le Rein pour qu'il puisse retenir le Qi, apaiser l'asthme et arrêter la toux.

Prescription des points

Les points principaux sont Jiájǐ (EX-B2) au niveau de Tl à T7, Shènshū (BL23) et Tàixī (Kl3).

EX-B2	夹脊	Jiájǐ	EX-D2		EX-DO2
BL23	肾俞	Shènshū	V23	23V	PG 23
KI3	太溪	Tàixī	R3	3R	SH 3

Explications

Jiájǐ (EX-B2) sont les points situés sur les collatéraux du Méridien Gouverneur Du et communiquent avec les points Shu-postérieurs du Méridien de la Vessie. Ils peuvent dégager le Qi du Réchauffeur Supérieur en tonifiant le Qi du Poumon, en éliminant l'agent pathogène, en apaisant les syndromes Biao-extérieur et en régularisant le Qi pour apaiser l'asthme. Si le patient est très faible, des stimulations de tonifications fortes doivent être utilisées pour fortifier les résistances du corps et éliminer les facteurs pathogènes. Piqués en appliquant la technique de saignée par aiguille triangulaire, ils peuvent disperser le Qi du Poumon et éliminer les facteurs pathogènes et apaiser l'asthme. Shènshū (BL23) est le point Shu-postérieur du Méridien du Rein et peut renforcer le Qi du Rein. Tàixī (KI3) est le point Yuan-Source du Méridien du Rein et peut tonifier le Qi du Rein étant donné que c'est l'endroit où le Qi du Méridien du Rein circule.

Manipulation

Piquer Jiájï (EX-B2) en appliquant la technique de rotation en tonification. Après la puncture, sélectionner deux points parmi les Jiájï (EX-B2) au niveau de la Th1 à la Th7 et piquer avec l'aiguille triangulaire 3 à 4 fois en sous-cutané en utilisant la technique de saignée pour expulser environ 2 à 3 ml de sang. Piquer Shènshū (BL 23) à 1, 5 cun de profondeur et Taixi (KI 3) 1 cun en tonification avec la technique de rotation.

Acupuncture auriculaire

Prescription des points

Trachée (CO_{15}), Poumons (CO_{16}), Glande Surrénale (TG_{2p}), Sympathique (AH_{6i}) et Apex de l'Antitragus ($AT_{1,2,4i}$).

Manipulation

Piquer les points jusqu'à l'apparition d'une sensation de distension et garder les aiguilles pendant 20 minutes en les tournant toutes les 5 à 10 minutes. Les points auriculaires peuvent également être stimulés par des graines de vaccaria. Réaliser le traitement sur les deux oreilles, une fois par jour sur 5 jours.

3. Asthme bronchique

L'asthme bronchique est une allergie commune caractérisée par des attaques répétées de dyspnée paroxystique qui peuvent arriver durant les 4 saisons, particulièrement dans les saisons froides et le changement climatique brutal. La maladie est principalement causée par des allergies dues à des allergènes différentes telles que fourrure d'animal, pollen, poussière, peinture et nourriture comme poisson ou crabe, etc. qui provoquent des attaques aiguës d'asthme.

La maladie appartient à la catégorie «Xiàochuăn» en Médecine Traditionnelle Chinoise.

Étiologie et pathogenèse

L'asthme est principalement causé par les agents pathogènes du Froid et du Vent, l'accumulation de Chaleur, le Tan-Humidité qui obstrue le Qi du Poumon, causant la défaillance de la fonction de purification et de descente du Poumon. Ceci implique trois organes : les Poumons, la Rate et le Rein. Si l'asthme n'est pas traité convenablement, le Poumon et le Rein seront tous deux en Vide, ce qui causera l'incapacité de recevoir le Qi. Les cas avec des attaques répétées sont principalement dûs à la Plénitude de Qi pathogène et à la stagnation de Qi et de Sang. Durant les stades d'attaque, c'est un syndrome de Vide en fondamental (Ben) avec des manifestions de Plénitude en accessoire (Biao).

Diagnostic différentiel et traitements associés

Manifestations principales

Attaque soudaine, respiration rapide et courte, sensation de plénitude dans le thorax, respiration avec la bouche grande ouverte et en surélevant les épaules, battements des ailes du nez, sons de gargouillement produits par l'accumulation de Tan-mucosité dans la gorge, lèvres et ongles violets, langue couleur foncée terne, pouls fin et profond.

Principes thérapeutiques

Rafraîchir la Chaleur du Poumon, harmoniser le Qi, chasser l'agent pathogène et apaiser l'asthme.

Prescription des points

Le premier groupe de points comporte les Jiájǐ (EX-B2) au niveau de Fēngmén (BL12), Fèishū (BL13), Géshū (BL17) et Xīnshū (BL15).

EX-B2	夹脊	Jiájǐ	EX-D2		EX-DO2

Le second groupe de points est Fēngmén (BL12), Fèishū (BL13) et Géshū (BL17).

BL12	风门	Fēngmén	V12	12V	PG 12
BL13	肺俞	Fèishū	V13	13V	PG 13
BL17	膈俞	Géshū	V17	17V	PG 17

Une paire de points est sélectionnée pour appliquer les techniques de saignée avec l'aiguille triangulaire.

Explications

Étant donné que les Jiájǐ (EX-B2) se trouvent sur les branches collatérales du Méridien Gouverneur Du, ils communiquent avec les points Shu-postérieur des Organes Zang Fu et piquer ces points peut dissiper le Vent-pathogène, favoriser la circulation du Sang, tonifier le Qi vital des organes et renforcer la résistance du corps pour chasser les facteurs pathogènes.

La technique de saignée avec une ventouse est appliquée sur Fèishū (BL13), Fēngmén (BL12) et Géshū (BL17) pour chasser les agents pathogènes qui obstruent le Qi du Poumon. Prélever le sang jusqu'à ce que la couleur du sang change de rouge foncé à rouge normal, comme mentionné dans le livre *Traité sur l'Origine et le Développement de la Médecine (Yī Xué Yuán Liú Lùn)*. Ce livre ancien indique : «*Les facteurs pathogènes se trouvent dans la partie superficielle du corps, par conséquent la saignée doit être continuée jusqu'au moment où la couleur du sang change d'une couleur foncée à une couleur rouge normale, autrement la maladie ne sera pas guérie*». Traditionnellement, la technique de saignée avec aiguille triangulaire ne permettait pas de prélever assez de sang, c'est pourquoi les docteurs d'aujourd'hui utilisent les ventouses après avoir utilisé l'aiguille triangulaire pour accentuer la force de succion et induire un écoulement sanguin plus important.

Cette méthode est également plus facile pour contrôler la quantité de sang que l'on extrait pour le traitement en clinique.

Manipulation

Premièrement, piquer les points Jiájí (Ex-B2) au niveau de Fēngmén (BL12), Fèishū (BL13), Xīnshū (BL15) et Géshū (BL17) perpendiculairement 1 à 1, 5 cun en direction des vertèbres jusqu'à atteindre une sensation de distension dans le thorax ou en direction vers le haut ou vers le bas, en appliquant la technique de rotation en tonification pendant 1 à 3 minutes. Puis, sélectionner deux points entre Fēngmén (BL12), Fèishū (BL13) et Géshū (BL17) et piquer les 3 à 4 fois avec l'aiguille triangulaire superficiellement pour les cas légers ou de façon sous-cutanée pour les cas sévères, puis appliquer des ventouses afin d'extraire un volume de sang entre 5 et 10 ml.

Acupuncture auriculaire

Prescription des points

Apex de l'Antitragus ($AT_{1, 2, 4i}$), Glande Surrénale (TG_{2p}), Trachée (CO_{15}), Sous-cortex (AT_4) et Sympathique (AH_{6i}).

Manipulation

Sélectionner 2 à 3 points en même temps et piquer en faisant des stimulations fortes. Garder les aiguilles entre 1 et 5 minutes et réaliser le traitement une fois par jour pendant 10 jours. Cette méthode est appropriée pour les attaques aiguës et les stades de rémission.

4. Pneumonie

La pneumonie est souvent causée par l'infection des bronches, la détérioration de la fonction de purification et de descente des Poumons causée par une accumulation prolongée de Chaleur dans le corps, avec une attaque extérieure du Vent-Froid, ce qui a pour conséquence une obstruction du passage de l'air par le Tan-Chaleur.

Étiologie et pathogenèse

Toux, asthme et douleurs thoraciques sont causés par la détérioration de la fonction de purification et descente des Poumons causée par une accumulation prolongée de Chaleur dans le Poumon qui se transforme en Tan-mucosité et qui obstrue le Qi du Poumon. La Chaleur accumulée dans le Poumon cause du Tan-mucosité de couleur jaune et une stase de Sang : il y a donc des signes de pus et de sang.

Diagnostic différentiel et traitements associés

Manifestations principales

Fièvre élevée, douleur thoracique, crachats avec du sang et avec une odeur nauséabonde, surélévation des épaules lors de toux ou lors de halètement pour respirer, visage congestionné, selles sèches, urines interrompues et contenant du sang, langue rouge avec un enduit jaune et sec, pouls rapide et tendu.

Principes thérapeutiques

Rafraîchir la Chaleur du Poumon, tonifier le Qi et activer la circulation du Sang.

Prescription des points

Les points principaux sont Yújì (LU10), Dàzhuī (GV14), Qūchí (Ll11), Fèishū (BL13) et Géshū (BL17).

LU10	鱼际	Yújì	P10	10P	FE 10
GV14	大椎	Dàzhuī	DM14	13VG	DM 14
LI11	曲池	Qūchí	GI11	11GI	DC 11
BL13	肺俞	Fèishū	V13	13V	PG 13
BL17	膈俞	Géshū	V17	17V	PG 17

Explications

Yújì (LU10) est le point Ying-Écoulement du Méridien du Poumon Tai Yin de la main et peut purger la Chaleur du Poumon.

Dàzhuī (GV14), Qūchí (Ll11) sont des points importants pour purger la Chaleur. Dàzhuī (GV14) est le point de rencontre du Méridien Gouverneur Du et des six méridiens Yang et peut éliminer la Chaleur et chasser le pathogène extérieur.

Qūchí (LI11) est le point He-Rassemblement-Entrée du Gros Intestin Yang Ming de la main. Le Gros Intestin et le Poumon ont une relation interne-externe, donc purger la Chaleur du Gros Intestin peut favoriser la circulation du Qi du Poumon et chasser l'agent pathogène. Piqués ensemble, les trois points cités au-dessus peuvent chasser les facteurs pathogènes extérieurs et rafraîchir la Chaleur interne du Poumon.

Fèishū (BL13) peut renforcer les résistances du corps en tonifiant le Qi Vital pour chasser le pathogène exogène.

Géshū (BL17) peut apaiser le diaphragme, dégager le thorax, enlever les oppressions thoraciques et apaiser les attaques aiguës du Poumon en activant le Qi et le Sang. Cette prescription de points peut rafraîchir la Chaleur et arrêter la fièvre pour apaiser la pneumonie rapidement, ceci grâce à la synergie d'action des points associés.

Manipulation

Yújì (LU10)	Piquer perpendiculairement 0,5-0,7 cun en appliquant la technique de rotation en dispersion.
Dàzhuī (GV14)	Piquer 3 à 4 fois avec l'aiguille triangulaire, puis mettre une ventouse pour extraire 3 à 5 ml de sang.
Géshū (BL17)	Piquer obliquement en direction de l'apophyse épineuse 1,5 cun en appliquant la technique de rotation en dispersion pendant 3 minutes.
Fèishū (BL13)	Technique identique à celle pour Géshū (BL17).
Qūchí (LI11)	Piquer 1-1,5 cun en appliquant la technique de rotation en dispersion.

Acupuncture auriculaire

Prescription des points

Poumons (CO_{16}), Trachée (CO_{15}), Sympathique (AH_{6i}) et Glande Surrénale (TG_{2p}).

Manipulation

Appliquer des stimulations modérées et garder les aiguilles pendant 20 minutes, réaliser le traitement une fois par jour.

5. Emphysème pulmonaire

L'emphysème pulmonaire est causé par la bronchite chronique, l'asthme bronchique et la silicose et appartient à la catégorie de maladies «Fèizhàng» qui signifie «distension pulmonaire» ou «Chuǎnzhèng» qui signifie «syndrome de dyspnée» en MTC. Dans le *Traité d'Etiologie et de Symptomatologie des Maladies* (*Zhū Bìng Yuán Hoú Lùn*), il est dit : «*Le Poumon gouverne le Qi du corps ; le facteur pathogène qui s'est immiscé dans le Poumon peut causer la distension du Poumon, le dysfonctionnement du Qi du Poumon et l'obstruction du passage du Qi du Poumon entraînent la dyspnée et sifflement bronchique.* » Tous ces symptômes décrits sont similaires à la manifestation clinique de l'emphysème pulmonaire. Selon la médecine moderne, les perturbations respiratoires, l'altération de l'élasticité des parois alvéolaires pulmonaires et des facteurs professionnels sont reliés à l'attaque de l'emphysème pulmonaire.

Étiologie et pathogenèse

Le Poumon gouverne le Qi et le Rein réceptionne le Qi, celui-ci constitue la racine du Qi. Si le Poumon et le Rein sont en Vide, la fonction de montée et de descente du Qi ainsi que la fonction d'inspiration et d'expiration ne fonctionneront pas de manière appropriée. Lorsque le passage de l'air est obstrué, respirer devient difficile, ce qui cause une sensation de plénitude et de distension des Poumons et le reflux de Qi manifesté par de la dyspnée.

Diagnostic différentiel et traitements associés

(1) Stagnation de Tan-mucosité turbide dans le Poumon

Manifestations principales

Difficulté à respirer en général liée au surmenage ou à la fatigue dans le stade initial et aggravé graduellement. Puis, l'asthme sera déclenché par les activités physiques. Asthme et toux seront également déclenchés par le facteur pathogène externe qui envahit le Poumon. Le patient n'est pas apte à se coucher sur le dos et peut souffrir de cyanose et de toux avec glaires abondantes. Dans les derniers stades, œdème des mains et des pieds, ascite seront observés.

Principes thérapeutiques

Purger la Chaleur du Poumon et éliminer le Tan-mucosité

Prescription des points

Les points principaux sont Tiāntū (CV22), Dànzhōng (CV17), Lièquē (LU7), Fèishū (BL13), Chǐzé (LU5) et Fēnglóng (ST40).

CV22	天突	Tiāntū	RM22	22VC	RM 22
CV17	膻中	Dànzhōng	RM17	17VC	RM 17
LU7	列缺	Lièquē	P7	7P	FE 7
BL13	肺俞	Fèishū	V13	13V	PG 13
LU5	尺泽	Chǐzé	P5	5P	FE 5
ST40	丰隆	Fēnglóng	E40	40E	WE 40

Explications

Tiāntū (CV22) peut faire descendre le Qi du Poumon. Lièquē (LU7) et Chǐzé (LU5) peuvent activer la circulation du Qi dans le Méridien du Poumon Tai Yin de la main. Dànzhōng (CV17) et Fèishū (BL13) peuvent faciliter la circulation du Qi du Poumon ; Fēnglóng (ST40) peut dissiper le Tan-mucosité. Tous ces points peuvent traiter l'asthme.

Manipulation

Tous les points d'acupuncture cités ci-dessus sont piqués en utilisant la technique de rotation en dispersion. Garder les aiguilles pendant 20 minutes.

Tiāntū (CV22)	Piquer obliquement vers le bas 2 cun.
Dànzhōng (CV17)	Technique identique à celle pour Tiāntū (CV22)
Fèishū (BL13)	Piquer obliquement en direction de la colonne.
Lièquē (LU7)	Piquer obliquement en direction du coude.
Chǐzé (LU5)	Piquer perpendiculairement 1,5 cun.
Fēnglóng (ST40)	Technique identique à celle pour Chǐzé (LU5)

(2) Vide du Poumon et du Rein

Manifestations principales

Respiration courte et rapide, voix faible, sudation forte, silhouette mince, lassitude, respiration discontinue, membres et corps froids, langue pâle ou légèrement rouge avec un pouls profond et fin.

Principes thérapeutiques

Réguler et tonifier le Poumon et le Rein

Prescription des points

Les points principaux sont Tàiyuān (LU9), Tàixī (KI3), Shènshū (BL23), Qìhǎi (CV6) et Zúsānlǐ (ST36).

LU9	太渊	Tàiyuān	P9	9P	FE 9
KI3	太溪	Tàixī	R3	3R	SH 3
BL23	肾俞	Shènshū	V23	23V	PG 23
CV6	气海	Qìhǎi	RM6	6VC	RM 6
ST36	足三里	Zúsānlǐ	E36	36E	WE 36

Explications

Tàiyuān (LU9) est le point Yuan-Source du Méridien du Poumon et Tàixī (KI3) est le point Yuan-Source du Méridien du Rein. Les deux points peuvent tonifier le Qi vital du Poumon et du Rein. Appliquer du moxa sur Shènshū (BL23) et Qìhǎi (CV6) pour renforcer le Qi dans le Réchauffeur Inférieur. Si le Qi du Poumon et le Qi du Rein sont pleins, le Qi du Réchauffeur Supérieur peut être reçu par le Qi du Réchauffeur Inférieur.

Zúsānlǐ (ST36) peut réguler et tonifier le Qi de l'Estomac, favoriser la croissance, le développement et faire monter l'essence de l'eau et de la nourriture au Poumon. On peut tonifier le Poumon (Métal) en tonifiant la Rate (Terre) en suivant la théorie des cinq éléments (mouvements), étant donné que le Métal nourrit la Terre.

Manipulation

Tàiyuān (LU9)	Piquer en appliquant la technique de rotation, soulever et pousser en tonification.
Tàixī (KI3)	Technique identique à celle pour Tàiyuān (LU9).
Shènshū (BL23)	Appliquer du moxa pour 20 minutes.
Qìhǎi (CV6)	Appliquer du moxa pour 20 minutes.
Zúsānlǐ (ST36)	Piquer en utilisant la technique de rotation en tonification-dispersion moyenne et sans faire la pose des aiguilles.

Acupuncture auriculaire

Prescription des points

Sympathique (AH_{6i}), Apex de l'Antitragus ($AT_{1, 2, 4i}$), Poumons (CO_{16}), Glande Surrénale (TG_{2p}) et Thorax (AH_{10}).

Manipulation

Appliquer des stimulations modérées et garder les aiguilles pendant 20 minutes, réaliser le traitement une fois par jour.

SECTION III
Les Maladies du Système Digestif

1. Œsophagite

L'œsophagite est similaire à la maladie nommée «Fănwèi» en MTC ce qui veut dire «régurgitation». Les manifestations sont passage difficile de la nourriture à travers l'œsophage, déglutition douloureuse avec régurgitation acide et vomissement. Elle peut facilement être négligée lorsqu'elle est accompagnée des mêmes symptômes de l'ulcère duodénal. Il est important de distinguer clairement la dysphagie de l'œsophagite et du cancer dans l'œsophage.

Étiologie et pathogenèse

La maladie est souvent causée par la dépression, la stagnation de Qi, la consommation d'alcool, l'excès de nourriture épicée ou la consommation de sang, la détérioration des fluides Yin causée par l'accumulation de Chaleur et les troubles du Qi de l'Estomac.

Diagnostic différentiel et traitements associés

Manifestations principales

Sensation de brûlure dans l'œsophage après avoir mangé, régurgitation acide, indisposition gastrique et vomissement. Les symptômes sont aggravés après avoir mangé aigre ou épicé. La dysphagie peut être provoquée par un œdème des muqueuses de l'œsophage.

Principes thérapeutiques

Harmoniser l'Estomac, abaisser le reflux et arrêter les vomissements.

Prescription des points

Les points principaux sont Zhōngwǎn (CV12), Tiāntū (CV22) et Nèiguān (PC6).

CV12	中脘	Zhōngwǎn	RM12	12VC	RM 12
CV22	天突	Tiāntū	RM22	22VC	RM 22
PC6	内关	Nèiguān	MC6	6ECS	XB 6

Explications

Zhōngwǎn (CV12) : Point Mu-antérieur du Méridien de l'Estomac Yang Ming du pied.

Tiāntū (CV22) : Favorise la gorge.

Nèiguān (PC6) : Harmonise l'Estomac pour arrêter les vomissements.

Manipulation

Zhōngwǎn (CV12)	Piquer perpendiculairement 2-3 cun jusqu'à l'obtention d'une sensation dans les hypochondres en dessous de la cavité gastrique en direction du bas de l'abdomen avant d'enlever l'aiguille. Appliquer la technique de rotation en dispersion.
Tiāntū (CV22)	Piquer à 2 cun de profondeur le long du manubrium du sternum en faisant des rotations légères de l'aiguille, mais sans pousser-soulever l'aiguille.
Nèiguān (PC6)	Piquer à 1 cun de profondeur en appliquant la technique de rotation en dispersion.

Acupuncture auriculaire

Prescription des points

Œsophage (CO2), Estomac (CO4) et Glande Surrénale (TG2p).

Manipulation

Appliquer des stimulations fortes et garder les aiguilles pendant 30 minutes. Stimuler les aiguilles en utilisant la technique de rotation une fois toutes les 10 minutes, réaliser le traitement une fois par jour.

2. Gastrite

La gastrite est une inflammation de la muqueuse gastrique provoquée par des causes multiples. En MTC, c'est également appelé «Ǒutù» ce qui signifie «vomissement» et c'est manifesté par des maux d'estomac, nausée et vomissements.

Étiologie et pathogenèse

L'Estomac a la fonction de recevoir la nourriture, de transformer la nourriture en liquide et d'envoyer ce liquide vers le bas aux intestins. La circulation normale du Qi de l'Estomac descend et donc le reflux du Qi de l'Estomac cause les vomissements. Dans le livre *Collection Générale du Soulagement Sacré* (*Shèng Jì Zǒng Lùn*), il est dit : «*Les vomissements résultent du reflux du Qi de l'Estomac.*» Plusieurs facteurs sont responsables de ce reflux. L'étiologie et la pathogenèse du vomissement sont notées dans plusieurs chapitres du *Classique Interne de l'Empereur Jaune* (*Nèi Jīng*). Dans le *Traité des Atteintes exogènes du Froid pervers* (*Shāng Hán Lùn*) écrit par Zhang Zhongjing et le *Synopsis des Prescriptions du Coffre d'Or* (*Jīn Guì Yào Lüè*) de la dynastie Han, on trouve des explications détaillées sur la pathogenèse des vomissements, les facteurs pathogènes sont classés en : Froid, Chaleur, Froid et Chaleur entremêlés et rétention de Tan-mucosité. Cette approche de différentiation selon la pathogenèse possède toujours une valeur référentielle en clinique. Dr CHEN Yuanze, Dr Danxi et d'autres ont donné plus d'explications détaillées sur la différenciation des types de vomissements. Par exemple, le Dr CHEN Yuanze de la dynastie Song a classifié les causes de maladies en facteurs internes, facteurs externes et facteurs ni interne ni externe. Le Dr ZHANG Jingyue de la dynastie Ming a classifié les vomissements en tant que syndromes de Vide et de Plénitude et a mis en place son propre système de différenciation et de traitement qui a grandement influencé la MTC. Après l'étude successive des dynasties, le savoir sur l'étiologie et la pathogenèse des vomissements s'est graduellement complété.

Diagnostic différentiel et traitements associés

(1) Hyperactivité du Qi du Foie attaquant l'Estomac

Manifestations principales
Vomissements avec régurgitation acide, douleurs dans les hypochondres souvent causées par le stress émotionnel, enduit de la langue mince et blanc et pouls tendu.

Principes thérapeutiques
Apaiser le Qi du Foie et réguler l'Estomac et la Rate

Prescription des points
Les points principaux sont Shàngwǎn (CV13), Nèiguān (PC6), Zúsānlǐ (ST36), Yīnlíngquán (SP9), Tàichōng (LR3) et Shénmén (HT7).

CV13	上脘	Shàngwǎn	RM13	13VC	RM 13
PC6	内关	Nèiguān	MC6	6ECS	XB 6
ST36	足三里	Zúsānlǐ	E36	36E	WE 36
SP9	阴陵泉	Yīnlíngquán	RP9	9RP	PI 9
LR3	太冲	Tàichōng	F3	3F	GA 3
HT7	神门	Shénmén	C7	7C	XI 7

Explications

Sélectionner Shàngwǎn (CV13) pour réguler la circulation du Qi dans le Réchauffeur Moyen et apaiser l'oppression dans le thorax et l'épigastre. Nèiguān (PC6) est le point Luo-Communication du Méridien Jue Yin de la main. Le Méridien du Péricarde Jue Yin de la main communique avec le Méridien du Triple Réchauffeur. Les points du Méridien Yin Wei peuvent traiter les syndromes internes et peuvent promouvoir la circulation du Qi du Réchauffeur Supérieur et du Réchauffeur Moyen. Yīnlíngquán (SP9) et Tàichōng (LR3) peuvent favoriser la circulation du Qi dans le Méridien du Foie Jue Yin du pied et dans le Méridien de la Vésicule Biliaire Shao Yang du pied, harmoniser le Foie et réguler la circulation du Qi. Shénmén (HT7) peut calmer l'esprit et apaiser le stress mental. Zúsānlǐ (ST36) peut rediriger le reflux du Qi de l'Estomac vers le bas et arrêter les vomissements.

Manipulation

Piquer Shénmén (HT7) 0, 5 cun en appliquant la technique de rotation en dispersion. Piquer les autres points 1 à 1, 5 cun en appliquant la technique pousser-soulever et rotation en dispersion.

(2) Froid-Vide de la Rate et de l'Estomac

Manifestations principales

Vomissements par intermittence après avoir trop mangé, teint pâle, membres froids, selles liquides, langue pâle avec enduit blanc, pouls tendu et faible.

Principes thérapeutiques

Tonifier la Rate et réchauffer le Foyer Moyen pour arrêter les vomissements.

Prescription des points

Les points principaux sont Zhōngwǎn (CV12), Nèiguān (PC6), Zúsānlǐ (ST36), Píshū (BL20), Wèishū (BL21) et Zhāngmén (LR13).

CV12	中脘	Zhōngwǎn	RM12	12VC	RM 12
PC6	内关	Nèiguān	MC6	6ECS	XB 6
ST36	足三里	Zúsānlǐ	E36	36E	WE 36
BL20	脾俞	Píshū	V20	20V	PG 20
BL21	胃俞	Wèishū	V21	21V	PG 21
LR13	章门	Zhāngmén	F13	13F	GA 13

Explications

Zhōngwǎn (CV12) et Wèishū (BL21), Zhāngmén (LR13), Píshū (BL20) sont les points Shu-postérieurs et points Mu-antérieurs et peuvent tonifier la Rate et l'Estomac en activant le Qi du Réchauffeur Moyen et en régularisant leur circulation. Combinés avec Nèiguān (PC6) et Zúsānlǐ (ST36), ils peuvent apaiser les oppressions thoraciques, corriger le reflux du Qi et arrêter les vomissements, tonifier la Rate et harmoniser l'Estomac.

Piquer Píshū (BL20) et Wèishū (BL21) obliquement sans soulever-pousser ou rotation de l'aiguille. Laisser les aiguilles sur place pendant 20 minutes et appliquer du moxa pendant 20-30 minutes.

Manipulation

Zhōngwǎn (CV12)	Piquer perpendiculairement en utilisant la technique de rotation et pousser-soulever en tonification. Laisser les aiguilles sur place pendant 20 minutes. Appliquer du moxa en quantité légère pendant 20-30 minutes en utilisant le bâton de moxa ou en brulant 5 à 7 cônes directement sur des rondelles de gingembre.
Nèiguān (PC6)	Technique identique à celle pour Zhōngwǎn (CV12).
Zúsānlǐ (ST36)	Technique identique à celle pour Zhōngwǎn (CV12).

(3) Régime alimentaire inadéquat

Manifestations principales

Dyspepsie, sensation de plénitude et d'indigestion ou douleur de l'épigastre aggravée après avoir mangé, nausée, vomissement, hoquet, mauvaise haleine, constipation, enduit de la langue épais, pouls glissant et plein.

Principes thérapeutiques

Régulariser l'Estomac et la Rate, rediriger le reflux du Qi vers le bas, apaiser la stagnation de nourriture et arrêter les vomissements.

Prescription des points

Les points principaux sont Zhōngwǎn (CV12), Nèiguān (PC6), Zúsānlǐ (ST36), Gōngsūn (SP4), Xiàwǎn (CV10) et Tiāntū (CV22).

CV12	中脘	Zhōngwǎn	RM12	12VC	RM 12
PC6	内关	Nèiguān	MC6	6ECS	XB 6
ST36	足三里	Zúsānlǐ	E36	36E	WE 36
SP4	公孙	Gōngsūn	RP4	4RP	PI 4
CV10	下脘	Xiàwǎn	RM10	10VC	RM 10
CV22	天突	Tiāntū	RM22	22VC	RM 22

Explications

Xiàwǎn (CV10) peut réguler la circulation du Qi et favoriser la digestion. Tiāntū (CV22) peut rediriger le reflux du Qi vers le bas et arrêter les vomissements.

Manipulation

Zhōngwǎn (CV12)	Appliquer la technique de rotation en dispersion.
Nèiguān (PC6)	Appliquer la technique de rotation en dispersion.
Zúsānlǐ (ST36)	Appliquer la technique de rotation en dispersion.
Gōngsūn (SP4)	Appliquer la technique de rotation en dispersion.
Xiàwǎn (CV10)	Piquer à 2-3 cun de profondeur en appliquant la technique de rotation en dispersion, mais sans pousser-soulever l'aiguille.
Tiāntū (CV22)	Piquer à 1,5-2 cun de profondeur. Appliquer la technique de rotation en dispersion.

(4) Invasion de facteurs pathogènes exogènes

Manifestations principales

La rétention du Froid pathogène dans l'Estomac cause des vomissements de liquide clair ou de salive, vomissements immédiatement après avoir mangé, langue avec enduit blanc, pouls lent, préférence pour la chaleur, intolérance au froid souvent accompagnée par des selles molles. Ou la rétention de Chaleur pathogène à l'intérieur évoluant en vomissements après ingurgitation excessive de nourriture, vomissements acides, amers, chauds et puants, soif, préférence pour le froid et aversion à la chaleur, constipation, langue avec enduit de couleur jaune et pouls rapide.

Principes thérapeutiques

Éliminer le facteur pathogène, réguler l'Estomac et la Rate et arrêter le vomissement

Prescription des points

Les points principaux sont :

(1) pour éliminer les agents pathogènes Chaleur : Zhōngwǎn (CV12), Nèiguān (PC6), Zúsānlǐ (ST36), Hégǔ (LI4), Nèitíng (ST44).

CV12	中脘	Zhōngwǎn	RM12	12VC	RM 12
PC6	内关	Nèiguān	MC6	6ECS	XB 6
ST36	足三里	Zúsānlǐ	E36	36E	WE 36
LI4	合谷	Hégǔ	GI4	4GI	DC 4
ST44	内庭	Nèitíng	E44	44E	WE 44

(2) pour éliminer les agents pathogènes Froids : Shàngwǎn (CV13), Wèishū (BL21), Zhōngwǎn (CV12), Nèiguān (PC6), Zúsānlǐ (ST36).

CV13	上脘	Shàngwǎn	RM13	13VC	RM 13
BL21	胃俞	Wèishū	V21	21V	PG 21
CV12	中脘	Zhōngwǎn	RM12	12VC	RM 12

PC6	内关	Nèiguān	MC6	6ECS	XB 6
ST36	足三里	Zúsānlǐ	E36	36E	WE 36

Explications

Nèitíng (ST44) et Hégǔ (LI-4) peuvent éliminer la Chaleur pathogène dans le Méridien du Gros Intestin Yang Ming de la main et dans le Méridien de l'Estomac Yang Ming du pied pour arrêter les vomissements.

Shàngwǎn (CV13) et Wèishū (BL21) peuvent rediriger le reflux du Qi de l'Estomac vers le bas, réchauffer l'Estomac et éliminer le Froid pour arrêter le vomissement.

Manipulation

La technique de dispersion est utilisée sur les points pour traiter les vomissements causés par la Chaleur pathogène, tandis que la technique de tonification est utilisée pour les vomissements causés par le Froid pathogène. Piquer Shàngwǎn (CV13) et Zhōngwǎn (CV12) 2-3 cun en appliquant la technique de rotation. La moxibustion après l'acupuncture est utilisée pour réchauffer l'Estomac et éliminer le Froid lorsque les vomissements sont causés par le Froid pathogène. Piquer Wèishū (BL21) obliquement à 2 cun de profondeur en direction de l'apophyse épineuse en appliquant la technique de rotation et pousser-soulever. Les vomissements sévères causés par une gastrite aiguë sont en premier lieu traités par la technique de saignée sur Wěizhōng (BL40) ou Qūzé (PC3). Piquer les autres points une fois que les vomissements ont arrêté.

Acupuncture auriculaire

Prescription des points

Estomac (CO$_4$), Œsophage (CO$_2$), Bouche (CO$_1$), Shénmén (TF$_4$), Sympathique (AH$_6$), Sous-cortex (AT$_4$) et Rate (CO$_{13}$).

Manipulation

De fortes stimulations sont indiquées pour les gastrites aiguës, alors que des stimulations légères sont indiquées pour les gastrites chroniques. Choisir 2 à 3 points en même temps et garder les aiguilles pendant 20 à 30 minutes. Appliquer la technique de rotation une fois toutes les 10 minutes, réaliser le traitement une fois par jour.

3. Gastroptôse

La gastroptôse est une maladie du tube digestif qui fait référence à l'estomac en entier incluant la grande et la petite courbure de l'estomac qui tombe dans une position anormale. Parfois, il peut même descendre dans la cavité pelvienne. Cette maladie est le résultat d'une diminution de la densité et de pression du mur abdominal ou d'un manque de graisse et de tonicité musculaire du mur abdominal. Cette maladie affecte les personnes de morphologie mince avec un corps frêle ou peut également affecter les personnes obèses ayant soudainement perdu du poids, ainsi que les femmes enceintes.

Étiologie et pathogenèse

La maladie est causée par un Vide de la Rate et de l'Estomac qui favorise l'effondrement du Qi du Réchauffeur Moyen. La Rate et l'Estomac sont la base du Qi du Réchauffeur Moyen. La Rate a la fonction de nourrir les muscles, ainsi que de transporter et transformer les nutriments. La gastroptôse peut être le résultat de l'insuffisance de la fonction de transformation et transport des nutriments, ainsi que d'un échec dans la fonction d'élévation et de digestion du Réchauffeur Moyen causé par un Vide de la Rate.

Diagnostic différentiel et traitements associés

Manifestations principales

Émaciation, lassitude, anorexie, sensation de distension et de plénitude dans l'Estomac, sensation de tiraillement dans l'abdomen, sensation de pesanteur gastro-abdominale après avoir mangé ou vomissements, mauvaise haleine, selles molles ou constipation, symptômes soulagés lorsque le patient se repose en position allongée, langue avec un enduit mince et blanc et pouls faible tendu et profond.

Principes thérapeutiques

Tonifier le Qi du Réchauffeur Moyen et renforcer l'Estomac et la Rate.

Prescription des points

Les points principaux sont Zúsānlǐ (ST36), Zhōngwǎn (CV12), Liángmén (ST21) du côté gauche, Tiānshū (ST25) du côté gauche, Guānyuán (CV4) et Bǎihuì (GV20). L'autre groupe de points est le Jiájǐ (EX-B2) au niveau de Th9 à Th12.

ST36	足三里	Zúsānlǐ	E36	36E	WE 36
CV12	中脘	Zhōngwǎn	RM12	12VC	RM 12
ST21	梁门	Liángmén	E21	21E	WE 21
ST25	天枢	Tiānshū	E25	25E	WE 25
CV4	关元	Guānyuán	RM4	4VC	RM 4
GV20	百会	Bǎihuì	DM20	19VG	DM 20
EX-B2	夹脊	Jiájǐ	EX-D2		EX-DO2

Explications

Le but des prescriptions de points est d'élever le Qi du Réchauffeur Moyen et de tonifier les fonctions de la Rate et de l'Estomac. Zúsānlǐ (ST36) est le point He-Rassemblement-Entrée et les points He-Rassemblement-Entrée sont utilisés pour traiter les maladies des Entrailles Fu. Zhōngwǎn (CV12) est le point Mu-antérieur de l'Estomac et les points Mu-antérieurs sont utilisés pour traiter les maladies des Organes Zang. La combinaison des deux points peut tonifier la Rate et l'Estomac et renforcer le Qi du Réchauffeur Moyen. Liángmén (ST21) peut réguler et nourrir la fonction de la Rate. Guānyuán (CV4) et Qìhǎi (CV6) sont les points de base du Qi primordial et peuvent tonifier celui-ci, consolider la constitution, élever le Yang de la Rate pour traiter les symptômes de ptose. Tiānshū (ST25) peut réguler la circulation du Qi dans l'Estomac et les intestins pour apaiser la distension de l'abdomen. Bǎihuì (GV20) est le point de rencontre du Méridien Gouverneur Du et des trois méridiens Yang. Le Méridien Gouverneur Du contrôle l'énergie vitale du corps et le Yang Qi a la fonction de lever et de soulever. Les Jiájǐ peuvent réguler le Qi primordial du corps entier pour tonifier la fonction de la Rate et de l'Estomac.

Manipulation

Zúsānlǐ (ST36)	Commencer par piquer Zúsānlǐ (ST36) perpendiculairement 2 cun en appliquant la méthode de tonification d'après la rotation de l'aiguille et avec des mouvements de retirer et d'enfoncer l'aiguille.
Liángmén (ST21)	Piquer Liángmén (ST21) du côté gauche obliquement 3-4 cun en direction de Qìhǎi (CV6) et Guānyuán (CV4) en appliquant la méthode de tonification d'après la rotation de l'aiguille jusqu'à l'obtention de la sensation de l'aiguille dans l'Estomac.
Tiānshū (ST25)	Piquer Tiānshū (ST25) du côté gauche obliquement 3-4 cun en direction de Qìhǎi (CV6) et Guānyuán (CV4) en appliquant la méthode de tonification d'après la rotation de l'aiguille jusqu'à l'obtention de la sensation de l'aiguille dans l'Estomac.
Jiájǐ (EX-B2)	Piquer perpendiculairement 1-1,5 cun en appliquant la méthode de tonification d'après la rotation de l'aiguille et avec les mouvements de faible amplitude.

Les deux groupes de points sont utilisés en alternance. Laisser les aiguilles sur place pendant 20 minutes.

Acupuncture auriculaire

Prescription des points

Foie (CO_{12}), Estomac (CO_4), Rate (CO_{13}), Shénmén (TF_4) et Glande Surrénale (TG_{2p}).

Manipulation

Appliquer des stimulations modérées et garder les aiguilles pendant 20 minutes, réaliser le traitement une fois par jour.

4. Dilatation gastrique aiguë

La dilatation gastrique aiguë est principalement causée par les excès de nourriture ou est post-opératoire et résulte de la distension soudaine de l'estomac avec une perte de la fonction péristaltique causant une forte rétention de nourriture et de suc digestif. Les symptômes cliniques peuvent se manifester par distension abdominale, nausée, vomissements, déséquilibre des électrolytes, déshydratation, choc ou voire mort. En Médecine Traditionnelle Chinoise, la dilatation gastrique aiguë appartient à la catégorie de maladies appelées «Sùshí» qui signifie «dyspepsie» et «Shāngshí» qui signifie «excès de nourriture»

Étiologie et pathogenèse

La dilatation gastrique aiguë est principalement causée par un abus d'aliments ou après une opération. Par exemple, après une opération faite sur l'estomac, le Qi des Entrailles Fu et la fonction de réception de la nourriture est affaiblie. Par conséquent, des excès d'aliments dans cet état entraîne une rétention de nourriture non digérée dans l'estomac qui perturbe davantage sa fonction et entraîne indigestion et rétention de nourriture dans l'estomac.

Diagnostic différentiel et traitements associés

Manifestations principales

Sensation de distension de l'estomac, nausées, hoquet avec odeur nauséabonde, vomissements de fluides brun-vert en premier lieu, puis devenant couleur café ou avec du sang, oligurie, soif, même syncope dans les cas graves. La langue est pâle avec un enduit blanc épais. Le pouls est profond.

Principes thérapeutiques

Réguler le Qi des Entrailles Fu et tonifier la Rate et réguler l'Estomac et la Rate.

Prescription des points

Les points principaux sont Zhōngwǎn (CV12), Tiānshū (ST25), Zúsānlǐ (ST36), Nèitíng (ST44), Yīnlíngquán (SP9), Nèiguān (PC6) et Fēnglóng (ST40).

CV13	上脘	Shàngwǎn	RM13	13VC	RM 13
ST25	天枢	Tiānshū	E25	25E	WE 25
ST36	足三里	Zúsānlǐ	E36	36E	WE 36
ST44	内庭	Nèitíng	E44	44E	WE 44
SP9	阴陵泉	Yīnlíngquán	RP9	9RP	PI 9
PC6	内关	Nèiguān	MC6	6ECS	XB 6
ST40	丰隆	Fēnglóng	E40	40E	WE 40

Explications

Zhōngwǎn (CV12) est le point Mu-antérieur de l'Estomac. Tiānshū (ST25) est le point Mu-antérieur du Gros Intestin. Zúsānlǐ (ST36) est le point He-Rassemblement-Entrée du Méridien de l'Estomac Yang Ming du pied. Ces trois points combinés ensemble ont la fonction de favoriser la circulation du Qi de l'Estomac et de soulever le Yang pur et de réduire le Yin turbide pathogène.

Nèitíng (ST44) est le point cliniquement prouvé pour traiter la rétention de nourriture causée par l'excès de nourritures et de boissons. Yīnlíngquán (SP9) est le point He-Rassemblement-Entrée du Méridien de la Rate Tai Yin du pied : il peut tonifier la Rate pour aider le transport et la transformation de la nourriture.

Nèiguān (PC6) peut rediriger le reflux de Qi vers le bas et arrêter les vomissements. Tous ces points combinés ensemble peuvent réguler le Qi des Entrailles Fu, tonifier la Rate, réguler l'Estomac et la Rate et rediriger le reflux de Qi vers le bas pour arrêter les vomissements. Ils peuvent également rétablir la fonction normale de l'Estomac, c'est-à-dire rétablir la réception et la digestion des nutriments.

Manipulation

Zhōngwǎn (CV12)	Piquer perpendiculairement 2-2,5 cun en appliquant la méthode de dispersion d'après la rotation de l'aiguille et retirer les aiguilles lorsque le patient a la sensation de distension dans l'épigastre.
Tiānshū (ST25)	Technique identique à celle pour Zhōngwǎn (CV12).
Nèitíng (ST44)	Piquer à 0,5 cun de profondeur en appliquant la méthode de dispersion d'après la rotation de l'aiguille et avec les mouvements de retirer et d'enfoncer l'aiguille. Laisser les aiguilles en place pendant 20 minutes et répéter les manipulations toutes les 10 minutes jusqu'à ce que les borborygmes et les vomissements soient soulagés.
Zúsānlǐ (ST36)	Piquer à 2 cun de profondeur. Technique identique à celle pour Nèitíng (ST44).
Nèiguān (PC6)	Piquer à 1 cun de profondeur. Technique identique à celle pour Nèitíng (ST44).

Acupuncture auriculaire

Prescription des points

Estomac (CO_4), Sympathique (AH_{6i}), Shénmén (TF_4), Sous-cortex (AT_4) et Rate (CO_{13}).

Manipulation

Faire des stimulations fortes et laisser les aiguilles pendant 30 minutes en appliquant la méthode de rotation de l'aiguille une fois toutes les 10 minutes. Réaliser le traitement une fois par jour. Si l'on choisit d'utiliser des aiguilles intradermiques à demeure, sélectionner 2 à 3 points et changer les aiguilles une fois tous les deux jours.

5. Cardiospasme

Le cardiospasme réfère à l'achalasie de l'œsophage et au dysfonctionnement des nerfs de l'œsophage et des muscles résultant de l'achalasie, à la baisse de la tension de l'œsophage, de la fonction péristaltique et de la dilatation de l'œsophage. Les manifestations sont douleurs sous le sternum ou de la partie supérieure ou moyenne de la région abdominale, dysphagie et reflux de nourriture. En Médecine Traditionnelle Chinoise, le cardiospasme appartient à la catégorie de maladies appelées «Yēgé» qui signifie dysphagie.

Étiologie et pathogenèse

Cette maladie est souvent causée par un désordre émotionnel : mélancolie, anxiété et colère affectant la circulation du Qi du Foie. L'hyperactivité du Qi du Foie attaque l'Estomac et entraîne la dysfonction dans la capacité de l'Estomac à recevoir de la nourriture et un reflux gastro-œsophagien après avoir mangé. Les changements pathologiques sont que la nourriture ne peut pas être digérée correctement ce qui cause une rétention de la nourriture avec une dilatation de l'extrémité proximale de l'œsophage.

Diagnostic différentiel et traitements associés

Manifestations principales

Dans le stade initial, l'ingestion de liquides froids ou des débordements soudains d'émotions causent une sensation d'étouffement dans l'œsophage accompagnée d'une douleur sourde ou sévère irradiant vers la zone du cœur, des hypochondres et des membres supérieurs. Les symptômes concomitants sont bouche sèche, irritabilité et oppression thoracique. Dans le stade initial, la déglutition est légèrement gênée, mais plus le temps passe plus cela s'aggrave en raison du reflux de nourriture fermentée, de mucus et de salive. Au stade avancé, il peut également y avoir un reflux de nourriture avec du sang, toux sèche, respiration courte, cyanose, hoquet et enrouement de la voix causée par l'oppression des viscères thoraciques due à la dilatation de l'œsophage.

Principes thérapeutiques

Activer la circulation du Sang dans les méridiens et rediriger les reflux du Qi vers le bas pour augmenter l'appétit.

Prescription des points

Les points principaux sont Zútōnggǔ (BL66), Shàngwǎn (CV13), Zhōngwǎn (CV12), Dànzhōng (CV17), Sānyīnjiāo (SP6) et Zúsānlǐ (ST36).

BL66	足通谷	Zútōnggǔ	V66	66V	PG 66
CV13	上脘	Shàngwǎn	RM13	13VC	RM 13
CV12	中脘	Zhōngwǎn	RM12	12VC	RM 12
CV17	膻中	Dànzhōng	RM17	17VC	RM 17
SP6	三阴交	Sānyīnjiāo	RP6	6RP	PI 6
ST36	足三里	Zúsānlǐ	E36	36E	WE 36

Explications

Zútōnggǔ (BL66) et Shàngwǎn (CV13) ont la fonction d'éliminer le Tan-mucosité, de rediriger le reflux de Qi vers le bas et d'activer le Qi de l'Estomac. Zhōngwǎn (CV12) peut réguler l'Estomac et la Rate pour dissiper la stase de nourriture. Dànzhōng (CV17) peut réguler le mouvement du Qi et le rediriger vers le bas, apaiser les oppressions thoraciques et éliminer la

Chaleur intense dans le thorax. Sānyīnjiāo (SP6) et Zúsānlǐ (ST36) peuvent réguler la fonction du Qi et du Sang et favoriser la circulation dans le méridien de l'Estomac et de la Rate.

Manipulation

Zútōnggǔ (BL66)	Piquer perpendiculairement 0,5 cun en appliquant la méthode de dispersion d'après la rotation de l'aiguille.
Shàngwǎn (CV13)	Piquer perpendiculairement 2-3 cun en appliquant la méthode de dispersion d'après la rotation de l'aiguille.
Zhōngwǎn (CV12)	Technique identique à celle pour Shàngwǎn (CV13).
Dànzhōng (CV17)	Piquer obliquement vers le bas 0,5-0,8 cun en appliquant la méthode de dispersion d'après la rotation de l'aiguille.
Sānyīnjiāo (SP6)	Piquer perpendiculairement 2 cun en appliquant la méthode de dispersion d'après la rotation de l'aiguille et en utilisant la méthode de pousser-soulever l'aiguille.
Zúsānlǐ (ST36)	Technique identique à celle pour Sānyīnjiāo (SP6).

Laisser les aiguilles sur place pendant 20 minutes sauf Shàngwǎn (CV13) et Zhōngwǎn (CV12). Répéter les manipulations toutes les 5 minutes.

Acupuncture auriculaire

Prescription des points
Cardia (CO_3), Œsophage (CO_2), Centre de l'oreille (HX_1) et Sous-cortex (AT_4).

Manipulation
Appliquer des stimulations fortes et garder les aiguilles pendant 20 à 30 minutes. Stimuler les aiguilles en utilisant la technique de rotation une fois toutes les 10 minutes, réaliser le traitement une fois par jour.

6. Entérite

L'entérite est souvent causée par une infection intestinale bactérienne une alimentation déséquilibrée, un excès de nourriture difficile à digérer ou irritante. L'entérite peut se diviser en aigu et chronique. En Médecine Traditionnelle Chinoise, elle appartient à la catégorie des maladies appelées «Xièxiè» signifiant diarrhée et qui se manifeste par une fréquence élevée de défécation et des selles molles ou liquides.

Étiologie et pathogenèse

(1) Invasion du pathogène exogène
La diarrhée est causée par le dysfonctionnement de transport et de transformation de la Rate dû à l'attaque de l'Humidité externe, celle-ci affaiblit le Yang de la Rate. Les agents pathogènes

exogènes du Froid et de la Chaleur d'été peuvent également perturber la Rate et l'Estomac en causant le mélange du Qi pur et du Qi turbide responsable de la diarrhée. Le Qi pur fait référence à l'essence de la nourriture et de l'eau qui normalement est transportée aux Poumons et est distribuée aux organes internes et aux tissus alors que le Qi turbide fait référence aux urines et aux selles qui sont les parties impures, substances inutiles issues de la digestion.

(2) Nutrition Inadéquate

Les diarrhées résultent de la blessure de la Rate et de l'Estomac, des troubles des mouvements de montée et de descente du Qi au Réchauffeur Moyen, de la dysfonction du Gros Intestin dans son rôle de transport causée par un excès de nourriture grasse, huileuse, crue ou souillée, par une quantité de nourriture excessive et par l'indigestion.

(3) Trouble Emotionnel

La diarrhée peut être causée par la dépression émotionnelle, la stagnation du Qi du Foie et l'hyperactivité du Qi du Foie attaquant la Rate.

Diagnostic différentiel et traitements associés

Les causes de la diarrhée sont classifiées dans différents types : facteurs externes et lésions internes, syndrome de Vide et de Plénitude. Des selles molles et liquides appartiennent au syndrome du Froid, tandis que des selles jaune-brun avec une odeur nauséabonde et une sensation de brûlure au niveau du rectum appartiennent au syndrome de Chaleur. Le syndrome de Plénitude est caractérisé par une distension et une sensation de plénitude dans l'abdomen, qui est apaisée après la défécation, alors que le syndrome de Vide est caractérisé par des symptômes chroniques de douleurs abdominales lancinantes, qui sont légèrement aggravées après la défécation. Si la diarrhée est causée par un stress émotionnel, c'est l'hyperactivité du Qi du Foie qui attaque la Rate.

(1) Entérite aiguë

1) Invasion de facteurs exogènes
a) Invasion de Froid-Humidité

Manifestations principales
Selles molles ou liquides, douleurs abdominales avec borborygme, plénitude de l'épigastre, anorexie, enduit de la langue blanc et épais, pouls lent et doux ou accompagné de crainte du froid, faiblesse, mal de tête, douleur des extrémités avec un enduit de la langue blanc et pouls superficiel.

Principes thérapeutiques
Éliminer le Froid et dissoudre l'Humidité

Prescription des points

Les points principaux sont Zhōngwǎn (CV12), Tiānshū (ST25), Shénquè (CV8), Zúsānlǐ (ST36) et Dàchángshū (BL25).

CV12	中脘	Zhōngwǎn	RM12	12VC	RM 12
ST25	天枢	Tiānshū	E25	25E	WE 25
CV8	神阙	Shénquè	RM8	8VC	RM 8
ST36	足三里	Zúsānlǐ	E36	36E	WE 36
BL25	大肠俞	Dàchángshū	V25	25V	PG 25

Explications

Zhōngwǎn (CV12) est le point Mu-antérieur du méridien de l'Estomac, les points Mu-antérieurs sont les points de rassemblement du Qi des Organes-Entrailles (Zang Fu). Utilisé en association avec Shénquè (CV8), il peut fortifier le Yang de la Rate, réguler l'Estomac et la Rate, apaiser la douleur abdominale et arrêter la diarrhée. Zúsānlǐ (ST36) est le point He-Rassemblement-Entrée du Méridien de l'Estomac Yang Ming du pied et peut réguler l'Estomac et la Rate. Dàchángshū (BL25) peut activer la circulation du Qi dans les intestins. La combinaison de tous ces points peut réguler la fonction de la Rate et de l'Estomac, activer la circulation du Qi dans les intestins pour désobstruer la stagnation de Froid et dissoudre l'Humidité pour arrêter la diarrhée.

Manipulation

Commencer par piquer Dàchángshū (BL25) perpendiculairement ou obliquement en direction de la colonne vertébrale, 1 cun de profondeur en appliquant la technique de rotation de l'aiguille et en utilisant la méthode de pousser-soulever l'aiguille. Lorsque la sensation d'aiguille est obtenue, continuer la manipulation en rotation pendant 2 minutes et retirer les aiguilles. Puis, utiliser la moxibustion sur Zhōngwǎn (CV12), Tiānshū (ST25) et Shénquè (CV8). La moxibustion au sel est appliquée sur Shénquè (CV8) en utilisant de nombreux cônes de moxa.

b) Chaleur-Humidité

Manifestations principales:

Douleur abdominale, diarrhée non urgente, selles de couleur jaune avec odeur nauséabonde, sensation de brûlure et de chaleur à l'anus, agitation, soif, urine de couleur foncée, langue avec un enduit de couleur jaune et épais, pouls glissant et rapide ou mou et rapide.

Principes thérapeutiques

Éliminer la Chaleur-Humidité.

Prescription des points

Les points principaux sont Zhōngwǎn (CV12), Tiānshū (ST25), Zúsānlǐ (ST36), Dàchángshū (BL25), Sānyīnjiāo (SP6), Yīnlíngquán (SP9), Qūchí (LI11) et Shàngjùxū (ST37).

CV12	中脘	Zhōngwǎn	RM12	12VC	RM 12
ST25	天枢	Tiānshū	E25	25E	WE 25
ST36	足三里	Zúsānlǐ	E36	36E	WE 36
BL25	大肠俞	Dàchángshū	V25	25V	PG 25
SP6	三阴交	Sānyīnjiāo	RP6	6RP	PI 6
SP9	阴陵泉	Yīnlíngquán	RP9	9RP	PI 9
LI11	曲池	Qūchí	GI11	11GI	DC 11
ST37	上巨虚	Shàngjùxū	E37	37E	WE 37

Explications

Les fonctions de Zhōngwǎn (CV12) Tiānshū (ST25), Zúsānlǐ (ST36) et Dàchángshū (BL25) sont les mêmes que celles citées ci-dessus. Sélectionner Sānyīnjiāo (SP6) et Yīnlíngquán (SP9) pour activer la circulation du Qi du Méridien de la Rate Tai Yin du pied, assurer le mouvement du Qi de la Rate, drainer l'Humidité et promouvoir les urines. Shàngjùxū (ST37) est le point He-Rassemblement-Entrée inférieur du Méridien du Gros Intestin Yang Ming de la main : il peut rafraîchir la Chaleur et promouvoir la diurèse, il peut purifier la Chaleur et favoriser la diurèse pour apaiser la diarrhée. Ajouter Qūchí (LI11) pour éliminer l'Humidité et purifier la Chaleur pathogène. La combinaison de tous les points cités ci-dessus peut arrêter la diarrhée causée par la Chaleur-Humidité.

Manipulation

Commencer par piquer Dàchángshū (BL25) perpendiculairement ou obliquement en direction de la colonne vertébrale à 1 cun de profondeur en utilisant la technique de rotation, pousser-soulever puis piquer Zhōngwǎn (CV12), Tiānshū (ST25), Zúsānlǐ (ST36) Sānyīnjiāo (Sp6), Yīnlíngquán (SP9) et Qūchí (LI11) en appliquant la technique de rotation de l'aiguille en dispersion et en utilisant la méthode de pousser-soulever l'aiguille. Laisser les aiguilles pendant 10-20 minutes. Piquer Qūchí (LI11) avec une aiguille triangulaire en utilisant la technique de saignée pour traiter la diarrhée causée par l'excès de Chaleur-Humidité. Piquer Shàngjùxū (ST37) 1, 5 cun de profondeur en utilisant la technique de rotation, pousser-soulever en dispersion.

2) Malnutrition

Manifestations principales

Douleur abdominale avec borborygme, nourriture non digérée dans les selles, douleur allégée après diarrhée, plénitude et distension de l'épigastre, hoquet avec odeur nauséabonde, perte d'appétit, langue avec enduit épais ou gras, pouls glissant.

Principes thérapeutiques

Activer la digestion et éliminer la stase de nourriture.

Prescription des points

Les points principaux sont : Zhōngwǎn (CV12), Shàngwǎn (CV13), Tiānshū (ST25), Zúsānlǐ

(ST36), Píshū (BL20), Wèishū (BL21), Nèiguān (PC6), Gōngsūn (SP4) et Xiàjùxū (ST39).

CV12	中脘	Zhōngwǎn	RM12	12VC	RM 12
CV13	上脘	Shàngwǎn	RM13	13VC	RM 13
ST25	天枢	Tiānshū	E25	25E	WE 25
ST36	足三里	Zúsānlǐ	E36	36E	WE 36
BL20	脾俞	Píshū	V20	20V	PG 20
BL21	胃俞	Wèishū	V21	21V	PG 21
PC6	内关	Nèiguān	MC6	6ECS	XB 6
SP4	公孙	Gōngsūn	RP4	4RP	PI 4
ST39	下巨虚	Xiàjùxū	E39	39E	WE 39

Explications

Zhōngwǎn (CV12) et Shàngjùxū (CV13) peuvent réguler les fonctions de la Rate et de l'Estomac, éliminer la nourriture non digérée et apaiser les flatulences ; accompagnés de Píshū (BL20) et de Wèishū (BL21), ils peuvent fortifier la Rate et réguler les fonctions de la Rate et de l'Estomac. Tiānshū (ST25) peu réguler le Qi dans le système digestif. Nèiguān (PC6) et Gōngsūn (SP4) peut réguler la fonction de l'Estomac et de la Rate, rediriger le reflux du Qi vers le bas pour éliminer la stase de nourriture et apaiser les flatulences. Xiàjùxū (ST39) est le point He-Rassemblement-Entrée inférieur du Méridien de l'Intestin Grêle Tai Yang de la main : il peut traiter les maladies de l'intestin grêle et faciliter la digestion et éliminer la stagnation de nourriture.

Manipulation

Commencer par piquer Píshū (BL20) Wèishū (BL21) en direction de la colonne 1-1, 5 cun de profondeur en appliquant la technique de rotation, pousser-soulever pendant 2 minutes après l'arrivée du Qi, retirer les aiguilles. Puis, piquer Zhōngwǎn (CV12), Shàngwǎn (CV13) et Tiānshū (ST25) en dispersion, spécialement lorsque les signes de borborygme sont présents. Piquer Xiàjùxū (ST39) à 1, 5 cun de profondeur en utilisant la technique de rotation en dispersion. Piquer ensuite Zúsānlǐ (ST36) Nèiguān (PC6) et Gōngsūn (SP4) en dispersion. Après l'obtention du Qi, laisser les aiguilles pendant 10-20 minutes.

(2) Entérite chronique

1) Vide de la Rate et de l'Estomac

Manifestations principales

Selles molles chroniques, anorexie, plénitude et distension de l'estomac postprandiale, teint terne, lassitude, langue pâle avec enduit blanc et pouls tendu et faible ou profond et lent.

Principes thérapeutiques

Fortifier la Rate, tonifier le Qi, dissoudre l'Humidité pour arrêter la diarrhée.

Prescription des points

Les points principaux sont Zhōngwǎn (CV12), Tiānshū (ST25), Píshū (BL20), Wèishū (BL21), Dàchángshū (BL25), Zúsānlǐ (ST36) et Sānyīnjiāo (SP6).

CV12	中脘	Zhōngwǎn	RM12	12VC	RM 12
ST25	天枢	Tiānshū	E25	25E	WE 25
BL20	脾俞	Píshū	V20	20V	PG 20
BL21	胃俞	Wèishū	V21	21V	PG 21
BL25	大肠俞	Dàchángshū	V25	25V	PG 25
ST36	足三里	Zúsānlǐ	E36	36E	WE 36
SP6	三阴交	Sānyīnjiāo	RP6	6RP	PI 6

Explications

Les points Shu-postérieurs sont localisés sur le dos et appartiennent au Yang. Les points Mu-antérieurs sont localisés sur l'abdomen et appartiennent au Yin. Les points Shu et les points Mu sont combinés pour réguler et renforcer le Qi des viscères. Sélectionner Zhōngwǎn (CV12) point Mu-antérieur du méridien de l'Estomac et Tiānshū (ST25) point Mu-antérieur du méridien du Gros Intestin accompagnés par Wèishū (BL21) et Dàchángshū (BL25) pour réguler le mouvement du Qi dans l'Estomac et les Intestins. Accompagné de Píshū (BL20), Zúsānlǐ (ST36) et Sānyīnjiāo (SP6), ils peuvent fortifier la Rate, tonifier le Qi et éliminer l'Humidité pour arrêter la diarrhée. Lorsque le Qi du Réchauffeur Moyen est fort, le transport-transformation de l'Humidité se fait correctement et la diarrhée cesse.

Manipulation

Commencer par piquer Píshū (BL20), Wèishū (BL21) et Dàchángshū (BL25) en utilisant la technique citée précédemment puis appliquer des moxas sur Zhōngwǎn (CV12) et Tiānshū (ST25). Le nombre de cônes dépend de la sévérité de l'atteinte du patient. Finalement, piquer Zúsānlǐ (ST36) et Sānyīnjiāo (SP6) en tonification et garder les aiguilles pendant 20 minutes.

2) Vide de Yang du Rein

Manifestations principales

Douleur dans la région abdominale avant l'aube, borborygmes immédiatement suivis de diarrhée, symptômes allégés après diarrhée, membres froids, faiblesse de la région lombaire et des jambes, langue pâle avec enduit blanc et pouls profond et faible.

Principes thérapeutiques

Réchauffer et fortifier la Rate et l'Estomac et apaiser la diarrhée

Prescription des points

Les points principaux sont Zhōngwǎn (CV12), Píshū (BL20), Zhāngmén (LR13), Tiānshū (ST25), Guānyuán (CV4), Shènshū (BL23) et Zúsānlǐ (ST36).

CV12	中脘	Zhōngwǎn	RM12	12VC	RM 12
BL20	脾俞	Píshū	V20	20V	PG 20
LR13	章门	Zhāngmén	F13	13F	GA 13
ST25	天枢	Tiānshū	E25	25E	WE 25
CV4	关元	Guānyuán	RM4	4VC	RM 4
BL23	肾俞	Shènshū	V23	23V	PG 23
ST36	足三里	Zúsānlǐ	E36	36E	WE 36

Explications

Zhōngwǎn (CV12) est le point Mu-antérieur du méridien de l'Estomac, Zhāngmén (LR13) est le point Mu-antérieur du méridien de la Rate et Guānyuán (CV4) est le point Mu-antérieur de l'Intestin Grêle ; accompagnés de Píshū (BL20) et Shènshū (BL23) qui sont les points Shu-postérieurs de la Rate et du Rein, ils peuvent réchauffer le Rein et fortifier le Yang Qi, fortifier la Rate et réchauffer le Foyer Moyen. Sélectionner Tiānshū (st25) et Zúsānlǐ (ST36) pour réguler le mouvement du Qi dans l'Estomac et les Intestins. Tous ces points peuvent tonifier le Yang du Rein et le Yang de la Rate pour réchauffer et renforcer la fonction de la Rate et du Rein et apaiser la diarrhée.

Manipulation

Commencer par piquer Píshū (BL20) et Shènshū (BL23) obliquement en direction de la colonne (ou à la place, piquer Jiájǐ (EX-B2) perpendiculairement à 1 cun de profondeur à la même hauteur de ces deux points). Manipuler les aiguilles pendant 2 minutes et enlever les aiguilles lors de l'arrivée du Qi. Puis, piquer Zúsānlǐ (ST36) et appliquer les moxas sur Zhōngwǎn (CV12), Zhāngmén (LR13), Tiānshū (ST25) et Guānyuán (CV4) en utilisant beaucoup de cônes de moxa. Laisser l'aiguille sur Zúsānlǐ (ST36) pendant 10-20 minutes.

3) Désharmonie entre le Foie et la Rate

Manifestations principales

Diarrhée accompagnée par douleur abdominale. La douleur n'est pas allégée par la diarrhée, frustration ou contrariété émotionnelle suivie de douleurs abdominales et diarrhée, souvent accompagnées par des sensations de plénitude dans l'Estomac et la région des hypochondres, mauvaise haleine, anorexie et langue avec enduit mince et pouls tendu.

Principes thérapeutiques

Protéger la Rate en réduisant l'hyperactivité du Foie, nourrir la Rate et apaiser la diarrhée.

Prescription des points

Les points principaux sont Dǎnshū (BL19), Gānshū (BL18), Zhōngwǎn (CV12), Tiānshū (ST25), Qīmén (LR14), Zúsānlǐ (ST36), Yīnlíngquán (SP9) et Tàichōng (LR3).

BL19	胆俞	Dǎnshū	V19	19V	PG 19

BL18	肝俞	Gānshū	V18	18V	PG 18
CV12	中脘	Zhōngwǎn	RM12	12VC	RM 12
ST25	天枢	Tiānshū	E25	25E	WE 25
LR14	期门	Qīmén	F14	14F	GA 14
ST36	足三里	Zúsānlǐ	E36	36E	WE 36
SP9	阴陵泉	Yīnlíngquán	RP9	9RP	PI 9
LR3	太冲	Tàichōng	F3	3F	GA 3

Explications

Gānshū (BL18) et Qīmén (LR14) sont respectivement le point Shu-postérieur et le point Mu-antérieur du Foie. Tàichōng (LR3) est le point Yuan-Source du Méridien du Foie Jue Yin du pied. Ces points peuvent apaiser le Qi du Foie et apaiser la douleur et les spasmes. Píshū (BL20), Zhōngwǎn (CV12) et Tiānshū (ST25) peuvent renforcer la Rate pour apaiser la diarrhée. Yīnlíngquán (SP9) et Zúsānlǐ (ST36) peuvent réguler le Qi et réguler les fonctions de l'Estomac et de la Rate. Cette association de points peut réguler la circulation du Qi, apaiser le Foie et promouvoir la fonction de la Rate pour apaiser les diarrhées et les douleurs abdominales.

Manipulation

Commencer par piquer Píshū (BL20) et Gānshū (BL18) obliquement en direction de la colonne, ou à la place, piquer Jiájǐ (EX-B2) perpendiculairement à 1 cun de profondeur à la même hauteur de ces deux points en utilisant la technique de rotation, pousser-soulever en dispersion pendant 2 minutes. Enlever les aiguilles lorsque la sensation de Qi est obtenue. Puis, piquer Zhōngwǎn (CV12), Tiānshū (ST25), Qīmén (LR14), Zúsānlǐ (ST36), Yīnlíngquán (SP9) et Tàichōng (LR3) en appliquant la technique de rotation, pousser-soulever. Laisser les aiguilles pendant 20 minutes après obtention de la sensation de Qi.

Acupuncture auriculaire

Prescription des points

Gros Intestin (CO_7), Intestin Grêle (CO_6), Sympathique (AH_{6i}), Poumons (CO_{16}), Shénmén (TF_4) et Rectum (HX_2).

Manipulation

Après avoir piqué, utiliser des aiguilles à demeure intradermiques, réaliser le traitement une fois par jour

7. Occlusion intestinale

L'obstruction intestinale est l'incapacité pour la nourriture de passer de façon harmonieuse à travers le tractus intestinal, cette situation est généralement divisée en obstruction intestinale mécanique et obstruction intestinale organique. Lorsque la cause provient d'une malformation congénitale des intestins ou s'il y a une inflammation à l'intérieur ou à l'extérieur des intestins avec un cancer intestinal, une cicatrice, une adhésion intestinale, volvulus intestinal, invagination intestinale ou avec des vers intestinaux, on parle d'obstruction intestinale organique. Lorsque l'obstruction intestinale résulte d'une paralysie des intestins ou d'un spasme intestinal, elle appartient à l'obstruction intestinale mécanique. En Médecine Traditionnelle Chinoise, cette maladie appartient à la catégorie de «Yīnshíbúxià» ce qui signifie «blocage d'aliments», «Fùtòng» signifiant «douleur abdominale» et «Tǔfènzhèng» qui signifie «vomissements». La manifestation clinique inclut des douleurs abdominales, de la distension abdominale, des vomissements et de la constipation.

Étiologie et pathogenèse

(1) Stagnation de Froid pathogénique

Obstruction du Qi des intestins causée par l'attaque du Froid pathogène ou par l'ingestion de nourriture froide, la stagnation de Froid pathogène dans les intestins.

(2) Indigestion prolongée de nourriture

Indigestion prolongée, alimentation inadéquate, surconsommation de nourriture huileuse, grasse et sucrée, accumulation de nourriture non digérée et stagnation du Qi des Fu-Entrailles.

(3) Chaleur accumlée dans les intestins

Stagnation de Chaleur pathogène dans les intestins causée par la Chaleur-extérieur pathogène attaquant les intestins et se transformant en Chaleur pathogène interne, consumant les liquides organiques: les selles sèches bloquent les intestins.

(4) Ascaridiose intestinale

Douleur de l'épigastre due à l'ascaridiase avec des parasites dans l'intestin causant une obstruction de l'intestin et une stagnation de Qi des Fu-Entrailles.

Diagnostic différentiel et traitements associés

(1) Stagnation de Froid pathogène

Manifestée par une douleur aiguë et vive, aggravée par la palpation et améliorée par la chaleur, diminution ou absence de borborygme, constipation, langue pâle avec un enduit blanc et un pouls profond et tendu.

(2) Indigestion prolongée de nourriture

Elle se manifeste par une distension de l'épigastre, refus de palpation, nausée, vomissement, constipation; dans des cas sévères, il y a vomissement, langue rouge avec un enduit jaune et épais et un pouls glissant ou profond et plein.

(3) Chaleur pathogène accumulée dans le Gros Intestin

Elle se manifeste par une distension abdominale et douleur avec refus de palpation, corps fiévreux avec préférence pour le froid, constipation, langue rouge avec enduit jaune et sec, pouls rapide et fort.

(4) Douleur de l'épigastre causée par l'ascaridiose

Manifestations principales

Douleur abdominale, nausée, vomissement, constipation, masse intestinale ou urticaire du corps entier, langue sombre et terne, enduit épais, pouls tendu et serré.

Principes thérapeutiques

Apaiser la douleur par l'évacuation des selles et promouvoir le Qi des Entrailles Fu.

Prescription des points

Les points principaux sont Dàchángshū (BL25), Xiǎochángshū (BL27), Tiānshū (ST25), Guānyuán (CV4), Zúsānlǐ (ST36), Shàngjùxū (ST37) et Xiàjùxū (ST39).

BL25	大肠俞	Dàchángshū	V25	25V	PG 25
BL27	小肠俞	Xiǎochángshū	V27	27V	PG 27
ST25	天枢	Tiānshū	E25	25E	WE 25
CV4	关元	Guānyuán	RM4	4VC	RM 4
ST36	足三里	Zúsānlǐ	E36	36E	WE 36
ST37	上巨虚	Shàngjùxū	E37	37E	WE 37
ST39	下巨虚	Xiàjùxū	E39	39E	WE 39

Prescription supplémentaire

Ajouter Nèiguān (PC6) pour la stagnation de Froid pathogène ; Zhōngwǎn (CV12) pour l'indigestion prolongée de nourriture ; Qūchí (LI11) pour l'accumulation de Chaleur dans l'intestin ; Sìfèng (EX-UE10) et Bǎichóngwō (EX-LE3) pour la douleur de l'épigastre causée par les ascaris.

Explications

Cette prescription est une combinaison spéciale. La maladie est localisée dans le Gros Intestin et l'Intestin Grêle, par conséquent nous choisissons Dàchángshū (BL25), Xiǎochángshū (BL27), Tiānshū (ST25) et Guānyuán (CV4) pour favoriser la circulation du Qi des Entrailles Fu. Zúsānlǐ (ST36) peut renforcer la fonction de la Rate et de l'Estomac pour stimuler la circulation du Qi et du Sang et apaiser la douleur. Shàngjùxū (ST37) et Xiàjùxū (ST39) sont les points He-Rassemblement-Entrée inférieurs du Gros intestin Yang Ming et de l'Intestin Grêle Tai Yang. Les points He-Rassemblement-Entrée peuvent traiter les maladies des Entrailles Fu. Nèiguān (PC6) peut rediriger le reflux de Qi vers le bas pour arrêter les vomissements. Zhōngwǎn (CV12) est le point Mu-antérieur des Entrailles Fu et peut éliminer la nourriture non digérée et réguler le Qi des Entrailles Fu. Qūchí (LI11) peut rafraîchir la Chaleur. Sìfèng (EX-UE10) et Bǎichóngwō (EX-LE3) sont des points clés pour expulser les parasites intestinaux.

Manipulation

Dàchángshū (BL25)	Piquer perpendiculairement 2 cun en utilisant la technique de rotation et pousser-soulever en dispersion jusqu'à obtenir la sensation d'aiguille dans les vertèbres du sacrum.
Xiǎochángshū (BL27)	Technique identique à celle pour Dàchángshū (BL25).
Tiānshū (ST25)	Piquer perpendiculairement 2 cun en utilisant la technique de rotation en dispersion puis retirer les aiguilles au moment où la sensation d'aiguille arrive dans le bas de l'abdomen.
Guānyuán (CV4)	Technique identique à celle pour Tiānshū (ST25).
Qūchí (LI11)	Piquer perpendiculairement à 2 cun de profondeur en utilisant la technique de rotation et pousser-soulever en dispersion.
Shàngjùxū (ST37)	Technique identique à celle pour Qūchí (LI11).
Xiàjùxū (ST39)	Technique identique à celle pour Qūchí (LI11).
Nèiguān (PC6)	Piquer perpendiculairement à 1-1,5 cun de profondeur en utilisant la technique de rotation et pousser-soulever en dispersion.
Sìfèng (EX-UE10)	Piquer avec l'aiguille triangulaire en utilisant la technique de saignée pour extraire un peu de sang ou de liquide clair.

Excepté les points sur l'abdomen et Sìfèng (EX-UE10), les autres points sont gardés pendant 30 minutes en appliquant des manipulations durant 5 minutes toutes les 10 minutes. Utiliser les moxas après le traitement par acupuncture pour la stagnation de Froid pathogène.

Acupuncture auriculaire

Prescription des points
Gros Intestin (CO$_7$), Intestin Grêle (CO$_6$), Abdomen (AH$_8$), Triple Réchauffeur (CO$_{17}$), Centre de l'oreille (HX$_1$) et Sous-cortex (AT$_4$).

Manipulation
Appliquer des stimulations fortes et garder les aiguilles pendant 30 à 60 minutes en utilisant la technique de rotation des aiguilles toutes les 5 à 10 minutes jusqu'à l'apaisement des symptômes.

8. Ptose de la muqueuse gastrique

La ptose de la muqueuse gastrique est causée par la descente de la muqueuse de l'antre gastrique dans le canal du pylore : elle se manifeste par des douleurs abdominales, gastrorragie, obstruction du pylore, etc. En Médecine Traditionnelle Chinoise, cette maladie appartient à la catégorie de «Wèiwăntòng» ce qui signifie «douleur de l'épigastre»

Étiologie et pathogenèse

(1) La ptose de la muqueuse gastrique est causée principalement par une blessure de la Rate et de l'Estomac entraînant l'échec de la fonction de descente du Qi de l'Estomac en raison d'une alimentation non équilibrée, d'une ingestion excessive de nourriture froide, de la faim excessive ou d'une alimentation surabondante.

(2) Le chagrin et l'anxiété peuvent blesser la Rate et la stagnation de Qi affecte la circulation du Qi du Foie qui à son tour, touche la Rate et l'Estomac. La stagnation de Qi peut provoquer des douleurs, se transformer en Chaleur, blesser les vaisseaux et peut même causer une hémorragie. Les symptômes cliniques sont nausée, vomissement, hématémèse, etc.

Diagnostic différentiel et traitements associés

(1) Stagnation de Froid pathogène

Manifestations principales
Douleurs épigastriques récurrentes, nausée, vomissements, douleur et distension de l'abdomen aggravée après les repas, mauvaise haleine, régurgitations acides, langue pâle avec un enduit blanc, pouls profond et irrégulier.

Principes thérapeutiques
Réchauffer l'Estomac pour éliminer le Froid pathogène

Prescription des points
Les points principaux sont Zhōngwăn (CV12), Liángmén (ST21), Zúsănlĭ (ST36) et Nèiguān (PC6).

CV12	中脘	Zhōngwăn	RM12	12VC	RM 12
ST21	梁门	Liángmén	E21	21E	WE 21
ST36	足三里	Zúsănlĭ	E36	36E	WE 36
PC6	内关	Nèiguān	MC6	6ECS	XB 6

Explications
Zhōngwăn (CV12) peut réguler la fonction de l'Estomac et de la Rate et fortifier le Réchauffeur Moyen pour éliminer le Froid. Zhōngwăn (CV12) et Liángmén (ST21) sont combinés pour stimuler l'appétit, réchauffer l'Estomac et rediriger le reflux du Qi vers le bas. Nèiguān (PC6) et Zúsănlĭ (ST36) peuvent fortifier la fonction de l'Estomac et de la Rate. Appliquer la moxibustion afin de réchauffer les méridiens et éliminer le Froid pathogène.

Manipulation

Zhōngwǎn (CV12)	Piquer perpendiculairement à 2 cun de profondeur en utilisant la technique de rotation en dispersion et appliquer la moxibustion après l'acupuncture pour soutenir le Qi vital et éliminer le Froid pathogène et réchauffer le Rechauffeur Moyen.
Liángmén (ST21)	Technique identique à celle pour Zhōngwǎn (CV12).
Zúsānlǐ (ST36)	Piquer perpendiculairement 1, 5-2 cun en utilisant la technique de rotation en tonification.
Nèiguān (PC6)	Piquer perpendiculairement 1, 5 cun en utilisant la technique de rotation en tonification.

(2) Stase de Sang

Manifestations principales

Borborygme avec douleur de l'estomac, distension abdominale avec refus de palpation, plus sévère sur le côté droit de l'abdomen, soif, bouche sèche, nausée, vomissement et hématémèse.

Principes thérapeutiques

Dissoudre la stase de Sang et réguler l'Estomac et la Rate.

Prescription des points

Les points principaux sont : Shàngwǎn (CV13), Zhōngwǎn (CV12), Dàlíng (PC7), Zúsānlǐ (ST36), Píshū (BL20), Wèishū (BL21) et Géshū (BL17).

CV13	上脘	Shàngwǎn	RM13	13VC	RM 13
CV12	中脘	Zhōngwǎn	RM12	12VC	RM 12
PC7	大陵	Dàlíng	MC7	7ECS	XB 7
ST36	足三里	Zúsānlǐ	E36	36E	WE 36
BL20	脾俞	Píshū	V20	20V	PG 20
BL21	胃俞	Wèishū	V21	21V	PG 21
BL17	膈俞	Géshū	V17	17V	PG 17

Explications

Shàngwǎn (CV13) est localisé au-dessus du pylore, l'orifice inférieur de l'estomac et peut favoriser la circulation du Qi de l'Estomac. Zhōngwǎn (CV12) est le point de Réunion des Fu-Entrailles : il peut réguler la fonction et la circulation du Qi de l'Estomac et de la Rate et rediriger le reflux du Qi vers le bas pour rétablir la fonction normale du Réchauffeur Moyen. Dàlíng (PC7) peut réguler la fonction de l'Estomac et de la Rate et apaiser l'oppression thoracique. Zúsānlǐ (ST36) peut promouvoir la circulation du Qi de l'Estomac. La combinaison de Píshū (BL 20), Wèishū (BL21) et Géshū (BL17) peut réguler la fonction de la Rate et de l'Estomac et apaiser la circulation du Qi et de la Rate pour éliminer la stase.

Manipulation

Shàngwǎn (CV13)	Piquer perpendiculairement 1, 5-2 cun en utilisant la technique de rotation en dispersion.
Zhōngwǎn (CV12)	Technique identique à celle pour Shàngwǎn (CV13).
Dàlíng (PC7)	Piquer perpendiculairement à 0, 5 cun de profondeur en utilisant la technique de rotation en dispersion.
Zúsānlǐ (ST36)	Piquer perpendiculairement 1, 5 cun en utilisant la technique de rotation en dispersion.
Géshū (BL17)	Piquer en direction de la colonne à 1 cun de profondeur jusqu'à obtenir une sensation d'aiguille irradiant au thorax en utilisant la technique de rotation en dispersion.
Píshū (BL20)	Technique identique à celle pour Géshū (BL17).
Wèishū (BL21)	Technique identique à celle pour Géshū (BL17).

Acupuncture auriculaire

Prescription des points

Estomac (CO_4), Foie (CO_{12}), Sous-cortex (AT_4) et Shénmén (TF_4).

Manipulation

Appliquer une stimulation modérée et garder les aiguilles pendant 30 minutes en appliquant une rotation toutes les 10 minutes. Réaliser le traitement une fois par jour ou utiliser des aiguilles intradermiques à demeure, 2 à 3 aiguilles en même temps et les changer tous les 3 jours.

9. Appendicite

L'appendicite est causée par une obstruction et une infection bactérienne de l'appendice, qui provoque une douleur aiguë de l'abdomen inférieur droit. En Médecine Traditionnelle Chinoise, cette maladie est appelée «Chángyōng» ce qui signifie «furoncle intestinal». Les experts en Médecine Traditionnelle Chinoise des dynasties qui se sont succédées ont expliqué les «furoncles intestinaux» comme le résultat d'une stagnation de Qi et de Sang, de l'échec de l'Estomac et de l'Intestin dans la fonction de transport de la nourriture, causée par un excès d'alimentation grasse ou d'alcool, ceci engendre des substances toxiques dans les intestins. D'autres facteurs tels que des lochies postpartum, une attaque de Froid après avoir mangé ou un blocage d'Humidité-Chaleur dans les intestins, peuvent gêner le transport dans le tube digestif et une stagnation de Qi et de Sang se présente. La combinaison du Feu-toxines et de la Chaleur-Humidité provoque une situation aiguë sévère, par contre le Froid pathogène et la stase de Sang se manifesteront d'une manière modérée.

Diagnostic différentiel et traitements associés

(1) Stase de Chaleur-Humidité

Manifestations principales

Fièvre latente, douleur persistante dans le quadrant inférieur droit de l'abdomen, tensions musculaires et pressions de l'abdomen, constipation, nausée sans vomissement, position fœtale allégeant les symptômes, urines de couleur jaune foncée, langue rouge avec un enduit blanc épais, pouls en corde et rapide.

Principes thérapeutiques

Purger la Chaleur, activer le Qi pour éliminer la stase de Sang.

Prescription des points

Les points principaux sont Shàngjùxū (ST37), Qūchí (Ll11), Nèitíng (ST44), Zúsānlǐ (ST36) et les points Ashi sur l'abdomen.

ST37	上巨虚	Shàngjùxū	E37	37E	WE 37
LI11	曲池	Qūchí	GI11	11GI	DC 11
ST44	内庭	Nèitíng	E44	44E	WE 44
ST36	足三里	Zúsānlǐ	E36	36E	WE 36

Explications

Shàngjùxū (ST37) est le point He-Rassemblement-Entrée inférieur du Méridien du Gros Intestin Yang Ming de la main et Qūchí (LI11) est le point He-Rassemblement-Entrée du Méridien du Gros Intestin Yang Ming de la main. Ils peuvent traiter les maladies des Fu-Entrailles. Appliquer la technique de dispersion sur ces points peut rafraîchir la Chaleur et apaiser la douleur intestinale, activer la circulation sanguine pour éliminer la stase de Sang. Les points Ashi sur l'abdomen sont sélectionnés en fonction de la localisation de la douleur. Nèitíng (ST44) peut rafraîchir la Chaleur et drainer l'Humidité pathogène de l'Estomac.

Manipulation

Shàngjùxū (ST37)	Piquer perpendiculairement à 1, 5-2 cun de profondeur en utilisant la technique de rotation, pousser-soulever en dispersion toutes les 20 minutes. Laisser les aiguilles sur place pendant une heure.
Qūchí (LI11)	Technique identique à celle pour Shàngjùxū (ST37).
Nèitíng (ST44)	Piquer perpendiculairement 0, 5-1, 5 cun.

Piquer les points Ashi dans l'abdomen perpendiculairement à 1, 5 cun de profondeur en utilisant la technique pousser-soulever en dispersion.

(2) Stagnation de Qi et de Sang

Manifestations principales

Douleur intermittente ou continue dans le quadrant inférieur droit de l'abdomen, douleur oppressante et aggravation de la sensibilité dans le quadrant inférieur droit de l'abdomen durant les attaques, appétit normal, langue de couleur violette ou rouge terne, pouls rugueux et tendu.

Principes thérapeutiques

Activer la circulation du Qi pour soulager la douleur et dissiper la stase de Sang

Prescription des points

Les points principaux sont Zúsānlǐ (ST36), Xuèhǎi (SP10), Tiānshū (ST25), Shuǐdào (ST28) et Guīlái (ST29).

ST36	足三里	Zúsānlǐ	E36	36E	WE 36
SP10	血海	Xuèhǎi	RP10	10RP	PI 10
ST25	天枢	Tiānshū	E25	25E	WE 25
ST28	水道	Shuǐdào	E28	28E	WE 28
ST29	归来	Guīlái	E29	29E	WE 29

Explications

Zúsānlǐ (ST36) et Xuèhǎi (SP10) peuvent activer la circulation du Qi et du Sang. Tiānshū (ST25) peut activer la circulation du Sang, éliminer la stase, apaiser les distensions et réguler le Qi des Fu-Entrailles. Shuǐdào (ST28) et Guīlái (ST29) peuvent réguler la circulation du Qi des Entrailles et éliminer la distension et apaiser la douleur.

Manipulation

Zúsānlǐ (ST36)	Piquer 1, 5 cun en utilisant la technique de rotation, pousser-soulever en dispersion pendant 5 minutes et laisser les aiguilles pendant 20 minutes. Durant le temps où les aiguilles sont implantées, répéter les manipulations une fois de plus.
Xuèhǎi (SP10)	Technique identique à celle pour Zúsānlǐ (ST36).
Tiānshū (ST25)	Technique identique à celle pour Zúsānlǐ (ST36). Appliquer de la moxibustion avec le bâton de moxa pendant 20 minutes après le traitement par acupuncture.
Shuǐdào (ST28)	Piquer perpendiculairement à 1, 5 cun de profondeur en utilisant la technique de rotation en dispersion.
Guīlái (ST29)	Piquer perpendiculairement à 1, 5 cun de profondeur en utilisant la technique de rotation en dispersion.

Acupuncture auriculaire

Prescription des points
Doigt (SF_1), Sous-cortex (AT_4) et Shénmén (TF_4).

Manipulation
Appliquer des stimulations fortes et garder les aiguilles pendant 30 minutes. Stimuler les aiguilles en utilisant la technique de rotation une fois toutes les 10 minutes, réaliser le traitement une fois par jour.

10. Ulcère gastro-intestinal

L'ulcère est une des maladies gastro-intestinales les plus communes en clinique. Les ulcères gastrique et duodénal sont caractérisés par une douleur récurrente dans la partie supérieure de l'abdomen, affectant majoritairement les adultes ainsi que les personnes âgées. Cette maladie concerne plus fréquemment les hommes que les femmes. En Médecine Traditionnelle Chinoise, elle appartient à la catégorie de «Wèiwǎntòng» qui signifie «douleur gastrique» et «Xīnfùtòng» signifiant «douleur thoraco-abdominale».

Étiologie et pathogenèse

Frustration émotionnelle
Les ulcères peuvent être causés par la mélancolie, l'anxiété ou la colère: la stagnation de Qi affectant la circulation normale du Qi du Foie causant une hyperactivité du Qi du Foie agressant l'Estomac et la Rate et provoquant l'incapacité pour le Qi de l'Estomac de descendre. Si la dépression du Qi du Foie se transforme en Feu ou si la Chaleur pathogène affecte le Yin de l'Estomac, les symptômes seront irritation mentale, goût amer, gorge sèche, inconfort de la zone gastrique avec régurgitations acides, douleur de l'épigastre, etc. Si la stagnation du Qi et du Sang affecte les collatéraux des méridiens principaux, les symptômes se manifesteront avec vomissements sanguinolents ou avec des selles contenant du sang.

Alimentation déséquilibrée
Les ulcères peuvent être causés par le Froid, la consommation de nourriture crue ainsi que par une alimentation irrégulière affectant la fonction de la Rate et de l'Estomac. S'il y a une constitution faible de type Froid-Vide, l'alimentation déséquilibrée ou l'épuisement peuvent également causer des ulcères

Diagnostic différentiel et traitements associés

(1) Stagnation de Qi

Manifestations principales
Distension douloureuse dans l'estomac ou douleur de la région des hypochondres, irritabilité mentale, régurgitation acide, soupir profond, langue avec enduit mince et blanc, pouls fin et tendu

Principes thérapeutiques
Apaiser la dépression du Qi du Foie, apaiser le Qi du Foie et réguler l'Estomac et la Rate.

Prescription des points
Les points principaux sont Zhōngwǎn (CV12), Zúsānlǐ (ST36), Tàichōng (LR3) et Zhāngmén (CV13).

CV12	中脘	Zhōngwǎn	RM12	12VC	RM 12
ST36	足三里	Zúsānlǐ	E36	36E	WE 36
LR3	太冲	Tàichōng	F3	3F	GA 3
LR13	章门	Zhāngmén	F13	13F	GA 13

Explications
Zhōngwǎn (CV12) couplé avec Zúsānlǐ (ST36) peut tonifier la Rate pour réguler le Qi du Foie. Tàichōng (LR3) est le point Yuan-Source du Méridien du Foie Jue Yin du pied et peut détendre le Qi du Foie et harmoniser le Qi du Foie. Zhāngmén (LR13) est le point Mu-antérieur de la Rate et le point de confluence des Organes Zang. Lorsqu'il est accompagné de Tàichōng (LR3) ils peuvent détendre le Qi du Foie et réguler la circulation du Qi et en raison de sa localisation dans la zone des hypochondres, il se connecte avec le méridien de la Rate et traite la douleur des hypochondres.

Manipulation

Zhōngwǎn (CV12)	Piquer perpendiculairement 2-2, 5 cun en utilisant la technique de dispersion en association avec la respiration du patient.
Zúsānlǐ (ST36)	Piquer perpendiculairement à 1, 5-2 cun de profondeur le long du bord des côtes en utilisant la technique de rotation en dispersion.
Tàichōng (LR3)	Piquer perpendiculairement à 1 cun de profondeur le long du bord des côtes en utilisant la technique de rotation en dispersion.
Zhāngmén (LR13)	Piquer obliquement 1-1, 5 cun le long du bord des côtes en utilisant la technique de rotation en dispersion.

(2) Stase de Sang

Manifestations principales

Douleur comme des aiguilles localisée dans la cavité gastrique s'aggravant à la pression et après avoir mangé, vomissement contenant du sang, langue violette sombre ou langue avec des pétéchies, pouls tendu et rugueux.

Principes thérapeutiques

Dissiper la stase de Sang et réguler l'Estomac et la Rate

Prescription des points

Les points principaux sont Nèiguān (PC6), Zhōngwǎn (CV12), Zúsānlǐ (ST36), Géshū (BL17), Gōngsūn (SP4) et Tàichōng (LR3).

PC6	内关	Nèiguān	MC6	6ECS	XB 6
CV12	中脘	Zhōngwǎn	RM12	12VC	RM 12
ST36	足三里	Zúsānlǐ	E36	36E	WE 36
BL17	膈俞	Géshū	V17	17V	PG 17
SP4	公孙	Gōngsūn	RP4	4RP	PI 4
LR3	太冲	Tàichōng	F3	3F	GA 3

Explications

Nèiguān (PC6) est un point du Méridien du Maître du Cœur Jue Yin de la main qui traverse le Méridien Yin Wei et peut être utilisé pour traiter les maladies de l'Estomac et du thorax ainsi que pour apaiser les oppressions thoraciques et éliminer la mélancolie. Zhōngwǎn (CV12) et Zúsānlǐ (ST36) peuvent réguler la circulation du Qi de l'Estomac. La combinaison de ces trois points peut traiter toutes les maladies gastriques. Géshū (BL17) est le point de Réunion du Sang et Gōngsūn (SP4) est le point Luo-Communication du Méridien de la Rate Tai Yin du pied qui se connecte avec la Méridien Pénétrant du Chong Mai. Ces points peuvent favoriser la circulation du Sang et éliminer la stase de Sang. Tàichōng (LR3) non seulement peut détendre le Qi du Foie, mais également favoriser la circulation du Sang pour éliminer la stase de Sang.

Manipulation

Appliquer la technique de rotation, pousser-soulever en dispersion sur tous les points cités.

(3) Froid-Vide

Manifestations principales

Douleur sourde constante dans la cavité gastrique, peu d'appétit, selles molles, distension abdominale, langue pâle avec enduit mince, pouls profond et lent.

Principes thérapeutiques

Réchauffer le Foyer Moyen pour éliminer le Froid

Prescription des points

Les points principaux sont Zhōngwǎn (CV12), Zúsānlǐ (ST36), Nèiguān (PC6), Gōngsūn
(SP4), Wèishū (BL21) et Píshū (BL20).

CV12	中脘	Zhōngwǎn	RM12	12VC	RM 12
ST36	足三里	Zúsānlǐ	E36	36E	WE 36
PC6	内关	Nèiguān	MC6	6ECS	XB 6
SP4	公孙	Gōngsūn	RP4	4RP	PI 4
BL21	胃俞	Wèishū	V21	21V	PG 21
BL20	脾俞	Píshū	V20	20V	PG 20

Explications

Wèishū (BL21) et Píshū (BL20) sont les points Shu-postérieurs de l'Estomac et de la Rate
et peuvent réchauffer le Réchauffeur Moyen en renforçant les fonctions de la Rate et de
l'Estomac. Zhōngwǎn (CV12) est le point de réunion des Entrailles et peut réguler la Rate et
l'Estomac, fortifier la fonction de la Rate et réchauffer le Réchauffeur Moyen. Zúsānlǐ (ST36)
peut renforcer le Qi dans le Réchauffeur Moyen et élever le Yang pur et abaisser le Yin turbide
pathogène. Il peut également réguler le Sang et le Qi dans les intestins et l'Estomac étant donné
que c'est le point clé pour traiter les maladies causées par le Vide ou la faiblesse de l'Estomac
et de la Rate. Nèiguān (PC6) et Gōngsūn (SP4), un des couplages classiques des huit points
qui communiquent avec les Méridiens curieux, peut apaiser les oppressions thoraciques pour
éliminer la mélancolie et également traiter la douleur de l'épigastre. Appliquer la moxibustion
après le traitement par acupuncture ou appliquer la moxibustion directement pour réchauffer et
tonifier.

Manipulation

Appliquer la technique de rotation en tonification sur tous les points et appliquer la moxibustion
après le traitement d'acupuncture, à l'exception de Nèiguān (PC6) et de Gōngsūn (SP4)

(4) Accumulation alimentaire

Manifestations principales

Région gastrique inconfortable avec régurgitation acide, flatulence, éructation avec odeurs
nauséabondes, anorexie, selles avec odeur nauséabonde, langue avec enduit épais, pouls tendu
glissant et fort.

Principes thérapeutiques

Éliminer la rétention de nourriture et apaiser les flatulences

Les points principaux sont Nèiguān (PC6), Tiānshū (ST25), Zúsānlǐ (ST36) et Nèitíng (ST44).

PC6	内关	Nèiguān	MC6	6ECS	XB 6
ST25	天枢	Tiānshū	E25	25E	WE 25
ST36	足三里	Zúsānlǐ	E36	36E	WE 36
ST44	内庭	Nèitíng	E44	44E	WE 44

Explications

Nèiguān (PC6) peut apaiser les oppressions thoraciques et apaiser les renvois en régularisant la circulation du Qi. Zúsānlǐ (ST36) et Nèitíng (ST44) sont les points du méridien de l'Estomac et peuvent renforcer la fonction de l'Estomac et promouvoir la digestion pour éliminer la rétention de nourriture. Tiānshū (ST25) est un point du méridien de l'Estomac et est également le point Mu-antérieur du Gros Intestin qui peut éliminer la rétention de nourriture.

Manipulation

Piquer Nèiguān (PC6) et Zúsānlǐ (ST36) avec les mêmes manipulations listées précédemment. Piquer Tiānshū (ST25) perpendiculairement 1, 5-2 cun. Piquer Nèitíng (ST44) 1 cun en direction de la plante des pieds en utilisant la technique de rotation en dispersion.

Acupuncture auriculaire

Prescription des points

Rate (CO_{13}), Estomac (CO_4), Foie (CO_{12}), Shénmén (TF_4), Sous-cortex (AT_4) et Sympathique (AH_{6i}).

Manipulation

Sélectionner 2 à 3 points à chaque fois. Appliquer des stimulations fortes pour traiter les douleurs gastriques aiguës ou appliquer des stimulations douces pour apaiser les douleurs modérées. Ces points ont un bon effet pour apaiser la douleur.

11. Cholécystite et cholélithiase

La cholécystite résulte d'une infection secondaire de la cholélithiase ou de l' ascaridiose biliaire. Ces maladies sont caractérisées par une douleur dans le côté supérieur droit de l'abdomen ou par une douleur irradiant en direction de l'épaule droite et du dos, des vomissements, une fièvre due à l'infection secondaire et une jaunisse avec obstruction intestinale. En Médecine Traditionnelle Chinoise cette maladie appartient à la catégorie «Huángdǎn» qui signifie «Jaunisse» ou «Xiélèitòng» signifiant «douleurs des hypochondres» et «Wèiwǎntòng» qui signifie «douleur gastrique».

La MTC considère qu'elles résultent en général de la stagnation de Qi causée par une nourriture et grasse, par une accumulation de Chaleur-Humidité, par une dysfonction du transport-transformation de la Rate ou qu'elles sont causées par une dépression affective des cinq émotions produisant un Feu perturbant la circulation normale du Qi du Foie et de la Vésicule Biliaire.

Étiologie et pathogenèse

Le Foie et la Vésicule Biliaire ont une relation Biao-Li (extérieur–intérieur). La Vésicule Biliaire stocke la bile et son méridien est connecté avec le méridien du Foie. Une rétention prolongée de Chaleur et une stase prolongée de la bile se transformera en caillots. La stagnation du Qi du Foie, la dépression émotionnelle, ou la colère soudaine blessent le Foie et causent une stagnation du Qi du Foie à l'origine de la douleur des hypochondres. Une accumulation interne de Chaleur-Humidité cause la jaunisse. L'énergie de la Vésicule Biliaire peut se transformer en Chaleur et produire un goût amer, une bouche sèche, une douleur dans les hypochondres et de la constipation.

Diagnostic différentiel et traitements associés

Étant donné que le Foie et la Vésicule Biliaire ont une relation intérieur-extérieur, on peut les traiter avec la même méthode en clinique, selon la pathologie du patient.

(1) Stagnation du Qi du Foie et rétention de Feu dans la Vésicule Biliaire

Manifestations principales
Distension douloureuse ou colique dans les hypochondres, douleur irradiant aux épaules et au dos, goût amer, bouche sèche ; ou alternance de sensation de frissons et de fièvre. Distension douloureuse dans l'épigastre, nausée sans envie de manger ou accompagnée de jaunisse, constipation, urine jaune foncé, langue rouge avec enduit jaune, pouls en corde ou rapide et en corde.

Principes thérapeutiques
Détendre le Qi du Foie, purifier le Feu de la Vésicule Biliaire et éliminer les stagnations pour apaiser la douleur.

Prescription des points
Les points principaux sont Rìyuè (GB24), Yánglíngquán (GB34), Zhōngwǎn (CV12), Gānshū (BL18), Dǎnshū (BL19) et Géshū (BL17).

GB24	日月	Rìyuè	VB24	24VB	DA 24
GB34	阳陵泉	Yánglíngquán	VB34	34VB	DA 34
CV12	中脘	Zhōngwǎn	RM12	12VC	RM 12
BL18	肝俞	Gānshū	V18	18V	PG 18
BL19	胆俞	Dǎnshū	V19	19V	PG 19
BL17	膈俞	Géshū	V17	17V	PG 17

Explications

Rìyuè (GB24) est le point Mu-antérieur du Méridien de la Vésicule Biliaire et Yánglíngquán (GB34) est le point He-Rassemblement-Entrée du méridien de la Vésicule Biliaire. Ces points peuvent détendre le Qi du Foie et réguler la fonction de la Vésicule Biliaire, éliminer les stagnations pour calmer la douleur. Zhōngwǎn (CV12) est le point Mu-antérieur de l'Estomac et peut rediriger vers le bas le reflux du Qi de l'Estomac. Dǎnshū (BL19), Gānshū (BL18) et Géshū (BL17) détendent le Qi du Foie, régulent la circulation du Qi, purifient le Feu de la Vésicule Biliaire et activent la circulation du Sang pour apaiser la douleur. La combinaison de tous ces points élimine la stagnation et apaise la douleur.

Manipulation

Gānshū (BL18)	Le patient se met en position allongée sur le ventre, piquer perpendiculairement 1, 5 cun en utilisant la technique de rotation en dispersion pendant 1 minute sans laisser les aiguilles.
Dǎnshū (BL19)	Technique identique à celle pour Gānshū (BL18)
Géshū (BL17)	Technique identique à celle pour Gānshū (BL18)
Rìyuè (GB24)	Puis, le patient change de position et s'allonge sur le dos, piquer Rìyuè (GB24) du côte droit obliquement 1-1, 5 cun le long de la côte en utilisant la technique de l'oiseau qui picore en dispersion pendant 1 minute et stimuler jusqu'à avoir une sensation d'aiguille qui irradie le long du quadrant droit supérieur de l'abdomen.
Yánglíngquán (GB34)	Piquer Yánglíngquán (GB34) des deux côtés perpendiculairement à 2-3 cun de profondeur en utilisant la technique de rotation en dispersion. Manipuler les aiguilles jusqu'à l'obtention d'une sensation de distension locale.
Zhōngwǎn (CV12)	Piquer perpendiculairement 2 cun en dispersion au rythme de respiration du patient, durant 1 minute.

(2) Accumulation de Chaleur-Humidité dans le corps

Manifestations principales

Distension douloureuse dans les hypochondres, distension et sensation de plénitude dans l'abdomen, nausée, perte d'appétit, sensation de tête lourde accompagnée de symptômes comme la fièvre, la peur du froid, goût amer, irritabilité, langue rouge avec un enduit épais et gras ou jaune et gras, pouls glissant et rapide.

Principes thérapeutiques

Éliminer la Chaleur et purger l'Humidité, éliminer la stase de Sang et les caillots.

Prescription des points

Les points principaux sont Rìyuè (GB24) du côté droit, Yánglíngquán (GB34), Gānshū (BL18), Dǎnshū (BL19), Fēnglóng (ST40), Qūchí (Ll11), Zhīgōu (TE6) et Qīmén (LR14).

GB34	阳陵泉	Yánglíngquán	VB34	34VB	DA 34
BL18	肝俞	Gānshū	V18	18V	PG 18

BL19	胆俞	Dǎnshū	V19	19V	PG 19
ST40	丰隆	Fēnglóng	E40	40E	WE 40
LI11	曲池	Qūchí	GI11	11GI	DC 11
TE6	支沟	Zhīgōu	TR6	6TR	SJ 6
LR14	期门	Qīmén	F14	14F	GA 14

Explications

Les fonctions de Rìyuè (GB24), Yánglíngquán (GB34) Gānshū (BL18) et Dǎnshū (BL19) sont les mêmes que citées ci-dessus. Qīmén (LR14) est le point Mu-antérieur du Méridien Jue Yin du Foie du pied : il peut activer la circulation du Qi et du Sang du Foie et de la Vésicule Biliaire. Zhīgōu (TE6) est le point Jing-Circulation du Méridien du Triple Réchauffeur Shao Yang de la main et peut traiter les maladies de type Shao Yang, éliminer la Chaleur et drainer l'Humidité. Fēnglóng (ST40) est le point Luo-Communication du Méridien de l'Estomac Yang Ming du pied, Qūchí (LI11) est le point He-Rassemblement-Entrée du Méridien du Gros Intestin Yang Ming de la main et Nèitíng (ST44) est le point Ying-Ecoulement du Méridien de l'Estomac Yang Ming du pied. Ces points peuvent éliminer l'agent pathogène et réguler la circulation du Qi des Fu-Entrailles en redirigeant vers le bas le reflux de Qi et en éliminant le Qi turbide.

Manipulation

Fēnglóng (ST40)	Piquer perpendiculairement 1, 5-2 cun en utilisant la technique de rotation et pousser-soulever.
Qūchí (LI11)	Piquer perpendiculairement 1, 5 cun en utilisant la technique de rotation en dispersion.
Zhīgōu (TE6)	Piquer perpendiculairement 1-1, 5 cun en utilisant la technique de rotation en dispersion.
Qīmén (LR14)	Piquer obliquement 1-1, 5 cun le long de la côte en utilisant la technique de l'oiseau qui picore en dispersion pendant 1 minute.

Acupuncture auriculaire

Prescription des points

Pancréas et Vésicule Biliaire (CO_{11}), Foie (CO_{12}), Sous-cortex (AT_4), Endocrine (CO_{18}) et Thorax (AH_{10}).

Manipulation

Stimuler fortement pour les syndromes de Plénitude et garder les aiguilles pendant 30 minutes en appliquant une stimulation par rotation toutes les 10 minutes. Réaliser le traitement une fois par jour ou utiliser des aiguilles intradermiques à demeure ou graines de vaccaria, en les changeant tous les 2 à 3 jours.

12. Pancréatite

La pancréatite est classifiée en deux types : aiguë et chronique. La pancréatite aiguë fait référence à une inflammation aiguë du pancréas causée par une infection et par la blessure du pancréas. La pancréatite chronique est provoquée par l'inflammation récurrente ou par les changements pathogènes inflammatoires persistants du pancréas. La pancréatite est caractérisée par une douleur sévère dans le quadrant supérieur de l'abdomenavec nausée, vomissements, accompagnés de jaunisse ou même de syncope. En Médecine Traditionnelle Chinoise, elle appartient à la catégorie de maladie appelée «Fùtòng» qui signifie «douleurs abdominale».

Étiologie et pathogenèse

La fonction normale de l'enzyme digestive pancréatique produite et sécrétée par le pancréas est de faciliter la digestion de la nourriture. La pancréatite est causée par l'Humidité-Chaleur de la Rate et de l'Estomac qui stagnent dans le Réchauffeur Moyen en raison d'une alimentation déséquilibrée et de l'attaque d'un agent pathogène exogène ou d'un dérangement dans la fonction du pancréas provoqué par l'obstruction engendrée par l'ascaris dans le pancréas.

Diagnostic différentiel et traitements associés

(1) Chaleur-Humidité dans la Rate et l'Estomac

Manifestations principales

Douleur dans les hypochondres dans le quadrant gauche inférieur irradiant en direction du dos et des lombes, sensation de plénitude dans l'abdomen aggravée à la pression, sensation de lourdeur dans les membres, goût amer, nausée, vomissement, ou avec de l'écume dans la bouche, langue rouge avec enduit jaune et gras, pouls en corde et lisse ou pouls rapide.

Principes thérapeutiques

Éliminer la Chaleur pathogène et favoriser la diurèse

Prescription des points

Les points principaux sont Píshū (BL20), Wèishū (BL21), Zhōngwǎn (CV12), Zúsānlǐ (ST36), Xiàjùxū (ST39), Yīnlíngquán (SP9), Nèiguān (PC6) et Wèiwǎnxiàshū (EX-B3).

BL20	脾俞	Píshū	V20	20V	PG 20
BL21	胃俞	Wèishū	V21	21V	PG 21
CV12	中脘	Zhōngwǎn	RM12	12VC	RM 12
ST36	足三里	Zúsānlǐ	E36	36E	WE 36
ST39	下巨虚	Xiàjùxū	E39	39E	WE 39
SP9	阴陵泉	Yīnlíngquán	RP9	9RP	PI 9
PC6	内关	Nèiguān	MC6	6ECS	XB 6
EX-B3	胃脘下俞	Wèiwǎnxiàshū	EX-D3		EX-DO3

Explications

Píshū (BL20), Wèishū (BL21), Zhōngwǎn (CV12) peuvent tonifier la Rate et éliminer l'Humidité pathogène par la diurèse. Zúsānlǐ (ST36) peut tonifier la Rate pour éliminer l'Humidité et apaiser les flatulences et la douleur. Nèiguān (PC6) peut apaiser les oppressions thoraciques pour arrêter les vomissements. Xiàjùxū (ST39) et Yīnlíngquán (SP9) peuvent promouvoir la circulation du Qi des Fu-Entrailles. Wèiwǎnxiàshū (EX-B3) est un point révélé efficace pour traiter les maladies des Fu-Entrailles.

Manipulation

Piquer tous les points obliquement 2 cun en direction de l'apophyse épineuse en utilisant la technique de rotation en dispersion.

(2) Obstruction par ascaris

Manifestations principales

Douleur aiguë de l'abdomen et douleur paroxystique, mais retour à la normale immédiatement après que la douleur se soit arrêtée, accompagnées par d'autres symptômes de Chaleur-Humidité dans la Rate et l'Estomac.

Principes thérapeutiques

Éliminer les vers intestinaux pour apaiser la douleur.

Prescription des points

Les points principaux sont Wèiwǎnxiàshū (EX-B3), Sìfèng (EX-UE10) et Bǎichóngwō (EX-LE3).

EX-B3	胃脘下俞	Wèiwǎnxiàshū	EX-D3		EX-DO3
EX-UE10	四缝	Sìfèng	EX-MS10		EX-MS10
EX-LE3	百虫窝	Bǎichóngwō	EX-MI3		EX-MI3

Explications

Wèiwǎnxiàshū (EX-B3) peut réguler le Qi des Fu-Entrailles pour soulager la douleur. Sìfèng (EX-UE10) et Bǎichóngwō (EX-LE3) peuvent soulager les coliques causées par les ascaris et expulser les parasites intestinaux.

Manipulation

Wèiwǎnxiàshū (EX-B3)	Piquer obliquement en direction de l'apophyse épineuse 2 cun en utilisant la technique de rotation en dispersion.
Bǎichóngwō (EX-LE3)	Piquer perpendiculairement 1, 5-2 cun en utilisant la technique de rotation en dispersion.
Sìfèng (EX-UE10)	Piquer en utilisant l'aiguille triangulaire pour extraire du liquide jaune clair ou un peu de sang.

Acupuncture auriculaire

Prescription des points

Pancréas et Vésicule Biliaire (CO_{11}), Foie (CO_{12}), Abdomen (AH_8), Sous-cortex (AT_4) et Shénmén (TF_4).

Manipulation

Stimuler fortement et garder les aiguilles pendant 30 minutes en appliquant une stimulation par rotation toutes les 10 minutes. Réaliser le traitement une fois par jour, ou utiliser des aiguilles intradermiques à demeure ou des graines de vaccaria, en les changeant tous les 2 à 3 jours.

13. Ascaridiose biliaire

L'ascaridiose biliaire est un syndrome abdominal aigu causé par l'invasion d'ascaris dans l'intestin et puis dans le canal biliaire. Ce désordre est principalement observé chez les enfants et les jeunes adultes, particulièrement dans les zones rurales. En Médecine Traditionnelle Chinoise, cette maladie appartient à la catégorie de «Huíjué» signifiant «colique causée par les ascaris» ou «Chóngxīntòng» signifiant «douleur de l'épigastre causée par parasitose» , cette maladie est en relation avec un Froid des Organes et une Chaleur dans l'Estomac, la montée des ascaris et le blocage du Qiji (mouvements du Qi).

Étiologie et pathogenèse

Lorsque l'ascaris entre dans le canal biliaire, cela crée soudainement une contraction de celui-ci et une douleur colique sous le processus xiphoïde. Souvent, c'est causé par diarrhée, constipation, fièvre, grossesse, prise excessive de médicaments pour expulser l'ascaris ou prise excessive de nourriture froide.

Diagnostic différentiel et traitements associés

Manifestations principales

Douleur paroxystique et sévère et douleur aiguë sous le processus xiphoïde, attaque soudaine de douleur avec un apaisement soudain, douleur insoutenable durant les attaques, sudation, nausée et vomissement.

Lorsque l'ascaris entre complètement dans la vésicule biliaire, le patient aura une distension douloureuse continue. Lorsque l'ascaris bloque le canal biliaire, cela causera l'obstruction et l'infection du canal biliaire provoquant des complications telles que cholangite, cholécystite et pancréatite, etc. Les manifestations sont fièvre, jaunisse, gonflement de la vésicule biliaire, etc. Peu de patients souffrent d'hémobilie.

Dégager le Réchauffeur Moyen, harmoniser l'Estomac et la Rate en apaisant le gonflement causée par l'ascaris.

Prescription des points

Les points principaux sont Dǎnnáng (EX-LE6), Zhōngwǎn (CV12), Yánglíngquán (GB34) et Sìfèng (EX-UE10).

EX-LE6	胆囊	Dǎnnáng			EX-MI6
CV12	中脘	Zhōngwǎn	RM12	12VC	RM 12
GB34	阳陵泉	Yánglíngquán	VB34	34VB	DA 34
EX-UE10	四缝	Sìfèng	EX-MS10		EX-MS10

Explications

Dǎnnáng (EX-LE6) a prouvé son efficacité pour traiter les coliques biliaires et peut apaiser la douleur.

Zhōngwǎn (CV12) peut réguler la circulation du Qi de l'Estomac pour faire monter le Qi de la Rate et descendre le Qi de l'Estomac et dégager le Réchauffeur Moyen pour normaliser la fonction de l'Estomac et de la Rate. Yánglíngquán (GB34) peut éliminer l'agent pathogène du Foie et de la Vésicule Biliaire pour apaiser la colique causée par l'ascaris. Sìfèng (EX-UE10) peut éliminer la stagnation de nourriture et détruire les vers intestinaux.

Manipulation

Dǎnnáng (EX-LE6)	Piquer à 2, 5 cun de profondeur en utilisant la technique de rotation et pousser-soulever en dispersion jusqu'à obtenir la sensation d'aiguille qui irradie en direction des pieds.
Yánglíngquán (GB34)	Piquer à 2 cun de profondeur en utilisant la technique de rotation et pousser-soulever en dispersion jusqu'à obtenir la sensation d'aiguille qui irradie en direction des pieds.
Zhōngwǎn (CV12)	Piquer à 3 cun de profondeur en utilisant la technique de rotation.
Sìfèng (EX-UE10)	Piquer avec l'aiguille triangulaire en utilisant la technique de saignée.

Acupuncture auriculaire

Prescription des points

Foie (CO_{12}), Pancréas et Vésicule Biliaire (CO_{11}), Shénmén (TF_4) et Sous-cortex (AT_4).

Manipulation

Sélectionner les points sur le côté droit et stimuler fortement en utilisant la technique de rotation toutes les 5 à 10 minutes. Laisser les aiguilles sur place pendant 40-60 minutes ou utiliser les aiguilles cutanées dans le point sous-cortex (AT4) et les changer tous les 4 à 5 jours.

14. Proctoptose

La proctoptose est également connue sous le nom de «ptose du rectum», qui fait référence à une ptose, un affaissement du rectum, du tube anal ou même une partie sigmoïde du colon, majoritairement observée chez les personnes âgées, les enfants et les femmes.

Étiologie et pathogenèse

La maladie est causée par un affaissement du Qi du Réchauffeur Moyen, en particulier le Qi de la Rate qui doit maintenir les viscères à leur place normale. Les causes en sont multiples: Vide congénital, dysenterie ou diarrhée chronique, toux chronique, constipation chronique, des accouchements répétitifs ou des accouchements prolongés, etc.

Diagnostic différentiel et traitements associés

Manifestations principales

Dans les cas légers, le patient a une sensation légère de distension et de pesanteur lors du passage des selles, mais revient à la normale de lui-même. La proctoptose se passe immédiatement après avoir toussé, éternué, marché et travaillé avec force : dans des conditions sévères, cela ne revient pas tout seul à sa position normale et nécessite d'être replacé à la main. Les symptômes sont souvent accompagnés d'une indisposition à la communication, un manque d'énergie lorsqu'il parle, lassitude mentale, fatigue, teint pâle, diminution de la quantité de nourriture ingérée, vertiges, palpitation, pouls mou et fin et langue pâle avec un enduit blanc.

Principes thérapeutiques

Tonifier le Qi vital et faire monter le Qi de la Rate.

Prescription des points

Les points principaux sont Băihuì (GV20), Chángqiáng (GV1), Dàchángshū (BL25) et Chéngshān (BL57).

GV20	百会	Băihuì	DM20	19VG	DM 20
GV1	长强	Chángqiáng	DM1	1VG	DM 1
BL25	大肠俞	Dàchángshū	V25	25V	PG 25
BL57	承山	Chéngshān	V57	57V	PG 57

Explications

Băihuì (GV20) est le point de croisement de tous les méridiens Yang et c'est là que tout le Yang Qi du corps s'unit. Appliquer la moxibustion sur Băihuì (GV20) pour fortifier le Yang Qi et faire monter le Qi de la Rate. Chángqiáng (GV1) est le point Luo-Communication du Méridien Gouverneur Du et est localisé dans l'anus; il peut renforcer la fonction du sphincter anal. Dàchángshū (BL25) peut réguler le Qi du Gros Intestin. Chéngshān (BL57) est sur le Méridien de la Vessie Tai Yang du pied qui passe par l'anus et peut réguler la circulation du Qi dans l'anus pour fortifier la fonction du sphincter anal.

Manipulation

Bǎihuì (GV20)	Appliquer de la moxibustion sur Bǎihui (GV20) avec un bâton de moxa pendant 20 minutes.
Chángqiáng (GV1)	Dans une position accroupie, piquer perpendiculairement 2, 5-3 cun le long du rebord du coccyx en utilisant la technique de rotation en tonification jusqu'à provoquer une sensation de distension irradiant autour de l'anus, puis retirer l'aiguille.
Dàchángshū (BL25)	Piquer perpendiculairement à 2 cun de profondeur en utilisant la technique de rotation en tonification.
Chéngshān (BL57)	Technique identique à celle pour Dàchángshū (BL25).

Acupuncture auriculaire

Prescription des points
Rectum (HX$_2$) et Sous-cortex (AT$_4$).

Manipulation
Appliquer des stimulations modérées et garder les aiguilles pendant 20 minutes, réaliser le traitement une fois par jour.

15. Hémorroïdes

Le plexus veineux est le résultat d'une varice ou une expansion des veines hémorroïdales appelée «Zhì» en chinois et est principalement trouvé chez les adultes. Les hémorroïdes sont classées en trois types : hémorroïdes internes, hémorroïdes externes, et hémorroïdes mixtes. Les hémorroïdes internes sont localisées au-dessus de la ligne dentelée et sont causées par les varices des veines du rectum supérieur. Les hémorroïdes externes sont localisées en dessous de la ligne dentelée et causées par les varices des veines du rectum inférieur et de l'anus. Les hémorroïdes mixtes font référence aux varices des veines du rectum supérieur, rectum inférieur et de l'anus accompagnées par les caractéristiques des hémorroïdes interne et externe, localisées au-dessus et au-dessous la ligne dentelée couverte par de la muqueuse rectale et de la peau anale. C'est une maladie fréquente.

Étiologie et pathogenèse

Cette maladie a plusieurs causes : l'affaissement du Qi du Réchauffeur Moyen, la dépression des sept émotions, la dysfonction de la circulation du Qi, la constipation, la tumeur pelvienne, la position assise prolongée, l'excès de marche, l'alimentation irrégulière, l'alimentation épicée excessive, la dysenterie prolongée, la grossesse et la maternité.

Diagnostic différentiel et traitements associés

Manifestations principales

Dans le stade précoce, les hémorroïdes internes sont petites et molles, rouges ou violettes et souvent manifestées avec une hémorragie, des selles contenant du sang de couleur rouge vif et qui n'est pas mélangé aux selles, le saignement peut s'arrêter tout seul. Dans la phase moyenne, les hémorroïdes deviennent plus grandes, il y a pendant les selles une ptose hémorroïde qui remonte automatiquement après la défécation. Au stade avancé, la ptose se passe lors de la défécation ou après avoir toussé, mais ne se remet pas en place automatiquement. Si la ptose des hémorroïdes ne peut être replacée à temps, tuméfaction, suppuration, nécrose peuvent facilement en résulter en raison de la sténose des hémorroïdes interne. Une hémorragie pendant une longue période ou de façon répétitive peut causer une anémie.

Les hémorroïdes externes n'ont généralement pas de symptômes apparents, si elles se manifestent par démangeaisons, douleur brûlante, ce sont des hémorroïdes externes dues à une inflammation. S'il y a une thrombose dans les veines hémorroïdales externes, la douleur et l'inflammation seront aggravées et cela s'appelle : hémorroïdes externes thrombosées. Les hémorroïdes mixtes sont souvent une complication des hémorroïdes internes et hémorroïdes externes.

Principes thérapeutiques

Activer la circulation des méridiens et des collatéraux pour dissiper la stase de Sang.

Prescription des points

Les points principaux sont Dàchángshū (BL25), Chángqiáng (GV1), Chéngshān (BL57) et Èrbái (EX-UE2).

BL25	大肠俞	Dàchángshū	V25	25V	PG 25
GV1	长强	Chángqiáng	DM1	1VG	DM 1
EX-UE2	二白	Èrbái			EX-MS2
BL57	承山	Chéngshān	V57	57V	PG 57

Explications

L'anus fait partie du Gros Intestin. Choisir Dàchángshū (BL25) peut réguler la circulation du Qi dans le Gros Intestin. Chángqiáng (GV1) est le point Luo-Communication du Méridien Gouverneur Du et est localisé proche de l'anus et peut donc favoriser la circulation du Qi dans des méridiens locaux. Chéngshān (BL57) est localisé sur le Méridien de la Vessie Tai Yang du pied traversant l'anus : il peut éliminer la Chaleur pathogène, éliminer l'Humidité dans l'anus et éliminer la stase de Sang. Èrbái (EX-UE2) est un point empirique pour traiter les saignements des hémorroïdes.

Manipulation

Piquer Dàchángshū (BL25) perpendiculairement 2-2, 5 cun et Chéngshān (BL57) et Èrbái (EX-UE2) 1, 5 cun. Chángqiáng (GV1) est piqué avec la même technique et manipulation que dans la «ptose du rectum». Appliquer la technique de rotation, pousser-soulever en dispersion sur tous ces points.

Acupuncture auriculaire

Prescription des points
Rectum (HX$_2$), Shénmén (TF$_4$) et Sous-cortex (AT$_4$).

Manipulation
Appliquer des stimulations modérées et garder les aiguilles pendant 30 minutes, réaliser le traitement une fois par jour.

16. Colopathie fonctionnelle

Ce dysfonctionnement du colon est manifesté par une douleur autour du nombril ou dans le quadrant inférieur gauche de l'abdomen avec comme symptômes : alternance entre diarrhées et constipation.

Étiologie et pathogenèse

La maladie est souvent causée par la rétention interne de Froid et d'Humidité ou la rétention de Chaleur-Humidité après dysenterie et entérite ou stress émotionnel.

Diagnostic différentiel et traitements associés

Manifestations principales
Douleur autour du nombril ou dans le quadrant inférieur gauche de l'abdomen, douleur soulagée par la défécation, distension abdominale, diarrhée ou constipation ou diarrhée et constipation en alternance ou avec du mucus dans les selles.

Principes thérapeutiques
Réguler l'Estomac et la Rate et promouvoir la fonction de transport et de transformation de la Rate.

Prescription des points
Les points principaux sont Tiānshū (ST25), Dàhéng (SP15), Shuǐdào (ST28), Guīlái (ST29), Shàngjùxū (ST37), Nèiguān (PC6) et Shuǐgōu (GV26).

ST25	天枢	Tiānshū	E25	25E	WE 25
SP15	大横	Dàhéng	RP15	15RP	PI 15
ST28	水道	Shuǐdào	E28	28E	WE 28
ST29	归来	Guīlái	E29	29E	WE 29
ST37	上巨虚	Shàngjùxū	E37	37E	WE 37
PC6	内关	Nèiguān	MC6	6ECS	XB 6
GV26	水沟	Shuǐgōu	DM26	25VG	DM 26

Explications

La maladie est causée par un stress émotionnel et une alimentation déséquilibrée : nous devons donc régulariser le mental ainsi qu'harmoniser la fonction des intestins et de l'Estomac. Premièrement, choisir Nèiguān (PC6) et Shuǐgōu (DU26) pour calmer l'esprit. Tiānshū (ST25) est le point Mu-antérieur du Méridien du Gros Intestin Yang Ming de la main et régule la fonction de l'Estomac et de la Rate. Shuǐdào (ST28) et Guīlái (ST29) peuvent réguler le Triple Réchauffeur et favoriser la circulation du Qi des Entrailles. Shàngjùxū (ST37) peut harmoniser la fonction de l'Estomac et de la Rate et stimuler la circulation du Qi et du Sang dans les méridiens et collatéraux.

Manipulation

Nèiguān (PC6)	Appliquer la technique de rotation et pousser-soulever en dispersion.
Shuǐgōu (GV26)	Appliquer la technique de l'oiseau qui picore jusqu'à ce que les yeux soient larmoyants.
Tiānshū (ST25)	Piquer Tiānshū (ST25) des deux côtés en utilisant la méthode de dispersion en synchronisant avec la respiration du patient. Appliquer la moxibustion sur après l'acupuncture.
Shuǐdào (ST28)	Piquer perpendiculairement 2-2, 5 cun en utilisant la technique de rotation en dispersion.
Guīlái (ST29)	Technique identique à celle pour Shuǐdào (ST28).
Shàngjùxū (ST37)	Piquer perpendiculairement 2 cun en utilisant la technique de pousser-soulever en tonification.

Acupuncture auriculaire

Prescription des points

Abdomen (AH_8), Rate (CO_{13}), Triple Réchauffeur (CO_{17}), Sous-cortex (AT_4), Gros Intestin (CO_7) et Intestin Grêle (CO_6).

Manipulation

Appliquer des stimulations fortes et garder les aiguilles pendant 20 minutes, réaliser le traitement une fois par jour.

17. Névrose gastro-intestinale

La névrose gastro-intestinale est une maladie fonctionnelle du système digestif : le dysfonctionnement de l'estomac ou de l'intestin est causé par dérèglement neurologique caractérisé par régurgitation acide, éructation, anorexie, malaise gastrique, sensation de distension après avoir mangé, nausée, vomissements, insomnie, dépression, mal de tête, etc.

Étiologie et pathogenèse

Même si la localisation de la névrose gastro-intestinale est dans l'estomac et les intestins, certains des facteurs pathogéniques sont attribués au Cœur et à la Rate comme mentionnée dans le livre *Questions Simples–Chapitre sur le Yin et le Yang* (*Sù Wèn*, chapitre *Yīn Yáng Bié Lùn Piān*) : «*Les maladies dans le Méridien du Gros Intestin Yang Ming de la main et du Méridien de l'Estomac peuvent être causées par des maladies du Cœur et de la Rate... le Cœur loge l'esprit-Shen et contrôle les activités psycho-mentales*». L'esprit-Shen fait référence à l'état de conscience mentale et la capacité de réflexion et le Qi est la force dynamique des activités fonctionnelles de l'humain. Si le Qi du Cœur est en Vide, les activités mentales telles que la conscience ou la capacité à réfléchir sont ralenties, manifestées par dépression, confusion, lourdeur des pensées, insomnies, mal de tête, etc. La Rate a la fonction de transport-transformation des nutriments. «Transporter et transformer» fait référence à la digestion, l'absorption et la distribution des nutriments raffinés de la nourriture. Le Vide de la Rate causera une dysfonction de la Rate dans sa fonction de transport-transformation et sera marqué par une perte d'appétit, régurgitation acide, mauvaise haleine, nausées, vomissements et diarrhée.

Diagnostic différentiel et traitements associés

Manifestations principales
Alimentation normale, distension douloureuse de l'épigastre après avoir mangé, régurgitation acide, mauvaise haleine fréquente, vomissement, douleur autour du nombril, borborygme, constipation, diarrhée ou alternance entre constipation et diarrhée, insomnie, nervosité, lassitude, langue pâle avec un enduit mince blanc et gras et un pouls profond et ralenti.

Principes thérapeutiques
Activer le cerveau et ouvrir les orifices, régulariser la Rate et l'Estomac.

Prescription des points
Les points principaux sont Nèiguān (PC6), Shuǐgōu (GV26), Zúsānlǐ (ST36), Zhōngwǎn (CV12), Wèishū (BL21), Píshū (BL20) et Dàchángshū (BL25).

PC6	内关	Nèiguān	MC6	6ECS	XB 6
GV26	水沟	Shuǐgōu	DM26	25VG	DM 26
ST36	足三里	Zúsānlǐ	E36	36E	WE 36

CV12	中脘	Zhōngwǎn	RM12	12VC	RM 12
BL21	胃俞	Wèishū	V21	21V	PG 21
BL20	脾俞	Píshū	V20	20V	PG 20
BL25	大肠俞	Dàchángshū	V25	25V	PG 25

Explications

Sélectionner Nèiguān (PC6) et Shuǐgōu (GV26) pour régulariser le Yin et le Yang, éliminer le Feu du Cœur, apaiser l'anxiété mentale, apaiser l'oppression thoracique et harmoniser la fonction de la Rate et de l'Estomac. Ces deux points sont les points clés pour traiter les névroses gastro-intestinales. Zúsānlǐ (ST36) peut tonifier la Rate et harmoniser l'Estomac, la Rate et l'Intestin et soutenir le Qi vital. Zhōngwǎn (CV12) est le point de réunion des Fu-Entrailles et peut réguler la fonction du Réchauffeur Moyen. Píshū (BL20) Wèishū (BL21) et Dàchángshū (BL25) peuvent activer la circulation du Qi dans le tube digestif.

Manipulation

Shuǐgōu (GV26)	Appliquer la technique de l'oiseau qui picore.
Nèiguān (PC6)	Piquer perpendiculairement 1-1, 5 cun de profondeur en utilisant la technique de rotation et pousser-soulever en dispersion.
Zúsānlǐ (ST36)	Piquer perpendiculairement à 1, 5 cun de profondeur en utilisant la technique de rotation en tonification.
Zhōngwǎn (CV12)	Piquer perpendiculairement à 2-2, 5 cun de profondeur en utilisant la technique de dispersion en synchronisant avec les respirations du patient.

Piquer les points Shu-postérieurs obliquement en direction de la colonne à 2 cun de profondeur en utilisant la technique de stimulation neutre.

Acupuncture auriculaire

Manifestations principales

Sympathique (AH$_{6i}$), Cœur (CO$_{14}$), Rate (CO$_{13}$), Gros Intestin (CO$_7$), Intestin Grêle (CO$_6$) et Estomac (CO$_4$).

Principes thérapeutiques

Appliquer des stimulations fortes et garder les aiguilles pendant 20 minutes, réaliser le traitement une fois par jour.

SECTION IV

Les Maladies du Système Circulatoire

1. Maladie de Takayasu

La Maladie de Takayasu est une artérite qui touche souvent les grandes artères comme l'aorte et ses branches, ceci entraîne une absence du pouls à l'artère radiale, l'artère brachiale, la carotide et l'artère temporale. En clinique des symptômes ischémiques dans les membres supérieurs et la tête sont également observés. Nous pouvons apaiser les symptômes en activant de manière adéquate la circulation dans les collatéraux. La plupart des patients touchés ont 30 ans et les femmes sont plus affectées que les hommes. L'acupuncture peut traiter la cause de cette maladie et apaiser de manière satisfaisante les symptômes.

Étiologie et pathogenèse

L'étiologie et pathogenèse en médecine moderne n'est pas encore connue. En Médecine Traditionnelle Chinoise, cette maladie est différenciée en tant que Vide de Yang Qi causant une stase de Sang et un pouls faible. Le manque de circulation du Sang peut engendrer un Vide dans les vaisseaux ou un Vide de Sang et de Qi. S'il y a une attaque de Froid pathogène, il peut en résulter une stase de Froid et de Qi et une stase de Sang, ainsi que l'obstruction des collatéraux. C'est pourquoi cette maladie est due à un manque de circulation de Qi et de Sang dans les méridiens en raison d'un Vide de Yang Qi qui ne réchauffe pas les méridiens et les collatéraux et qui ne nourrit pas le Qi et le Sang.

Diagnostic différentiel et traitements associés

Manifestations principales

Le pouls de l'artère aorte, radiale, carotide et temporale disparait d'un côté ou des deux côtés, faiblesse et courbatures dans les membres, hypotension non mesurable. Certains patients ont une sensation de froid et de douleur dans les membres inférieurs, faiblesse de pulsation au point Jiěxī (ST41) et au point Chōngyáng (ST42). Si le patient souffre du syndrome de Takayashu depuis une période prolongée, les Organes Zang seront affectés et des symptômes comme palpitations, essoufflement, sensation de plénitude dans le thorax, vertige, etc. seront observés.

Principes thérapeutiques

Fortifier le Qi et nourrir le Sang, éliminer la stase et débloquer les méridiens.

Prescription des points

(1) Point principal : Rényíng (ST9).

(2) Points additionnels : Tàiyuān (LU9), Fēngchí (GB20), Xīnshū (BL15), Jīngmíng (BL1).

ST9	人迎	Rényíng	E9	9E	WE 9
LU9	太渊	Tàiyuān	P9	9P	FE 9
GB20	风池	Fēngchí	VB20	20VB	DA 20
BL15	心俞	Xīnshū	V15	15V	PG 15
BL1	睛明	Jīngmíng	V1	1V	PG 1

Explications

Rényíng (ST9) est la racine du Qi du Méridien de l'Estomac Yang Ming du pied, le point de croisement des méridiens Yang Ming et Shao Yang du pied. Les méridiens Yang Ming sont riches en Sang et en Qi et activent la circulation des méridiens et des collatéraux. Tàiyuān (LU9) est le point Yuan-Source du Méridien du Poumon Tai Yin de la main ainsi que le point de réunion des vaisseaux. Piquer ce point en tonification peut nourrir le Qi et activer la circulation du Qi dans les méridiens. Insérer les aiguilles en alignement le long du méridien du Cœur, du Poumon, de la Rate et de l'Estomac pour activer la circulation du Qi et du Sang dans les méridiens. Le Sang circulera également lorsque le flux de Qi redeviendra normal. Réguler la circulation du Qi et du Sang dans les méridiens peut renforcer le Yang Qi pour éliminer les agents pathogènes. Fēngchí (GB20) a la fonction d'éliminer le Vent pathogène, d'éclaircir les yeux, d'éliminer la Chaleur pathogène du cerveau et d'apaiser la rigidité des articulations. Jīngmíng (BL1) peut nourrir le Yin et purger le Feu et éclaircir les yeux. L'association de ces points peut rétablir les fonctions du Qi et du Sang, éliminer les agents pathogènes et réguler la circulation du Qi et du Sang dans les méridiens, ce qui améliore la maladie.

Manipulation

Rényíng (ST9)	Piquer perpendiculairement 1-2 cun en utilisant la technique de l'oiseau qui picore jusqu'à obtenir une sensation d'aiguille qui irradie dans la tête, aux dents inférieures, au dos et au thorax. La sensation d'aiguille doit également toucher l'extrémité des doigts en passant par les épaules et les membres supérieurs. Par la suite, appliquer la technique de rotation en tonification pendant 3 minutes.
Tàiyuān (LU9)	Piquer perpendiculairement 0, 3 cun en utilisant la technique de rotation en tonification pendant 3 minutes. Piquer sur une ligne des aiguilles à 1 cun de profondeur le long du méridien du Cœur et du Poumon sur l'avant-bras pour les membres supérieurs ou sur les méridiens de la Rate et de l'Estomac pour les membres inférieurs: 1-2 cun de distance entre chaque aiguille. Appliquer la technique de rotation en tonification pour obtenir la sensation d'aiguille le long du méridien.
Xīnshū (BL15)	Piquer Xīnshū (BL15) obliquement 1,5 cun en direction de la colonne en utilisant la technique de rotation en tonification pendant 1 minute pour obtenir une sensation d'aiguille qui atteint le thorax et les côtes.
Fēngchí (GB20)	Piquer obliquement 1 cun en direction de l'oeil opposé en utilisant la technique de rotation en tonification pendant 1 minute pour que la sensation d'aiguille atteigne les yeux.

Acupuncture auriculaire

Prescription des points

Sympathique (AH_{6i}), Glande Surrénale (TG_{2p}), Cœur (CO_{14}), Poumons (CO_{16}), Foie (CO_{12}), Rate (CO_{13}) et Shénmén (TF_4).

Manipulation

Sélectionner 2 à 3 points à chaque fois. Appliquer des stimulations modérées et réaliser le traitement une fois par jour.

2. Arythmie

L'arythmie fait référence à un rythme cardiaque irrégulier. Le myocarde à l'état normal est capable de se contracter de façon autonome dans un rythme régulier. Une dysfonction de l'une de ces caractéristiques peut causer l'arythmie cardiaque.

Classification et Symptômes

(1) Défaillance autorythmique

1) Tachycardie sinusale : causée par la surexcitation du nerf sympathique ou la faible activité du nerf vague, causant des symptômes graduels de tachycardie sinusale, caractérisée par une fréquence cardiaque entre 100-140 BPM et excédant rarement 160 BPM. Le battement du cœur est grandement affecté par la respiration et l'activité physique.

2) Bradycardie sinusale : résulte d'une forte stimulation du nerf vague. La fréquence cardiaque est toujours en dessous de 60 BPM.

3) Arythmie sinusale : le battement du cœur accroit ou décroit en fonction de la respiration.

(2) Trouble d'excitation

1) Extrasystole : lorsque les patients souffrent d'une pulsation cardiaque prématurée, les symptômes sont manifestés en tant que palpitation, sensation inconfortable dans le thorax, oppression du thorax ou sensation temporaire qu'une pulsation a été sautée, pouls fin et faible.

2) Tachycardie paroxysmale : lorsqu'il y a un dysfonctionnement supraventriculaire et paroxysmal, la fréquence cardiaque est entre 160-220 BPM et ne change pas, ni en prenant des inspirations profondes ni en faisant des activités physiques. Si les patients souffrent d'une longue attaque, ils auront une tension sanguine basse et auront comme symptômes souffle court, oppression thoracique, vertige ou même syncope.

3) Fibrillation auriculaire : la fréquence cardiaque est irrégulière avec une vitesse de 100 BPM et parfois peut même atteindre 200 BPM.

(3) Trouble de conduction

Il n'y a pas de symptôme subjectif dans le premier degré de bloc atrio-ventriculaire (BAV), mais palpitation pouvant apparaître durant le second degré du BAV. Dans le troisième degré du BAV apparaîtront les symptômes de lent rendement de contractions ventriculaires ou d'arrêt temporaire accompagné d'une perte temporaire de pouls et de pulsation cardiaque alors que le patient peut tomber en syncope ou présenter des convulsions en raison d'une ischémie cérébrale.

Étiologie et pathogenèse

En Médecine Traditionnelle Chinoise, l'arythmie appartient à la catégorie de «Xīnjì» (palpitations) et «Zhēngchōng» (palpitations sévères). Le pouls est une manifestation de la circulation du Sang dans les méridiens. Les pulsations du pouls dépend du Qi du Cœur, le Qi du Rein situé au Réchauffer Inférieur constitue la force motrice; le Qi du Poumon participe dans la régulation du Qi; la Rate et l'Estomac dans le Réchauffeur Moyen transforment l'essence de la nourriture pour produire le Sang. Cette coopération des Organes reflète que «le Sang est la mère du Qi». Par conséquent, le dysfonctionnement d'un de ces quatre organes Cœur, Poumon, Rate et Rein peut conduire à l'arythmie.

Diagnostic différentiel et traitements associés

(1) Vide du Qi du Cœur

Manifestations principales
Palpitation, souffle court, sensation de plénitude dans le thorax, lassitude ou sudation spontanée ou œdème en fin d'après-midi, langue pâle et large ou avec empreintes des dents, pouls fin, lent ou noué et irrégulier.

Principes thérapeutiques
Tonifier le Qi du Cœur, calmer l'esprit et apaiser les palpitations.

Prescription des points
Les points principaux sont Juéyīnshū (BL14), Xīnshū (BL15), Géshū (BL17), Nèiguān (PC6) et Zúsānlǐ (ST36).

BL14	厥阴俞	Juéyīnshū	V14	14V	PG 14
BL15	心俞	Xīnshū	V15	15V	PG 15
BL17	膈俞	Géshū	V17	17V	PG 17
PC6	内关	Nèiguān	MC6	6ECS	XB 6
ST36	足三里	Zúsānlǐ	E36	36E	WE 36

Explications

D'après la théorie «traiter les maladies des Organes Zang avec les points Shu-postérieurs et traiter le Yang pour soigner les maladies Yin», sélectionner Juéyīnshū (BL14), Xīnshū (BL15) et Géshū (BL17) peut réguler et renforcer le Qi des méridiens des Organes Zang-Fu et renforcer le Qi du Cœur pour apaiser l'esprit. Nèiguān (PC6) est le point Luo-Communication du Méridien du Péricarde Jue Yin de la main et peut apaiser l'esprit et les palpitations. Zúsānlǐ (ST36) est le point He-Rassemblement-Entrée du Méridien de l'Estomac Yang Ming du pied et peut nourrir le Qi du Cœur.

Manipulation

Juéyīnshū (BL14)	Piquer obliquement 1, 5 cun en direction de la colonne en utilisant la technique de rotation en tonification pendant 1 minute. Stimuler jusqu'à l'obtention de la sensation d'aiguille irradiant au thorax.
Xīnshū (BL15)	Technique identique à celle pour Juéyīnshū (BL14).
Géshū (BL17)	Technique identique à celle pour Juéyīnshū (BL14).
Nèiguān (PC6)	Piquer perpendiculairement 1, 5 cun en utilisant la technique de rotation en tonification pendant 1 minute pour obtenir une sensation qui se propage en direction du coude.
Zúsānlǐ (ST36)	Piquer perpendiculairement à 1, 5 cun de profondeur en utilisant la technique de rotation en tonification pendant 1 minute.

(2) Vide du Sang du Cœur

Manifestations principales

Palpitation, teint pâle, membres froids, bouche sèche, lèvres pâles, langue large et molle avec peu d'enduit, pouls faible ou rapide et faible, ou irrégulier.

Principes thérapeutiques

Nourrir le Sang, fortifier le Cœur, apaiser l'esprit et apaiser les palpitations.

Prescription des points

Les points principaux sont Píshū (BL20), Géshū (BL17), Zúsānlǐ (ST36) et Shénmén (HT7).

BL20	脾俞	Píshū	V20	20V	PG 20
BL17	膈俞	Géshū	V17	17V	PG 17
ST36	足三里	Zúsānlǐ	E36	36E	WE 36
HT7	神门	Shénmén	C7	7C	XI 7

Explications

La Rate et l'Estomac sont la source de la génération et de la production du Qi et du Sang. Par conséquent, sélectionner Píshū (BL20) et Zúsānlǐ (ST36) pour fortifier la Rate et l'Estomac et aider à générer et produire du Qi et du Sang. Géshū (BL17) est le point de réunion du Sang et peut produire le Sang. Shénmén (HT7) est le point Yuan-Source du Méridien du Cœur Shao Yin de la main et peut apaiser l'esprit et les palpitations.

Manipulation

Píshū (BL20)	Piquer obliquement vers l'intérieur 1, 5 cun, en direction de l'apophyse épineuse. Appliquer la méthode de tonification d'après la rotation de l'aiguille pendant 1 minute, sortir l'aiguille lorsque le patient a obtenu la sensation d'aiguille dans la partie antérieure du thorax et ressent une distension autour du point.
Géshū (BL17)	Piquer obliquement vers l'intérieur à 1, 5 cun de profondeur, en direction de l'apophyse épineuse. Appliquer la méthode de tonification d'après la rotation de l'aiguille pendant 1 minute, sortir l'aiguille lorsque le patient a obtenu la sensation d'aiguille dans la partie antérieure du thorax et ressent une distension autour du point.
Zúsānlǐ (ST36)	Piquer perpendiculairement 1, 5–2 cun. Appliquer la méthode de tonification d'après la rotation de l'aiguille pendant 1 minute.
Shénmén (PC7)	Piquer obliquement 0, 5–0, 8 cun en direction de Dàlíng (PC7). Appliquer la méthode de tonification d'après la rotation de l'aiguille pendant 1 minute, sortir l'aiguille lorsque le patient obtient la sensation d'aiguille qui irradie jusque dans la paume de la main.

Ajouter la moxibustion sur Géshū (BL17), Píshū (BL20) et Zúsānlǐ (ST36).

(3) Vide de Qi et de Yin

Manifestations principales

Palpitation, souffle court, insomnie causée par l'irritabilité, bouche sèche, pouls mou et lent, ou accompagné par un pouls irrégulier, langue rouge avec peu d'enduit ou une langue large et pâle.

Principes thérapeutiques

Fortifier le Qi, nourrir le Yin, apaiser l'esprit et les palpitations.

Prescription des points

Les points principaux sont Xīnshū (BL15), Nèiguān (PC6), Zúsānlǐ (ST36) et Sānyīnjiāo (SP6).

BL15	心俞	Xīnshū	V15	15V	PG 15
PC6	内关	Nèiguān	MC6	6ECS	XB 6
ST36	足三里	Zúsānlǐ	E36	36E	WE 36
SP6	三阴交	Sānyīnjiāo	RP6	6RP	PI 6

Explications

Xīnshū (BL15) peut fortifier le Qi et calmer l'esprit. Nèiguān (PC6) peut apaiser l'esprit et soulager les palpitations. Zúsānlǐ (ST36) peut nourrir le Qi du Cœur. Sānyīnjiāo (SP6) peut nourrir le Yin pour calmer l'esprit.

Manipulation

Xīnshū (BL15)	Piquer obliquement vers l'intérieur 1, 5 cun, en direction de l'apophyse épineuse. Appliquer la méthode de tonification d'après la rotation de l'aiguille. Stimuler pendant 1 minute pour obtenir une sensation dans la partie antérieure du thorax.
Nèiguān (PC6)	Piquer perpendiculairement 0, 8–1 cun. Appliquer la méthode de tonification d'après la rotation de l'aiguille pendant 1 minute.
Zúsānlǐ (ST36)	Piquer perpendiculairement 1, 5–2 cun. Appliquer la méthode de tonification d'après la rotation de l'aiguille pendant 1 minute.
Sānyīnjiāo (SP6)	Piquer perpendiculairement 1–1, 5 cun. Appliquer la méthode de tonification d'après la rotation de l'aiguille pendant 1 minute.

(4) Blocage des vaisseaux du Cœur

Manifestations principales

Oppression et douleur dans le thorax, palpitations, souffle court, ongles, lèvres et langue violets foncés, ou langue avec des pétéchies. Pouls profond, fin ou lent et rugueux, ou noué et irrégulier. Le patient présentant une stase de Tan-mucosité aura des symptômes de toux avec crachats, plénitude du thorax, vertige, langue avec enduit blanc ou humide.

Principes thérapeutiques

Nourrir le Cœur, éliminer l'obstruction, éliminer le Tan-mucosité et activer la circulation du Sang.

Prescription des points

Les points principaux sont les Jiájǐ (EX-B2) au niveau de la Th4 ou Th5, Dànzhōng (CV17), Nèiguān (PC6), Xīmén (PC4), Xuèhǎi (SP10) et Fēnglóng (ST40).

EX-B2	夹脊	Jiájǐ	EX-D2		X-DO2
CV17	膻中	Dànzhōng	RM17	17VC	RM 17
PC6	内关	Nèiguān	MC6	6ECS	XB 6
PC4	郄门	Xīmén	MC4	4ECS	XB 4
SP10	血海	Xuèhǎi	RP10	10RP	PI 10
ST40	丰隆	Fēnglóng	E40	40E	WE 40

Explications

Jiájǐ (EX-B2) au niveau de Th4 ou Th5 sont respectivement à la hauteur de Juéyīnshū (BL14) et Xīnshū (BL15) peuvent tonifier le Qi du Cœur et éliminer la stase pour favoriser la circulation du Sang. Dànzhōng (CV17) est le point Mu-antérieur du Méridien du Péricarde Jue Yin de la main et le point de réunion du Qi et peut donc nourrir le Qi du Cœur et activer la circulation dans le méridien du Cœur. Nèiguān (PC6) et Xīmén (PC4) sont les points Luo-Communication et point Xi-Fissure du méridien du Péricarde et peut éliminer les obstructions et activer la circulation du Qi dans méridien du Cœur. Xuèhǎi (SP10) est localisé sur le méridien de la Rate et peut activer la circulation du Sang en éliminant la stase de Sang. Fēnglóng (ST40) est le point Luo-Communication du méridien de l'Estomac et peut éliminer le Tan-Humidité.

Manipulation

Jiájī (EX-B2)	Piquer perpendiculairement 0, 5–1 cun. Appliquer la méthode de tonification d'après la rotation de l'aiguille pendant 3 minutes.
Dànzhōng (CV17)	Piquer obliquement vers le bas 0, 8–1 cun. Appliquer la méthode de tonification-dispersion moyenne d'après la rotation de l'aiguille.
Nèiguān (PC6)	Piquer perpendiculairement 0, 5–1 cun. Appliquer la méthode de tonification-dispersion moyenne d'après la rotation de l'aiguille.
Xīmén (PC4)	Piquer perpendiculairement 0, 5–1 cun. Appliquer la méthode de tonification-dispersion moyenne d'après la rotation de l'aiguille.
Xuèhǎi (SP10)	Piquer perpendiculairement 1–1, 5 cun. Appliquer la méthode de dispersion d'après rotation de l'aiguille et avec les mouvements de retirer et d'enfoncer l'aiguille.
Fēnglóng (ST40)	Piquer perpendiculairement 1–1, 5 cun. Appliquer la méthode de dispersion d'après la rotation de l'aiguille et avec les mouvements de retirer et d'enfoncer l'aiguille.

3. Hypertension artérielle

L'hypertension artérielle est une maladie chronique commune caractérisée par l'augmentation de la pression artérielle. L'hypertension fait référence à la pression systolique au-dessus 18, 7 kPa (140 mm Hg) chez les adultes en dessous de 40 ans, la pression standard diastolique restant stable. L'hypertension persistante causée par une dysfonction du système nerveux est appelée hypertension essentielle. L'hypertension causée par les maladies du système urinaire ou des pathologies intracrâniennes est appelée hypertension secondaire. Selon les symptômes cliniques ainsi que les symptômes généraux, cette maladie appartient à la catégorie de maladie «Xuànyūn» (vertige) et «Tóutòng» (maux de tête) en Médecine Traditionnelle Chinoise.

Étiologie et pathogenèse

Dans le *Classique Interne de l'Empereur Jaune (Nèi Jīng)*, il est dit : «*Tous les vents et symptômes de vertiges sont causés par une dysfonction du Foie*». Il est encore noté que : «*Les vertiges et les acouphènes sont causés par le Vide de la Mer de la moelle (essence)… les vertiges résultent du Tan-Mucosité*». Les trois facteurs étiologiques sont communément observés en clinique :

(1) Vide de Rein

Le Yin du Rein en insuffisance ne peut plus nourrir et humidifier le Foie : l'élément Eau ne parvient plus à nourrir l'élément Bois selon la théorie des 5 éléments (5 mouvements). Ceci peut causer l'hyperactivité du Yang du Foie. Ce syndrome se présente également chez les femmes à l'âge de ménopause quand le Vide du Qi du Rein entraîne une dysharmonie du Méridien Pénétrant Chong Mai et méridien de Conception Ren.

(2) Feu du Foie

Stress émotionnel ou mélancolie, excès de réflexion ou irritabilité peuvent causer la stagnation du Qi du Foie qui peut se transformer en Feu. Cet état de choses survient aussi chez les personnes ayant un terrain physique avec un excès du Yang du Foie, celui-ci peut également créer le Feu du Foie pour provoquer des vertiges et éblouissements.

(3) Tan-Chaleur

La Rate et l'Estomac sont souvent blessés par l'excès d'alcool et de nourriture sucrée, huileuse ou grasse, ceci engendre alors le Tan-Humidité, qui peut bloquer les méridiens et collatéraux pour provoquer des vertiges.

Diagnostic différentiel et traitements associés

(1) Syndrome Vide de Yin et Excès de Yang

Manifestations principales
Vertige, bourdonnements d'oreilles, ou même sans envie d'ouvrir les yeux surtout quand les yeux fermés, agitation et irritabilité, nausée et vomissements, insomnie, amnésie, acouphènes, avec courbature du bas du dos et faiblesse des genoux, langue rouge et sèche, pouls fin rapide.

Principes thérapeutiques
Réveiller l'esprit et ouvrir les orifices, abaisser le Yang du Foie, nourrir le Foie et le Rein.

Prescription des points
Les points principaux sont Nèiguān (PC6), Shuǐgōu (GV26), Rényíng (ST9), Tóuwéi (ST8) piqûre transfixiante vers Shuàigǔ (GB8), Zúsānlǐ (ST36), Sānyīnjiāo (SP6) et Tàichōng (LR3).

PC6	内关	Nèiguān	MC6	6ECS	XB 6
GV26	水沟	Shuǐgōu	DM26	25VG	DM 26
ST9	人迎	Rényíng	E9	9E	WE 9
ST8	头维	Tóuwéi	E8	1E	WE 8
GB8	率谷	Shuàigǔ	VB8	8VB	DA 8
ST36	足三里	Zúsānlǐ	E36	36E	WE 36
SP6	三阴交	Sānyīnjiāo	RP6	6RP	PI 6
LR3	太冲	Tàichōng	F3	3F	GA 3

Explications

Choisir Nèiguān (PC6) et Shuǐgōu (GV26) pour activer le cerveau et ouvrir les orifices. Rényíng (ST9), Tóuwéi (ST8) et Zúsānlǐ (ST36) sont des points du Méridien de l'Estomac Yang Ming du pied et peuvent nourrir le Qi vital, apaiser les vertiges et réguler la circulation du Qi et du Sang dans les méridiens et collatéraux. Tàichōng (LR3) est le point Yuan-Source du Méridien du Foie Jue Yin du pied et peut apaiser le Vent du Foie et contrôler le Yang du Foie. Sānyīnjiāo (SP6) est le point de convergence des trois méridiens Yin du pied et peut nourrir le Foie et le Rein.

Manipulation

Nèiguān (PC6)	Piquer perpendiculairement 0, 5–1 cun. Appliquer la méthode de dispersion d'après la rotation de l'aiguille et avec les mouvements de retirer et d'enfoncer l'aiguille pendant 1 minute.
Shuǐgōu (GV26)	Piquer obliquement vers la cloison nasale 0, 5 cun, appliquer la méthode de piquer en picorant jusqu'à l'œil est humidifiée.
Rényíng (ST9)	Piquer perpendiculairement 1–1, 5 cun. Appliquer la méthode de tonification d'après la rotation de l'aiguille pendant 1 minute.
Tóuwéi (ST8)	Piquer Tóuwéi (ST8) vers Shuàigǔ (GB8) 2, 5–3 cun. Appliquer la méthode de dispersion d'après la rotation de l'aiguille et avec les mouvements de retirer et d'enfoncer l'aiguille pendant 1 minute.
Zúsānlǐ (ST36)	Piquer perpendiculairement 1, 5–2 cun. Appliquer la méthode de tonification d'après la rotation de l'aiguille pendant 1 minute.
Sānyīnjiāo (SP6)	Piquer perpendiculairement 1, 5 cun. Appliquer la méthode de tonification d'après la rotation de l'aiguille pendant 1 minute.
Tàichōng (LR3)	Piquer perpendiculairement 0, 5–1 cun. Appliquer la méthode de dispersion d'après la rotation de l'aiguille et avec les mouvements de retirer et d'enfoncer l'aiguille pendant 1–3 minutes jusqu'à l'obtention du Qi.

(2) Tan-Humidité au Réchauffeur Moyen

Manifestations principales

Vertige, lourdeur de la tête, sensation d'étouffement thoracique, nausée, appétit faible, lourdeur du corps, phlegme abondant, engourdissement ou œdème dans les membres, enduit gras épais ou jaune épais, et pouls mou.

Principes thérapeutiques

Dissoudre le Tan-Humidité, abaisser le Yang du Foie et fortifier la Rate, réveiller l'esprit et ouvrir les orifices.

Prescription des points

Les points principaux sont Nèiguān (PC6), Shuǐgōu (GV26), Fēngchí (GB20), Fēnglóng (ST40), Zúsānlǐ (ST36) et Tàichōng (LR3).

PC6	内关	Nèiguān	MC6	6ECS	XB 6
GV26	水沟	Shuǐgōu	DM26	25VG	DM 26
GB20	风池	Fēngchí	VB20	20VB	DA 20
ST40	丰隆	Fēnglóng	E40	40E	WE 40
ST36	足三里	Zúsānlǐ	E36	36E	WE 36
LR3	太冲	Tàichōng	F3	3F	GA 3

Explications

Fēnglóng (ST40) est un point important pour éliminer le Tan-Humidité. Zúsānlǐ (ST36) peut réguler les fonctions de l'Estomac et de la Rate et peut éliminer le Tan-Humidité. Fēngchí (GB20) est le point de croisement des Méridiens Yang Wei et du Méridien de la Vésicule Biliaire Shao Yang du pied, il peut ouvrir les orifices et apaiser les vertiges. Les fonctions des autres points sont les mêmes qu'indiqué ci-dessus.

Manipulation

Nèiguān (PC6)	Piquer perpendiculairement 0, 5–1 cun. Appliquer la méthode de dispersion d'après la rotation de l'aiguille et avec les mouvements de retirer et d'enfoncer l'aiguille pendant 1 minute.
Shuǐgōu (GV26)	Piquer obliquement vers la cloison nasale 0, 5 cun. Appliquer la méthode de piquer en picorant jusqu'à ce que les yeux soient larmoyants.
Fēngchí (GB20)	Piquer obliquement 1, 5 cun. Appliquer la méthode de dispersion avec les mouvements de retirer et d'enfoncer l'aiguille.
Fēnglóng (ST40)	Piquer obliquement 2 cun. Appliquer la méthode de dispersion d'après la rotation de l'aiguille et avec les mouvements de retirer et d'enfoncer l'aiguille.
Zúsānlǐ (ST36)	Piquer obliquement 2 cun. Appliquer la méthode de dispersion d'après la rotation de l'aiguille et avec les mouvements de retirer et d'enfoncer l'aiguille.
Tàichōng (LR3)	Piquer perpendiculairement 0, 5–1 cun. Appliquer la méthode de dispersion d'après la de rotation de l'aiguille et avec les mouvements de retirer et d'enfoncer l'aiguille pendant 1–3 minutes jusqu'à réaliser l'obtention du Qi.

(3) Stagnation du Qi du Foie qui se transforme en Feu

Manifestations principales

Vertige, distension et douleur de la tête et des yeux (aggravation après dysphorie ou après surmenage ou après colère), irritabilité, rougeur du visage et des yeux, goût amer et gorge sèche, constipation, urine foncée, langue rouge ou rouge foncé, pouls tendu large ou tendu et rapide.

Principes thérapeutiques

Abaisser le Yang du Foie et purger le Feu, nourrir le Yin et abaisser le Yang, réveiller l'esprit et ouvrir les orifices.

Prescription des points

Les points principaux sont Nèiguān (PC6), Shuǐgōu (GV26), Tàichōng (LR3), Yángfǔ (GB38),

Fēngchí (GB20) et Tàixī (KI3).

PC6	内关	Nèiguān	MC6	6ECS	XB 6
GV26	水沟	Shuǐgōu	DM26	25VG	DM 26
LR3	太冲	Tàichōng	F3	3F	GA 3
GB38	阳辅	Yángfǔ	VB38	38VB	DA 38
GB20	风池	Fēngchí	VB20	20VB	DA 20
KI3	太溪	Tàixī	R3	3R	SH 3

Explications

Tàichōng (LR3) peut détendre le Qi du Foie. Yángfǔ (GB38) est le point Feu du Méridien de la Vésicule Biliaire Shao Yang du pied : il peut soumettre le Feu du Foie et de la Vésicule Biliaire. Fēngchí (GB20) peut ouvrir les orifices et apaiser les vertiges. Tàixī (KI3) est le point Yuan-Source : il peut nourrir le Yin du Rein. L'analyse de la prescription de Nèiguān (PC6) et Shuǐgōu (GV26) est la même que celle indiquée ci-dessus.

Manipulation

Nèiguān (PC6)	Piquer perpendiculairement 0, 5–1 cun. Appliquer la méthode de dispersion d'après la rotation de l'aiguille et avec les mouvements de retirer et d'enfoncer l'aiguille pendant 1 minute.
Shuǐgōu (GV26)	Piquer obliquement vers la cloison nasale 0, 5 cun, appliquer la méthode de dispersion d'après la rotation de l'aiguille.
Tàichōng (LR3)	Piquer perpendiculairement 0, 5–1 cun. Appliquer la méthode de dispersion d'après la rotation de l'aiguille et avec les mouvements de retirer et d'enfoncer l'aiguille pendant 3 minutes jusqu'à l'obtention du Qi.
Yángfǔ (GB38)	Piquer obliquement vers bas 1, 5 cun. Appliquer la méthode de dispersion d'après la rotation de l'aiguille.
Fēngchí (GB20)	Piquer obliquement 1, 5 cun, appliquer la méthode de dispersion avec les mouvements de retirer et d'enfoncer l'aiguille.
Tàixī (KI3)	Piquer obliquement vers bas 1, 5 cun. Appliquer la méthode de tonification d'après la de rotation de l'aiguille.

Acupuncture auriculaire

Prescription des points

Sous-cortex (AT_4), Shénmén (TF_4), Cœur (CO_{14}), Sympathique (AH_{6i}) et Sillon Post-Auriculaire (GPS).

Manipulation

Appliquer des stimulations fortes pendant une demi-minute et garder les aiguilles pendant 30 minutes.

Réaliser le traitement une fois par jour. Si l'on choisit d'utiliser des aiguilles à demeure intradermiques, sélectionner 2 à 3 points et changer les aiguilles une fois tous les deux jours.

4. État de choc

Le choc est un syndrome de défaillance aiguë du système périphérique circulatoire causé par de nombreux facteurs, comme la déshydratation sévère, la perte de sang, le traumatisme, la douleur sévère, l'allergie, la toxicose, etc.

En Médecine Traditionnelle Chinoise, le choc est aussi appelé «Juézhèng» (syncope), «Tuōzhèng» (syndrome de collapsus) ou «Wángyīn» (épuisement du Yin) et «Wángyáng» (épuisement du Yang). L'acupuncture a des effets significatifs dans l'augmentation de la pression sanguine, l'amélioration de la circulation sanguine et l'apaisement des symptômes. L'augmentation de la pression sanguine, ainsi que l'amélioration de la circulation sanguine sont les points clés pour la rémission de l'état de choc.

Étiologie et pathogenèse

(1) État de choc hémorragique

En MTC, l'état de choc hémorragique appartient au syndrome d'épuisement du Qi causé par l'hémorragie. Le Yin est l'élément de base du Yang et si l'hémorragie est trop sévère, le Yang Qi s'échappe et se manifeste par teint pâle, sudation spontanée, membres froids et respiration faible. Le choc causé par la perte de fluide est manifesté par : choléra, vomissements et diarrhée qui peuvent endommager le Yin et également provoquer l'épuisement soudain du Yang Qi. La blessure du Qi et du Yin causeront des symptômes de forte fièvre, teint rouge, membres froids, sudation spontanée, langue rouge dans les maladies fébriles aiguës. Si le tableau empire, il y aura épuisement de Yang Qi et la température du corps restera basse.

(2) Choc traumatique

En Médecine Traditionnelle Chinoise, le choc traumatique est causé par la douleur qui blesse le Qi. Le Qi commande le Sang, si la douleur endommage le Qi, le Sang stagne et cause l'épuisement de Yang Qi. Par ex, le choc traumatique dû à des brûlures à localisation généralisée, qui provoque une infection grave et fièvre élevée. En MTC, cet état est considéré comme une pénétration du Feu-toxique en profondeur de l'organisme qui cause une lésion grave du Qi et du Yin.

(3) Choc endotoxique

Le choc endotoxique est en général causé par une maladie fébrile contagieuse aiguë ou par l'anthrax staphylococcique et par les plaies: la forte fièvre persistante et la chute de la pression artérielle dans la maladie contagieuse fébrile aiguë provoquent une blessure du Qi et du Yin. Si la maladie contagieuse aiguë ne provoque pas une montée de la pression artérielle ni de la température, à la place, le patient présente les membres froids et la sudation froide, il s'agit d'un épuisement du Yang Qi. Si le choc survient lors de la phase de fièvre causée par de multiples maladies infectieuses, il y aura des symptômes d'agitation, de perte de connaissance et des membres froids, ceci manifeste que la Chaleur pathogène touche profondément le Sang du Cœur. Si le choc est causé par une septicémie suite à une infection des plaies de la peau, il y aura des symptômes de forte fièvre, frissons, esprit confus et membres froids, ceci indique la pénétration de la Chaleur toxique dans l'organisme.

(4) Choc anaphylactique

Le choc anaphylactique est causé par des allergies à certains médicaments tels que la pénicilline, la streptomycine et le sérum antitoxique ainsi qu'à d'autres substances. Bien que cette maladie n'apparaisse pas dans les ouvrages de MTC d'un point de vue analytique des symptômes cliniques, le mécanisme pathologique principal est l'obstruction soudaine du Qi du Poumon. En Médecine Traditionnelle Chinoise il est dit, *«le Sang ne peut circuler de lui-même et doit suivre le Qi ; c'est uniquement lorsque le Qi circule, que le Sang peut également circuler. »* Lorsque le Qi du Poumon est soudainement bloqué, le patient aura une chute de la pression artérielle dans les cas légers et une difficulté à respirer et des palpitations lors de cas sévères.

(5) Choc cardiogénique

Le choc cardiogénique est causé par la décroissance rapide du débit cardiaque et une diminution de la pression sanguine causée par un infarctus aigu du myocarde. Cette maladie appartient à l'épuisement soudain du Yang Qi.
En Médecine Traditionnelle Chinoise, le mécanisme pathologique du choc est classé en trois types : blessure du Qi et du Yin, blocage interne et collapsus externe, et épuisement du Yang (fuite du Yang). Selon la progression de la maladie, les syndromes de la blessure du Qi et du Yin ainsi que le blocage interne et collapsus externe sont similaires au stade hypotensif du choc ; tandis que l'épuisement du Yang est la manifestation du choc au stade avancé. Le développement et l'aggravation des deux premiers syndromes peuvent évoluer en troisième syndrome, la fuite du Yang.

Diagnostic différentiel et traitements associés

(1) Blessure du Qi et du Yin

Dans les pathologies contagieuses, hyperthermie, sudation profuse, vomissements, diarrhées graves et et les attaques internes du Feu toxique indiquent tous une blessure du Qi et du Yin.

Manifestations principales
Respiration faible, teint pâle, cyanose des lèvres, soif, apathie, joues rouges, sueurs spontanées, membres froids, dysphorie, hypotension, langue épaisse et pâle avec un pouls lent, rapide et faible.

Principes thérapeutiques

Tonifier le Qi et nourrir le Yin, réanimer le patient et réveiller l'esprit.

Prescription des points

Les points principaux sont Shuǐgōu (GV26), Qìhǎi (CV6), Yǒngquán (Kl1) et Nèiguān (PC6).

GV26	水沟	Shuǐgōu	DM26	25VG	DM 26
CV6	气海	Qìhǎi	RM6	6VC	RM 6
Kl1	涌泉	Yǒngquán	R1	1R	SH 1
PC6	内关	Nèiguān	MC6	6ECS	XB 6

Explications

Shuǐgōu (GV26) peut activer la circulation du Qi dans le Méridien Du, ouvrir les orifices et activer l'esprit. Nèiguān (PC6) peut activer le Yang du Cœur. Qìhǎi (CV6) peut renforcer le Qi du Réchauffeur Moyen. Yǒngquán (Kl1) est le point Jing-Emergence du Méridien du Rein Shao Yin du pied et peut ressusciter et activer l'esprit.

Manipulation

Shuǐgōu (GV26)	Piquer obliquement vers la cloison nasale 0, 5 cun, appliquer la méthode de piquer en picorant.
Qìhǎi (CV6)	Piquer perpendiculairement 2 cun, appliquer la méthode de tonification d'après la rotation de l'aiguille.
Yǒngquán (Kl1)	Piquer perpendiculairement 0, 5 cun. Appliquer la méthode de dispersion d'après la rotation de l'aiguille pendant 35 minutes.
Nèiguān (PC6)	Piquer perpendiculairement 1 cun. Appliquer la méthode de dispersion d'après la rotation de l'aiguille et avec les mouvements de retirer et d'enfoncer l'aiguille.

L'aiguille doit être laissée en place pendant 30 minutes. Refaire la manipulation de l'aiguille toutes les 5 minutes pendant la durée du traitement.

(2) Blocage interne et collapsus externe

Tous les symptômes d'invasion pathogène de maladie fébrile dans le sang du Cœur, d'invasion interne de Chaleur-toxicité et d'obstruction du Qi du Poumon causé par anaphylaxie appartiennent à ce syndrome.

Manifestations principales

Agitation, membres froids, sueurs froides, inconscience avec les yeux fermés et bouche ouverte, langue rouge et pouls lent et faible.

Principes thérapeutiques

Enlever l'obstruction et arrêter le Tuo-fuite (épuisement, tarissement), réanimer un patient ayant perdu connaissance et réveiller l'esprit.

Prescription des points

Les points principaux sont Shuǐgōu (DU26), Nèiguān (PC6), Sùliáo (GV25), Yǒngquán (KI1) et Shàozé (SI1).

GV26	水沟	Shuǐgōu	DM26	25VG	DM 26
PC6	内关	Nèiguān	MC6	6ECS	XB 6
GV25	素髎	Sùliáo	DM25	24VG	DM 25
KI1	涌泉	Yǒngquán	R1	1R	SH 1
SI1	少泽	Shàozé	IG1	1IG	XC 1

Explications

Shuǐgōu (GV26) est un point sur le Méridien Du et un des points importants lors de traitements d'urgences pour réanimer, car il active le cerveau et ouvre les orifices, harmonise le Yin et le Yang, combat l'effondrement du Yang. Nèiguān (PC6) est le point Luo-Communication du Méridien du Péricarde Jue Yin de la main, il croise le Méridien du Triple Réchauffeur Shao Yang de la main et est l'un des huit points de Croisement-et-Réunion. Il se communique avec le Méridien Yin Wei et peut éliminer la Chaleur du Péricarde, activer la circulation du méridien du Triple Réchauffeur, dégager le thorax et harmoniser la circulation du Qi. Il peut également régulariser les fonctions de l'Estomac et de la Rate pour rediriger le reflux du Qi vers le bas, calmer l'esprit et apaiser la douleur. Sùliáo (GV25) est un point sur le Méridien Du et est localisé sur le bout du nez. Il peut réguler le Qi du Poumon, éliminer la Chaleur, ouvrir les orifices, récupérer le Yang épuisé et sauver les patients du collapsus. Yǒngquán (KI1) est le premier point sur le Méridien du Rein Shao Yin du pied et est un des neuf points pour raviver le Yang. Il peut rétablir la conscience et ouvrir les orifices, calmer l'esprit, éliminer la Chaleur, soumettre le Feu et calmer le Foie pour arrêter le Vent pathogène. Shàozé (SI1) peut éliminer la Chaleur du Cœur et ouvrir les orifices, récupérer le Yang épuisé et sauver les patients de l'effondrement.

Manipulation

Shuǐgōu (DU26)	Appliquer la méthode de piquer en picorant.
Sùliáo (GV25)	Appliquer la méthode de piquer en picorant.
Nèiguān (PC6)	Piquer perpendiculairement 1 cun. Appliquer la méthode de dispersion d'après le sens de rotation de l'aiguille et avec les mouvements de retirer et d'enfoncer l'aiguille.
Yǒngquán (KI1)	Piquer perpendiculairement 1 cun. Appliquer la méthode de dispersion d'après le sens de rotation de l'aiguille.
Shàozé (SI1)	Piquer superficiellement 0, 2–0, 3 cun ou piquer avec l'aiguille triangulaire pour une légère saignée.

(3) Épuisement du Yang

Les syndromes tels que: «épuisement du Qi dû à l'hémorragie», «fuite du Qi dû à la déficience du Yin» en cas de déshydratation, «déclin du Yang Qi» à cause d'une hyperthermie, «blessure du Qi à cause de la douleur», «épuisement du Yang Qi» dû à une intoxication et «épuisement soudain du Yang Qi» lié à l'infarctus du myocarde, appartiennent tous au syndrome «épuisement du Yang».

Manifestations principales

Membres froids, sueurs froides, inconscience avec les yeux fermés et la bouche ouverte, flaccidité des mains, incontinence urinaire, essoufflement, langue pâle avec enduit blanc, pouls faible et impalpable.

Principes thérapeutiques

Restaurer le Yang et arrêter le Tuo-fuite (épuisement, tarissement).

Prescription des points

Les points principaux sont Guānyuán (CV4), Shénquè (CV8), Bǎihuì (GV20) et Zúsānlǐ (ST36).

CV4	关元	Guānyuán	RM4	4VC	RM 4
CV8	神阙	Shénquè	RM8	8VC	RM 8
GV20	百会	Bǎihuì	DM20	19VG	DM 20
ST36	足三里	Zúsānlǐ	E36	36E	WE 36

Explications

Les raisons de sélection de Guānyuán (CV4) et Shénquè (CV8) sont les mêmes que mentionnées ci-dessus. Bǎihuì (GV20) est le point de confluence du Méridien Du et est l'endroit où le Qi des trois méridiens Yang se rencontrent. Le Qi de tout le corps appartient au Yang et est contrôlé par le Méridien Du, par conséquent la moxibustion sur Bǎihuì (GV20) peut activer la circulation du Yang Qi et récupérer l'appauvrissement du Yang pour secourir le patient de l'épuisement. Appliquer de la moxibustion sur Zúsānlǐ (ST36) pour réguler et renforcer le Qi de la Rate et de l'Estomac. Le Qi est le maître du Sang, fortifier le Qi de la Rate et de l'Estomac peut être bénéfique pour rétablir le pouls.

Manipulation

Bǎihuì (GV20)	Appliquer la moxibustion avec le moxa en bâton.
Guānyuán (CV4)	Appliquer la moxibustion avec le moxa en bâton ou en cône.
Shénquè (CV8)	Appliquer la moxibustion avec le moxa en bâton ou en cône.
Zúsānlǐ (ST36).	Appliquer la moxibustion avec le moxa en bâton ou en cône.

Appliquer la moxibustion avec le moxa en bâton jusqu'à ce que les membres soient chauds, la sudation s'arrête et le pouls soit rétabli.

Acupuncture auriculaire

Prescription des points
Fosse Triangulaire Supérieure (TF_1), Endocrine (CO_{18}), Sous-cortex (AT_4) et Cœur (CO_{14}).

Points supplémentaires
Shénmén (TF_4), Sympathique (AH_{6i}), Poumons (CO_{16}) et Foie (CO_{12}).

Manipulation
Piquer 2-4 points du groupe de prescription de points des deux côtés avec une stimulation modérée. Garder les aiguilles pendant 1 heure en les tournant toutes les 3 à 5 minutes. Sélectionner un point parmi les points complémentaires, si les effets ne sont pas assez forts. Réaliser le traitement une fois par jour.

5. Anémie

L'anémie est une maladie où la quantité d'érythrocyte et la quantité d'hémoglobine dans le sang est en-dessous de la normale. L'anémie ferriprive est causée par un manque de fer dans le sang, cependant l'anémie macrocytaire est due à un manque de vitamine B12 et d'acide folique alors que l'anémie aplasique est causée par un dysfonctionnement de l'hématopoïèse de la moelle. Elles sont toutes provoquées par un dysfonctionnement dans l'érythropoïèse.

L'anémie causée par la perte de sang aiguë ou chronique et l'anémie hémolytique sont dues à un excès de destruction des érythrocytes.

En Médecine Traditionnelle Chinoise, l'anémie appartient à la catégorie de maladies de «Vide de Sang». Incluant les mécanismes pathogéniques de l'anémie aplasique est plus complexe, elle est similaire à «appauvrissement de sang dû aux maladies consomptives» en MTC. Les thérapies par acupuncture peuvent promouvoir l'érythropoïèse, contenir la destruction des érythrocytes et améliorer les symptômes.

Étiologie et pathogenèse

La pathogenèse de l'anémie est étroitement liée aux quatre Organes Zang, le Cœur, le Foie, la Rate et le Rein. Le Cœur gouverne le Sang, le Foie stocke le Sang, la Rate contrôle le Sang et le Rein gouverne les os, génère la moelle et est la source de génération du Sang. Tous les troubles de l'alimentation, les hémorragies de longue durée, les facteurs toxiques exogènes, les faiblesses internes causées par les sept émotions peuvent influencer les fonctions de ces quatre Organes et causer l'anémie.

Les facteurs pathogènes de l'anémie sont multiples : le Cœur en Vide ne gouverne plus le Sang, la Rate affaiblie ne contrôle plus le Sang, le Foie en Vide ne stocke plus le Sang, le Rein en Vide ne peut plus produire suffisamment d'essence et de moelle.

Diagnostic différentiel et traitements associés

(1) Vide du Cœur et de la Rate

Manifestations principales
Palpitations, essoufflement, faiblesse, manque d'appétit, teint pâle, membres froids, plénitude abdominale, selles molles, langue pâle, pouls lent et faible.

Principes thérapeutiques
Fortifier la Rate et alimenter le Cœur

Prescription des points
Les points principaux sont Tàibái (SP3), Píshū (BL20), Xīnshū (BL15) et Shénmén (HT7).

SP3	太白	Tàibái	RP3	3RP	PI 3
BL20	脾俞	Píshū	V20	20V	PG 20
BL15	心俞	Xīnshū	V15	15V	PG 15
HT7	神门	Shénmén	C7	7C	XI 7

Explications
Tàibái (SP3) est le Point Yuan-Source du Méridien de la Rate Tai Yin du pied. Shénmén (HT7) est le Point Yuan-Source du Méridien du Cœur Shao Yin de la main. Píshū (BL20) et Xīnshū (BL15) sont les points Shu-postérieurs du Cœur et de la Rate. Ces points peuvent activer le Yang du Cœur et de la Rate et revigorer la Rate et nourrir le Cœur.

Manipulation

Tàibái (SP3)	Piquer obliquement vers le haut 0, 5 cun.
Píshū (BL20)	Piquer obliquement vers l'intérieur de 2 cun.
Xīnshū (BL15)	Piquer obliquement vers l'intérieur de 2 cun.
Shénmén (HT7)	Piquer perpendiculairement 0, 5 cun.

Appliquer la méthode de tonification d'après la rotation de l'aiguille pour tous les points ci-dessus.

(2) Vide du Yin du Foie et du Rein

Manifestations principales
Vertige, acouphène, sudation nocturne, faiblesse et courbatures de la région lombo-sacrée et des

genoux, peur du froid, langue rouge avec peu d'enduit, pouls fin tendu et rapide.

Principes thérapeutiques

Tonifier le Rein et le Foie, nourrir le Yin et purger la chaleur.

Prescription des points

Les points principaux sont Tàixī (KI3), Tàichōng (LR3), Gānshū (BL18) et Shènshū (BL23).

KI3	太溪	Tàixī	R3	3R	SH 3
LR3	太冲	Tàichōng	F3	3F	GA 3
BL18	肝俞	Gānshū	V18	18V	PG 18
BL23	肾俞	Shènshū	V23	23V	PG 23

Explications

Tàixī (KI3) est le Point Yuan-Source du Méridien du Rein Shao Yin du pied, Tàichōng (LR3) est le Point Yuan-Source du Méridien du Foie Jue Yin du pied. Accompagnés de Gānshū (BL18) et Shènshū (BL23), ils peuvent nourrir le Rein et le Foie.

Manipulation

Tàixī (KI3)	Piquer perpendiculairement 1 cun.
Tàichōng (LR3)	Piquer perpendiculairement 1 cun.
Gānshū (BL18)	Piquer obliquement vers l'intérieur de 2 cun.
Shènshū (BL23)	Piquer obliquement vers l'intérieur de 2 cun.

Appliquer la méthode de tonification d'après le sens de rotation de l'aiguille pour tous les points ci-dessus.

(3) Vide du Yang du Rein

Manifestations principales

Sensation froide du corps et membres froids, teint pâle, pollakiurie nocturne, langue pâle avec enduit blanc et pouls profond et fin.

Principes thérapeutiques

Réchauffer le Rein et renforcer le Yang.

Prescription des points

Les points principaux sont Dàzhuī (GV14), Shènshū (BL23), Fùliū (KI7) et Xuánzhōng (GB39).

GV14	大椎	Dàzhuī	DM14	13VG	DM 14
BL23	肾俞	Shènshū	V23	23V	PG 23

KI7	复溜	Fùliū	R7	7R	SH 7
GB39	悬钟	Xuánzhōng	VB39	39VB	DA 39

Explications

Dàzhuī (GV14) est le point de croisement des méridiens Yang. Fùliū (KI7) est le point Jing-Circulation du Méridien du Rein et peut tonifier le Rein selon la théorie des cinq éléments. Le Rein domine les os et produit la moelle. Le point de réunion de la moelle est Xuánzhōng (GB39).

Manipulation

Dàzhuī (GV14)	Piquer vers le bas 1 cun de profondeur et stimuler jusqu'à provoquer une sensation d'aiguille qui descend le long du dos pour atteindre la taille.
Shènshū (BL23)	Piquer perpendiculairement 2 cun. La moxibustion peut être appliquée.
Fùliū (KI7)	Piquer perpendiculairement 1 cun.
Xuánzhōng (GB39)	Piquer obliquement vers le bas 1 cun. La moxibustion peut être appliquée.

Appliquer la méthode de tonification d'après le sens de rotation de l'aiguille pour tous les points ci-dessus.

(4) Rétention d'Humidité due à un Vide de la Rate

Manifestations principales

Teint terne ou jaunâtre, oppression épigastrique et manque d'appétit, langue pâle avec enduit gras et pouls profond et lent.

Principes thérapeutiques

Réchauffer le Rate et éliminer l'Humidité.

Prescription des points

Les points principaux sont Píshū (BL20), Shènshū (BL23), Zúsānlǐ (ST36) et Sānyīnjiāo (SP6).

BL20	脾俞	Píshū	V20	20V	PG 20
BL23	肾俞	Shènshū	V23	23V	PG 23
ST36	足三里	Zúsānlǐ	E36	36E	WE 36
SP6	三阴交	Sānyīnjiāo	RP6	6RP	PI 6

Explications

L'Humidité due au Vide de la Rate est en rapport avec le déclin du Yang du Rein. Sélectionner Píshū (BL20) et Shènshū (BL23) pour réchauffer le Yang du Rein et renforcer le Qi de la Rate. Zúsānlǐ (ST36) et Sānyīnjiāo (SP6) peuvent réguler les fonctions de la Rate et de l'Estomac.

Píshū (BL20)	Piquer obliquement vers l'intérieur de 2 cun.
Shènshū (BL23)	Piquer perpendiculairement 2 cun.
Zúsānlǐ (ST36)	Piquer perpendiculairement 2 cun.
Sānyīnjiāo (SP6)	Piquer perpendiculairement 1, 5 cun.

Appliquer la méthode de tonification d'après la rotation de l'aiguille pour tous les points ci-dessus.

Acupuncture auriculaire

Prescription des points

Cœur (CO_{14}), Foie (CO_{12}), Reins (CO_{10}), Rate (CO_{13}), Centre de l'oreille (HX_1), Sous-cortex (AT_4), Endocrine (CO_{18}).

Manipulation

Sélectionner 3-4 points chaque fois et appliquer des stimulations modérées, réaliser le traitement une fois par jour sur 10 jours.

6. Purpura thrombocytopénique

L'hémostase et la coagulation dans le corps dépendent de la qualité des murs capillaires, du nombre de plaquettes ainsi que du facteur de coagulation dans le sang. La tendance à l'hémorragie est causée par des troubles tels que : purpura thrombocytopénique et purpura anaphylactoïde. En Médecine Traditionnelle Chinoise, le syndrome «Zǐdiānfēng» et «Pútáoyì» sont similaires au purpura thrombocytopénique. Leurs noms proviennent de l'apparence cyanosée et des hémorragies sous-cutanées en forme de grappes.

Étiologie et pathogenèse

Il y a trois mécanismes pathologiques principaux.

Le premier est lorsque la Chaleur pathogène exogène entre dans la couche Ying-nutritive et la couche du Sang provoquant des saignements en dehors des vaisseaux.

Le second est le Vide de la Rate causant l'échec de la Rate dans sa fonction de contrôle du sang et provoquant des hémorragies en dehors des vaisseaux.

Le troisième est la rétention interne de Chaleur-Humidité accompagnée de Vent pathogène exogène ou la consommation de nourritures telles que le poisson, la crevette, le crabe, le bœuf et le mouton engendrant du Vent ou du Feu pathogène interne.

Si l'Humidité, la Chaleur, le Vent et le Feu pathologiques entrent dans la couche du Sang, il en résultera une hémorragie muco-cutanée; s'ils entrent dans la Rate et l'Estomac qui appartiennent au Réchauffeur Moyen, les symptômes de douleurs abdominales et de rectorragie seront observés; s'ils entrent dans les articulations, gonflement et douleur articulaires seront observés ; s'ils entrent dans le Rein, hématurie et œdème seront observés.

Diagnostic différentiel et traitements associés

(1) Chaleur du Sang

Manifestations principales
Purpura rouge vif sur la peau et la muqueuse avec une langue rouge et un pouls rapide.

Principes thérapeutiques
Rafraîchir la couche nourricière et le Sang, activer la circulation sanguine pour enlever la stase.

Prescription des points
Les points principaux sont Xuèhǎi (SP10), Sānyīnjiāo (SP6), Tàichōng (LR3) et Wěizhōng (BL40).

SP10	血海	Xuèhǎi	RP10	10RP	PI 10
SP6	三阴交	Sānyīnjiāo	RP6	6RP	PI 6
LR3	太冲	Tàichōng	F3	3F	GA 3
BL40	委中	Wěizhōng	V40	54V	PG 40

Explications
Xuèhǎi (SP10) peut éliminer la Chaleur dans la couche du Sang et arrêter les saignements liés à la Chaleur dans le Sang. Sānyīnjiāo (SP6) est le point de réunion des trois méridiens Yin du pied et peut renforcer la Rate et contrôler le Sang. Piquer Wěizhōng (BL40) en saignée traite le purpura en éliminant la Chaleur pathogène selon la théorie disant : «*Il convient d'éliminer les stases mélangées de Chaleur par la technique de saignée*».

Manipulation

Xuèhǎi (SP10)	Piquer perpendiculairement 2 cun.
Sānyīnjiāo (SP6)	Piquer perpendiculairement 1, 5 cun.
Tàichōng (LR3)	Piquer perpendiculairement 1 cun.

Appliquer la méthode de dispersion d'après la rotation de l'aiguille et avec les mouvements de retirer et d'enfoncer l'aiguille pour tous les points ci-dessus.

Wěizhōng (BL40) : Piquer pour une légère saignée.

(2) Vide de la Rate

Manifestations principales

Teint pâle, apparition et disparition irrégulières du purpura, langue pâle, enduit blanc et pouls fin.

Principe thérapeutique

Fortifier la Rate et nourrir le Sang.

Prescription des points

Les points principaux sont Géshū (BL17), Píshū (BL20), Xuèhǎi (SP10), Zúsānlǐ (ST36) et Sānyīnjiāo (SP6).

BL17	膈俞	Géshū	V17	17V	PG 17
BL20	脾俞	Píshū	V20	20V	PG 20
SP10	血海	Xuèhǎi	RP10	10RP	PI 10
ST36	足三里	Zúsānlǐ	E36	36E	WE 36
SP6	三阴交	Sānyīnjiāo	RP6	6RP	PI 6

Explications

Géshū (BL17) est le point de réunion du Sang et est un point important pour nourrir le Sang et activer la circulation du Sang. Píshū (BL20) et Zúsānlǐ (ST36) peuvent réguler les fonctions de la Rate et de l'Estomac considérés comme la source acquise qui assure la transformation de l'essence de la nourriture en Sang et en Qi. Xuèhǎi (SP10) et Sānyīnjiāo (SP6) peuvent tonifier et contrôler le Sang pour arrêter les saignements.

Manipulation

Géshū (BL17)	Piquer obliquement vers l'intérieur de 2 cun.
Píshū (BL20)	Piquer obliquement vers l'intérieur de 2 cun.
Xuèhǎi (SP10)	Piquer perpendiculairement 2 cun.
Zúsānlǐ (ST36)	Piquer perpendiculairement 2 cun.
Sānyīnjiāo (SP6)	Piquer perpendiculairement 1, 5 cun.

Appliquer la méthode de tonification-dispersion moyenne d'après la rotation de l'aiguille pour tous les points ci-dessus.

(3) Vent-Feu et Chaleur-Humidité

Manifestations principales

Le purpura allergique est fréquemment lié à l'ingestion de poisson, crevettes, bœuf, mouton ou de certains médicaments. En règle générale le taux de plaquettes n'est pas baissé. L'enduit de la langue est jaune et gras et le pouls est glissant et rapide.

Principe thérapeutique
Rafraîchir la Chaleur et dissoudre l'Humidité.

Prescription des points
Les points principaux sont Zhōngwǎn (CV12), Tiānshū (ST25), Zúsānlǐ (ST36), Yīnlíngquán (SP9), Xuèhǎi (SP10), Sānyīnjiāo (SP6).

CV12	中脘	Zhōngwǎn	RM12	12VC	RM 12
ST25	天枢	Tiānshū	E25	25E	WE 25
ST36	足三里	Zúsānlǐ	E36	36E	WE 36
SP9	阴陵泉	Yīnlíngquán	RP9	9RP	PI 9
SP10	血海	Xuèhǎi	RP10	10RP	PI 10
SP6	三阴交	Sānyīnjiāo	RP6	6RP	PI 6

Explications
Zhōngwǎn (CV12) est le point Mu-antérieur de l'Estomac et Tiānshū (ST25) est le point Mu-antérieur du Gros Intestin. Les points Mu-antérieurs sont les zones où le Qi des Organes Zang-Fu convergent. Ces deux points peuvent réguler le Qi des Intestins et de l'Estomac et réguler la fonction de transport et de transformation pour éliminer les facteurs pathogènes. Zúsānlǐ (ST36) est le point He-Rassemblement-Entrée du Méridien de l'Estomac, accompagné par Yīnlíngquán (SP9), le point He-Rassemblement-Entrée du méridien de la Rate, peut réguler la circulation du Qi du méridien de l'Estomac et de la Rate et éliminer la Chaleur-Humidité dans la Rate et l'Estomac. Xuèhǎi (SP10) et Sānyīnjiāo (SP6) peuvent renforcer la Rate et contrôler le Sang, drainer la Chaleur-Humidité et favoriser la circulation du Sang.

Manipulation

Zhōngwǎn (CV12)	Piquer perpendiculairement 2 cun.
Tiānshū (ST25)	Piquer perpendiculairement 2 cun.
Zúsānlǐ (ST36)	Piquer perpendiculairement 2 cun.
Yīnlíngquán (SP9)	Piquer perpendiculairement 2 cun.
Xuèhǎi (SP10)	Piquer perpendiculairement 2 cun.
Sānyīnjiāo (SP6)	Piquer perpendiculairement 1, 5 cun.

Appliquer la méthode de dispersion d'après la rotation de l'aiguille et avec les mouvements de retirer et d'enfoncer l'aiguille pour tous les points ci-dessus.

SECTION V
Les Maladies du Système Nerveux

1. Accident vasculaire cérébral

L'Accident vasculaire cérébral (AVC) est une maladie aiguë qui attaque normalement les personnes d'âge moyen, il se manifeste par un coma soudain ou une perte de conscience avec des séquelles comme la paralysie faciale, l'hémiplégie ou la dysphasie.

En général, l'AVC aigu inclut les maladies ischémiques, les maladies hémorragiques et les accidents ischémiques transitoires (AIT). Les maladies cérébrales vasculaires ischémiques incluent la thrombose cérébrale et l'embolie. L'hémorragie cérébrale inclut l'hémorragie intracérébrale et l'hémorragie sous-arachnoïdienne. L'AIT est souvent un symptôme qui annonce un AVC. Les maladies telles que l'hypertension chronique, l'encéphalopathie, les changements soudains d'artériosclérose cérébrale chronique progressive et de spasme vasculaire cérébral sont toutes des maladies du système vasculaire cérébral et sont les précurseurs d'un accident vasculaire cérébral (AVC)

En Médecine Traditionnelle Chinoise, les symptômes cliniques et leurs caractéristiques sont similaires à «Cùzhòng» qui signifie «Apoplexie cérébrale», «Zhòngfēng» qui signifie «Accident Vasculaire Cérébral», «Juézhèng» qui signifie «syncope», «Piānfēng» et «Piānkū» qui signifient «hémiplégie». Les principales raisons viennent du Vide du Foie et du Rein, de l'hyperactivité du Yang du Foie, du Vent pathogène causé par le Feu pathogénique et du sang qui monte jusqu'au cerveau.

Étiologie et pathogenèse

L'étiologie de l'accident vasculaire cérébral a changé à travers le temps. Durant la Dynastie Han et Tang, les médecins traditionnels chinois ont considéré l'AVC comme étant causés par le Vent exogène pathogénique. Cependant, après les Dynasties Han et Tang, la théorie fut révisée et l'AVC fut attribué au Vent endogène pathogénique. Actuellement, on considère que les accidents vasculaires cérébraux sont majoritairement causés par ces deux conditions pathogéniques.

(1) Vide du Yin du Rein

L'AVC est causé par le Vide de Qi du Rein qui entraîne un déséquilibre de Yin et de Yang, cet état est spécialement observé chez les trentenaires. Une alimentation déséquilibrée ainsi qu'un surmenage sexuel entravent la fonction de montée de l'eau du Rein censée nourrir le Cœur. Ce phénomène pathogénique cause la rupture entre le Cœur et le Rein ce qui crée alors l'exubérance du Feu du Cœur. L'eau du Rein ne peut plus nourrir le Foie qui représente le Bois dans les cinq éléments, ce qui cause alors l'hyperactivité du Yang du Foie. En conséquence, le Vent pathogénique du Foie va former une stase de Sang dans le cerveau.

(2) Blessures liées au stress emotionnel

Le Feu pathogène issu des sept émotions irrégulières ou d'une stase prolongée du Qi du Foie causé par la dépression et la colère conduisent à l'hyperactivité du Yang du Foie. Le Vent pathogène perturbant le Foie va alors provoquer le reflux du sang et du Qi dans les méridiens et favoriser ainsi la présence de Tan-mucosité et de Feu. Ces facteurs pathogènes vont perturber l'esprit et bloquer les orifices supérieurs et causer hémiplégie, convulsion, trouble de langage par exemple.

(3) Alimentation déséquilibrée

Un régime alimentaire gras, un apport trop important de nourriture ou une lésion interne due au surmenage peuvent causer le dysfonctionnement de la Rate. La faiblesse de la Rate conduit alors à la production de Tan-mucosité et d'Humidité. Tan-mucosité combiné avec l'accumulation de Chaleur due au Vent du Foie bloquera les orifices supérieurs ou les méridiens et provoquera une attaque soudaine d'AVC.

(4) Vent Exogène

Le Vent exogène induit le Vent interne sur un terrain physique avec l'excès de Yang dû au vide de Yin plus une accumulation de Tan-mucosité.

Diagnostic différentiel et traitements associés

(1) Étape préliminaire

Les manifestations couramment observées à ce stade sont la perte de l'acuité des sens, la rigidité et les douleurs dans la tête et le cou, l'insomnie, l'engourdissement des doigts, l'épistaxis, l'hémiplégie temporaire, la dysphasie avec un enduit de langue jaune et un pouls glissant et rapide ou un pouls plein et large.

(2) Étape d'attaque

La survenue d'un AVC est complexe, elle peut se diviser en deux types.
Le premier type d'apoplexie implique les méridiens et les collatéraux et le deuxième type implique les Organes Zang-Fu. Cette phase est également divisée en syndrome Plénitude et syndrome Vide.

1) Apoplexie attaquant les méridiens et les collatéraux
L'apoplexie attaquant les méridiens et les collatéraux est relativement légère. Elle se manifeste par une paralysie faciale, une hémiplégie et l'incapacité à parler en raison de la rigidité de la

langue. Habituellement, le patient n'a pas de perte de conscience, l'enduit blanc et gras ou jaune et gras, pouls en corde et glissant ou bien, mou et glissant. La thrombose cérébrale ou l'embolie cérébrale correspondent généralement à ce type d'apoplexie.

2) Apoplexie attaquant les Organes Zang-Fu

L'apoplexie attaquant les Organes Zang-Fu est relativement plus sévère et est divisée en syndrome Vide et syndrome Plénitude. Les types Plénitudes sont divisés selon leurs symptômes liés à la Chaleur ou au Froid pathogène. Les types de Vides sont liés à la faiblesse des Organes Zang-Fu. Dans l'ancien temps, il a été dit que «le patient ne reconnaît personne lorsque les Fu-Entrailles ont été attaqués par des facteurs pathogènes et lorsque les Zang-Organes sont attaqués par les facteurs pathogènes le patient perd soudainement la parole». Cependant en clinique, ces deux symptômes apparaissent simultanément, nous les avons donc regroupés en une seule catégorie.

a) Syndrome de Blocage-Fermeture type Yang (Syndrome Bi avec signes de Chaleur)

Perte de conscience, trouble de la parole, hémiplégie, trismus, sifflement des glaires ressenti comme des vibrations au fond de la gorge, teint rougeâtre avec respiration lourde et irrégulière, constipation, incontinence urinaire, vomissements et soif excessive. L'enduit de la langue jaune, gras et sec, le pouls est ample et rapide ou tendu et rapide.

b) Syndrome de Blocage-Fermeture type Yin (Syndrome Bi avec signes de Froid)

Coma, hémiplégie, teint pâle, lèvres violettes et membres froids. L'enduit est blanc, gras et aqueux avec un pouls profond et lent. L'hémorragie cérébrale et l'hémorragie sous-arachnoïdienne appartiennent normalement à ce type.

c) Syndrome de Collapsus-Ouverture (Syndrome Tuo)

Evanouissement soudain, perte de la parole, la bouche ouverte, les yeux fermés, on entend un ronflement dans la respiration, les membres supérieurs sont flasques ou froids, il y a aussi incontinence urinaire, sudation grasse avec le teint rougeâtre comme maquillage, le pouls superficiel, large et sans racine, ou profond fin et impalpable. L'hémorragie cérébrale et l'aggravation d'un syndrome de Blocage-Fermeture appartiennent normalement à ce syndrome.

(3) Stade de Séquelle

Manifestations principales

Hémiplégie, paralysie faciale, urine et selles irrégulières et symptômes mentaux. Les séquelles peuvent être de différents degrés selon la localisation de la lésion et la gravité de la maladie.

Principe Thérapeutique

D'abord activer le cerveau, ouvrir les orifices et renforcer le Foie et les Reins, puis dégager les méridiens.

Points prescrits

1) Points principaux : Nèiguān (PC6), Shuǐgōu (GV26) et Sānyīnjiāo (SP6)

PC6	内关	Nèiguān	MC6	6ECS	XB 6
GV26	水沟	Shuǐgōu	DM26	25VG	DM 26
SP6	三阴交	Sānyīnjiāo	RP6	6RP	PI 6

2) Points d'assistance : Jíquán (HTI), Wěizhōng (BL40) et Chǐzé (LU5)

HT1	极泉	Jíquán	C1	1C	XI 1
BL40	委中	Wěizhōng	V40	54V	PG 40
LU5	尺泽	Chǐzé	P5	5P	FE 5

3) Points supplémentaires :

Trouble de la déglutition : Fēngchí (GB20), Yìfēng (SJ17) et Wángǔ (GB12).

GB20	风池	Fēngchí	VB20	20VB	DA 20
TE17	翳风	Yìfēng	TR17	17TR	SJ 17
GB12	完骨	Wángǔ	VB12	17VB	DA 12

Aphasie : Jīnjīn (EX-HN12) et Yùyè (EX-HN13) avec la technique de saignement

EX-HN12	金津	Jīnjīn	EX-TC12	EX-TC12
EX-HN13	玉液	Yùyè	EX-TC13	EX-TC13

Manque de force dans les doigts : Hégǔ (LI4).

LI4	合谷	Hégǔ	GI4	4GI	DC 4

D'autres points peuvent être ajoutés selon les différents syndromes.

Explication

Nèiguān (PC6) est un point de Croisement-Réunion des huit Méridiens Extraordinaires et des douze Méridiens Réguliers et c'est un point Luo-Communication du méridien du Péricarde qui protège le Cœur ; par conséquent, il reçoit les facteurs pathologiques avant qu'ils n'attaquent le Cœur. Le Cœur loge l'esprit et régit l'activité mentale. Piquer Nèiguān (PC6) peut réguler l'esprit et ouvrir l'orifice pour rétablir le Cœur et raviver l'esprit. Shuǐgōu (GV26) est le point de confluence du Méridien Gouverneur Du et des Méridiens Yang Ming de la main et du pied qui contrôlent le Yang Qi du corps entier. La fonction et l'activité du Yang Qi est démontrée dans la vitalité de l'esprit. Piquer Shuǐgōu (GV26) peut réguler le Méridien Gouverneur Du et le Yang Qi, en réveillant l'esprit et en ouvrant les orifices. Sānyīnjiāo (SP6) peut nourrir le Foie et les Reins. Jíquán (HT1), Chǐzé (LU5), Wěizhōng (BL40) et Hégǔ (LI4) peuvent activer le Sang et le Qi dans les méridiens. Fēngchí (GB20), Yìfēng (TE17) et Wángǔ (GB12) peuvent éclaircir et nourrir le cerveau. Jīnjīn (EX-HN12) et Yùyè (EX-HN13) peuvent ouvrir l'orifice de la langue.

Manipulation

Nèiguān (PC6)	Piquer perpendiculairement 0,5–1 cun. Appliquer la méthode de dispersion d'après la rotation de l'aiguille et avec les mouvements de retirer et d'enfoncer l'aiguille pendant 1 minute.
Shuǐgōu (GV26)	Piquer obliquement vers la cloison nasale 0,5 cun, appliquer la méthode de piquer en picorant jusqu'à ce que les yeux soient larmoyants.
Sānyīnjiāo (SP6)	Piquer obliquement avec un angle de 45 degrés 1–1,5 cun, le long de la bordure de la face médiale du tibia. Appliquer la méthode de tonification avec les mouvements de retirer et d'enfoncer l'aiguille, jusqu'à ce que le membre inférieur affecté tremble trois fois.
Jíquán (HTI)	Piquer le point 2 cun au-dessous de Jíquán (HTI) le long du méridien, perpendiculairement 1–1,5 cun. Appliquer la méthode de dispersion avec les mouvements de retirer et d'enfoncer l'aiguille jusqu'à ce que le membre supérieur affecté tremble trois fois.
Wěizhōng (BL40)	Piquer perpendiculairement 1 cun. Appliquer la méthode de dispersion avec les mouvements de retirer et d'enfoncer l'aiguille jusqu'à ce que le membre inférieur affecté tremble trois fois.
Chǐzé (LU5)	Piquer perpendiculairement 1 cun lorsque le bras est fléchi avec un angle de 120 degrés au coude. Appliquer la méthode de dispersion avec les mouvements de retirer et d'enfoncer l'aiguille.
Fēngchí (GB20)	Piquer obliquement de 2–2,5 cun, en direction de la proéminence laryngée. Appliquer la méthode de tonification d'après la rotation de l'aiguille à petite amplitude et haute fréquence pendant 1 minute.
Yìfēng (SJ17)	Piquer obliquement de 2–2,5 cun, en direction de la proéminence laryngée. Appliquer la méthode de tonification d'après la rotation de l'aiguille à petite amplitude et haute fréquence pendant 1 minute.
Wángǔ (GB12)	Piquer obliquement de 2–2,5 cun, en direction de la proéminence laryngée. Appliquer la méthode de tonification d'après la rotation de l'aiguille à petite amplitude et haute fréquence pendant 1 minute.
Jīnjīn (EX-HN12) Yùyè (EX-HN13)	Piquer rapidement des coups avec l'aiguille triangulaire de manière à faire saigner 1–2 ml de sang.

Le traitement de l'apoplexie impliquant des méridiens et des collatéraux est le même que celui mentionné ci-dessus.

La technique d'acupuncture pour activer le cerveau et ouvrir les orifices (Xing Nao Kai Qiao, XNKQ)

La technique d'acupuncture pour activer le cerveau et ouvrir les orifices (Xing Nao Kai Qiao, XNKQ) a été créé et développée pendant plus de 30 ans, les recherches expérimentales ont été effectuées et de nombreuses pratiques cliniques ont confirmé son efficacité, elle est devenu un traitement systématique pour l'apoplexie. Actuellement, la thérapie a été intégrée comme un système de traitement normalisé scientifiquement prouvé dans le domaine de l'acupuncture en Chine.

Avec toute la pratique clinique et la recherche scientifique réalisées à partir de différentes approches, cette thérapie a été prouvée efficace et a été soutenue par de nombreux résultats scientifiques ainsi que par des théoriques fondamentales complexes. Une des recherches scientifiques menées sur l'effet de la stimulation de l'acupuncture sur la lésion par radicaux libres a confirmé que cette thérapie spécifique active grandement le cerveau et ouvre les orifices en augmentant l'activité de SOD et en empêchant l'afflux de Ca^{2+} dans les cellules. La recherche menée sur le cerveau après les traitements d'acupuncture a indiqué que cette thérapie pourrait augmenter le métabolisme énergétique dans le cerveau et protéger les tissus cérébraux. Les résultats sur l'état fonctionnel des capillaires cérébraux ont confirmé que cette thérapie spécifique pourrait améliorer de façon évidente la fonction diastolique et systolique des capillaires et maintenir le métabolisme énergétique après ischémie. Les résultats ont également montré que la thérapie pourrait améliorer de façon évidente la mémoire, augmenter l'activité de la SOD et réguler la concentration cérébrale d'acide aminé.

Selon les complications de cette maladie à différents stades ainsi que d'autres maladies cliniques communément observées, nous avons rigoureusement sélectionné de nouveaux points d'acupuncture à appliquer en clinique qui augmentent encore davantage l'effet de cette thérapie.

L'application des prescriptions des points :

Constipation

Les points principaux sont Fēnglóng (ST40), Shuǐdào (ST28) et Guīlái (ST29).
La constipation est l'une des complications les plus fréquentes de l'apoplexie.
La blessure de l'esprit conduit aux troubles du Qi, dysfonctionnement du Gros Intestin dans sa fonction de transport et rétention des selles. Cette forme de constipation a une étiologie et pathologie différente du syndrome de la constipation habituellement vu chez les personnes âgées, mais a les mêmes manifestations. Par conséquent, on sélectionne Fēnglóng (ST40) du Méridien de l'Estomac Yang Ming du pied pour enlever l'Humidité-Chaleur et le Tan-mucosité dans l'Estomac et l'Intestin ; Shuǐdào (ST28) et Guīlái (ST29) pour drainer le Gros Intestin en régulant le Qi et promouvoir la production du liquide organique pour dégager les intestins.
Commencer par piquer bilatéralement Fēnglóng (ST40) 1 cun de profondeur en utilisant la technique de rotation en dispersion pendant 1 minute. Ensuite, piquer Shuǐdào (ST28) et Guīlái (ST29) obliquement 1,5–2 cun en direction de la partie intérieure-inférieure du corps en utilisant la technique de rotation en dispersion en coopération avec la respiration du patient pendant 1 minute. Conserver les aiguilles pendant 20 minutes. La plupart des patients iront à selles 1 heure après la séance d'acupuncture, et les selles seront normales après une semaine consécutive de traitements d'acupuncture.

Anurie et incontinence

Les points principaux sont Zhōngjí (CV3) et Sānyīnjiāo (SP6).
Lorsque la pathogenèse de l'apoplexie est de type Vide, c'est d'habitude le Vide de Yin du Foie

et du Rein. Le dysfonctionnement du cerveau entraîne l'échec de la fonction de contrôle du corps ; par conséquent, le Vide de Qi du Rein conduit également au dysfonctionnement de la Vessie qui se manifeste par l'anurie ou l'incontinence. Dans ce cas, Zhōngjí (CV3) est le point d'acupuncture principal de la thérapie de XNKQ, piquer perpendiculairement 1–1,5 cun de profondeur en utilisant la technique de tonification d'après la rotation de l'aiguille pendant 1 minute. Ce point va nourrir la moelle en renforçant le Yin du Rein et favoriser l'énergie vitale. Ensuite, piquer Sānyīnjiāo (SP6) perpendiculairement 2,5–3 cun en utilisant la technique de tonification d'après la rotation de l'aiguille pendant 1 minute. Sānyīnjiāo (SP6) est l'endroit où le Qi de trois méridiens Yin du pied se rassemble et peut renforcer le Qi vital et réguler la fonction du Réchauffeur Inférieur pour traiter l'incontinence urinaire. Piquer Sānyīnjiāo (SP6) en utilisant la technique de dispersion d'après la rotation de l'aiguille pendant 1 minute pour induire la diurèse et réguler le passage de l'eau pour traiter l'anurie. Les techniques de tonification et de dispersion appliquées sur le même point démontrent la double fonction de régulation des points d'acupuncture.

Stréphopodie et pied tombant

Les points principaux sont Qiūxū (GB40) et Zhàohǎi (KI6).

La stréphopodie et le pied tombant sont des symptômes importants pendant la phase de rétablissement après l'apoplexie. Ils affectent directement la capacité de marche et la démarche d'une personne en raison du dysfonctionnement mental. Pendant le traitement XNKQ, nous piquons Qiūxū (GB40) perpendiculairement 3 cun à travers Zhàohǎi (KI6) avec la méthode tonification-dispersion d'après la rotation de l'aiguille pour améliorer la circulation sanguine autour de la cheville et renforcer les fonctions pour favoriser la récupération des muscles et des tendons.

Épaule gelée

Le point principal est Jiānyú (LI15).

L'épaule gelée est vue communément dans les complications d'apoplexie causée par l'obstruction du Qi et du Sang et perte de nutriments aux tendons, muscles, méridiens et articulations. Une atrophie musculaire peut également survenir après un dysfonctionnement chronique de l'épaule. Les effets thérapeutiques peuvent être lents s'il y a des signes d'atrophie. La méthode de combinaison entre la puncture autour de l'articulation de l'épaule et la saignée peuvent contrôler la progression de l'atrophie musculaire et supprimer la stase du Sang, favoriser la circulation du Qi et du Sang, éliminer les agents pathogènes et soulager la douleur. La méthode de XNKQ consiste à piquer Jiānyú (LI15) avec un point tous les 2 cun de chaque côté de Jiānyú (LI15), à 1,5–2 cun de profondeur obliquement en direction de la cavité articulaire en utilisant la technique de dispersion d'après la rotation de l'aiguille. Conserver les aiguilles pendant 20 minutes. Appliquer la technique de saignement avec ventouses sur les points douloureux. Nous pouvons prélever jusqu'à 2–3 ml de sang par jour. L'épaule gelée peut être soulagée après une semaine de traitement.

Dysphagie

Les points principaux sont Fēngchí (GB20), Yìfēng (TE17) et Wángŭ (GB12).

La dysphagie, les troubles de l'élocution et la dyslalie surviennent normalement après un deuxième épisode d'apoplexie. Ces symptômes constituent des manifestations cliniques de Plénitude en accessoire (Biao) concomitants à un Vide en fondamentale (Ben). Il y a un Vide du Yin du Rein et du Foie (cause fondamentale qui est en Vide, l'aspect Ben) avec une obstruction de Tan-mucosité (manifestion clinique qui représente l'aspect-Biao, qui est en Plénitude). Les principes de traitement interviennent pour rediriger le Qi et réguler l'esprit, nourrir les trois Yin et supprimer la stase dans les orifices. La prescription des points, la direction et la profondeur de puncture, la manipulation et la stimulation quantitative doivent être strictement observées. Tout d'abord, piquer Fēngchí (GB20) en utilisant la technique de vibration lente avec une profondeur de 2,5–3 cun vers le larynx, puis la technique de rotation en tonification avec une haute fréquence et une faible amplitude pour 1 minute jusqu'à ce qu'il y ait un engourdissement et sensation de distension dans le pharynx. Piquer ensuite Yìfēng (TE17) et Wángŭ (GB12) avec la même méthode.

Aveuglement

Les points principaux sont Jīngmíng (BL1) et Fēngchí (GB20).

Des patients souffrant d'apoplexie accompagnée de cécité sont souvent vus en clinique. Une grave lésion des cellules cérébrales peut affecter directement le passage du nerf optique et provoquer la cécité. Ceci est en accord avec la théorie de MTC qui dit : «*Le système optique se connecte avec le cerveau, la perte de nutrition au nerf optique conduit à la perte de l'acuité visuelle*».

La méthode pour piquer Jīngmíng (BL1) est de fixer d'abord le globe oculaire avec le pouce gauche et d'insérer lentement l'aiguille dans le point avec la main droite 0,5–1 cun de profondeur avec la méthode neutre en faisant des rotations de l'aiguille avec une petite amplitude jusqu'à ce que la douleur et la distension locales se fassent sentir. La direction de l'insertion de l'aiguille doit être modifiée si une résistance est ressentie sous la pointe de l'aiguille. Puis piquer Fēngchí (GB20) obliquement 1–1,5 cun de profondeur en direction de l'œil opposé avec la technique de rotation en tonification à haute fréquence et petite amplitude pendant 1 minute. Cette méthode augmente le ravitaillement local de sang et d'oxygène. Puis piquer Jīngmíng (BL1) profondément pour augmenter la stimulation du nerf optique, améliorer la circulation sanguine localement et récupérer la vision.

Paralysie hystérique

Le point principal est Qūchí (Ll11).

Parmi les jeunes patients atteints de paralysie, certaines sont dues à des facteurs émotionnels, mais seulement quelques cas se manifestent par l'apoplexie. L'étiologie et la pathogenèse résultent principalement du désordre des émotions affectant l'esprit et obstruant l'orifice du Cœur. Avant le traitement, la cause des maladies ne doit pas être prise en compte en premier lieu. Il faut appliquer la thérapie XNKQ accompagnée de la puncture de Qūchí (Ll11) 1–1,5 cun de profondeur en utilisant la technique de rotation, pousser-soulever en dispersion. Ensuite, une assistance psychologique doit être donnée. Après de tels traitements, de nombreux patients peuvent immédiatement se tenir debout et marcher. On a observé des effets positifs suite à un seul traitement.

Syndrome Wei (atrophie)

Le point principal est Fēngfǔ (GV16).

La catégorie du syndrome Wei est large. Beaucoup de médecins traitent ce genre de patients sans résultats. Il est dit dans les textes anciens : «*Les points du méridien Yang Ming doivent être sélectionnés pour traiter le syndrome Wei-atrophie*», cependant, ils ont peu de résultats. Il n'y a pas de méthode efficace pour traiter l'atrophie liée à la syringomyélie et la sclérose latérale amyotrophique. Néanmoins, nous pouvons sélectionner Fēngfǔ (GV16) du Méridien Du car il est le point de passage des Méridiens Yang Ming de la main et du pied, contrôle le Yang Qi du corps entier et atteint le cerveau pour éclaircir et réguler tous les méridiens.

En position assise, avec la tête légèrement inclinée vers le bas, insérez l'aiguille lentement 2 cun environ en direction de la mandibule en utilisant la technique de pousser-soulever jusqu'à ce qu'il y ait une sensation d'aiguille irradiant aux quatre extrémités ou à un côté supérieur ou membre inférieur, cela favorise et active le système nerveux et les tissus musculaires en renforçant la fonction de contraction des muscles. Cette technique de puncture accompagnée par les points sur les Méridiens Yang Ming peut obtenir de meilleurs résultats.

Acouphène et surdité

Les points principaux sont Yìfēng (TE17), Tīnggōng (SI19) et Tīnghuì (GB2).

Ces maladies sont principalement observées chez les personnes âgées. Dans le livre *Classique Interne de l'Empereur Jaune (Nèi Jīng)*, il est dit : «*Le Vide de la mer de la moelle du cerveau provoque les vertiges et les acouphènes*», les maladies chroniques peuvent entraîner l'hébétude et l'agitation. Ces maladies sont la «perturbation de l'esprit et l'obstruction des orifices». Le principe de traitement devrait activer l'esprit, ouvrir les orifices et améliorer les fonctions du cerveau et des oreilles.

Piquer Yìfēng (TE17) 1–2 cun de profondeur en utilisant la technique de rotation en dispersion pendant 1 minute. Piquer Tīnggōng (SI19) et Tīnghuì (GB2) pendant que le patient ouvre légèrement la bouche, 0,5–1 cun de profondeur en utilisant la technique de rotation en dispersion pendant 1 minute.

Syndrome Bi

Les points principaux sont Nèiguān (PC6) et Shuǐgōu (GV26).

Le syndrome Bi peut être vu dans beaucoup de maladies. Il est persistant et accompagné de douleurs aux articulations non fixes. Dans le livre *Classique Interne de l'Empereur Jaune (Nèi Jīng)*, il est dit : «*Le syndrome Bi est causé par le Vent, le Froid et l'Humidité pathogènes*». La pathogenèse de cette maladie est le manque de circulation du Sang et du Qi, qui est étroitement lié à la perturbation de l'esprit associé à l'AVC. L'esprit peut guider et adoucir la circulation du Qi ; si celle-ci est normale, la douleur sera soulagée et l'esprit sera calme.

Principe thérapeutique

Réguler l'esprit, activer la circulation du Qi et apaiser la douleur.

Prescription des points

Les points principaux sont Nèiguān (PC6) et Shuǐgōu (GV26).

PC6	内关	Nèiguān	MC6	6ECS	XB 6
GV26	水沟	Shuǐgōu	DM26	25VG	DM 26

Sciatique

Les points principaux sont Nèiguān (PC6), Shuǐgōu (GV26) et Wěizhōng (BL40).

Dans le *Pivot Miraculeux, Méridiens* (*Líng Shū*, chapitre *Jīng Mài*), il est écrit : «*La Sciatique est le trouble des méridiens Tai Yang et Shao Yang*», et se manifeste par «*des douleurs lombaires ressemblant à une fracture, la flexion difficile de la partie supérieure de la cuisse, comme un nœud, dans le creux poplité du genou, avec une sensation de déchirure au mollet*», «*douleur dans toutes les articulations, de la hanche et la partie externe du genou, de la région du tibia et la partie antérieure de la malléole externe ainsi que le dysfonctionnement des 4ᵉ et 5ᵉ orteils*».

Principe Thérapeutique

Réguler le Qi des méridiens, arrêter la douleur et réguler l'esprit.

Manipulation

Tout d'abord, piquer Nèiguān (PC6), puis piquer Shuǐgōu (GV26) et Wěizhōng (BL40) 0,5–1 cun de profondeur avec la technique pousser-soulever en dispersion jusqu'à ce que la jambe ressente un spasme. Pendant ce temps, piquer Shuǐgōu (GV26) avec la technique de l'oiseau qui picore en dispersion pour promouvoir la circulation de Qiji (mouvements du Qi) dans le méridien. Des effets évidents seront vus après un seul traitement. La douleur peut être soulagée et les patients peuvent remarcher normalement après une semaine de traitement.

Polyarthrite Rhumatoïde

Les points principaux sont Qūchí (LI11) et Xuèhǎi (SP10).

La polyarthrite rhumatoïde appartient à la catégorie du syndrome Bi. Elle se manifeste par une douleur dans les articulations atteintes, un gonflement local et des mouvements limités.

Principe thérapeutique

Activer la circulation du Qi dans les méridiens et supprimer le Vent pathogène, le Froid ou la Chaleur et l'Humidité. Si la circulation du Qi est normale, la douleur ne peut pas se produire.

Prescription des points

Les points principaux sont Qūchí (LI11) et Xuèhǎi (SP10).

LIl1	曲池	Qūchí	GIl1	11GI	DC 11
SP10	血海	Xuèhǎi	RP10	10RP	PI 10

Selon l'observation clinique, le point Qūchí (Ll11) combiné avec Xuèhǎi (SP10) ont pour fonction d'éliminer la stase en activant la circulation sanguine et en soulageant la douleur et en favorisant la circulation du Qi dans le méridien. Qūchí (Ll11) est le point He-Rassemblement-Entrée du Méridien du Gros Intestin Yang Ming de la main et peut éliminer la Chaleur pathogène, promouvoir la circulation du Qi dans les méridiens et réguler le Sang et le Qi pour favoriser la mobilité des articulations. Xuèhǎi (SP10) est l'un des points importants de contrôle du Sang situé sur le Méridien de la Rate TaiYin du pied et peut refroidir le Sang et éliminer la stase en favorisant la circulation sanguine.

Manipulation

Qūchí (LI11)	Piquer perpendiculaire 1-1,5 cun de profondeur avec la technique de rotation, pousser-soulever en dispersion pendant 1 minute.
Xuèhǎi (SP10)	Technique identique à celle pour Qūchí (LI11).

Les points prescrits ci-dessus pour traiter différentes maladies sont cliniquement basées sur la longue expérience figurant dans la théorie XNKQ qui vient de l'idée : *«l'existence naturelle de l'esprit assure la fonction normale du corps et de l'esprit. Si la maladie est causée par le désordre de l'esprit, nous devons d'abord régler l'esprit avec le traitement XNKQ et ensuite traiter les autres syndromes avec la manipulation et le traitement d'acupuncture traditionnel. Ensemble, ils feront ressortir le meilleur de l'un et de l'autre pour le rétablissement du patient.* »

2. Commotion cérébrale

La commotion cérébrale est l'inhibition du cortex cérébral en raison d'un dysfonctionnement temporaire de la formation réticulaire du tronc cérébral suite à un traumatisme. Il se manifeste par une perte de conscience temporaire, une amnésie temporaire sans aucun dommage organique. Dans la médecine traditionnelle chinoise, il appartient à la catégorie de «Tóutòng» qui signifie «maux de tête» et «Tóuyūn» qui signifie «vertiges».

Étiologie et pathogenèse

Un traumatisme peut provoquer la stase de Sang dans les collatéraux et limiter la circulation du Qi et du Sang ainsi qu'un Vide de la mer de la moelle qui peut causer des maux de tête, vertiges, etc.

Diagnostic différentiel et traitements associés

Manifestations principales

Maux de tête, vertiges, nausées, acouphènes, insomnie, mauvaise mémoire, vomissements, accompagnés d'une agitation et d'une somnolence, d'une langue rouge avec un enduit blanc et un pouls en corde.

Principe thérapeutique

Activer la circulation du Qi et du Sang dans les méridiens et apaiser l'esprit

Prescription des points

Les points principaux sont Fēngchí (GB20), Sìshéncōng (EX-HNI), Hégǔ (LI4), Tàichōng (LR3) et Tàixī (KI3).

GB20	风池	Fēngchí	VB20	20VB	DA 20
EX-HN1	四神聪	Sìshéncōng	EX-TC1		EX-TC1
LI4	合谷	Hégǔ	GI4	4GI	DC 4
LR3	太冲	Tàichōng	F3	3F	GA 3
KI3	太溪	Tàixī	R3	3R	SH 3

Prescription supplémentaire

Nausée : Nèiguān (PC6)

Acouphènes : Yìfēng (TE17) et Tīnggōng (SI19)

PC6	内关	Nèiguān	MC6	6ECS	XB 6
TE17	翳风	Yìfēng	TR17	17TR	TE 17
SI19	听宫	Tīnggōng	IG19	19IG	XC 19

Explications

Hégǔ (LI4) peut réguler le Qi et le Sang, Tàichōng (LR3) peut activer la circulation sanguine pour enlever la stase. Fēngchí (GB20) peut soulager l'évanouissement et la douleur, Sìshéncōng (EX-HNI) peut tranquilliser l'esprit. Tàixī (KI3) peut nourrir le Yin du Rein. Le Rein stocke le Jing-quintessence, contrôle les os et produit la moelle. Le Cerveau étant la mer de la moelle ; la mer de la moelle peut être suffisante lorsque l'eau du Rein est abondante.

Manipulations

Fēngchí (GB20)	Piquer obliquement 1,5 cun.
Sìshéncōng (EX-HNI)	Piquer obliquement 0,3–0,5 cun.
Hégǔ (LI4)	Piquer perpendiculairement 1 cun.
Tàichōng (LR3)	Piquer perpendiculairement 0,5–1 cun.
Tàixī (KI3)	Piquer obliquement vers bas 1,5 cun.

Appliquer la méthode de tonification-dispersion moyenne d'après la rotation de l'aiguille pour tous les points ci-dessus.

Acupuncture auriculaire

Prescription des points
Rebord Central $(_{AT2, 3, 4i})$, Shénmén (TF_4), Occiput (AT_3) et Reins (CO_{10}).

Manipulation
Trouver les points plus sensibles et stimuler les aiguilles en utilisant la technique de rotation pendant 1 à 2 minutes, garder les aiguilles pendant 10 à 15 minutes. Réaliser le traitement une fois par jour.

3. Épilepsie

L'épilepsie est une maladie avec perturbation soudaine et temporaire de la fonction cérébrale et qui se reproduit de manière récurrente. Elle correspond à la décharge paradoxale du noyau du nerf cérébral dans la matière grise.

L'épilepsie est divisée en deux types : l'épilepsie cryptogénique et l'épilepsie secondaire.

La pathogenèse de l'épilepsie cryptogénique est encore peu claire. Il attaque généralement pendant l'enfance ou avant l'âge de 20 ans et n'a pas de cause génétique ou aucun signe physique de troubles du système nerveux.

L'épilepsie secondaire est la séquelle ou complication de la maladie cérébrale, le traumatisme cérébral, l'encéphalite, la maladie des vaisseaux cérébraux, la cysticercose cérébrale et l'atélencéphalie, etc.

Dans la médecine chinoise, l'épilepsie est appelée «Xiánzhèng» et devrait être différenciée de la manie.

Étiologie et pathogenèse

L'épilepsie résulte principalement du Vent, du Feu et du Tan-mucosité. La pathogenèse est liée au Foie, à la Rate et aux Reins. Un Vide de Yin du Foie et des Reins peut causer l'hyperactivité du Yang du Foie et le bouleversement du Vent du Foie. Les troubles de la Rate et la perturbation de la fonction de l'Estomac dans son rôle de transport-transformation peuvent provoquer une accumulation d'Humidité qui se changera en Tan-mucosité.

La combinaison du Vent pathogène, du Feu et du Tan-mucosité obstrue les méridiens et les collatéraux, bloque les orifices supérieurs et provoque l'épilepsie.

Diagnostic différentiel et traitements associés

(1) Crise d'épilepsie (grand mal)

Les symptômes d'aura se produisent avant les attaques, par exemple : la pression anormale dans la partie supérieure de l'abdomen, sensation de choc dans le cerveau, sensation de rêver, voir des étincelles, goût étrange dans la bouche, hallucination olfactive et bruit désagréable. L'aura peut durer 1-2 secondes, puis les spasmes commencent, se manifestant par des cris, chute soudaine, opisthotonose ou la tête inclinée vers un côté, regard fixe, apnée et cyanose, forte contraction musculaire pendant des dizaines de secondes, puis convulsion musculaire durant plus de dix secondes. Ensuite, le patient peut tomber dans une léthargie profonde pendant plusieurs minutes ou heures. Après être revenu à la conscience, le patient peut ne pas se souvenir de ce qui s'est passé durant l'attaque, et peut souffrir de maux de tête ou de douleurs corporelles. Pendant l'attaque, si la muqueuse orale ou l'apex de la langue sont mordus, il y aura de l'écume autour de la bouche, de l'énurésie ou l'incontinence des selles, l'enduit de langue est blanc et épais et le pouls glissant.

(2) Absence épileptique (petit mal)

Elle se caractérise par une perte soudaine et brève de conscience sans aura ni spasme musculaire, accompagné d'interruptions de la parole et de mouvements physiques qui durent 2-10 secondes. Le patient revient généralement rapidement à la conscience. Les enfants de moins de 6 ans sont généralement les plus touchés.

En outre, les spasmes musculaires locaux et la psychogénie paroxystique appartiennent également à la catégorie d'épilepsie.

Principe thérapeutique
Apaiser le Vent endogène et éliminer le Tan-mucosité, réguler l'esprit et arrêter l'épilepsie, réguler et tonifier le Qi et le Sang, tonifier l'essence et la moelle.

Prescription des points
Les points principaux sont Hòuxī (SI3), Shēnmài (BL62), Yìntáng (EX-HN3), Sìbái (ST2), Tóuwéi (ST8) piqûre transfixiante vers Shuàigǔ (GB8), Nèiguān (PC6), Shuǐgōu (GV26), Sìshéncōng (EX-HNI), Hégǔ (LI4), Tàichōng (LR3) et Chángqiáng (GV1) (une fois par semaine).

SI3	后溪	Hòuxī	IG3	3IG	XC 3
BL62	申脉	Shēnmài	V62	62V	PG 62
EX-HN3	印堂	Yìntáng	EX-TC3		EX-TC3
ST2	四白	Sìbái	E2	5E	WE 2
ST8	头维	Tóuwéi	E8	1E	WE 8

GB8	率谷	Shuàigǔ	VB8	8VB	DA 8
PC6	内关	Nèiguān	MC6	6ECS	XB 6
GV26	水沟	Shuǐgōu	DM26	25VG	DM 26
EX-HN1	四神聪	Sìshéncōng	EX-TC1		EX-TC1
LI4	合谷	Hégǔ	GI4	4GI	DC 4
LR3	太冲	Tàichōng	F3	3F	GA 3
GV1	长强	Chángqiáng	DM1	1VG	DM 1

Explications

Hòuxī (SI3) et Shēnmài (BL62) sont les Point Réunion-Croisement des huit Méridiens Extraordinaires et les points importants de l'épilepsie. Yìntáng (EX-HN3) et Sìshéncōng (EX-HNI) peuvent tranquilliser l'esprit. Sìbái (ST2) est l'un des points sur Méridien de l'Estomac Yang Ming du pied qui est riche en Qi et en Sang et qui peut nourrir le Qi et le Sang ; Tóuwéi (ST8) à Shuàigǔ (GB8) peut dégager la Chaleur dans le cerveau et soulager la céphalée. Nèiguān (PC6) et Shuǐgōu (GV26) peuvent réveiller l'esprit et ouvrir les orifices en régulant le Yin et le Yang, Hégǔ (LI4) et Tàichōng (LR3) peuvent éliminer la stase. Chángqiáng (GV1) est le point empirique pour traiter l'épilepsie.

Manipulation

Hòuxī (SI3)	Piquer obliquement vers l'arrière 0,5–0,8 cun. Appliquer la méthode de dispersion d'après la rotation de l'aiguille pendant 1 minute.
Shēnmài (BL62)	Piquer obliquement vers l'arrière 0,5–0,8 cun. Appliquer la méthode de dispersion d'après la rotation de l'aiguille pendant 1 minute.
Yìntáng (EX-HN3)	Piquer obliquement vers bas sous la peau 0,3–0,5 cun. Appliquer la méthode de piquer en picorant.
Sìbái (ST2)	Piquer obliquement 1–1,5 cun. Appliquer la méthode de tonification d'après la rotation de l'aiguille.
Tóuwéi (ST8)	Piqûre 2,5–3 cun transfixiante vers Shuàigǔ (GB8). Appliquer la méthode de dispersion d'après la rotation de l'aiguille.
Nèiguān (PC6)	Piquer perpendiculairement 0,5–1 cun.
Shuǐgōu (GV26)	Piquer obliquement vers le haut 0,3–0,5 cun, appliquer la méthode de piquer en picorant.
Sìshéncōng (EX-HNI)	Piquer obliquement vers l'arrière
Hégǔ (LI4)	Piquer perpendiculairement 0,5–0,8 cun. Appliquer la méthode de dispersion d'après la rotation de l'aiguille.
Tàichōng (LR3)	Piquer perpendiculairement 0,5–0,8 cun. Appliquer la méthode de dispersion d'après la rotation de l'aiguille.
Chángqiáng (GV1)	Piquer obliquement de l'arrière-bas vers l'avant-haut de 1–1,5 cun. Appliquer la méthode de dispersion d'après la rotation de l'aiguille, ou piquer les points supérieur, inférieur, gauche et droite de Chángqiáng (GV1) 0,5 cun avec une aiguille à trois tranchants pour saigner 3–5 gouttes et purger la chaleur. Les deux types de méthodes thérapeutiques peuvent être utilisées alternativement, une fois par semaine.

Acupuncture auriculaire

Prescription des points

Shénmén (TF$_4$), Cœur (CO$_{14}$), Reins (CO$_{10}$), Sous-cortex (AT$_4$), Occiput (AT$_3$) et Estomac (CO$_4$).

Manipulation

Sélectionner 2 à 3 points à chaque fois. Appliquer des stimulations fortes et garder les aiguilles pendant 30 minutes, réaliser le traitement une fois par jour ou utiliser des aiguilles à demeure et les changer tous les 2 jours.

4. Céphalée

La céphalée est un symptôme clinique commun des maladies en développement ou chroniques. Elle est basée sur la théorie des méridiens et des collatéraux, les trois méridiens Yang de la main et du pied et du Méridien Du qui passent par la tête. L'essence des cinq Organes Zang et le Yang pur atteignent également la tête pour nourrir les méridiens. C'est pour ces raisons que la tête est considérée comme la *«zone où tous les méridiens Yang se réunissent»*, une *«loge du Yang pur»* et l' *«orifice clair»*.

Les différents types de maux de tête résultent de facteurs pathogènes exogènes ou endogènes qui obstruent l'orifice supérieur et produisent un manque de nutriments au cerveau.

Étiologie et pathogenèse

(1) Céphalées dues à des pathogènes exogènes

Le Vent est le premier des six facteurs pathogènes exogènes et il affecte également la partie supérieure du corps en provoquant l'obstruction du Qi et du Yang clair. Quand le Vent exogène est combiné avec d'autres facteurs pathogènes tels que le Froid, la Chaleur et l'Humidité, il crée d'autres complications de céphalée exogènes. On différencie trois types: Vent-Froid, Vent-Chaleur et Vent-Humidité.

(2) Céphalées dues à la blessure interne

Le cerveau est la mer de la moelle et il dépend du nutriment de l'essence et du Sang du Foie et du Rein. La Rate et l'Estomac peuvent transporter et transformer les substances essentielles de la nourriture et distribuer le Qiji (mouvements du Qi) et le Sang jusqu'au cerveau. Ainsi, les organes associés aux maux de tête sont le Foie, la Rate, le Rein et sont également associés à une carence ou à un excès du Qi et du Sang.

Si la céphalée est causée par un dysfonctionnement du Foie, elle peut venir de la stagnation du

Qi du Foie qui ne peut faire remonter le Yang clair et le Feu du Foie va alors monter jusqu'à la tête. Le Vide du Yin du Foie ou un Vide du Yin du Rein provoquant ainsi une hyperactivité du Yang du Foie.

Si la céphalée est causée par un mauvais fonctionnement de la Rate, elle peut venir du Vide du Qi de la Rate qui ne produit pas assez de sang et endommage la fonction de la Rate et de l'Estomac. Les causes sont nombreuses : surmenage, faiblesse physique, régime alimentaire inadéquat, Vide de Qi et de Sang dûs à l'hémoptysie, à l'épistaxis, à l'hématochézie et à l'hémorragie traumatique avec l'échec du Qiji (mouvements du Qi) et du Sang dans leurs fonctions de nourrir le cerveau, ou l'accumulation de l'Humidité pathogène due au Vide du Qi de la Rate et du Tan-mucosité qui inhibe la circulation du Yang clair.

Si la cause est un dysfonctionnement du Rein, la céphalée peut être causée par un Vide du Rein et de la moelle épinière due à une faiblesse congénitale ou d'une activité sexuelle excessive, des émissions nocturnes, d'émission séminale spontanée, ou le déclin du Yang du Rein.

De plus, les maux de tête peuvent également résulter de la stagnation du Qiji (mouvements du Qi) et du Sang causés par une maladie prolongée affectant la circulation des collatéraux ou dus à un traumatisme à la tête.

Diagnostic différentiel et traitements associés

(1) Vent Exogène

1) Type Vent-Froid
Maux de tête avec sensation de raideur affectant la nuque et le haut du dos, aversion du froid, fièvre légère, pas de soif, enduit de la langue mince et blanc, pouls superficiel et serré.

2) Type Vent-Chaleur
Maux de tête avec distension douloureuse et sensation de chaleur, sensation de coupure, fièvre sévère, légère aversion pour le froid, teint rougeâtre, soif, mal de gorge, toux, enduit de la langue jaune et mince, pouls superficiel et rapide.

3) Type Vent-Humidité
Sensation de lourdeur de la céphalée similaire à une sensation de compression, fièvre récessive, arthralgie, sensation d'oppression dans l'épigastre, anorexie, sensation de bouche pâteuse, pas de soif, enduit de la langue blanc et gras, pouls superficiel et glissant.

Principe thérapeutique
1) Type Vent-Froid : dissiper le Vent et le Froid pathogènes.
2) Type de Vent-Chaleur : éliminer la Chaleur et le Vent pathogène.
3) Type de Vent-Humidité : dissiper le Vent et l'Humidité pathogène.

Prescription des points

1) Vent-Froid : les points principaux sont Fēngchí (GB20), Tàiyáng (EX-HN5), Tóuwéi (ST8) piqûre transfixiante en touchant Shuàigǔ (GB8), Fēngmén (BL12) et Kūnlún (BL60).

GB20	风池	Fēngchí	VB20	20VB	DA 20
EX-HN5	太阳	Tàiyáng	EX-TC5		EX-TC5
ST8	头维	Tóuwéi	E8	1E	WE 8
GB8	率谷	Shuàigǔ	VB8	8VB	DA 8
BL12	风门	Fēngmén	V12	12V	PG 12
BL60	昆仑	Kūnlún	V60	60V	PG 60

2) Vent-Chaleur : les points principaux sont Dàzhuī (GV14), Wàiguān (TE5), Fēngchí (GB20), Tàiyáng (EX-HN5), Tóuwéi (ST8) piqûre transfixiante vers Shuàigǔ (GB8).

GV14	大椎	Dàzhuī	DM14	13VG	DM 14
TE5	外关	Wàiguān	TR5	5TR	SJ 5
GB20	风池	Fēngchí	VB20	20VB	DA 20
EX-HN5	太阳	Tàiyáng	EX-TC5		EX-TC5
ST8	头维	Tóuwéi	E8	1E	WE 8
GB8	率谷	Shuàigǔ	VB8	8VB	DA 8

3) Vent-Humidité : les points principaux sont Zhōngwǎn (CV12), Sānyīnjiāo (SP6), Fēngchí (GB20), Tàiyáng (EX-HN5), Tóuwéi (ST8) piqûre transfixiante vers Shuàigǔ (GB8), Fēnglóng (ST40).

CV12	中脘	Zhōngwǎn	RM12	12VC	RM 12
SP6	三阴交	Sānyīnjiāo	RP6	6RP	PI 6
GB20	风池	Fēngchí	VB20	20VB	DA 20
EX-HN5	太阳	Tàiyáng	EX-TC5		EX-TC5
ST8	头维	Tóuwéi	E8	1E	WE 8
GB8	率谷	Shuàigǔ	VB8	8VB	DA 8
ST40	丰隆	Fēnglóng	E40	40E	WE 40

Explication

Le Méridien Yang Wei est responsable du Yang et de la partie extérieure du corps et Fēngchí (GB20) est le point de croisement du Méridien de la Vessie Shao Yang du pied et du Méridien Yang Wei. Ils peuvent dissiper le Vent pour soulager le syndrome extérieur, dissiper le Froid et rafraîchir la Chaleur pour soulager les maux de tête. Tóuwéi (ST8) est le point de passage du Méridien de l'Estomac Yang Ming du pied et le Méridien de la Vésicule Biliaire Shao Yang du pied et peut soulever le Yang pur et descendre le Qi turbide. Tàiyáng (EX-HN5) est un point extraordinaire et peut soulager les maux de tête. Fēngmén (BL12) et Kūnlún (BL60) peuvent réguler la circulation du Qi dans le Méridien de la Vessie Tai Yang du pied, dissiper les pathogènes du Vent et du Froid et soulager les syndromes extérieurs. Tous ces points ont la fonction d'expulser le Froid pathogène pour soulager la douleur. Dàzhuī (GV14) peut dissiper la Chaleur pathogène. Wàiguān (TE15) est le point Luo-Communication du Méridien du Triple Réchauffeur Shao Yang de la main et se connecte avec le Méridien extraordinaire Yang Wei. Quand il est combiné avec Fēngchí (GB20), Tàiyáng (EX-HN5) et Tóuwéi (ST8), il peut expulser les facteurs pathogènes externes du Vent et de la Chaleur pour soulager les maux de tête. Zhōngwǎn (CV12) est le point Mu-antérieur et point du méridien de l'Estomac et le point de réunion des Fu-Entrailles. Fēnglóng (ST40) est le point Luo-Communication du Méridien de l'Estomac Yang Ming du pied, accompagné de Sānyīnjiāo (SP6) peut renforcer la fonction du Réchauffeur Moyen pour transporter et transformer l'Humidité. Il peut également aider Fēngchí (GB20), Tàiyáng (EX-HN5) et Tóuwéi (ST8) à éliminer le Vent et l'Humidité pour faire descendre les facteurs turbides et apaiser les maux de tête.

Manipulation

Fēngchí (GB20)	Piquer obliquement 1,5 cun de profondeur. Appliquer la méthode de dispersion d'après la rotation de l'aiguille.
Tàiyáng (EX-HN5)	Piquer obliquement du haut vers le bas de 0,5–1 cun. Appliquer la méthode de dispersion d'après la rotation de l'aiguille et avec les mouvements de retirer et d'enfoncer l'aiguille.
Tóuwéi (ST8)	Piqûre transfixiante vers Shuàigǔ (GB8) 2,5–3 cun. Appliquer la méthode de dispersion d'après la rotation de l'aiguille et avec les mouvements de retirer et d'enfoncer l'aiguille.
Fēngmén (BL12)	Piquer obliquement 1–1,5 cun. Appliquer la méthode de dispersion d'après la rotation de l'aiguille et avec les mouvements de retirer et d'enfoncer l'aiguille.
Kūnlún (BL60)	Piquer perpendiculairement 0,5–1 cun. Appliquer la méthode de dispersion d'après la rotation de l'aiguille et avec les mouvements de retirer et d'enfoncer l'aiguille.
Dàzhuī (GV14)	Piquer avec l'aiguille triangulaire et utiliser une grande ventouse pour faire une saignée de 5–10 ml de sang.
Wàiguān (TE5)	Piquer perpendiculairement 0,5–1 cun. Appliquer la méthode neutre avec les mouvements de retirer et d'enfoncer l'aiguille.
Zhōngwǎn (CV12)	Piquer perpendiculairement 2 cun. Appliquer la méthode de dispersion d'après la respiration.
Sānyīnjiāo (SP6)	Piquer perpendiculairement 1,5 cun. Appliquer la méthode de dispersion d'après la rotation de l'aiguille et avec les mouvements de retirer et d'enfoncer l'aiguille.
Fēnglóng (ST40)	Piquer perpendiculairement 1–2 cun. Appliquer la méthode de dispersion d'après la rotation de l'aiguille et avec les mouvements de retirer et d'enfoncer l'aiguille.

(2) Hyperactivité du Yang du Foie

Manifestations principales

Maux de tête avec vertiges, surtout sur les tempes, la dysphorie, le teint rougeâtre, goût amer ou la sensation de distension et de plénitude aux hypochondres, la langue rouge avec enduit jaune et le pouls tendu ou tendu et rapide.

Principes Thérapeutique

Abaisser le Yang du Foie

Prescription des points

Les points principaux sont Băihuì (GV20), Fēngchí (GB20), Yángfŭ (GB38) et Tàichōng (LR3).

GV20	百会	Băihuì	DM20	19VG	DM 20
GB20	风池	Fēngchí	VB20	20VB	DA 20
GB38	阳辅	Yángfŭ	VB38	38VB	DA 38
LR3	太冲	Tàichōng	F3	3F	GA 3

Explication

Les effets de Băihuì (GV20) et Fēngchí (GB20) sont les mêmes que mentionnés ci-dessus. Le Méridien de la Vésicule Biliaire Shao Yang du pied passe le long des deux côtés de la tête. La Vésicule Biliaire et le Foie ont une relation intérieur-extérieur, l'hyperactivité du Yang du Foie est accompagnée de l'exubérance de Feu du Foie ainsi que dans la Vésicule Biliaire. Piquer Yángfŭ (GB38) et Tàichōng (LR3) pour soumettre le Feu du Foie et de la Vésicule Biliaire pour traiter les maux de tête.

Manipulations

Yángfŭ (GB38)	Piquer obliquement vers le haut 1,5 cun de profondeur pour obtenir une sensation d'aiguille dans le genou. Appliquer la technique de rotation de l'aiguille et avec les mouvements de retirer et d'enfoncer l'aiguille.
Tàichōng (L3)	Piquer perpendiculairement à 1 cun de profondeur. Appliquer la technique de rotation de l'aiguille et avec les mouvements de retirer et d'enfoncer l'aiguille.

(3) Tan-Humidité au Réchauffeur Moyen

Manifestations principales

Maux de tête, lassitude, lourdeur corporelle, sensation de plénitude dans la poitrine et l'épigastre, vomissements de glaires, langue pâle avec un enduit épais et gras et un pouls glissant.

Principe thérapeutique

Éliminer l'Humidité et dissoudre le Tan-mucosité.

Prescription des points

Les points principaux sont Fēngchí (GB20), Tàiyáng (EX-HN5), Zhōngwăn (CV12) et Fēnglóng (ST40).

GB20	风池	Fēngchí	VB20	20VB	DA 20
EX-HN5	太阳	Tàiyáng	EX-TC5		EX-TC5

CV12	中脘	Zhōngwǎn	RM12	12VC	RM 12
ST40	丰隆	Fēnglóng	E40	40E	WE 40

Explications

Tàiyáng (EX-HN5) est un point extraordinaire et peut traiter les céphalées, la migraine et la lassitude. Zhōngwǎn (CV12) et Fēnglóng (ST40) peuvent revigorer les fonctions de l'Estomac et de la Rate pour éliminer l'Humidité et les mucosités.

Manipulation

Fēngchí (GB20)	Piquer obliquement 1,5 cun,
Tàiyáng (EX-HN5)	Piquer obliquement vers le bas 1 cun.
Zhōngwǎn (CV12)	Piquer perpendiculairement 2 cun.
Fēnglóng (ST40)	Piquer perpendiculairement 1–2 cun.

Appliquer la méthode de dispersion d'après la rotation de l'aiguille pour tous les points ci-dessus.

(4) Insuffisance du Qi du Rein

Manifestations principales

Maux de tête avec la sensation vide, pire avec le mouvement de la tête, vertige, acouphène, douleur et faiblesse dans le bas du dos et les genoux, langue rouge avec un enduit mince, pouls faible, tendu et fin.

Principes thérapeutiques

Nourrir le Yin et tonifier le Rein.

Prescription des points

Les points principaux sont Fēngchí (GB20), Bǎihuì (GV20), Shènshū (BL23) et Tàixī (KI3).

GB20	风池	Fēngchí	VB20	20VB	DA 20
GV20	百会	Bǎihuì	DM20	19VG	DM 20
BL23	肾俞	Shènshū	V23	23V	PG 23
KI3	太溪	Tàixī	R3	3R	SH 3

Explications

Shènshū (BL23) peut nourrir et compléter Yin du Rein. Tàixī (KI3) est le point Yuan-Source du Méridien des Reins Shao Yin du pied, et point Yuan-Source peut traiter les maladies dans les cinq Organes Zang.

Manipulation

Fēngchí (GB20)	Piquer obliquement 1,5 cun. Appliquer la méthode de tonification-dispersion moyenne.
Bǎihuì (GV20)	Piquer obliquement 0,5–1 cun. Appliquer la méthode de tonification-dispersion moyenne.
Shènshū (BL23)	Piquer perpendiculairement ou piquer obliquement vers l'intérieur de 1,5–2 cun, en direction de l'apophyse épineuse. Appliquer la méthode de tonification.
Tàixī (KI3)	Piquer perpendiculairement 0,3–0,5 cun. Appliquer la méthode de tonification.

(5) Stagnation de Qi et stase de Sang

Manifestations principales

Douleur aiguë et lancinante dans la tête, attaques récurrentes, difficiles à guérir, accompagnées d'une langue violacée ou d'une langue tachetée, pouls fin et rugueux.

Principes thérapeutiques

Activer la circulation sanguine pour enlever la stase.

Prescription des points

Les points principaux sont Nèiguān (PC6), Fēngchí (GB20), Shuǐgōu (GV26), Bǎihuì (GV20), Hégǔ (LI4) et Tàichōng (LR3).

PC6	内关	Nèiguān	MC6	6ECS	XB 6
GB20	风池	Fēngchí	VB20	20VB	DA 20
GV26	水沟	Shuǐgōu	DM26	25VG	DM 26
GV20	百会	Bǎihuì	DM20	19VG	DM 20
LI4	合谷	Hégǔ	GI4	4GI	DC 4
LR3	太冲	Tàichōng	F3	3F	GA 3

Explications

Selon la caractéristique des maladies chroniques, la pathogenèse de «l'obstruction cause la douleur et la douleur chronique résulte souvent de la stase de Sang», nous devons principalement appliquer le principe de «l'activation de la circulation sanguine pour éliminer la stase». Selon la théorie des méridiens et des collatéraux, il faut sélectionner les points situés à la zone affectée ; par conséquent, nous pouvons sélectionner les points des méridiens Shao Yang et Yang Ming accompagnés de Nèiguān (PC6) et de Shuǐgōu (GV26) pour réglementer la circulation du Qiji (mouvements du Qi), calmer l'esprit et soulager la douleur. Fēngchí (GB20) est le point de croisement du Méridien de la Vésicule Biliaire Shao Yang du pied et du Méridien Yang Wei. Il peut promouvoir la circulation du Sang des méridiens et des collatéraux, dissiper la stase de Sang dans la tête et ouvrir les orifices, harmoniser le Sang et le Qiji (mouvements du Qi), améliorer la vue et développer l'intelligence quand il est piqué avec la technique de rotation en tonification pendant 1 minute, car cela peut améliorer l'apport sanguin au cerveau et activer la circulation du Sang pour éliminer la stase. Hégǔ (LI4) est le point Yuan-Source du Méridien du Gros Intestin et Tàichōng (LR3) est le point Yuan-Source du Méridien du Foie. Combinés, ils peuvent harmoniser le Yin et le Yang, éclaircir le Cœur et activer le cerveau. Ce couple est appelé «Sìguān» signifiant les «Quatre barrières» et peut traiter les maladies dans les cinq Organes.

Manipulation

Nèiguān (PC6)	Piquer perpendiculairement 0,5–1 cun.
Fēngchí (GB20)	Piquer obliquement 1,5 cun.
Shuǐgōu (GV26)	Piquer obliquement vers la cloison nasale 0,5 cun.
Bǎihuì (GV20)	Piquer obliquement 0,5–1 cun.
Hégǔ (LI4)	Piquer perpendiculairement 1 cun.
Tàichōng (LR3)	Piquer perpendiculairement 0,5–1 cun.

Appliquer la méthode de dispersion d'après la rotation de l'aiguille et avec les mouvements de retirer et d'enfoncer l'aiguille pour tous les points ci-dessus.

Choisir des points supplémentaires dans le méridien atteints et selon les facteurs pathogènes :

1) Céphalée frontale du Méridien Yang Ming
a) Yìntáng (EX-HN3), Tàiyáng (EX-HN5), Lièquē (LU7).
b) Yángbái (GB14), Tàiyáng (EX-HN5), Hégǔ (Ll4).
c) Cuánzhú (BL2), Tàiyáng (EX-HN5), Hégǔ (LI4).

EX-HN3	印堂	Yìntáng	EX-TC3		EX-TC3
EX-HN5	太阳	Tàiyáng	EX-TC5		EX-TC5
LU7	列缺	Lièquē	P7	7P	FE 7
GB14	阳白	Yángbái	VB14	10VB	DA 14
LI4	合谷	Hégǔ	GI4	4GI	DC 4
BL2	攒竹	Cuánzhú	V2	2V	PG 2

2) Céphalée temporale du Méridien Shao Yang
a) Fēngchí (GB20), Tàiyáng (EX-HN5), Wàiguān (TE5).
b) Fēngchí (GB20), Tóuwéi (ST8), Yángfǔ (GB38).
c) Fēngchí (GB20), Xuánzhōng (GB39).

GB20	风池	Fēngchí	VB20	20VB	DA 20
EX-HN5	太阳	Tàiyáng	EX-TC5		EX-TC5
TE5	外关	Wàiguān	TR5	5TR	SJ 5
ST8	头维	Tóuwéi	E8	1E	WE 8
GB38	阳辅	Yángfǔ	VB38	38VB	DA 38
GB39	悬钟	Xuánzhōng	VB39	39VB	DA 39

3) Céphalée occipitale du Méridien Tai Yang

a) Fēngchí (GB20), Hòuxī (SI3).

b) Fēngchí (GB20), Kūnlún (BL60).

c) Fēngchí (GB20), Fēngfǔ (GV16), Shùgǔ (BL65).

GB20	风池	Fēngchí	VB20	20VB	DA 20
SI3	后溪	Hòuxī	IG3	3IG	XC 3
BL60	昆仑	Kūnlún	V60	60V	PG 60
GV16	风府	Fēngfǔ	DM16	15VG	DM 16
BL65	束骨	Shùgǔ	V65	65V	PG 65

4) Céphalée au vertex du Méridien Jue Yin

a) Bǎihuì (GV20), Tàichōng (LR3), Sìshéncōng (EX-HNI).

b) Bǎihuì (GV20), Lièquē (LU7).

GV20	百会	Bǎihuì	DM20	19VG	DM 20
LR3	太冲	Tàichōng	F3	3F	GA 3
EX-HN1	四神聪	Sìshéncōng	EX-TC1		EX-TC1
LU7	列缺	Lièquē	P7	7P	FE 7

5) Céphalée d'origine intracrânienne du Méridien Shao Yin

a) Fēngchí (GB20), Bǎihuì (GV20), Tàixī (Kl3).

b) Fēngchí (GB20), Tàiyáng (EX-HN5), Fùliū (KI7).

GB20	风池	Fēngchí	VB20	20VB	DA 20
GV20	百会	Bǎihuì	DM20	19VG	DM 20
KI3	太溪	Tàixī	R3	3R	SH 3
EX-HN5	太阳	Tàiyáng	EX-TC5		EX-TC5
KI7	复溜	Fùliū	R7	7R	SH 7

Acupuncture auriculaire

Point de prescription

Sous-cortex (AT$_4$), Mâchoire (LO$_3$), Occiput (AT$_3$), Reins (CO$_{10}$), Foie (CO$_{12}$), Pancréas et Vésicule Biliaire (CO$_{11}$) et Shénmén (TF$_4$).

Manipulation

Sélectionner les points sensibles. Appliquer des stimulations modérées en utilisant la technique de rotation pendant 1 à 3 minutes et garder les aiguilles pendant 10 à 20 minutes.

5. Vertige

Le vertige est la perte de stabilité et de l'équilibre. Dans les cas bénins, la sensation de vertige peut s'arrêter quand le patient reste immobile et ferme les yeux. Dans les cas graves, le patient se sent trop instable pour se tenir debout. Les vertiges au nerf vestibulaire et au labyrinthe de l'oreille interne sont appelés vrai vertige. Le vertige ou un étourdissement passager, éventuellement causé par hypertension, artériosclérose cérébrale ou toxicose, est considéré comme un vertige symptomatique.

Étiologie et pathogenèse

Dans la Médecine Traditionnelle Chinoise, nous avons des interprétations suivantes concernant les vertiges : «*Toutes les sortes de maladies avec la tête qui tourne et les vertiges sont liées au Foie*», «Le vertige peut être causé par le Tan-mucosité», «Le vertige est attribué au Vide» et «Le Vide de la mer de la moelle cause vertige et acouphène». Ainsi, le vertige est causé par les quatre facteurs : le Vent, le Feu, le Tan-mucosité et le Vide. Il y a une relation étroite entre les quatre facteurs. Par exemple, la Stagnation du Qi du Foie peut se transformer en Feu, et un Feu excessif peut produire du Vent ; alors que le Vide de la Rate qui est la source du Tan peut conduire à l'accumulation d'Humidité, un Tan excessif risque d'être produit. Le mouvement du Tan pathogène est fait par le Feu. Par conséquent, le Feu pathogène et le Vide sont les agents facteurs pathogènes prédominants parmi les quatre facteurs Vent, Feu, Tan et le Vide.

Diagnostic différentiel et traitements associés

(1) Mouvement du Vent du Foie

Manifestations principales
Vertiges, acouphènes, irritabilité et vertiges aggravés par la colère, accompagnés de maux de tête, nausées, goût amer, sécheresse de la bouche, insomnie et sommeil perturbé par les rêves, tremblements musculaires, langue rouge avec peu d'enduit, pouls tendu et fort.

Principes thérapeutiques
Éteindre le Vent du Foie.

Prescription des points
Les points principaux sont : Fēngchí (GB20), Tàichōng (LR3), Yángfǔ (GB38) et Tóuwéi (ST8) piqûre transfixiante vers Shuàigǔ (GB8).

GB20	·	风池	Fēngchí	VB20	20VB	DA 20
LR3		太冲	Tàichōng	F3	3F	GA 3
GB38		阳辅	Yángfǔ	VB38	38VB	DA 38
ST8		头维	Tóuwéi	E8	1E	WE 8
GB8		率谷	Shuàigǔ	VB8	8VB	DA 8

Explications

Fēngchí (GB20) est le point de Réunion-Croisement du Méridien de la Vésicule Biliaire Shao Yang du pied et du Méridien Yang Wei, il peut dissiper le Vent pathogène et soulager le vertige. Tàichōng (LR3) est le point Yuan-Source du Méridien du Foie Jue Yin du pied et Yángfǔ (GB38) est le point Jing-Circulation du Méridien de la Vésicule Biliaire Shao Yang du pied qui peut purger le Feu du Foie et de la Vésicule Biliaire et éteindre le Vent du Foie. Tóuwéi (ST8) avec une piqûre transfixiante vers Shuàigǔ (GB8) peut dégager le Feu du cerveau et soulager le vertige.

Manipulation

Fēngchí (GB20)	Appliquer la méthode de dispersion d'après la rotation de l'aiguille.
Tàichōng (LR3)	Appliquer la méthode de dispersion d'après la rotation de l'aiguille.
Yángfǔ (GB38)	Appliquer la méthode de dispersion d'après la rotation de l'aiguille.
Tóuwéi (ST8)	Piqûre transfixiante vers Shuàigǔ (GB8).Appliquer la méthode de dispersion d'après la rotation de l'aiguille.

(2) Montée du Tan-trouble

Manifestations principales

Vertige, acouphène, lourdeur de la tête, sensation d'enserrement de la tête, vision vertigineuse, lassitude, manque d'appétit, vomissements de glaires, enduit blanc et gras et pouls tendu et glissant.

Principes thérapeutiques

Dissoudre l'Humidité et le Tan

Prescription des points

Les points principaux sont : Fēngchí (GB20), Tóuwéi (ST8), Zhōngwǎn (CV12), Fēnglóng (ST40) et Nèiguān (PC6).

GB20	风池	Fēngchí	VB20	20VB	DA 20
ST8	头维	Tóuwéi	E8	1E	WE 8
CV12	中脘	Zhōngwǎn	RM12	12VC	RM 12
ST40	丰隆	Fēnglóng	E40	40E	WE 40
PC6	内关	Nèiguān	MC6	6ECS	XB 6

Explications

Tóuwéi (ST8) peut être utilisé pour traiter les maux de tête et les vertiges. Fēnglóng (ST40) et Nèiguān (PC6) peuvent renforcer les fonctions de la Rate et de l'Estomac pour dissoudre le Tan-Humidité et le, réguler la fonction de l'Estomac pour arrêter le vomissement. Fēngchí (GB20) est le point de Réunion-Croisement du Méridien de la Vésicule Biliaire Shao Yang du pied et du

Méridien Yang Wei, il peut dissiper le Vent pathogène et soulager le vertige.

Manipulation

Fēngchí (GB20)	Piquer obliquement vers le haut 1–2,5 cun, en direction de l'orbite controlatérale ou mandibulaire.
Tóuwéi (ST8)	Piquer obliquement vers le haut sous la peau 1 cun. Appliquer la méthode d'après la rotation de l'aiguille. Les méthodes des mouvements de retirer et d'enfoncer l'aiguille sont interdites.
Zhōngwǎn (CV12)	Piquer perpendiculairement 1–3 cun.
Fēnglóng (ST40)	Piquer perpendiculairement 1–2 cun.
Nèiguān (PC6)	Piquer perpendiculairement 0,5–1 cun.

Appliquer la méthode de tonification-dispersion moyenne d'après la rotation de l'aiguille pour tous les points ci-dessus.

(3) Déficience du Qi et du Sang

Manifestations principales

Vertige, acouphène, teint pâle et sans éclat, palpitations, essoufflement, insomnie et sommeil perturbé par le rêve, enduit de langue mince et blanc et pouls profond et fin.

Principes thérapeutiques

Tonifier le Qi et le Sang.

Prescription des points

Les points principaux sont : Fēngchí (GB20), Bǎihuì (GV20), Sìbái (ST2), Qìhǎi (CV6), Zúsānlǐ (ST36) et Sānyīnjiāo (SP6).

GB20	风池	Fēngchí	VB20	20VB	DA 20
GV20	百会	Bǎihuì	DM20	19VG	DM 20
ST2	四白	Sìbái	E2	5E	WE 2
CV6	气海	Qìhǎi	RM6	6VC	RM 6
ST36	足三里	Zúsānlǐ	E36	36E	WE 36
SP6	三阴交	Sānyīnjiāo	RP6	6RP	PI 6

Explications

Zúsānlǐ (ST36) et Sānyīnjiāo (SP6) peuvent réguler les fonctions de la Rate et de l'Estomac pour renforcer la source de transformation et de transport. Sìbái (ST2) peut réguler et renforcer le Qi et le Sang pour soulager le vertige. Bǎihuì (GV20) et Qìhǎi (CV6) peuvent revigorer le Qi pour faire disparaître le vertige.

Manipulation

Fēngchí (GB20)	Piquer obliquement vers le haut 1–2,5 cun, en direction de l'orbite controlatérale ou du menton.
Bǎihuì (GV20)	Piquer obliquement 0,5–1 cun.
Sìbái (ST2)	Piquer obliquement 1,5 cun. Appliquer la méthode de tonification d'après la rotation de l'aiguille.
Qìhǎi (CV6)	Piquer perpendiculairement 1–3 cun.
Zúsānlǐ (ST36)	Piquer perpendiculairement 1–2 cun.
Sānyīnjiāo (SP6)	Piquer perpendiculairement 1–1,5 cun.

Appliquer la méthode de tonification d'après la rotation de l'aiguille, d'après les mouvements de retirer et d'enfoncer l'aiguille et d'après la respiration. Ajouter la moxibustion.

(4) Déficience du Yin du Rein

Manifestations principales
Vertiges, acouphènes, hypomnésie, lassitude, douleur et faiblesse du bas du dos et des genoux, dysphorie avec sensation de fièvre dans la poitrine, spermatorrhée avec rêve et langue rouge avec un pouls fin et tendu.

Principes thérapeutiques
Nourrir le Yin du Rein.

Prescription des points
Les points principaux sont : Fēngchí (GB20), Bǎihuì GV20), Wángǔ (GB12), Tiānzhù (BL10), Shènshū (BL23) et Tàixī (KI3).

GB20	风池	Fēngchí	VB20	20VB	DA 20
GB12	完骨	Wángǔ	VB12	17VB	DA 12
BL10	天柱	Tiānzhù	V10	10V	PG 10
BL23	肾俞	Shènshū	V23	23V	PG 23
KI3	太溪	Tàixī	R3	3R	SH 3

Explications
Fēngchí (GB20), Wángǔ (GB12) et Tiānzhù (BL10) peut nourrir la Moelle et le Cerveau, Shènshū (BL23) et Tàixī (KI3) peuvent renforcer le Yin du Rein.

Manipulation

Fēngchí (GB20)	Piquer obliquement vers le haut 1–2,5 cun, en direction de l'orbite controlatérale ou du menton.
Wángǔ (GB12)	Piquer obliquement 0,5–0,8 cun.

Tiānzhù (BL10)	Piquer perpendiculairement 0,3–0,5 cun. Appliquer la méthode de tonification d'après la rotation de l'aiguille.
Shènshū (BL23)	Piquer perpendiculairement ou piquer obliquement vers l'intérieur de 1,5–2 cun, en direction de l'apophyse épineuse.
Tàixī (KI3)	Piquer perpendiculairement 0,3–0,5 cun.

Appliquer la méthode de tonification d'après la rotation de l'aiguille et avec les mouvements de retirer et d'enfoncer l'aiguille. Ajouter la moxibustion.

Acupuncture auriculaire

Prescription des points

Sous-cortex (AT_4), Foie (CO_{12}), Reins Post-Auriculaire (P_5) et Occiput (AT_3).

Manipulation

Sélectionner 3 à 4 points à chaque fois. Appliquer des stimulations modérées et garder les aiguilles pendant 20 minutes, réaliser le traitement une fois par jour.

6. Schizophrénie

La schizophrénie est une psychose commune causée par le dysfonctionnement du cortex cérébral, plus souvent observé chez les jeunes. Les causes de cette maladie sont diverses et le traumatisme psychique est le facteur principal.

En Médecine Traditionnelle Chinoise cette maladie appartient à la catégorie de «Diān» et «Kuáng». Ce qui signifie «syndrome des folies dépressive-maniaque». Les folies dépressives («Diān») sont manifestées comme étant calme et appartiennent au Yin, alors que les folies maniaques («Kuáng») sont manifestées en tant que des mouvements excessifs et appartiennent au Yang, les deux appartiennent à la catégorie de maladies psychiques.

Étiologie et pathogenèse

Le syndrome dépressif résulte d'une anxiété excessive, d'une stagnation du Qiji (mouvements du Qi) du Foie et d'un dysfonctionnement de la Rate dans le transport ainsi que dû au Tan-mucosité pathologique qui trouble l'esprit, tandis que le syndrome maniaque est causé par la dépression, l'agitation du Feu mélangé au Tan-mucosité obstruant l'esprit et la perte du contrôle de l'activité mentale.

Diagnostic différentiel et traitements associés

(1) Syndrome des folies dépressives («Diān»)

Manifestations

Dépression, apathie, mouvements lents, mélancolie, pessimisme et négativité, murmure à soi-même, discours incohérent, humeur inappropriée, aucun sens de l'hygiène, aucun désir de nourriture, enduit de langue mince et gras, pouls tendu et glissant ou tendu et fin.

Principes thérapeutiques

Soulager la dépression et dissoudre le Tan-mucosité, réveiller l'esprit et ouvrir les orifices.

Prescription des points

Les points principaux sont : Nèiguān (PC6), Shuǐgōu (GV26), Shénmén (HT7), Xīnshū (BL15), Gānshū (BL18), Píshū (BL20), Fēnglóng (ST40) et Tàichōng (LR3).

PC6	内关	Nèiguān	MC6	6ECS	XB 6
GV26	水沟	Shuǐgōu	DM26	25VG	DM 26
HT7	神门	Shénmén	C7	7C	XI 7
BL15	心俞	Xīnshū	V15	15V	PG 15
BL18	肝俞	Gānshū	V18	18V	PG 18
BL20	脾俞	Píshū	V20	20V	PG 20
ST40	丰隆	Fēnglóng	E40	40E	WE 40
LR3	太冲	Tàichōng	F3	3F	GA 3

Explications

Nèiguān (PC6) et Shuǐgōu (GV26) sont les points clés pour réveiller l'esprit et ouvrir les orifices. Gānshū (BL18) et Píshū (BL20) peuvent apaiser le Qi du Foie et renforcer la fonction de la Rate ; accompagné de Fēnglóng (ST40), il peut dissoudre le Tan-mucosité pour récupérer la conscience. Shénmén (HT7) et Xīnshū (BL15) peuvent ouvrir l'orifice du Cœur pour faire réveiller l'esprit. Tàichōng (LR3) peut abaisser le Yang du Foie, disperser le Qi du Foie et soulager la dépression.

Manipulation

Nèiguān (PC6)	Piquer perpendiculairement 0,5–1 cun. Appliquer la méthode de dispersion d'après la rotation de l'aiguille et avec les mouvements de retirer et d'enfoncer l'aiguille.
Shuǐgōu (GV26)	Piquer obliquement vers la cloison nasale 0,5 cun, appliquer la méthode de piquer en picorant jusqu'à avoir les yeux larmoyants.
Shénmén (HT7)	Piquer perpendiculairement 0,5 cun. Appliquer la méthode de dispersion d'après la rotation de l'aiguille.

Xīnshū (BL15)	Piquer obliquement vers l'intérieur de 2 cun, en direction de l'apophyse épineuse. Appliquer la méthode de tonification d'après la rotation de l'aiguille. Les méthodes des mouvements de retirer et d'enfoncer l'aiguille sont interdites.
Gānshū (BL18)	Piquer obliquement vers l'intérieur de 2 cun, en direction de l'apophyse épineuse. Appliquer la méthode de tonification d'après la rotation de l'aiguille. Les méthodes des mouvements de retirer et d'enfoncer l'aiguille sont interdites.
Píshū (BL20)	Piquer obliquement vers l'intérieur de 2 cun, en direction de l'apophyse épineuse. Appliquer la méthode de tonification d'après la rotation de l'aiguille. Les méthodes des mouvements de retirer et d'enfoncer l'aiguille sont interdites.
Fēnglóng (ST40)	Piquer perpendiculairement 1–2 cun. Appliquer la méthode de dispersion d'après la rotation de l'aiguille.
Tàichōng (LR3)	Piquer perpendiculairement 0,5 cun. Appliquer la méthode de dispersion d'après la rotation de l'aiguille.

(2) Syndrome des folies maniaques («Kuáng»)

Manifestations principales

Irritabilité, céphalée, insomnie, regard furieux, comportement violent, se fâcher et crier facilement, frapper les gens avec force, perte de l'appétit, langue rouge foncé avec enduit jaune et gras, pouls tendu et glissant.

Principes thérapeutiques

Rafraîchir le Cœur et purger la Chaleur, réveiller l'esprit et calmer le Shen-esprit.

Prescription des points

Les points principaux sont : Nèiguān (PC6), Shuǐgōu (GV26), Hégǔ (LI4), Tàichōng (LR3) et Fēnglóng (ST40).

PC6	内关	Nèiguān	MC6	6ECS	XB 6
GV26	水沟	Shuǐgōu	DM26	25VG	DM 26
LI4	合谷	Hégǔ	GI4	4GI	DC 4
LR3	太冲	Tàichōng	F3	3F	GA 3
ST40	丰隆	Fēnglóng	E40	40E	WE 40

Explications

Nèiguān (PC6) et Shuǐgōu (GV26) peuvent réveiller l'esprit et ouvrir les orifices, rafraîchir le Cœur pour calmer le Shen-esprit. Hégǔ (LI4) peut soulager la Chaleur des méridiens du Yang Ming. Fēnglóng (ST40) et Tàichōng (LR3) peuvent dissoudre le Tan-mucosité et soulager la dépression. La combinaison de ces points peut rafraîchir le Cœur et purger la Chaleur, réveiller l'esprit et calmer le Shen-esprit.

Manipulation

Nèiguān (PC6)	Piquer perpendiculairement 0,5–1 cun. Appliquer la méthode de dispersion d'après la rotation de l'aiguille et avec les mouvements de retirer et d'enfoncer l'aiguille.
Shuǐgōu (GV26)	Piquer obliquement vers la cloison nasale 0,5 cun, appliquer la méthode de piquer en picorant jusqu'à avoir les yeux larmoyants.
Hégǔ (LI4)	Piqûre transfixiante en direction de Hòuxī (LI4) jusqu'à ce qu'il y ait une sensation d'engourdissement dans les doigts.
Tàichōng (LR3)	Piquer perpendiculairement 1–2 cun. Appliquer la méthode de dispersion d'après la rotation de l'aiguille et avec les mouvements de retirer et d'enfoncer l'aiguille.
Fēnglóng (ST40)	Piquer perpendiculairement 0,5–1 cun. Appliquer la méthode de dispersion d'après la rotation de l'aiguille avec les mouvements de retirer et d'enfoncer l'aiguille.

Acupuncture auriculaire

Prescription des points

Sympathique (AH_{6i}), Shénmén (TF_4), Cœur (CO_{14}), Foie Post-Auriculaire (P_4), Sous-cortex (AT_4), Endocrine (CO_{18}), Estomac (CO_4) et Reins (CO_{10}).

Manipulation

Sélectionner 2-3 points et appliquer des stimulations fortes. Réaliser le traitement une fois par jour, accompagné d'acupuncture du corps.

7. Myasthénie

La myasthénie est une maladie causée par l'obstruction de la conduction du système nerveux et des muscles, caractérisée par une fatigue anormale du muscle strié, tels que les muscles orbiculaires de l'œil, muscle masséter, muscle pharyngien, muscle facial et muscle des membres. Au stade précoce, les muscles se fatiguent rapidement après l'exercice et au stade tardif, il peut y avoir une paralysie. Les symptômes peuvent être soulagés après la prise de médicaments anticholinestérasiques, mais peuvent réapparaître après la rémission. Cette maladie survient à tout âge et est plus souvent vue chez les enfants et les adolescents.

Étiologie et pathogenèse

La MTC estime que la fonction principale de la Rate est de transporter et de transformer les nutriments, élever les substances pures, régir le sang, les membres et les muscles. L'état physiologique de la Rate se reflète sur les lèvres et leurs muscles environnants. La Rate s'ouvre à la bouche surtout au niveau des lèvres, qui reflètent la condition de la Rate. Elle aime la sécheresse et déteste l'Humidité. Comme la Rate peut transporter et transformer les nutriments, si sa fonction est perturbée alors l'absorption et le transport des nutriments seront perturbés, d'où apparition de fatigue musculaire et de faiblesse.

Diagnostic différentiel et traitements associés

Manifestations principales

(1) Type muscle orbiculaire

Ptose palpébrale, vision double ou fixation oculaire, plus souvent observées chez les enfants.

(2) Type bulbeux

Dysphagie, atonie masticatoire, aphonie ou enrouement de la voix.

(3) Type corporel

Fatigue dans les membres et le tronc, généralement la faiblesse des membres supérieurs est plus sévère que les membres inférieurs, l'extrémité proximale du muscle est également plus affectée que les muscles se trouvant à l'extrémité distale. Lorsque les muscles respiratoires sont atteints, il y a présence de dyspnée, toux faible ou même mort par pneumonie d'aspiration, causée par la paralysie des muscles respiratoires.

Principe Thérapeutique

Fortifier la fonction de la Rate pour tonifier le Qi, éliminer la stase dans le méridien pour activer la circulation du Sang.

Prescription des points

Les points principaux sont Zhōngwăn (CV12), Xuèhăi (SP10), Sānyīnjiāo (SP6), Zúsānlĭ (ST36), Qìhăi (CV6) et Jiájĭ (EX-B2).

CV12	中脘	Zhōngwăn	RM12	12VC	RM 12
SP10	血海	Xuèhăi	RP10	10RP	PI 10
SP6	三阴交	Sānyīnjiāo	RP6	6RP	PI 6
ST36	足三里	Zúsānlĭ	E36	36E	WE 36
CV6	气海	Qìhăi	RM6	6VC	RM 6
EX-B2	夹脊	Jiájĭ	EX-D2		EX-DO2

Points additionnels

(1) Type muscle orbiculaire : Cuánzhú (BL2), Yúyāo (EX-HN4), Tàiyáng (EX-HN5), Sìbái (ST2).

    Ptose de la paupière supérieure : Yángfŭ (GB38) et Shēnmài (BL62).

(2) Type bulbeux :

    Dysphagie : Fēngchí (GB20), Yămén (GV15), Tiāntū (CV22) et Liánquán (CV23).

    Atonie masticatoire : Xiàguān (ST7) et Hégŭ (LI4).

    Aphonie : Yămén (GV15) et Liánquán (CV23).

(3) Type corporel : Jiānyú (LI15), Jíquán (HT1), Qūchí (Ll11), Hégŭ (LI4), Wěizhōng

(BL40), Sānyīnjiāo (SP6) et Yánglíngquán (GB34).

Faiblesse dans l'élévation des membres supérieurs : Fēngchí (GB20) et Tiānzhù (BL10).

Explications

Zhōngwǎn (CV12) peut réguler le Qi de l'Estomac. Zúsānlǐ (ST36) est le point clé pour renforcer la santé et les fonctions de la Rate et de l'Estomac. Sānyīnjiāo (SP6) peut renforcer la fonction de la Rate pour éliminer l'Humidité, soulager la dépression du Qi du Foie et renforcer le Rein. Xuèhǎi (SP10) peut éliminer la Chaleur et rafraîchir le Sang, activer la circulation sanguine pour éliminer la stase de Sang. Qìhǎi (CV6) peut renforcer le Qi du Réchauffeur Moyen. Jiájǐ (EX-B2) peut réguler le Yin et le Yang, et renforcer la fonction du Rein. Tous ces points, accompagnés des points locaux et distaux, peuvent renforcer le Qiji (mouvements du Qi) de la Rate, supprimer la stase dans les méridiens et favoriser la circulation du Sang.

Manipulation

Zhōngwǎn (CV12)	Piquer perpendiculairement 2–3 cun sans laisser l'aiguille.
Xuèhǎi (SP10)	Piquer perpendiculairement 2 cun.
Sānyīnjiāo (SP6)	Piquer perpendiculairement à 1,5–2 cun
Zúsānlǐ (ST36)	Piquer perpendiculairement à 1,5–2 cun
Qìhǎi (CV6)	Piquer perpendiculairement 1 cun.
Jiájǐ (EX-B2)	Piquer perpendiculairement 0,5–1 cun

Appliquer la méthode de tonification d'après la rotation de l'aiguille et avec les mouvements de retirer et d'enfoncer l'aiguille pour tous les points ci-dessus.

8. Névralgie du trijumeau

La névralgie du trijumeau est une maladie relativement fréquente dans la névralgie, manifestée comme une douleur paroxystique, fulgurante, sévère dans la région d'une branche ou de plusieurs branches des nerfs trijumeaux. La maladie est plus fréquente chez les patients âgés entre 40 et 60 ans, particulièrement chez les femmes, alors qu'elle est rare chez les adolescents et les hommes de plus de 70 ans. La cause de la névralgie du trijumeau primitive n'est pas claire jusqu'à présent et la névralgie du trijumeau secondaire est souvent liée à l'inflammation des yeux, du nez et des dents, une compression due à une tumeur ainsi que la malnutrition des nerfs.

Étiologie et pathogenèse

La Médecine Traditionnelle Chinoise considère que la douleur du trijumeau est causée par l'obstruction du Qiji (mouvements du Qi) et du Sang dans les méridiens suite à une attaque du Vent exogène pathogène ou l'inflammation de la Chaleur accumulée du Foie et de l'Estomac, l'hyperactivité du Yang causée par un Vide de Yin, ou l'hyperactivité d'un Feu Vide.

Diagnostic différentiel et traitements associés

Manifestations principales

Douleur sévère dans la région du nerf trijumeau et dans la région temporale, similaire à des décharges d'électricité ou des sensations de brûlure par le feu, sensation de picotement qui dure plusieurs secondes ou minutes, ceci plusieurs fois par jour. Parler, mâcher et avaler peuvent induire la douleur, les patients refusent donc de parler, de se brosser les dents ou de se laver le visage. Dans les cas graves, les patients peuvent même souffrir de déshydratation et de malnutrition en raison du manque de nourriture et d'eau.

La douleur est généralement ressentie d'un côté, mais rarement des deux côtés. La douleur est intermittente, l'intensité de douleur et la durée des crises augmentent progressivement, les crises sont de moins en moins espacées. Elle affecte grandement l'alimentation et le sommeil des patients. Il n'y a pas de résultats cliniques avec un examen général. Lorsque la douleur survient de manière sévère, le patient pleure, a des conjonctivites, des rougeurs au visage, sialorrhée, sensibilité aux foramens supra-orbitaire, infra-orbitaire et mentonnier. Dans les cas chroniques, des troubles de sensibilité dans la zone atteinte peuvent être observés chez un petit nombre de patients.

La névralgie du trijumeau causée par l'invasion du Vent pathogène dans les méridiens et les collatéraux se manifeste par une douleur paroxystique similaire à des piqûres faites avec un poinçon et généralement sans autres symptômes. La névralgie du trijumeau causée par l'hyperactivité du Yang du Foie se manifeste par les symptômes : vertige, irritabilité, rougeur du visage, goût amer, pouls tendu et rapide, une langue rouge avec un enduit jaune.

La névralgie du trijumeau causée par un Vide de Qi et de Sang ainsi qu'une hyperactivité du Feu Vide se manifeste par une douleur persistante, des étourdissements, de la lassitude, un teint pâle, une préférence pour la chaleur et la crainte du froid, un pouls fin et faible, un enduit de langue blanc et mince.

Principes thérapeutiques

Dissiper le Froid et désobstruer les branches collatérales Luo, enlever la stase et apaiser la douleur.

Prescription des points

Les points principaux sont Xiàguān (ST7), Sìbái (ST2), Fēngchí (GB20) et Yìfēng (TE17).

ST7	下关	Xiàguān	E7	2E	WE 7
ST2	四白	Sìbái	E2	5E	WE 2
GB20	风池	Fēngchí	VB20	20VB	DA 20
TE17	翳风	Yìfēng	TR17	17TR	SJ 17

Prescription supplémentaire

Douleur dans la 1re branche : Cuánzhú (BL2) et Tàiyáng (EX-HN5).

Douleur dans la 2e branche : Sìbái (ST2) et Quánliáo (SI18).

Douleur dans la 3e branche : Jiáchē (ST6) et Yíngxiāng (LI20).

Invasion du Vent pathogène : Wàiguān (TE5).

Hyperactivité du Yang du Foie : Tàichōng (LR3).

Hyperactivité du Yang en raison de la carence en Yin : Tàixī (KI3).

Explication

Fēngchí (GB20) est le point de passage du Méridien du Triple Réchauffeur Shao Yang de la main, du Méridien de la Vésicule Biliaire Shao Yang du pied et du Méridien Yang Wei. Yìfēng (TE17) est le point de passage des Méridiens du Triple Réchauffeur Shao Yang de la main et du Méridien de la Vésicule Biliaire Shao Yang du pied et peut favoriser la circulation du Sang en supprimant la stase de Sang et activer le Qiji (mouvements du Qi) de tous les méridiens. D'autres points situés dans la zone du nerf trijumeau peuvent traiter la maladie, car ce sont des points locaux et peuvent favoriser la circulation sanguine, éliminer la stase de Sang, éliminer l'obstruction et arrêter la douleur. Appliquer la méthode de saignée avec des ventouses sur le visage pour enlever la stase de Sang et favoriser la circulation du Sang dans les méridiens. Wàiguān (TE5) peut dissiper le pathogène du Vent et soulager le syndrome extérieur. Tàichōng (LR3) peut éliminer le feu du Foie. Tàixī (KI3) peut nourrir le Yin et dissoudre le Yang excessif.

Manipulation

Fēngchí (GB20)	Piquer obliquement vers la racine de la langue 1,5 cun.
Yìfēng (TE17)	Piquer obliquement puis horizontalement en direction de la joue 1–1,5 cun, en demandant au patient d'ouvrir la bouche. Appliquer la méthode de dispersion d'après la rotation de l'aiguille pendant 1 minute jusqu'à provoquer une sensation de distension et d'engourdissement de la joue.
Xiàguān (ST7)	Piquer perpendiculairement 1–1,5 cun. Appliquer la méthode de dispersion d'après la rotation de l'aiguille pendant 1 minute jusqu'à ce qu'il y ait une sensation de distension et de lourdeur dans le visage.
Cuánzhú (BL2)	Piquer horizontalement 1–1,5 cun vers Yúyāo (EX-HN4). Appliquer la méthode de dispersion d'après la rotation de l'aiguille pendant 1 minute et stimuler jusqu'à l'obtention d'une sensation d'aiguille irradiant au front.
Sìbái (ST2)	Piquer perpendiculairement 1–1,5 cun en direction du foramen infra-orbitaire. Appliquer la méthode de dispersion d'après la rotation de l'aiguille pendant 1 minute jusqu'à l'obtention d'une sensation de distension et de lourdeur dans la joue au niveau de la gencive dentaire supérieure. Il est nécessaire de souligner et de respecter la bonne manipulation des aiguilles ainsi que le temps de conservation de l'aiguille, car ce sont les points clés dans l'optimisation des résultats du traitement. La manipulation ne doit pas être trop forte et il est nécessaire de conserver les aiguilles pendant environ une heure.

En plus du traitement mentionné ci-dessus, la méthode de saignée avec ventouses peut être appliquée. Piquer un à deux points sur Yángbái (GB14), Tàiyáng (EX-HN5), Quánliáo (SI18) et Jiáchē (ST6) avec une aiguille triangulaire et appliquer des ventouses pour retirer 2-4 ml de sang.

Acupuncture auriculaire

Prescription des points

Joue ($LO_{5,6i}$), Mâchoire (LO_3), Sympathique (AH_{6i}) et Shénmén (TF_4).

Manipulation

Piquer les points auriculaires sur le côté affecté. Appliquer la technique de rotation pendant plusieurs minutes et garder les aiguilles pendant 30 minutes. Réaliser le traitement une fois par jour.

9. Paralysie faciale

La paralysie faciale est la lésion du nerf facial périphérique causée par un œdème aigu du tissu dans le foramen stylomastoïdien provoquant de la pression sur le nerf facial ou une inflammation du nerf facial lui-même. La paralysie faciale causée par des lésions aux vaisseaux cérébraux ou une tumeur cérébrale est appelée paralysie faciale centrale. La maladie est communément vue en clinique et se produit à tout âge, mais est plus souvent vue chez les jeunes et les personnes d'âge moyen. Elle affecte principalement un seul côté du visage. En Médecine Traditionnelle Chinoise, la paralysie faciale est appelée «Miàntān» qui signifie «paralysie faciale», ou «Kǒuyǎnwāixié» qui signifie «déviation de la bouche et de l'œil».

Étiologie et pathogenèse

La Médecine Traditionnelle Chinoise considère la paralysie faciale comme étant causée par l'attaque de Vent-Froid exogène dans les méridiens du visage, l'obstruction de la circulation du Qiji (mouvements du Qi) dans les méridiens et la perte de nutrition dans les muscles et tendons.

Diagnostic différentiel et traitements associés

Manifestations principales

L'apparition soudaine de l'atonie musculaire faciale, sialorrhée, absence de rides sur le front, œil élargi et larmoyant au côté atteint. Certains patients ressentent de la douleur derrière ou au-dessous de l'oreille plusieurs jours avant l'attaque. Lorsque le patient ferme son œil, le globe oculaire tourne vers le haut, laissant le blanc de l'œil exposé. Le sillon naso-labial devient superficiel et l'angle de la bouche s'abaisse. Il est impossible pour le côté affecté d'avoir des rides sur le front, de soulever le sourcil, de fermer l'œil, de montrer les dents et de siffler. En outre, selon la gravité de lésion du nerf facial, le patient peut perdre le goût, avoir une hypersensibilité auditive, une hypoesthésie dans l'oreille ou du visage et une douleur sévère derrière le processus maxillaire. La paralysie faciale centrale n'est pas paralytique dans les muscles du groupe du haut du visage, donc les fonctions d'élever des sourcils, de resserrer le front et de fermer l'œil ne sont pas affectées.

Principe thérapeutique

Expulser le Vent pathogène et favoriser la circulation du Qiji (mouvements du Qi) et du Sang dans la région musculaire.

Prescription des points

Les points principaux sont

(1) Fēngchí (GB20), Tóuwéi (ST8), Cuánzhú (BL2), Sīzhúkōng (TE23), Xiàguān (ST7), Quánliáo (SI18), Hégǔ (LI4) (du côté sain).

GB20	风池	Fēngchí	VB20	20VB	DA 20
ST8	头维	Tóuwéi	E8	1E	WE 8
BL2	攒竹	Cuánzhú	V2	2V	PG 2
TE23	丝竹空	Sīzhúkōng	TR23	21TR	SJ 23
ST7	下关	Xiàguān	E7	2E	WE 7
SI18	颧髎	Quánliáo	IG18	18IG	XC 18
LI4	合谷	Hégǔ	GI4	4GI	DC 4

(2) Yángbái (GB14), Shàngxīng (GV23), Tóngzǐliáo (GB1), Sìbái (ST2), Jīngmíng (BL1), Tàiyáng (EX-HN5), Dìcāng (ST4) et Jiáchē (ST6).

GB14	阳白	Yángbái	VB14	10VB	DA 14
GV23	上星	Shàngxīng	DM23	22VG	DM 23
GB1	瞳子髎	Tóngzǐliáo	VB1	1VB	DA 1
ST2	四白	Sìbái	E2	5E	WE 2
BL1	睛明	Jīngmíng	V1	1V	PG 1
EX-HN5	太阳	Tàiyáng	EX-TC5		EX-TC5
ST4	地仓	Dìcāng	E4	7E	WE 4
ST6	颊车	Jiáchē	E6	3E	WE 6

(3) Plusieurs points en alignement avec les zones tendino-musculaires du visage des méridiens Yang Ming.

Explications

Utiliser la puncture peu profonde de nombreux points dans diverses directions. Piquer Yángbái (GB14) en direction de ces 4 points : Tóuwéi (ST8), Shàngxīng (GV23), Jīngmíng (BL1) et Sīzhúkōng (TE23) pour détendre les muscles et les tendons sur le front. Piquer Tàiyáng (EX-HN5) en direction de Jiáchē (ST6) ou Dìcāng (ST4) et Dìcāng (ST4) en direction de Jiáchē (ST6) pour corriger la déviation de la bouche et des yeux. Dans les cas chroniques, avec une stase de Sang dans les méridiens, piquer Tàiyáng (EX-HBJ5), Quánliáo (SI18) et Jiáchē (ST6) pour éliminer la stase de Sang et favoriser la circulation des méridiens et des collatéraux.

Yángbái (GB14)	Piqûre transfixiante vers Shàngxīng (GV23).
Tóngzǐliáo (GB1)	Piqûre transfixiante vers Sìbái (ST2).
Sìbái (ST2)	Piqûre transfixiante vers Jīngmíng (BL1).
Tàiyáng (EX-HN5)	Piqûre transfixiante vers Dìcāng (ST4).
Dìcāng (ST4)	Piqûre transfixiante vers Jiáchē (ST6).
Jiáchē (ST6)	Piqûre transfixiante vers Dìcāng (ST4).

Tous les points ci-dessus sont piqués en dispersion en utilisant la technique de rotation de l'aiguille et avec les mouvements de retirer et d'enfoncer l'aiguille pendant 1 minute. Piquer en utilisant la technique de saignée et appliquer des ventouses pour extraire 3-5 ml de sang.

10. Polynévrite

La polynévrite est également appelée névrite périphérique. Elle se manifeste par une perturbation sensorielle symétrique et une paralysie flasque de la partie distale des membres, les causes pouvant venir d'une infection générale, d'une intoxication ou d'une dysfonction métabolique. L'infection la plus commune provient du syndrome de Guillain-Barré. En Médecine Traditionnelle Chinoise, il est classé dans le «Wěizhèng» qui signifie «syndrome Wei-atrophie et flaccidité»

Étiologie et pathogenèse

La cause pathogénique peut être divisée en deux types.

(1) Chaleur pathogène attaquant le Poumon

Dans les *Questions Simples, Discussion sur les Syndromes Wei* (*Sù Wèn*, chapitre *Wěi Lùn Piān*), il est dit : «*L'atrophie pulmonaire due à la consommation du liquide pulmonaire causée par la Chaleur du Poumon peut provoquer un syndrome Wei-atrophie et flaccidité.* » Cette citation indique que pendant ou après une attaque d'une maladie fébrile épidémique, tel qu'une polynévrite infectieuse aiguë, une polynévrite rhumatismale, la lèpre ou la névrite diphtérique, les symptômes de la flaccidité peuvent se produire.

La Chaleur pathogène virulente consomme facilement les liquides organiques. Quand la Chaleur pathogénique affecte les Poumons ou lorsque la Chaleur pathogène n'est pas éliminée, elle s'embrase et s'élève pour attaquer le Poumon. Si le Poumon est brûlé, le liquide corporel sera grandement endommagé. Le Qi vital et l'essence du Poumon proviennent des substances essentielles acquises de la nourriture qui est ensuite envoyée et distribuée par le Qi de la Rate, transporté jusqu'aux Poumons, puis infusé dans chaque partie du corps pour nourrir les tendons, les os et les méridiens et pour garder la fonction physiologique dans un état normal. Lorsque la Chaleur de Poumon endommage les liquides organiques et que le liquide du Réchauffeur Supérieur est gaspillé, il en résulte la montée du Feu, la perte de nutrition aux tendons et aux méridiens, et l'apraxie des mains et des pieds, appelée «syndrome Wei-atrophie et flaccidité».

(2) Invasion de Chaleur-Humidité

Un régime alimentaire inadéquat par exemple une alimentation riche et grasse peut provoquer l'accumulation de Chaleur-Humidité. Le syndrome Wei peut également être lié à une constitution faible, à la Chaleur interne due à un Vide de Yin, une invasion de l'Humidité extérieure se mélangeant à la Chaleur envahissant les tendons et les muscles, par exemple les maladies infectieuses aiguës de la polynévrite et la polynévrite rhumatismale.

Mis à part ces deux syndromes, lorsque les femmes perdent trop de sang et que leurs Qi et Sang sont en grand Vide, cela induira un manque de nutrition des tendons et des méridiens qui causera le syndrome de flaccidité.

Le Poumon domine le Qi du corps et les fluides du Réchauffeur Supérieur. Le Rein est en charge des os et stocke l'essence quintessentielle. Le Foie stocke le Sang et gère les tendons. La Rate est responsable du Qi postnatal et gouverne le transport-transformation des nutriments, elle est aussi en charge des muscles. Le syndrome de flaccidité est étroitement lié au Poumon, au Rein, au Foie, à la Rate et à l'Estomac.

Diagnostic différentiel et traitements associés

(1) Chaleur pathogène attaquant le Poumon

Manifestations principales
Apraxie, faiblesse des mains et des pieds, douleur des extrémités touchées, dysphorie avec sensation fiévreuse dans la poitrine, paumes et plantes des pieds, irritabilité, soif, toux faible et sèche, miction courte et douloureuse, sensation de brûlure, urines foncées, langue rouge avec enduit jaune, pouls mince et rapide.

Principes thérapeutiques
Nettoyer la Chaleur pulmonaire, promouvoir l'écoulement du Qi dans les méridiens.

Prescription des points
Les points principaux sont : Dàzhuī (GV14), Dàzhù (BL11), Chǐzé (LU5), Fèishū (BL13), Jiānyú (Ll15), Qūchí (Ll11), Shǒusānlǐ (LI10), Hégǔ (LI4), Zúsānlǐ (ST36), Sānyīnjiāo (SP6), Wěizhōng (BL40), Jiěxī (ST41), Fēnglóng (ST40), Píshū (BL20) et Wèishū (BL21).

GV14	大椎	Dàzhuī	DM14	13VG	DM 14
BL11	大杼	Dàzhù	V11	11V	PG 11
LU5	尺泽	Chǐzé	P5	5P	FE 5
BL13	肺俞	Fèishū	V13	13V	PG 13
LI15	肩髃	Jiānyú	GI15	15GI	DC 15
LI11	曲池	Qūchí	GI11	11GI	DC 11
LI10	手三里	Shǒusānlǐ	GI10	10GI	DC 10
LI4	合谷	Hégǔ	GI4	4GI	DC 4
ST36	足三里	Zúsānlǐ	E36	36E	WE 36
SP6	三阴交	Sānyīnjiāo	RP6	6RP	PI 6
BL40	委中	Wěizhōng	V40	54V	PG 40
ST41	解溪	Jiěxī	E41	41E	WE 41
ST40	丰隆	Fēnglóng	E40	40E	WE 40
BL20	脾俞	Píshū	V20	20V	PG 20
BL21	胃俞	Wèishū	V21	21V	PG 21

Explications

Le Qi vital et l'essence du Poumon proviennent de la Rate et de l'Estomac qui sont considérés comme la source acquise. Si la Rate et l'Estomac sont en bonne santé, le Qi et le Sang sont abondants et les tendons et les os sont nourris. Sélectionner les points de méridiens Yang Ming de la main et du pied comme Píshū (BL20) et Wèishū (BL21) pour réguler le Qi dans les méridiens, tonifier la source acquise et pour rétablir les fonctions de la Rate et de l'Estomac. Sélectionner Dàzhuī (GV14), Dàzhù (BL11), Chǐzé (LU5) et Fèishū (BL13) pour éliminer la Chaleur du Poumon. Si la Chaleur est excessive, piquer les 12 points Jing-Emergence en utilisant la technique de saignée.

Manipulation

Dans la période initiale de la maladie, due à l'excès de Chaleur, l'acupuncture est appliquée en utilisant la technique de rotation en dispersion sur tous les points sans utiliser la moxibustion. Lorsque l'excès de Chaleur pathogène disparaît, l'acupuncture et la moxibustion peuvent être utilisées en tonification. Piquer les points Shu-postérieurs obliquement 0,1-0,2 cun en direction de l'apophyse épineuse en utilisant la technique de rotation. Les méthodes de rotation de l'aiguille et les mouvements de retirer et d'enfoncer l'aiguille sont utilisées sur tous les points des membres en utilisant la même technique citée ci-dessus.

(2) Invasion de Chaleur-Humidité

Manifestations principales

Faiblesse et apraxie des mains et des pieds, faiblesse des extrémités et sensation de lourdeur du corps, teint jaunâtre, sensation de plénitude dans la poitrine, sensation de chaleur dans les muscles et l'abdomen, préférence pour le froid et crainte du chaud, sensation de soif sans envie de boire, enduit de langue jaune et gras, pouls mou et rapide.

Principe thérapeutique

Nourrir les tendons et les muscles, humidifier les articulations, favoriser le flux de Qi et de Sang dans les méridiens, enlever l'obstruction dans les passages ainsi que purger la Chaleur et éliminer l'Humidité.

Prescription des points

Les points principaux sont : Jiájǐ (EX-B2), Zhìbiān (BL54), Dàzhù (BL11), Huántiào (GB30), Wěizhōng (BL40), Yánglíngquán (GB34), Xuèhǎi (SP10), Sānyīnjiāo (SP6), Xuánzhōng (GB39), Jíquán (HT1), Chǐzé (LU5) et les points des méridiens Yang Ming de la main et du pied.

EX-B2	夹脊	Jiájǐ	EX-D2		EX-DO2
BL54	秩边	Zhìbiān	V54	49V	PG 54
BL11	大杼	Dàzhù	V11	11V	PG 11
GB30	环跳	Huántiào	VB30	30VB	DA 30
BL40	委中	Wěizhōng	V40	54V	PG 40
GB34	阳陵泉	Yánglíngquán	VB34	34VB	DA 34
SP10	血海	Xuèhǎi	RP10	10RP	PI 10
SP6	三阴交	Sānyīnjiāo	RP6	6RP	PI 6
GB39	悬钟	Xuánzhōng	VB39	39VB	DA 39
HT1	极泉	Jíquán	C1	1C	XI 1
LU5	尺泽	Chǐzé	P5	5P	FE 5

Prescription supplémentaire

Fièvre : Dàzhuī (GV14).

Dyspnée : Féngfǔ (GV16) et Fēngchí (GB20).

GV14	大椎	Dàzhuī	DM14	13VG	DM 14
GV16	风府	Fēngfǔ	DM16	15VG	DM 16
GB20	风池	Fēngchí	VB20	20VB	DA 20

Explications

Les points Jiájǐ (EX-B2) peuvent réguler le Qi des méridiens Yang et activer la circulation du Qi dans les méridiens. Dàzhù (BL11) est le point de réunion des os, Yánglíngquán (GB34) est le point de réunion des tendons, Xuánzhōng (GB39) est le point de réunion de la moelle épinière, Xuèhǎi (SP10) peut réguler et nourrir le Sang. La combinaison de tous ces points a comme effet de renforcer le Qi primordial et fortifier les résistances du corps, tonifier le Qi et nourrir le Sang, produire l'essence vitale et revigorer la moelle, fortifier les tendons et les os. Les méridiens

Yang Ming de la main et du pied sont abondants en Qi et Sang, donc piquer les points de ces méridiens peut réguler le Qi et le Sang dans les méridiens Yang Ming pour nourrir les tendons et humidifier les articulations. Les autres points peuvent promouvoir la circulation du Qi et du Sang dans les méridiens. Dàzhuī (GV14) est le point de croisement de tous les méridiens Yang et peut éliminer la Chaleur pathogénique et l'Humidité, ainsi qu'apaiser l'essoufflement. Fēngfǔ (GV16) et Fēngchí (GB20) peuvent éliminer l'obstruction dans le passage de la langue et favoriser la parole.

Manipulation

Jiájǐ (EX-B2)	Piquer obliquement vers l'intérieur de 1–2 cun, en direction de l'apophyse épineuse jusqu'à l'arrivée du De Qi (Obtention du Qi) et conserver les aiguilles pendant 10–20 minutes.
Xuánzhōng (GB39)	Appliquer la méthode de tonification d'après la rotation de l'aiguille.
Dàzhù (BL11)	Piquer obliquement vers le bas de 0,3–0,6 cun, en direction de la colonne vertébrale. Appliquer la méthode de tonification d'après la rotation de l'aiguille.
Zhìbiān (BL54)	Piquer perpendiculairement 2–3 cun.
Huántiào (GB30)	Piquer perpendiculairement 1–3 cun.
Wěizhōng (BL40)	Piquer perpendiculairement 0,5–1 cun.
Yánglíngquán (GB34)	Piquer perpendiculairement 0,5–1 cun.
Xuèhǎi (SP10)	Piquer perpendiculairement 1–1,5 cun.
Sānyīnjiāo (SP6)	Piquer perpendiculairement 1–1,5 cun.
Jíquán (HT1)	Piquer perpendiculairement 0,5–0,8 cun.
Chǐzé (LU5)	Piquer perpendiculairement 0,5–1 cun.

Appliquer la méthode de dispersion d'après la rotation de l'aiguille et avec les mouvements de retirer et d'enfoncer l'aiguille pour tous les points ci-dessus.

Piquer les points des méridiens de la main et du pied en gardant environ 1 cun de distance entre les points et appliquer la méthode de tonification d'après la rotation de l'aiguille et avec les mouvements de retirer et d'enfoncer l'aiguille.

Traitement durant la période de convalescence.

(1) **Amyotrophie** : piquer plusieurs points en alignement le long du trajet des méridiens sur la zone affectée en gardant environ 1 cun de distance entre les points.

Appliquer la technique de tonification d'après la rotation de l'aiguille et avec les mouvements de retirer et d'enfoncer l'aiguille.

(2) **Pied tombant** : piquer les points le long du Méridien de l'Estomac Yang Ming du pied et Shēnmài (BL62) du Méridien Yin Qiao, Zhàohǎi (KI6) du Méridien Yang Qiao en utilisant la technique de rotation, pousser-soulever en tonification.

(3) **Poignet tombant** : Piquer Chǐzé (LU5), Yángchí (TE4), Yángxī (LI5) et Wàngǔ (SI4) en utilisant la technique de rotation, pousser-soulever en tonification.

(4) **Aucun contrôle du mouvement des doigts et des orteils** : Piquer Bāxié (EX-UE9).

Bāfēng (EX-LE10) et Hégŭ (LI4) en utilisant la technique de tonification d'après la rotation de l'aiguille et avec les mouvements de retirer et d'enfoncer l'aiguille.

Stimuler la pensée positive du patient vis-à-vis des exercices physiques est le facteur clé de la période de convalescence de polynévrite. Le patient doit exercer les mains et les pieds, en se tenant debout, en marchant, en saisissant, en tenant et en soulevant des poids.

Pronostic

La polynévrite est une maladie aiguë ou subaiguë. Les symptômes atteindront généralement leurs pics dans les deux premières semaines. Dans les cas graves, la paralysie complète des membres se produit dans les 2 premiers jours. Pour les patients sans paralysie du nerf crânien, le pronostic est favorable et ils peuvent récupérer complètement. Mais dans certains cas, il peut y avoir des séquelles telles que amyotrophie des membres avec des degrés différents, en particulier des muscles tibiaux antérieurs et des muscles de la main.

Les patients atteints de paralysie du nerf crânien meurent généralement d'insuffisance respiratoire ou d'infections sévères du poumon et du myocarde. Traiter la paralysie du nerf crânien avec l'acupuncture a un effet satisfaisant.

11. Lésion du nerf périphérique

La lésion du nerf périphérique consiste en une lésion interne et externe. En cas de blessure interne, le nerf n'est pas complètement cassé, donc un traitement conservateur est appliqué. Lors de blessure interne, le nerf est généralement brisé en partie ou complètement ; par conséquent, l'opération est généralement nécessaire. Lorsque le patient est en rémission de l'opération, l'acupuncture peut favoriser la récupération des lésions nerveuses.

Étiologie et pathogenèse

(1) Blessures internes

1) Blessure due à la pression : Lorsque le nerf central est mis sous pression pendant une longue période, en raison de la posture, garrot, plâtre, bandage, cicatrice et calus, une ischémie du nerf peut se produire. Si le nerf est sous pression pendant longtemps, la récupération naturelle du nerf sera affectée.

2) Contusion : un traumatisme comme par exemple une blessure et une fracture provoquent un gonflement qui applique une pression sur le nerf et rend la récupération plus difficile.

3) Faux mouvement : une torsion de la colonne vertébrale, posture inhabituelle, étirement avec force du corps peuvent causer des blessures du système nerveux périphérique et affecter de nombreuses zones différentes du corps.

4) **Blessure médicamenteuse** : lorsqu'un médicament est injecté directement dans le nerf ou à proximité du nerf, cela peut causer des dommages directs ainsi qu'atténuer la qualité du nerf.

(2) Blessures externes

1) **Lésion d'incision** : le nerf est partiellement ou complètement coupé par quelque chose de pointu comme une lame, des ciseaux ou du verre, etc.

2) **Intrusion d'objet externe** : le nerf est partiellement ou complètement coupé par un objet externe par exemple un morceau de métal, de bois, de balle, etc.

En Médecine Traditionnelle Chinoise, la lésion interne du nerf périphérique est appelée blessure des muscles et des tendons, ceci est causé par un mouvement intense comme soulever des objets lourds, trauma dû à une chute, foulure ou entorse. Ce genre de traumatisme cause une stagnation de Qi et de Sang dans les méridiens et collatéraux de la région affectée et provoque une perte de nutrition aux tendons et muscles, d'où les symptômes de la douleur, de l'engourdissement et une limitation des mouvements articulaires.

Diagnostic différentiel et traitements associés

Manifestations principales

(1) **Lésion du nerf du plexus brachial** : branches antérieures des nerfs cervicaux (C5-C8) et du nerf du plexus brachial.

1) Paralysie complète : les fonctions motrices des membres supérieurs et des épaules cessent. Si la blessure est dans la partie haute, les muscles pectoraux majeur et mineur ainsi que le muscle dentelé antérieur seront paralysés.

2) Perte de sensibilité au membre supérieur sauf pour la partie supérieure du muscle deltoïde et la face interne du bras.

(2) **Lésion du nerf axillaire** : le nerf axillaire sort du tronc postérieur du plexus brachial des nerfs cervicaux C5-C7.

1) Le muscle deltoïde du membre supérieur est paralysé, l'articulation de l'épaule tombe et ne peut pas être levé et déplacé ni vers l'avant ni vers l'arrière.

2) Insensibilité de la peau dans la zone du deltoïde.

(3) **Lésion du nerf musculo-cutané** : le nerf musculo-cutané provient du tronc latéral du plexus brachial, des racines nerveuses des nerfs cervicaux C5-C6.

1) La flexion du coude est absente.

2) Perte de sensations superficielles du côté antérieur et latéral de la zone allant du coude au poignet.

(4) **Lésion du nerf médian** : le tronc du nerf médian sort du côté interne et latéral de la moelle épinière au niveau des nerfs cervicaux C5-C8.

1) Le pouce et l'index ne peuvent pas se plier, le muscle de l'éminence thénar est paralysé, la flexion du poignet est en partie absente et l'avant-bras ne peut pas se contracter.

2) Perte de sensibilité dans la surface palmaire de trois doigts et demi ainsi que de la face dorsale des articulations du pouce et de l'index et de la paume.

(5) **Lésion du nerf radial** : Le nerf radial prend son origine des nerfs cervicaux C5-C8 ainsi qu'au niveau du nerf de la première thoracique.

1) Si la blessure est sous l'aisselle, l'avant-bras ne peut pas s'étendre, la flexion du coude est faible, le poignet tombe, les articulations phalangiennes distales des cinq doigts ne peuvent pas s'étirer et le pouce ne peut pas exécuter l'abduction.

2) Si la blessure est dans la partie moyenne ou inférieure de l'avant-bras, seul le poignet tombe.

3) Si le nerf radial profond de l'avant-bras est blessé, le pouce et l'index ne peuvent pas s'étirer.

4) Perte de sensibilité de la surface dorsale de deux doigts et demi sur le côté radial.

(6) **Lésion du nerf ulnaire** : Le nerf ulnaire provient du cordon interne du nerf du plexus brachial du nerf cervical C8 et du nerf thoracique Th1.

1) Le pouce ne peut pas faire les mouvements d'adduction et les quatre autres doigts ne peuvent pas se serrer ensemble et s'ouvrir (flexion-extension).

Les 4e et 5e articulations métacarpo-phalangiennes ne peuvent pas se fléchir, les articulations phalangiennes distales ne peuvent pas s'étendre et l'atrophie du muscle thénar.

2) Hyposensibilité d'un doigt et demi ainsi que de la face palmaire et la face dorsale sur le côté ulnaire de la main.

(7) **Lésion du nerf fémoral** : Le nerf fémoral provient des racines nerveuses lombaires L2-L4.

1) Perte du mouvement d'extension de l'articulation du genou du membre inférieur.

2) Insensibilité du côté antérieur et du côté interne de la surface de la cuisse et de la jambe.

(8) **Lésion du nerf sciatique** : Le nerf sciatique est le plus grand et le plus long des nerfs et prend son origine des nerfs lombaires L4-L5 et des nerfs sacrés S1-S3.

1) Perte des mouvements de flexion du genou et paralysie des muscles en dessous de la jambe. Si la blessure est dans la cuisse, la fonction de génuflexion est préservée.

2) Insensibilité dans l'arrière et le côté latéral de la jambe et du pied.

(9) **Lésion du nerf commun du péroné** : le nerf commun du péroné consiste du rameau dorsal du nerf lombaire L4-L6 et des racines nerveuses sacrées S1-S2. Le nerf sciatique est divisé en nerf commun du péroné et nerf tibial dans la fosse de poplité. Le nerf commun du péroné se situe sur le côté latéral.

1) Perte de la flexion dorsale du pied et des orteils résultant en pied tombant.

2) Perte de sensibilité superficielle de la partie antérieure et latérale de la jambe et du pied.

3) Si le nerf du péroné est blessé, il n'y a pas de pied tombant, mais le pied ne peut pas faire de rotation externe et il y aura une perte de sensibilité de la partie inférieure du côté antérieur de la jambe, de la moitié intérieure du dos du pied et du 1er et du 2e orteil.

(10) **Lésion du nerf tibial** : Le nerf tibial est constitué du rameau ventral des nerfs vertèbres lombaires L4-L5 et des racines nerveuses sacrées S1-S3, descend le long du côté interne du genou et arrive dans le côté latéral interne de la malléole médiale, puis se divise en nerfs internes et métatarsien postérieur.

1) Si le tronc principal est blessé, le pied ne peut pas effectuer la flexion plantaire, l'adduction et l'inversion, et l'orteil ne peut pas fléchir ni effectuer les mouvements d'abduction ou d'adduction.

2) Si les nerfs métatarsiens internes et latéraux autour de la cheville sont blessés, les orteils ne peuvent pas effectuer la flexion plantaire et il y a perte de sensibilité sur le côté plantaire et dorsale des phalanges distales des orteils.

Principes thérapeutiques

Régulariser le Qi et activer la circulation sanguine, désobstruer les méridiens et apaiser la douleur.

Prescription des points

Nous sélectionnons les points aux méridiens atteints combinés avec les points autour de la racine nerveuse ou les points Jiájǐ (EX-B2).

1) Lésion du nerf du plexus brachial : Jiájǐ (EX-B2) points de C5 à Th1 processus épineux, Jiānwàishū (SI14), Jiānzhōngshū (SI15), Tiānzōng (SI11), Qūyuán (SI13), Bǐngfēng (SI12), Jiānzhēn (SI9), Jíquán (HT1), Qūchí (LI11), Wàiguān (TE5) et Hòuxī (SI3).

EX-B2	夹脊	Jiájǐ	EX-D2		EX-DO2
SI14	肩外俞	Jiānwàishū	IG14	14IG	XC 14
SI15	肩中俞	Jiānzhōngshū	IG15	15IG	XC 15
SI11	天宗	Tiānzōng	IG11	11IG	XC 11
SI13	曲垣	Qūyuán	IG13	13IG	XC 13
SI12	秉风	Bǐngfēng	IG12	12IG	XC 12
SI9	肩贞	Jiānzhēn	IG9	9IG	XC 9
HT1	极泉	Jíquán	C1	1C	XI 1
LI11	曲池	Qūchí	GI11	11GI	DC 11
TE5	外关	Wàiguān	TR5	5TR	SJ 5
SI3	后溪	Hòuxī	IG3	3IG	XC 3

2) **Lésion du nerf axillaire** : Jiájǐ (EX-B2), points de C5 à C6 Jíquán (HT1), Jiānyú (LI15) et Bìnào (LI14).

EX-B2	夹脊	Jiájǐ	EX-D2		EX-DO2
HT1	极泉	Jíquán	C1	1C	XI 1
LI15	肩髃	Jiānyú	GI15	15GI	DC 15
LI14	臂臑	Bìnào	GI14	14GI	DC 14

3) Lésion du nerf musculo-cutané : Jiájĭ (EX-B2) points de C5 à C6, Qūchí (LI11), Xiăohăi (SI8), Shàohăi (HT3), Chĭzé (LU5), Tiānjĭng (TE10), Wàiguān (TE5) et Zhīzhèng (SI7).

LI11	曲池	Qūchí	GI11	11GI	DC 11
SI8	小海	Xiăohăi	IG8	8IG	XC 8
HT3	少海	Shàohăi	C3	3C	XI 3
LU5	尺泽	Chĭzé	P5	5P	FE 5
TE10	天井	Tiānjĭng	TR10	10TR	SJ 10
TE5	外关	Wàiguān	TR5	5TR	SJ 5
SI7	支正	Zhīzhèng	IG7	7IG	XC 7

4) Lésion du nerf médian : points Jiájĭ (EX-B2) de C5 à C6, Jíquán (HT1), Qūchí (LI11) et Nèiguān (PC6).

EX-B2	夹脊	Jiájĭ	EX-D2		EX-DO2
HT1	极泉	Jíquán	C1	1C	XI 1
LI11	曲池	Qūchí	GI11	11GI	DC 11
PC6	内关	Nèiguān	MC6	6ECS	XB 6

5) Lésion du nerf radial : Jiájĭ (EX-B2) du processus épineux C5 à Th1, Jiānyú (LI15), Chĭzé (LU5), Jíquán (HT1) et Hégŭ (LI4).

EX-B2	夹脊	Jiájĭ	EX-D2		EX-DO2
LI15	肩髃	Jiānyú	GI15	15GI	DC 15
HT1	极泉	Jíquán	C1	1C	XI 1
LI4	合谷	Hégŭ	GI4	4GI	DC 4

6) Lésion traumatique du nerf ulnaire : points Jiájĭ (EX-B2) de C7 à Th1, Jiānzhēn (SI9), Qūchí (LI11), Shàohăi (HT3), Hòuxī (SI3), Zhīzhèng (SI7), Jíquán (HT1), Yèmén (TE2).

EX-B2	夹脊	Jiájĭ	EX-D2		EX-DO2
SI9	肩贞	Jiānzhēn	IG9	9IG	XC 9
LI11	曲池	Qūchí	GI11	11GI	DC 11
HT3	少海	Shàohăi	C3	3C	XI 3
SI3	后溪	Hòuxī	IG3	3IG	XC 3
SI7	支正	Zhīzhèng	IG7	7IG	XC 7
HT1	极泉	Jíquán	C1	1C	XI 1
TE2	液门	Yèmén	TR2	2TR	SJ 2

7) Lésion du nerf fémoral : Jiájĭ (EX-B2) points de L2 à L4 processus épineux, Bìguān (ST31), Fútù (ST32), Zúsānlĭ (ST36), Xuèhăi (SP10), Yīnlíngquán (SP9) et Sānyīnjiāo (SP6).

ST31	髀关	Bìguān	E31	31E	WE 31
ST32	伏兔	Fútù	E32	32E	WE 32
ST36	足三里	Zúsānlǐ	E36	36E	WE 36
SP10	血海	Xuèhǎi	RP10	10RP	PI 10
SP9	阴陵泉	Yīnlíngquán	RP9	9RP	PI 9
SP6	三阴交	Sānyīnjiāo	RP6	6RP	PI 6

8) Lésion du nerf sciatique : Jiájī (EX-B2) points de L4 à L6 processus épineux, Cìliáo (BL32), Zhōngliáo (BL33), Yīnlíngquán (SP9), Sānyīnjiāo (SP6), Wěizhōng (BL40), Tàixī (KI3) et Bāfēng (EX-LE10).

EX-B2	夹脊	Jiájī	EX-D2		EX-DO2
BL32	次髎	Cìliáo	V32	32V	PG 32
BL33	中髎	Zhōngliáo	V33	33V	PG 33
SP9	阴陵泉	Yīnlíngquán	RP9	9RP	PI 9
SP6	三阴交	Sānyīnjiāo	RP6	6RP	PI 6
BL40	委中	Wěizhōng	V40	54V	PG 40
KI3	太溪	Tàixī	R3	3R	SH 3
EX-LE10	八风	Bāfēng	EX-MI10		EX-MI10

9) Lésion du nerf péronier commun : Dàchángshū (BL25), Wěizhōng (BL40), Yánglíngquán (GB34), Xuánzhōng (GB39) et Kūnlún (BL60).

BL25	大肠俞	Dàchángshū	V25	25V	PG 25
BL40	委中	Wěizhōng	V40	54V	PG 40
GB34	阳陵泉	Yánglíngquán	VB34	34VB	DA 34
GB39	悬钟	Xuánzhōng	VB39	39VB	DA 39
BL60	昆仑	Kūnlún	V60	60V	PG 60

10) Lésion du nerf tibial : Dàchángshū (BL25), Zhìbiān (BL54), Yīnlíngquán (SP9) et Sānyīnjiāo (SP6).

BL25	大肠俞	Dàchángshū	V25	25V	PG 25
BL54	秩边	Zhìbiān	V54	49V	PG 54
SP9	阴陵泉	Yīnlíngquán	RP9	9RP	PI 9
SP6	三阴交	Sānyīnjiāo	RP6	6RP	PI 6

Explications

La maladie est causée par la stagnation de Qi et de Sang dans les méridiens après un traumatisme qui résulte en dysfonctionnement moteur et de la sensation des membres. Selon la théorie des méridiens et des collatéraux, «*les maladies peuvent être traitées avec les points situés aux méridiens parcourant la région affectée*», outre la sélection de ces points, nous devons sélectionner les points des méridiens Yang Ming du pied, parce que les méridiens Yang Ming sont abondants en Qi et en Sang, et ont pour fonction de réguler le Qi et le Sang. Nous utilisons généralement Qūchí (LI11) et Hégŭ (LI4) dans le membre supérieur et Zúsānlĭ (ST36) dans les membres inférieurs.

Manipulation

Sélectionner les points Jiájĭ (EX-B2), situés 0, 5 cun à côté de l'apophyse épineuse des zones touchées sur un ou les deux côtés de la colonne vertébrale et les piquer perpendiculairement 1-1, 5 cun en utilisant la technique de rotation ou la technique de l'oiseau qui picore en dispersion-tonification moyenne. Piquer 3-4 points sur les membres affectés en utilisant la technique de rotation, pousser-soulever avec une grande amplitude. Appliquer la méthode de dispersion pour traiter la douleur, et utiliser la technique de tonification pour les paralysies. Stimuler jusqu'à ce que les membres aient une sensation de décharge électrique ou un spasme. Pour les douleurs sévères, piquer en utilisant la technique de saignée et appliquer une ventouse sur les points locaux pour extraire 3 à 5 ml de sang.

Acupuncture auriculaire

Prescription des points

Sympathique (AH$_{6i}$), Shénmén (TF$_4$), Sous-cortex (AT$_4$) et les points sensibles des parties du corps correspondantes.

Manipulation

Appliquer des stimulations modérées et garder les aiguilles pendant 15 à 20 minutes, réaliser le traitement une fois par jour.

12. Sciatique

La sciatique est manifestée par une douleur aiguë irradiante ou persistante affectant de façon unilatérale ou bilatérale les membres inférieurs le long de la région lombaire, la face postérieure de la cuisse et la face latérale de la jambe. La douleur irradiante suit la zone ou le passage du nerf sciatique. La maladie est vue de façon fréquente en clinique et touche plus d'hommes que de femmes. Elle représente 40% de toutes les névralgies.

La sciatique est constituée de sciatique primaire et sciatique secondaire. La névrite sciatique due au rhumatisme est appelée sciatique primaire. La sciatique secondaire est causée par l'arthrose sacro-lombaire. En Médecine Traditionnelle Chinoise, elle appartient à la catégorie de «Bì Zhèng» qui signifie «syndrome Bi-blocage».

Étiologie et pathogenèse

Les «syndromes Bi» (Bi signifie blocage) sont principalement causés par une vie disharmonieuse, une faiblesse du Qi défensif, l'attaque du Vent pathogène lors de fatigue ou l'attaque de l'Humidité pathogène après avoir dormi dans une zone humide. Le Vent, le Froid et l'Humidité pathogène attaquent le corps qui est en Vide, bloquent la circulation des méridiens et causent le syndrome Bi. Lorsque les trois sortes de pathogènes (Vent, Froid, Humidité) sont combinées ensemble, le syndrome Bi en résultera.

Diagnostic différentiel et traitements associés

Manifestations principales

La douleur irradie la région lombaire, le sacrum, passe le long de la fesse, sur le côté postérieur de la cuisse et du côté postérieur et latéral de la jambe à la plante des pieds. La douleur persistante s'aggrave dès que le patient se déplace, surtout quand il se courbe, tousse et éternue. Les membres du côté affecté sont faibles et difficiles à déplacer. Il peut y avoir des points sensibles évidents sur la taille, le sacrum, la colonne vertébrale iliaque, la fesse, la fosse de poplitée, la fibula, la cheville et les métatarses. Il peut y avoir la sensation de poinçonnement, engourdissement ou de brûlure sur le côté latéral de la jambe ou la partie dorsale du pied. La douleur s'aggrave lorsque le patient lève la jambe vers le haut. Le patient aura une langue avec un enduit blanc et un pouls tendu et serré.

Principes thérapeutiques

Dissiper le Vent et expulser le Froid, désobstruer les méridiens et les branches collatérales-Luo, faire circuler le Qi et apaiser la douleur.

Prescription des points

Les points principaux sont Nèiguān (PC6), Shuǐgōu (GV26), Dàchángshū (BL25), Huántiào (GB30), Zhìbiān (BL54), Wěizhōng (BL40), Kūnlún (BL60), Yánglíngquán (GB34) et Xuánzhōng (GB39).

PC6	内关	Nèiguān	MC6	6ECS	XB 6
GV26	水沟	Shuǐgōu	DM26	25VG	DM 26
BL25	大肠俞	Dàchángshū	V25	25V	PG 25
GB30	环跳	Huántiào	VB30	30VB	DA 30
BL54	秩边	Zhìbiān	V54	49V	PG 54
BL40	委中	Wěizhōng	V40	54V	PG 40
BL60	昆仑	Kūnlún	V60	60V	PG 60
GB34	阳陵泉	Yánglíngquán	VB34	34VB	DA 34
GB39	悬钟	Xuánzhōng	VB39	39VB	DA 39

Explications

Nèiguān (PC6) et Shuǐgōu (GV26) sont des points importants pour apaiser la douleur. Dàchángshū (BL25) est le point où le Qi du Méridien de la Vessie Tai Yang du pied prend son origine et peut apaiser les douleurs lombaires. Zhìbiān (BL54), Wěizhōng (BL40) et Kūnlún

(BL60) du Méridien de la Vessie Tai Yang du pied peuvent activer la circulation du Qi dans les méridiens et éliminer la stase de Sang pour apaiser la douleur. Huántiào (GB30) et Xuánzhōng (GB39) sont les points du Méridien de la Vésicule Biliaire Shao Yang du pied. Huántiào (GB30) peut activer la circulation du Qi dans les méridiens, Yánglíngquán (GB34) est le point de réunion de la moelle. La combinaison de tous ces points peut éliminer l'obstruction des méridiens et arrêter la douleur. La technique de saignée avec ventouse a pour fonction d'éliminer la stase de Sang dans les méridiens, promouvoir la circulation et apaiser la douleur.

Manipulation

Piquer Nèiguān (PC6) perpendiculairement 1–1,5 cun de profondeur en utilisant la technique de rotation, pousser-soulever en dispersion. Piquer Shuǐgōu (GV26) en utilisant la technique de l'oiseau qui picore. Piquer Dàchángshū (BL25), Huántiào (GB30) et Zhìbiān (BL54) perpendiculairement 2,5–3 cun en utilisant la technique de rotation, pousser-soulever en dispersion jusqu'à obtenir la sensation d'aiguille qui irradie jusqu'au pied. Piquer Wěizhōng (BL40) en utilisant la technique de pousser-soulever en dispersion jusqu'à l'obtention de la sensation irradiant au pied. Piquer lorsque le praticien tient la cheville du patient dans la main gauche, mettre le coude du patient sur ses genoux et surélever la jambe affectée à 90 degrés. Après le traitement, le patient sentira une nette amélioration de la douleur. Cette méthode est particulièrement effective lors de sciatique aiguë. Sélectionner 3-4 points Ashi sur la taille du côté de la jambe affectée, piquer les avec une aiguille triangulaire et mettre une ventouse pour extraire 3 à 5 ml de sang.

Acupuncture auriculaire

Prescription des points

Sympathique (AH$_{6i}$), Sous-cortex (AT$_4$), Fessier (AH$_7$) et Bassin (TF$_5$).

Manipulation

Sélectionner 2 à 5 points et piquer en faisant des stimulations fortes entre 10 et 15 minutes et réaliser le traitement une fois par jour sur 10 jours.

13. Névralgie intercostale

La névralgie intercostale fait référence à la douleur dans une ou plusieurs zones intercostales du corps, accompagnée de douleur sévère paroxysmale. La névralgie intercostale primaire est rarement vue. La névralgie secondaire est due à l'inflammation des organes locaux et des tissus, à un traumatisme ou une pression extérieure. En Médecine Traditionnelle Chinoise, la névralgie intercostale appartient à la catégorie de «Xiétòng» qui signifie «douleur hypochondrale»

Étiologie et pathogenèse

Le méridien du Foie parcourt la région des hypochondres. Lorsque les sept émotions sont persistantes ou violentes, cela causera un dérèglement fonctionnel du Qi, du Sang et des Organes Zang-Fu. Le Foie sera blessé par la colère et causera le reflux du Qi du Foie dans le méridien ainsi que de la douleur dans la région des hypochondres. D'autres facteurs tels que Tan-Humidité, une entorse peuvent bloquer les petits vaisseaux collatéraux, ceci conduira à la douleur intercostale.

Diagnostic différentiel et traitements associés

(1) Agitation du Qi du Foie

Manifestations principales
Douleur dans la région des hypochondres très liée aux émotions, distension dans le thorax et l'abdomen, éructation et pouls tendu.

Principes thérapeutiques
Drainer le Foie et régulariser le Qi.

Prescription des points
Les points principaux sont Tàichōng (LR3), Zhīgōu (TE6), Yánglíngquán (GB34) et Qīmén (LR14).

LR3	太冲	Tàichōng	F3	3F	GA 3
TE6	支沟	Zhīgōu	TR6	6TR	SJ 6
GB34	阳陵泉	Yánglíngquán	VB34	34VB	DA 34
LR14	期门	Qīmén	F14	14F	GA 14

Explications
Le Méridien du Foie Jue Yin du pied et celui de la Vésicule Biliaire Shao Yang du pied sont localisés dans la région des hypochondres. Sélectionner Tàichōng (LR3), Qīmén (LR14), Zhīgōu (TE6) et Yánglíngquán (GB34) pour harmoniser le Foie, réguler la circulation du Qi et apaiser la douleur.

Manipulation

Tàichōng (LR3)	Piquer perpendiculairement 1–2 cun.
Zhīgōu (TE6)	Piquer en utilisant la technique d' «envol» pour activer la circulation du Qi le long du méridien.
Yánglíngquán (GB34)	Piquer perpendiculairement 2 cun.
Qīmén (LR14)	Piquer sous-cutané 0,5–1 cun sans faire de puncture profonde.

Appliquer la méthode de dispersion d'après la rotation de l'aiguille pour tous les points ci-dessus.

Les effets sont meilleurs lorsque la sensation d'aiguille irradie jusqu'à l'épaule.

(2) Stase de Sang

Manifestations principales

Douleur aiguë et fixe dans la région hypochondrale, pire la nuit que le jour, selles noires et un pouls rugueux.

Principes thérapeutiques

Activer la circulation sanguine pour enlever la stase.

Prescription des points

Les points principaux sont Qīmén (LR14), Géshū (BL17), Tàichōng (LR3), Zhīgōu (TE6) et points Ashi.

LR14	期门	Qīmén	F14	14F	GA 14
BL17	膈俞	Géshū	V17	17V	PG 17
LR3	太冲	Tàichōng	F3	3F	GA 3
TE6	支沟	Zhīgōu	TR6	6TR	SJ 6

Explications

Qīmén (LR14), Géshū (BL17) et Tàichōng (LR3) peuvent favoriser la circulation du Sang pour éliminer la stase sanguine. Zhīgōu (TE6) est le point Luo-Communication du Méridien du Triple Réchauffeur Shao Yang, il est le point clé pour soulager la douleur hypochondrale. Appliquer la technique de saignée suivie de ventouses sur les points Ashi pour éliminer la stase sanguine et soulager la douleur.

Manipulation

Qīmén (LR14)	Piquer perpendiculairement 1–1,5 cun.
Géshū (BL17)	Piquer perpendiculairement 2 cun.
Tàichōng (LR3)	Piquer perpendiculairement 1 cun.
Zhīgōu (TE6)	Piquer obliquement vers le haut 1,5 cun.

Appliquer la méthode de dispersion d'après la rotation de l'aiguille pour tous les points ci-dessus. **La méthode de saignée avec ventouses :** Sélectionner 3–4 points Ashi sur la taille du côté de la jambe affectée, piquer les avec une aiguille triangulaire et mettre une ventouse pour extraire 3 à 5 ml de sang.

(3) Rétention de Tan-mucosité

Manifestations principales

Douleur sévère dans la région hypochondrale, douleur aux épaules, toux et crachats liquides, sensation de plénitude dans la poitrine, dyspnée, masse dans la poitrine et l'abdomen, pouls profond et serré ou profond et tendu.

Principes thérapeutiques

Fortifier la Rate et dissoudre le Tan-mucosité

Prescription des points

Les points principaux sont Zhāngmén (LR13), Yīnlíngquán (SP9), Fēnglóng (ST40), Zhīgōu (TE6) et les Jiájī (EX-B2) correspondant à la hauteur de la zone atteinte.

LR13	章门	Zhāngmén	F13	13F	GA 13
SP9	阴陵泉	Yīnlíngquán	RP9	9RP	PI 9
ST40	丰隆	Fēnglóng	E40	40E	WE 40
TE6	支沟	Zhīgōu	TR 6	6TR	SJ 6
EX-B2	夹脊	Jiájī	EX-D2		EX-DO2

Explications

Zhāngmén (LR13) est le point Mu-antérieur du méridien de la Rate et Yīnlíngquán (SP9) est le point He-Rassemblement-Entrée du méridien de la Rate. Ils peuvent tonifier la fonction de la Rate pour éliminer l'Humidité et le Tan-mucosité. Fēnglóng (ST40) est un point important pour éliminer le Tan-mucosité, combiné avec Zhīgōu (TE6), ils peuvent harmoniser et réguler les collatéraux et la zone des hypochondres.

Zhāngmén (LR13)	Piquer sous-cutané à 0,5 cun et faire attention de ne pas insérer l'aiguille trop profondément.
Yīnlíngquán (SP9)	Piquer perpendiculairement 1,5–2 cun.
Fēnglóng (ST40)	Piquer perpendiculairement 2 cun.

Appliquer la méthode de dispersion d'après la rotation de l'aiguille pour tous les 3 points ci-dessus.

Zhīgōu (TE6)	Piquer avec la méthode de dispersion d'après la rotation de l'aiguille, et la technique va-et-vient.

La névralgie intercostale est souvent causée par une arthrose vertébrale que l'on peut traiter en piquant les points des Jiájī (EX-B2)1 à 1,5 cun de profondeur en utilisant la technique de dispersion d'après la rotation de l'aiguille.

Acupuncture auriculaire

Prescription des points

Shénmén (TF$_4$), Sympathique (AH6$_i$), Thorax (AH$_{10}$) et Foie (CO$_{12}$).

Manipulation

Appliquer une stimulation modérée et garder les aiguilles pendant 10 à 15 minutes. Réaliser le traitement une fois par jour ou tous les 2 jours.

14. Érythromélalgie

L'Erythromélalgie est causée par le dysfonctionnement neurologique de la contraction et de la dilatation des vaisseaux. Elle se manifeste par une dilatation des vaisseaux sanguins paroxystiques des extrémités du corps, une augmentation de la température de la peau, peau rouge et enflée et une douleur avec sensation de brûlure. La maladie est communément observée chez les adultes mâles.

Étiologie et pathogenèse

Les facteurs pathogènes exogènes qui attaquent les méridiens causent l'obstruction du Qi et la stase de Sang. C'est un syndrome Bi. Lorsque la constitution du corps a une Chaleur excessive et qu'il est attaqué par le Vent, le Froid et l'Humidité, la stagnation des agents pathogènes exogènes se transformera également en Chaleur et deviendra le Syndrome Rèbì (syndrome d'arthralgie du type Chaleur).

Diagnostic différentiel et traitements associés

Manifestations principales

Les symptômes apparaissent principalement aux extrémités des membres, la peau a une sensation fiévreuse, transpiration abondante, sévère douleur brûlante. Ils se manifestent à tout moment de la journée, ne durent que quelques minutes ou quelques heures et s'aggravent habituellement la nuit, ce qui affecte la qualité du sommeil, et même après la marche ou dans un environnement chaud. Par contre, les symptômes sont soulagés après le repos ou en plaçant le membre affecté dans l'eau froide.

Dans les cas sévères chroniques, il y aura des symptômes de congestion, de fièvre, peau éclatante et fine, doigts fragiles et pliés, enduit de la langue jaune et sec avec un pouls glissant et rapide.

Principes thérapeutiques

Désobstruer les méridiens et activer la circulation sanguine, rafraîchir la Chaleur et apaiser la douleur.

Prescription des points

Les points principaux sont Dàzhuī (GV14), Qūchí (LI11) et Tàiyuān (LU9).

GV14	大椎	Dàzhuī	DM14	13VG	DM 14
LI11	曲池	Qūchí	GI11	11GI	DC 11
LU9	太渊	Tàiyuān	P9	9P	FE 9

Prescription supplémentaire

Membre supérieur : Wàiguān (TE5), Hégǔ (LI4) et Shíxuān (EX-UE11). Piquer pour une légère saignée.

Membre inférieur : Zúsānlǐ (ST36), Wěizhōng (BL40), Tàichōng (LR3), et piquer la pointe des orteils pour une légère saignée.

TE5	外关	Wàiguān	TR5	5TR	SJ 5
LI4	合谷	Hégǔ	GI4	4GI	DC 4
EX-UE11	十宣	Shíxuān	EX-MS11		EX-MS11
ST36	足三里	Zúsānlǐ	E36	36E	WE 36
BL40	委中	Wěizhōng	V40	54V	PG 40
LR3	太冲	Tàichōng	F3	3F	GA 3

Explications

Dàzhuī (GV14) et Qūchí (LI11) peuvent éliminer la Chaleur et soulager les syndromes externes et apaiser la douleur. Zúsānlǐ (ST36), Qūchí (LI11) et Hégǔ (LI4) appartiennent au méridien Yang Ming et peuvent réguler la circulation du Qi et du Sang pour éliminer la stase dans les méridiens. Wěizhōng (BL40) a particulièrement de bons effets pour éliminer la stase et promouvoir la circulation du Qi et du Sang dans les méridiens. La saignée sur Tàichōng (LR3) et Shíxuān (EX-UE11) et le bout des orteils peut éliminer la stase de Sang et arrêter la douleur.

Manipulation

Dàzhuī (GV14)	Piquer vers le bas à 1 cun.
Qūchí (LI11)	Piquer perpendiculairement 1–1,5 cun.
Tàiyuān (LU9)	Piquer perpendiculairement 0,3–0,5 cun.

Appliquer la méthode de dispersion d'après la rotation de l'aiguille pour tous les points ci-dessus.

Acupuncture auriculaire

Prescription des points

Sympathique (AH$_{6i}$), Shénmén (TF$_4$), Sous-cortex (AT$_4$), Doigt (SF$_1$), Orteil (AH$_2$) et Cœur (CO$_{14}$).

Appliquer des stimulations modérées et garder les aiguilles pendant 10 à 15 minutes, réaliser le traitement une fois par jour ou tous les deux jours.

15. Paraplégie

La paraplégie est causée par le changement pathologique de la moelle épinière. Les causes de la paraplégie sont la myélite, l'enflure, le traumatisme, l'épimorphose ou la démyélinisation. En clinique, les dysfonctionnements des voies de conduction (voie pyramidale, voie spinothalamique et cordon postérieur) conduisent à la paraplégie ou à la paralysie des extrémités et aux troubles urinaires et fécales.

En Médecine Traditionnelle Chinoise, cette maladie appartient à la catégorie du syndrome «Wĕizhèng» qui signifie «Syndrome d'atrophie et de flaccidité».

Étiologie et pathogenèse

La maladie résulte d'une attaque du Vent-Chaleur, de l'épuisement du Yin du Poumon et une perte de nutriments des tendons et des muscles. L'attaque de la Chaleur-Humidité dans le Méridien Yang Ming cause la flaccidité des tendons, la déficience de l'essence vitale du Foie et du Rein ainsi que la perte de nutrition des tendons et des muscles causés par les maladies chroniques ou une constitution corporelle faible. La blessure du Méridien Du causée par un traumatisme entraîne l'obstruction de la circulation du Yang Qi, la perte de nutrition du Qi et du Sang des tendons et des muscles.

Diagnostic différentiel et traitement associés

Manifestations principales

Paralysie des membres inférieurs ou des membres supérieurs, flaccidité des tendons et des muscles, rétention ou incontinence urinaire, incontinence ou passage difficile des selles, langue rouge avec un enduit blanc, un pouls fin ou profond et fin. Si la maladie est accompagnée de Chaleur du Poumon, il y aura des symptômes de fièvre, de toux, d'irritabilité, soif, langue rouge avec enduit jaune. S'il est accompagné d'Humidité-Chaleur, il y aura des symptômes de lourdeur du corps, sensation de plénitude dans le thorax et l'abdomen, miction douloureuse, interrompue avec sensation de brûlure, urine trouble et foncée ou sensation de chaleur dans les deux pieds qui est soulagée par le froid, langue avec un enduit jaune et épais, un pouls rapide et mou. Si la maladie est accompagnée d'un Vide de Yin du Foie et du Rein, il y aura des symptômes de faiblesse et de courbatures dans le bas du dos et les genoux, vertiges, sensation de froid dans les membres inférieurs, langue rouge avec un pouls profond et fin ou pouls fin et rapide.

Les symptômes vont varier selon la localisation de la blessure à la moelle épinière.

(1) **Le changement pathologique des segments cervicaux :** paralysie des extrémités, paralysie

flasque des membres supérieurs, paralysie spastique des membres inférieurs, engourdissement de la zone en dessous de la blessure, et troubles de la vessie réflexe.

(2) **Le changement pathologique des segments thoraciques :** paralysie spastique et handicap sensoriel du membre inférieur et trouble réflexe de la vessie.

(3) **Le changement pathologique des segments sacrés lombaires :** paralysie flasque et trouble de sensibilité du membre inférieur et troubles de la vessie autonome.

(4) **Le changement pathologique des segments coniques et des segments cauda eguina (queue de cheval) :** Paralysie flaccide du membre inférieur, trouble de sensibilité, troubles de la vessie autonome et dysfonctionnement sexuel.

Selon les différents degrés de sévérité de la lésion de la moelle épinière, les symptômes sont différents. S'il y a une lésion épineuse complète au-dessus des segments thoraciques, les symptômes sont l'hypermyotonie, l'hyperréflexie tendineuse, signe de trépidation, clonus de la cheville et réflexe pathologique. S'il y a une lésion transverse complète sous la région lombaire et segment du sacrum, les symptômes sont une atrophie musculaire, une perte complète de la force musculaire, l'engourdissement complet et la sensation de chaleur dans les zones sous la moelle épinière qui sont en général symétrique accompagnés d'un mauvais fonctionnement de la vessie. S'il y a une lésion transversale incomplète, la force musculaire est réduite et la perte de la sensation n'est pas la même des deux côtés ; ou le niveau de perte de la sensibilité n'est pas de la même sévérité que la paralysie musculaire et peut parfois être accompagné par le dysfonctionnement de la vessie. S'il y a la moitié de la lésion transversale, les symptômes sont hémiplégie, engourdissement grave du côté affecté avec douleur et perte de la sensation à la chaleur dans le côté opposé. Le dysfonctionnement de la vessie n'est pas si grave dans ce cas.

Principes thérapeutiques

Le traitement principal pour tous les syndromes est de promouvoir la circulation du Sang, nourrir les tendons et les muscles et éliminer la stase dans les méridiens ; s'il y a de la Chaleur dans le Poumon, éliminer la Chaleur du Poumon. S'il y a de la Chaleur-Humidité, éliminer la Chaleur et drainer l'Humidité ; s'il y a un Vide de Yin du Rein et du Foie, renforcer le Foie et le Rein en nourrissant le Yin.

Prescription des points

Les points principaux sont Jiájĭ (EX-B2) autour de la blessure de la moelle épinière ainsi que les points locaux des membres touchés.

EX-B2	夹脊	Jiájĭ	EX-D2	EX-DO2

(1) **Les points Jiájĭ (EX-B2) autour de la lésion de la moelle épinière :** Au niveau de Cl-C7 pour les segments cervicaux, C7-Th10 pour les segments thoraciques, Th10-L2 pour les segments lombaires et sacrés, et L2-L5 pour le segment cauda eguina (queue de cheval).

(2) **Points sur le membre affecté :**

Pour le membre supérieur :

Les points principaux sont Jiānyú (LI15), Jíquán (HT1), Qūchí (LI11), Wàiguān (TE5), Hégŭ

(LI4) et Bāxié (EX-UE9).

LI15	肩髃	Jiānyú	GI15	15GI	DC 15
HT1	极泉	Jíquán	C1	1C	XI 1
LI11	曲池	Qūchí	GI11	11GI	DC 11
TE5	外关	Wàiguān	TR5	5TR	SJ 5
LI4	合谷	Hégǔ	GI4	4GI	DC 4
EX-UE9	八邪	Bāxié	EX-MS9		EX-MS9

Pour le membre inférieur :

Les points principaux sont Huántiào (GB30), Zhìbiān (BL54), Shàngliáo (BL31), Cìliáo (BL32), Zhōngliáo (BL33), Xiàliáo (BL-34), Wěizhōng (BL40), Kūnlún (BL60), Yīnlíngquán (SP9), Sānyīnjiāo (SP6) et piquer le long du Méridien de l'Estomac Yang Ming du pied et le Méridien de la Rate Tai Yin du pied

GB30	环跳	Huántiào	VB30	30VB	DA 30
BL54	秩边	Zhìbiān	V54	49V	PG 54
BL32	次髎	Cìliáo	V32	32V	PG 32
BL34	下髎	Xiàliáo	V34	34V	PG 34
BL33	中髎	Zhōngliáo	V33	33V	PG 33
BL40	委中	Wěizhōng	V40	54V	PG 40
BL60	昆仑	Kūnlún	V60	60V	PG 60
SP9	阴陵泉	Yīnlíngquán	RP9	9RP	PI 9
SP6	三阴交	Sānyīnjiāo	RP6	6RP	PI 6

(3) **Trouble urinaire :** Les points principaux sont Zhōngjí (CV3), Guānyuán (CV4), Sānyīnjiāo (SP6), Zhìbiān (BL54) vers Shuǐdào (ST28).

CV3	中极	Zhōngjí	RM3	3VC	RM 3
CV4	关元	Guānyuán	RM4	4VC	RM 4
SP6	三阴交	Sānyīnjiāo	RP6	6RP	PI 6
BL54	秩边	Zhìbiān	V54	49V	PG 54
ST28	水道	Shuǐdào	E28	28E	WE 28

(4) **Troubles des selles :** Les points principaux sont Fēnglóng (ST40), Shuǐdào (ST28) et Guīlái (ST29).

ST40	丰隆	Fēnglóng	E40	40E	WE 40
ST28	水道	Shuǐdào	E28	28E	WE 28
ST29	归来	Guīlái	E29	29E	WE 29

Prescription supplémentaire

Chaleurdu Poumon : Fèishū (BL13), Chǐzé (LU5) et Dàzhuī (GV14).

BL13	肺俞	Fèishū	V13	13V	PG 13
LU5	尺泽	Chǐzé	P5	5P	FE 5
GV14	大椎	Dàzhuī	DM14	13VG	DM 14

Chaleur-Humidité : Píshū (BL20) et Yīnlíngquán (SP9).

BL20	脾俞	Píshū	V20	20V	PG 20
SP9	阴陵泉	Yīnlíngquán	RP9	9RP	PI 9

Vide de Yin du Foie et du Rein : Gānshū (BL18), Shènshū (BL23), Mìngmén (GV4), Zhìshì (BL52), Tàixī (Kl3) et Tàichōng (LR3).

BL18	肝俞	Gānshū	V18	18V	PG 18
BL23	肾俞	Shènshū	V23	23V	PG 23
GV4	命门	Mìngmén	DM4	4VG	DM 4
BL52	志室	Zhìshì	V52	47V	PG 52
KI3	太溪	Tàixī	R3	3R	SH 3
LR3	太冲	Tàichōng	F3	3F	GA 3

Explication

Les points du Méridien de la Vessie Tai Yang du pied ou les Jiájǐ (EX-B2) autour de la blessure de la moelle épinière peuvent promouvoir la circulation du Qi du Méridien Du et du Méridien de la Vessie Tai Yang du pied.

Le groupe de muscles des membres touchés est traité avec la sélection de points locaux. Cependant les points du Méridien de l'Estomac Yang Ming du pied et de la Rate Tai Yin du pied doivent être sélectionnés à chaque fois, car le Qi et le Sang dans l'Estomac sont abondants et la Rate est en charge des extrémités et des muscles. Ils peuvent éliminer la stase dans les méridiens et les collatéraux et réguler le Qi et le Sang.

Selon la théorie des Zang-Fu en MTC, «le Rein gouverne les os», «le Foie gère les tendons» et «la Rate contrôle les muscles», Gānshū (BL18), Píshū (BL20), Shènshū (BL23) sont les points Shu-postérieurs de ces trois méridiens et Tàichōng (LR3), Shāngqiū (SP5) et Tàixī (KI3) sont les points Yuan-Source de ces trois méridiens ; par conséquent, ils peuvent être ajoutés. La maladie de la paralÿsie et de l'atrophie des tendons et des muscles est généralement due à une lésion de la moelle épinière, c'est pourquoi Xuánzhōng (GB39), le point de réunion de la moelle et Yánglíngquán (GB34), le point de réunion des tendons sont préférés dans ce traitement.

Manipulation

Appliquer la méthode de dispersion d'après la rotation de l'aiguille pour tous les points ci-dessus.

Points Shu-postérieurs et Jiájī (EX-B2) : piquer obliquement vers l'intérieur de 2 cun, en direction de l'apophyse épineuse. Appliquer la méthode de tonification d'après la rotation de l'aiguille, lorsque le patient ressent une distension autour du point.

L'aiguille doit être laissée en place pendant 20 à 30 minutes, réaliser le traitement une fois par jour.

Les points Shu-postérieurs et les points Jiájī (EX-B2) doivent être piqués obliquement et profondément vers le processus spinal pour que le patient ressente la sensation de distension dans le thorax et l'abdomen.

16. Spasme du diaphragme

Les spasmes du diaphragme sont également appelés «Énì»(hoquet) qui est une contraction intermittente du muscle du diaphragme. Quand un adulte en bonne santé respire de l'air froid, cela peut causer des spasmes du diaphragme qui durent plusieurs minutes et disparaissent naturellement. Dans des cas graves de dilatation de l'estomac, de cancer gastrique, d'hystérie, de grossesse, de la typhoïde, de dysenterie bacillaire ou si le patient souffre de cachexie, il peut y avoir des symptômes de hoquet dus à la stimulation du muscle du diaphragme.

Étiologie et pathogenèse

En Médecine Traditionnelle Chinoise, cette maladie est référée en tant que «Yuèzhèng» ce qui signifie «hoquet», causé par un reflux de la circulation du Qi. Cela peut être divisé en deux types : Plénitude et Vide. Le syndrome Plénitude est d'habitude causé par l'attaque du Froid exogène, l'accumulation de Tan-mucosité, le reflux du Qi causé par la colère ou la Chaleur de l'Estomac causée par la rétention de nourriture. Le syndrome de Vide est habituellement causé par le Vide du Qi de la Rate, un Vide et un Froid de la Rate et de l'Estomac ainsi que l'épuisement du Qi du Rein.

Diagnostic différentiel et traitements associés

Manifestations principales

Les hoquets fréquents marqués par des sons brusques et courts, ils peuvent aussi durer plusieurs heures, toute la journée ou même plusieurs mois, ce qui gêne la parole, la mastication, la respiration et le sommeil.

Dans le syndrome Plénitude, le hoquet est puissant avec une sonorité forte. Il y a des symptômes de Plénitude dans le thorax et l'abdomen, éructation, régurgitation acide, sang dans les urines et constipation avec un pouls en corde, glissant et large. Dans le syndrome de Vide, le hoquet est faible et il y a des symptômes de Froid dans les extrémités, faiblesse de la respiration, pouls faible et fin.

Principes thérapeutiques

Réveiller l'esprit et ouvrir les orifices, régulariser le Qi et abaisser le reflux.

Prescription des points

(1) Nèiguān (PC6), Shuĭgōu (GV26) et Tàichōng (LR3).

PC6	内关	Nèiguān	MC6	6ECS	XB 6
GV26	水沟	Shuĭgōu	DM26	25VG	DM 26
LR3	太冲	Tàichōng	F3	3F	GA 3

(2) Tiāntū (CV22), Zhōngwǎn (CV12) et Géshū (BL17).

CV22	天突	Tiāntū	RM22	22VC	RM 22
CV12	中脘	Zhōngwǎn	RM12	12VC	RM 12
BL17	膈俞	Géshū	V17	17V	PG 17

Prescription supplémentaire

Syndrome Plénitude : Tiānshū (ST25) et Nèitíng (ST44).

ST25	天枢	Tiānshū	E25	25E	WE 25
ST44	内庭	Nèitíng	E44	44E	WE 44

Syndrome Vide : Appliquer la moxibustion sur Qìhǎi (CV6) et Zúsānlǐ (ST36).

CV6	气海	Qìhǎi	RM6	6VC	RM 6
ST36	足三里	Zúsānlǐ	E36	36E	WE 36

Explications

Nèiguān (PC6) et Shuĭgōu (GV26) sont des points importants pour activer le cerveau et ouvrir les orifices. Nèiguān (PC6) peut ouvrir le thorax et apaiser le diaphragme. Shuĭgōu (GV26) peut rediriger le reflux du Qi vers le bas. Tàichōng (LR3) peut harmoniser le Foie et rediriger le reflux du Qi vers le bas. Tiāntū (CV22) est le point de croisement du Méridien Connection Yin Wei et du Méridien Conception Ren et peut abaisser le reflux de Qi. Géshū (BL17) est le point dorsal du diaphragme. Zhōngwǎn (CV12) peut apaiser le thorax et le diaphragme et abaisser le Qi de l'Estomac.

Manipulation

Syndrome Plénitude : appliquer la méthode de dispersion d'après la rotation de l'aiguille.
Syndrome Vide : appliquer la méthode de tonification d'après la rotation de l'aiguille. Ajouter la moxibustion.

Tàichōng (LR3)	Piquer perpendiculairement 1–2 cun. Appliquer la méthode de dispersion d'après la rotation de l'aiguille et avec les mouvements de retirer et d'enfoncer l'aiguille.
Tiāntū (CV22)	Piquer perpendiculairement 1–1,5 cun. Appliquer la méthode de dispersion avec les mouvements de retirer et d'enfoncer l'aiguille.
Zhōngwǎn (CV12)	Piquer perpendiculairement 3 cun. Lorsque la sensation de l'aiguille atteint le bas-ventre, retirer l'aiguille.
Géshū (BL17)	Ajouter la moxibustion.
Qìhǎi (CV6)	Ajouter la moxibustion.
Zúsānlǐ (ST36)	Ajouter la moxibustion.
Nèiguān (PC6)	Appliquer la méthode de dispersion d'après la rotation de l'aiguille et avec les mouvements de retirer et d'enfoncer l'aiguille. L'aiguille doit être laissée en place pendant 20 minutes.
Shuǐgōu (GV26)	Piquer 0,2–0,3 cun obliquement vers le haut, appliquer la méthode de piquer en picorant. L'aiguille doit être laissée en place pendant 20 minutes.

Acupuncture auriculaire

Prescription des points

Shénmén (TF$_4$), Centre de l'oreille (HX$_1$) et Sous-cortex (AT$_4$).

Manipulation

Appliquer des stimulations fortes et garder les aiguilles pendant 30 à 60 minutes. Stimuler les aiguilles en utilisant la technique de rotation une fois toutes les 10 minutes.

SECTION VI
Les Maladies du Système Urinaire

1. Prostatite

Cette maladie est une inflammation causée par une bactérie qui se répand depuis la partie antérieure de l'urètre jusqu'au canal prostatique. Il y a une différenciation entre la prostatite aiguë et la prostatite chronique. La manifestation de la prostatite aiguë est une haute fréquence de miction, l'incontinence, l'urodynie, l'hématurie et de la douleur dans le bas du dos, la région périnéale et l'intérieur de la cuisse. La prostatite chronique se manifeste comme une miction urinaire goutte à goutte, une urine trouble, une douleur au bas du dos et dans la région périnéale, souvent accompagnée d'une baisse de libido et de spermatorrhée. Des cellules de pus peuvent être détectées dans l'examen clinique du liquide prostatique.

Etiologie et Pathogenèse

En Médecine Traditionnelle Chinoise, cette maladie appartient à la catégorie de «Línzhuó» (Syndrome Lin du type urines troubles, semblable à la pathologie strangurie) : «Lín» signifie miction goutte à goutte accompagnée de douleur ; et «Zhuó», sécrétions troubles et blanchâtres de l'urètre. «Lín» et «Zhuó» se présentent souvent en même temps. Dans le traité *Livre Général des Causes et Manifestations de Toutes les Maladies* (*Zhū Bìng Yuán Hoú Lùn*), il est dit : «*Les différents types du Syndrome Lin sont dûs au Vide du Rein et de la Chaleur de la Vessie...*». Par ailleurs, Les urines troubles et blanchâtres sont attribuées à l'Humidité-Chaleur due à une déficience de la Rate et du Rein. Dans la plupart des cas, cette pathologie urinaire se présente en tant que syndromes Vide en fondamental (Vide de la Rate et du Rein) concomitant à des signes en Plénitude (descente de l'Humidité-Chaleur au Réchauffeur Inférieur). Cliniquement, on note deux types de Syndrome Lin avec urines troubles :

Urines troubles blanchâtres :

Le Vide constitutionnel du Yang du Rein, l'effondrement du Qi causé par une déficience de la Rate ou l'excès d'aliments sucrés et gras contribuent à la descente de Chaleur-Humidité de la Rate et de l'Estomac.

Urines troubles rouges :

Un excès d'alcool ou d'activités sexuelles entraîne une invasion de Chaleur-Humidité pathogène dans la couche de Sang, cette Chaleur du Cœur descend et envahit l'Intestin Grêle blesse les vaisseaux sanguins cause les urines rouges.

Diagnostic différentiel et traitements associés

(1) Urines troubles blanchâtres

1) Vide de Yang de la Rate et du Rein et effondrement du Qi dû au Vide de la Rate
Manifestations principales
Urines brumeuses avec une apparence laiteuse, visage pâle, lassitude, membres froids, langue pâle avec un enduit mince blanc et un pouls faible et profond.

Principes thérapeutiques
Réchauffer et fortifier la Rate et le Rein.

Prescription des points
Les points principaux sont Zhōngwǎn (CV12), Guānyuán (CV4), Shènshū (BL23), Sānyīnjiāo (SP6), Zhìbiān (BL54) vers Shuǐdào (ST28).

CV12	中脘	Zhōngwǎn	RM12	12VC	RM 12
CV4	关元	Guānyuán	RM4	4VC	RM 4

BL23	肾俞	Shènshū	V23	23V	PG 23
SP6	三阴交	Sānyīnjiāo	RP6	6RP	PI 6
BL54	秩边	Zhìbiān	V54	49V	PG 54
ST28	水道	Shuǐdào	E28	28E	WE 28

Explications

Zhōngwǎn (CV12), Shènshū (BL23) et Guānyuán (CV4) peuvent réchauffer et tonifier le Yang Qi de la Rate et du Rein pour traiter les symptômes d'effondrements. Sānyīnjiāo (SP6) est connecté avec le Qi des trois méridiens Yin du pied. Zhìbiān (BL54) vers Shuǐdào (ST28) peut réguler le passage des eaux.

Manipulation

Zhōngwǎn (CV12)	Piquer perpendiculairement 2 cun. Appliquer la méthode de tonification d'après la rotation de l'aiguille jusqu'à ce que le patient ressente une sensation de distension et d'engourdissement.
Guānyuán (CV4)	Piquer perpendiculairement 2 cun. Appliquer la méthode de tonification d'après la rotation de l'aiguille jusqu'à ce que le patient ressente une sensation de distension et d'engourdissement.
Shènshū (BL23)	Piquer perpendiculairement 1,5–2 cun. Appliquer la méthode de tonification d'après la rotation de l'aiguille et avec les mouvements de retirer et d'enfoncer l'aiguille jusqu'à l'obtention d'une sensation de distension et engourdissement qui atteint l'abdomen.
Sānyīnjiāo (SP6)	Piquer perpendiculairement 1,5 cun. Appliquer la méthode de tonification d'après la rotation de l'aiguille jusqu'à ce que le patient ressente une sensation de distension et d'engourdissement.
Zhìbiān (BL54)	Piquer vers Shuǐdào (ST28) 4–4,5 cun. Appliquer la méthode de dispersion d'après la rotation de l'aiguille jusqu'à obtenir une sensation de distension et d'engourdissement ou un choc électrique qui irradie à l'urètre et à l'abdomen inférieur.

L'aiguille doit être laissée en place pendant 20 minutes. Réaliser le traitement une fois par jour.

2) Descente de l'Humidité-Chaleur

Manifestations principales

Urines brumeuses avec une apparence laiteuse, distension de l'abdomen, soif, enduit jaune et gras, pouls mou et rapide.

Principes thérapeutiques

Rafraîchir la Chaleur et éliminer l'Humidité

Prescription des points

Les points principaux sont Sānyīnjiāo (SP6), Tiānshū (ST25), Zhìbiān (BL54) et Shuǐdào (ST28).

SP6	三阴交	Sānyīnjiāo	RP6	6RP	PI 6
ST25	天枢	Tiānshū	E25	25E	WE 25
BL54	秩边	Zhìbiān	V54	49V	PG 54
ST28	水道	Shuǐdào	E28	28E	WE 28

Explications

Sānyīnjiāo (SP6) connecte avec le Qi des trois méridiens Yin du pied et favorise la diurèse. Tiānshū (ST25) peut éliminer la Chaleur pathogénique de l'Estomac et des Intestins. Piquer Zhìbiān (BL54) vers Shuǐdào (ST28) peut éliminer la Chaleur-Humidité pathogénique du méridien de la Vessie.

Manipulation

Sānyīnjiāo (SP6)	Piquer perpendiculairement 1 cun. Appliquer la méthode de dispersion d'après la rotation de l'aiguille.
Tiānshū (ST25)	Piquer perpendiculairement 2 cun. Appliquer la méthode de dispersion d'après la respiration, et stimuler jusqu'à obtenir la sensation d'aiguille qui irradie en direction de l'abdomen.
Zhìbiān (BL54)	Piquer de manière transfixiante en touchant Shuǐdào (ST28). Retirer l'aiguille après la stimulation réussie.

L'aiguille doit être laissée en place pendant 20 minutes. Réaliser le traitement une fois par jour.

(2) Urines troubles rouges

Manifestations principales

Urines troubles et foncées, dysphorie avec sensation fiévreuse, soif et langue rouge accompagnée d'un enduit jaune, un pouls tendu et rapide.

Principes thérapeutiques

Nourrir le Yin et rafraîchir la Chaleur.

Prescription des points

Les points principaux sont Xīnshū (BL15), Guānyuán (CV4), Tàixī (KI3), Yǒngquán (KI1) et Sānyīnjiāo (SP6).

BL15	心俞	Xīnshū	V15	15V	PG 15
CV4	关元	Guānyuán	RM4	4VC	RM 4
KI3	太溪	Tàixī	R3	3R	SH 3
KI1	涌泉	Yǒngquán	R1	1R	SH 1
SP6	三阴交	Sānyīnjiāo	RP6	6RP	PI 6

Explications

Xīnshū (BL15) et Yǒngquán (KI1) peuvent éliminer la Chaleur du méridien du Rein. Guānyuán (CV4) peut tonifier le Qi primordial. Tàixī (KI3) peut nourrir le Yin du Rein. Sānyīnjiāo (SP6) peut éliminer la Chaleur dans les trois méridiens Yin du pied.

Manipulation

Xīnshū (BL15)	Piquer obliquement vers l'intérieur de 2 cun, en direction de l'apophyse épineuse. Appliquer la méthode de dispersion d'après la rotation de l'aiguille, pour faire irradier la sensation d'aiguille vers la région lombaire.
Yǒngquán (KI1)	Piquer perpendiculairement 1 cun. Appliquer la méthode de dispersion d'après la rotation de l'aiguille.
Guānyuán (CV4)	Piquer perpendiculairement 2 cun. Appliquer la méthode de tonification d'après la rotation de l'aiguille.
Tàixī (KI3)	Piquer perpendiculairement 1 cun. Appliquer la méthode de tonification d'après la rotation de l'aiguille.
Sānyīnjiāo (SP6)	Piquer perpendiculairement 1 cun. Appliquer la méthode dispersion avec les mouvements de retirer et d'enfoncer l'aiguille.

L'aiguille doit être laissée en place pendant 20 minutes. Réaliser le traitement une fois par jour.

Acupuncture auriculaire

Prescription des points

Organes Génitaux Internes (TF$_2$), Endocrine (CO$_{18}$) et Sous-cortex (AT$_4$).

Manipulation

Appliquer des stimulations modérées et garder les aiguilles pendant 20 minutes, réaliser le traitement une fois par jour ou utiliser des aiguilles à demeure intradermiques.

2. Orchite et épididymite

L'orchite et l'épididymite sont des inflammations non spécifiques causées par une suppuration bactérienne générale. Les principales manifestations cliniques sont un gonflement inattendu, une douleur, rougeur, fièvre et sensation de pesanteur et de distension du scrotum. Cela comprend des syndromes aigus et chroniques, provoqués par une infection rétrograde de la prostate, de la vésicule séminale et de l'urètre.

Étiologie et pathogenèse

En Médecine Traditionnelle Chinoise, cette maladie appartient à la catégorie des «Shànqì» qui signifie «hernie». Dans les textes anciens, les facteurs étiologiques comprenaient la stagnation du Qi du Foie causé par le Froid-Humidité et à la Chaleur-Humidité. Dans le *Classique sur les Problèmes Médicaux-Le Chapitre du 29ᵉ problème (Nàn Jīng Èr Shí Jiǔ Nàn)*, il est dit : «*Les pathologies du Vaisseau de Conception Ren se manifestent par les sept types de hernies chez les hommes et de masses abdominales chez les femmes.* » Dans le *Classique A-B de l'Acupuncture et de la Moxibustion (Zhēn Jiǔ Jiǎ Yǐ Jīng)*, il est dit : «*Gonflement du scrotum, l'énurésie résulte du désordre du Méridien du Foie Jue Yin du pied et peut être provoquée par des sautes d'humeur colériques. C'est manifesté comme une manie, hernie, énurésie et dysurie*». Dr Zhāng Jǐngyuè a déclaré que «*La Hernie est due à la perturbation de la circulation du Qi du Foie, le Froid est l'aspect principal du syndrome et la Chaleur-Humidité est l'aspect secondaire*». Selon ces explications des anciens médecins et nos expériences cliniques, cette maladie est principalement due au dysfonctionnement du Méridien Ren et du Méridien du Foie Jue Yin du pied. La hernie froide est principalement due au Vide constitutionnel, à l'excès du Froid du Yin, à la stagnation du Qi et du Sang. La hernie due à la Chaleur-Humidité est causée par la Chaleur-Humidité qui s'écoule vers le bas.

Diagnostic différentiel et traitements associés

(1) Hernie due au Froid

Manifestations principales
Psychroalgie du scrotum, testiculaires dures, douleur dans le quadrant inférieur latéral de l'abdomen, langue avec enduit mince et blanc, pouls profond et tendu.

Principes thérapeutiques
Détendre les méridiens et activer la circulation sanguine, éliminer l'Humidité pathogène et dissiper le Froid pathogène.

Prescription des points
Les points principaux sont Guānyuán (CV4), Sānyīnjiāo (SP6) et Dàdūn (LR1).

CV4	关元	Guānyuán	RM4	4VC	RM 4
SP6	三阴交	Sānyīnjiāo	RP6	6RP	PI 6
LR1	大敦	Dàdūn	F1	1F	GA 1

Explications
La hernie est un symptôme pathologique du Méridien Conception Ren. Le Méridien du Foie Jue Yin du pied court autour de l'appareil génital externe. Guānyuán (CV4) tonifie le Qi primaire. Sānyīnjiāo (SP6) et Dàdūn (LR1) peuvent promouvoir le Qi et la circulation du Sang dans les méridiens, éliminer le Froid-Humidité pathogénique.

Manipulation

Guānyuán (CV4)	Piquer perpendiculairement 2 cun. Appliquer la méthode de tonification d'après la rotation de l'aiguille.
Sānyīnjiāo (SP6)	Piquer perpendiculairement 1,5 cun. Appliquer la méthode de tonification d'après la rotation de l'aiguille.
Dàdūn (LR1)	Piquer perpendiculairement 0,1 cun. Appliquer la méthode de tonificationd'après la rotation de l'aiguille.

L'aiguille doit être laissée en place pendant 20 minutes, ajouter la moxibustion. Réaliser le traitement une fois par jour.

(2) Hernie due à la Chaleur-Humidité

Manifestations principales

Gonflement du scrotum, sensation douloureuse et chaude des testicules, frissons et fièvre, urines jaunes foncées, constipation, soif, enduit jaune, pouls en corde et rapide.

Principes thérapeutiques

Purifier la Chaleur et éliminer l'Humidité

Prescription des points

Les points principaux sont Guānyuán (CV4), Guīlái (ST29), Tàichōng (LR3) et Sānyīnjiāo (SP6).

CV4	关元	Guānyuán	RM4	4VC	RM 4
ST29	归来	Guīlái	E29	29E	WE 29
LR3	太冲	Tàichōng	F3	3F	GA 3
SP6	三阴交	Sānyīnjiāo	RP6	6RP	PI 6

Prescription supplémentaire

Crainte du froid avec de la fièvre : ajouter Dàzhuī (GV14) et Qūchí (LI11).

GV14	大椎	Dàzhuī	DM14	13VG	DM 14
LI11	曲池	Qūchí	GI11	11GI	DC 11

Explications

Guānyuán (CV4) et Tàichōng (LR3) peuvent éliminer la stagnation de Qi dans le Méridien Conception Ren et le Méridien du Foie Jue Yin du pied. Sélectionner Guīlái (ST29) du Méridien de l'Estomac Yang Ming du pied, car le méridien de l'Estomac rencontre les organes génitaux externes. Sānyīnjiāo (SP6) peut éliminer la Chaleur-Humidité pour apaiser les gonflements et la douleur. Dàzhuī (GV14) et Qūchí (LI11) peuvent éliminer la Chaleur pathogénique.

Manipulation

Guānyuán (CV4)	Piquer perpendiculairement 1–1,5 cun.
Guīlái (ST29)	Piquer perpendiculairement 1–1,5 cun. Appliquer la méthode de dispersion avec la technique retirer et enfoncer l'aiguille jusqu'à l'obtention d'une sensation de distension dans le bas-ventre.
Tàichōng (LR3)	Piquer perpendiculairement 1–1,5 cun. Appliquer la méthode de dispersion avec la technique retirer et enfoncer l'aiguille jusqu'à la sensation de distension de l'aiguille qui descend aux orteils.
Sānyīnjiāo (SP6)	Piquer perpendiculairement 1,5 cun. Appliquer la méthode de tonification d'après la rotation de l'aiguille pendant 1 minute.
Dàzhuī (GV14)	Piquer avec l'aiguille triangulaire et appliquer les ventouses pour une légère saignée.
Qūchí (Ll11)	Piquer avec l'aiguille triangulaire et appliquer les ventouses pour une légère saignée.

Acupuncture auriculaire

Prescription des points

Organes Génitaux Externes (HX$_4$), Sous-Cortex (AT$_4$), Glande Surrénale (TG$_{2p}$), Shénmén (TF$_4$).

Manipulation

Sélectionner 3 à 4 points à chaque fois et faire des stimulations fortes, laisser les aiguilles pendant 20 minutes. Réaliser le traitement une fois par jour.

3. Infection urinaire

L'infection de l'urètre, de la vessie, de l'uretère, du bassin et et du rein sont principalement causées par une bactérie appelée Escherichia coli qui envahit la voie urinaire. Les infections hématogènes et rétrogrades sont des voies d'infection courantes et peuvent être causées par le tractus intestinal lymphatique. En clinique, les femmes ont un taux plus élevé d'incidence que les hommes. La maladie est généralement diagnostiquée comme une urétrite, une cystite et une pyélonéphrite.

Étiologie et pathogenèse

En Médecine Traditionnelle Chinoise, l'infection urinaire appartient à la catégorie de «Línzhèng» qui signifie «Syndrome Lin, semblable à la strangurie», les facteurs pathogènes en sont multiples : Vide de Rein, accumulation de Humidité-Chaleur dans la Vessie et l'Intestin Grêle, surmenage sexuel et faiblesse constitutionnelle. Tous les syndromes cités au-dessus sont en rapport avec l'activité fonctionnelle du Triple Réchauffeur. S'ils ne sont pas traités de façon adéquate, les facteurs pathogéniques peuvent pénétrer en profondeur de l'organisme et envahir l'intérieur puis causer un Vide de Yin ou de Yang du Rein.

Diagnostic différentiel et traitements associés

La différenciation en MTC inclut le Vide de Qi du Rein ou la descente d'Humidité-Chaleur. Cette dernière est causée par un dysfonctionnement du Qi du Rein, un Vide d'essence et de Sang et une dysfonction de la transformation du Qi (activité Qihua) de la Vessie. Les manifestations sont égouttement d'urine, teint pâle, courbatures et faiblesse dans le bas du dos et des lombes Les manifestations de Chaleur-Humidité circulant vers le bas provoquent l'oligurie avec des urines foncées, des mictions difficiles et obstruées, des urines laiteuses et troubles, plénitude et douleur de l'abdomen inférieur, etc. Les maladies peuvent être divisées en urétrite aiguë, cystite aiguë, pyélonéphrite aiguë qui sont attribuées à la descente d'Humidité-Chaleur ou une pyélonéphrite chronique due au Vide du Rein.

(1) Urétrite aiguë

Manifestations principales
Miction fréquente et urgente, urodynie, oligurie et urines foncées.

Principes thérapeutiques
Régler la fonction de la Vessie et éliminer le pathogène de Humidité-Chaleur dans le Réchauffeur Inférieur.

Prescription des points
Les points principaux sont Shènshū (BL23), Pángguāngshū (BL28), Zhōngjí (CV3), Sānyīnjiāo (SP6) et Zhìbiān (BL54) vers Shuǐdào (ST28).

BL23	肾俞	Shènshū	V23	23V	PG 23
BL28	膀胱俞	Pángguāngshū	V28	28V	PG 28
CV3	中极	Zhōngjí	RM3	3VC	RM 3
SP6	三阴交	Sānyīnjiāo	RP6	6RP	PI 6
BL54	秩边	Zhìbiān	V54	49V	PG 54
ST28	水道	Shuǐdào	E28	28E	WE 28

Explications
Shènshū (BL23) peut activer la circulation du Qi du Rein et dégager la voie des eaux.
Zhōngjí (CV3) et Pángguāngshū (BL28) peuvent réguler l'activité du Qi de la Vessie. Sānyīnjiāo (SP6) et Pángguāngshū (BL28) peuvent éliminer la Chaleur-Humidité. Zhìbiān (BL54) et Shuǐdào (ST28) sont les points principaux pour traiter les maladies du système urinaire. Cette combinaison de points peut réguler le Triple Réchauffeur et activer la diurèse pour traiter les symptômes urinaires.

Manipulation

Shènshū (BL23)	Piquer perpendiculairement 2 cun. Appliquer la méthode de tonification d'après la rotation de l'aiguille.
Pángguāngshū (BL28)	Piquer obliquement vers l'intérieur de 2 cun, en direction de l'apophyse épineuse. Appliquer la méthode de dispersion d'après la rotation de l'aiguille.
Zhōngjí (CV3)	Piquer perpendiculairement 2 cun. Appliquer la méthode de dispersion avec rotation de l'aiguille pour stimuler une sensation d'aiguille au périnée ou à l'urètre.
Sānyīnjiāo (SP6)	Piquer perpendiculairement 2 cun. Appliquer la méthode de dispersion d'après la rotation de l'aiguille et avec les mouvements de retirer et d'enfoncer l'aiguille pour provoquer une forte réaction de l'aiguille diffusant en haut et en bas.
Zhìbiān (BL54)	Le patient en position allongée latérale avec la jambe en haut fléchie et la jambe en bas étendue, piquer ce point en direction de Shuǐdào (ST28) 4–4,5 cun de profondeur. Appliquer la méthode de dispersion d'après la rotation de l'aiguille jusqu'à ce qu'il y ait une sensation de distension autour du bas-ventre et de l'urètre.

Acupuncture auriculaire

Prescription des points

Estomac (CO_4), Vessie (CO_9), Urètres ($CO_{9, 10i}$).

Manipulation

Appliquer des stimulations modérées et garder les aiguilles pendant 30 minutes. Stimuler les aiguilles en utilisant la technique de rotation une fois toutes les 10 minutes et réaliser le traitement une fois par jour.

(2) Cystite aiguë

Manifestations principales

Pollakiurie, miction impérieuse, urodynie, hématurie, sensation de plénitude et de douleur dans l'abdomen inférieur et douleur évidente dans la zone de la Vessie.

Principes thérapeutiques

Promouvoir la circulation du Qi dans la Vessie et éliminer la Chaleur-Humidité dans le Réchauffeur Inférieur.

Prescription des points

Les points principaux sont Tàixī (KI3), Shènshū (BL23), Pángguāngshū (BL28), Zhōngjí (CV3), Zhìbiān (BL54) vers Shuǐdào (ST28).

KI3	太溪	Tàixī	R3	3R	SH 3
BL23	肾俞	Shènshū	V23	23V	PG 23
BL28	膀胱俞	Pángguāngshū	V28	28V	PG 28

CV3	中极	Zhōngjí	RM3	3VC	RM 3
BL54	秩边	Zhìbiān	V54	49V	PG 54
ST28	水道	Shuǐdào	E28	28E	WE 28

Explications

Tàixī (KI3) peut nourrir le Yin du Rein pour enlever l'obstruction. Shènshū (BL23) peut activer la circulation du Qi du Rein et dégager la voie des eaux. Zhōngjí (CV3) et Pángguāngshū (BL28) peuvent réguler l'activité du Qi de la Vessie. Sānyīnjiāo (SP6) et Pángguāngshū (BL28) peuvent éliminer la Chaleur-Humidité. Zhìbiān (BL54) et Shuǐdào (ST28) sont les points principaux pour traiter les maladies du système urinaire.

Manipulation

Tàixī (KI3)	Piquer perpendiculairement 0,5 cun. Appliquer la méthode de tonification d'après la rotation de l'aiguille jusqu'à ce qu'il y ait une sensation locale de distension.
Shènshū (BL23)	Piquer perpendiculairement 2 cun. Appliquer la méthode de tonification avec rotation de l'aiguille.
Pángguāngshū (BL28)	Piquer obliquement vers l'intérieur de 2 cun, en direction de l'apophyse épineuse. Appliquer la méthode de dispersion avec rotation de l'aiguille.
Zhōngjí (CV3)	Piquer perpendiculairement 2 cun. Appliquer la méthode de dispersion avec rotation de l'aiguille pour stimuler une sensation d'aiguille au périnée ou à l'urètre.
Sānyīnjiāo (SP6)	Piquer perpendiculairement 2 cun. Appliquer la méthode de dispersion avec rotation de l'aiguille et avec la méthode retirer et enfoncer l'aiguille pour stimuler une forte réaction de l'aiguille diffusant en haut et en bas dans les membres inférieurs.
Zhìbiān (BL54)	Le patient en position allongée latérale avec la jambe en haut fléchie et la jambe en bas étendue, piquer ce point en direction de Shuǐdào (ST28) 4–4,5 cun de profondeur. Appliquer la méthode de dispersion d'après la rotation de l'aiguille jusqu'à ce qu'il y ait une sensation de distension autour du bas-ventre et de l'urètre.

Les aiguilles doivent être laissées en place pendant 20 minutes. Réaliser le traitement une fois par jour.

(3) Pyélonéphrite aigüe

Manifestations principales

Frissons, hyperpyrexie, douleurs comme des percussions dans la région du bas du dos et la région des reins, hématurie, pus et présence de sang dans les urines lors d'analyses cliniques.

Principes thérapeutiques

Tonifier le Qi du Rein, réguler le Triple Réchauffeur et éliminer l'Humidité-Chaleur.

Prescription des points

Les points principaux sont Shènshū (BL23), Sānjiāoshū (BL22), Qìhǎi (CV6), Pángguāngshū (BL28), Yīnlíngquán (SP9) et Sānyīnjiāo (SP6).

BL23	肾俞	Shènshū	V23	23V	PG 23
BL22	三焦俞	Sānjiāoshū	V22	22V	PG 22
CV6	气海	Qìhǎi	RM6	6VC	RM 6
BL28	膀胱俞	Pángguāngshū	V28	28V	PG 28
SP9	阴陵泉	Yīnlíngquán	RP9	9RP	PI 9
SP6	三阴交	Sānyīnjiāo	RP6	6RP	PI 6

Explications

Shènshū (BL23) et Pánguāngshū (BL28) fortifient la fonction de la Vessie. Qìhǎi (CV6) renforce le Réchauffeur Inférieur. Sānjiāoshū (BL22) peut dégager la voie des eaux. Yīnlíngquán (SP9) et Sānyīnjiāo (SP6) du Méridien de la Rate du pied peuvent éliminer la Chaleur-Humidité. Les points cités au-dessus peuvent tonifier le Rein ; réguler les fonctions du Triple Réchauffeur et éliminer la Chaleur-Humidité.

Manipulation

Shènshū (BL23)	Piquer obliquement vers l'intérieur de 2 cun, en direction de l'apophyse épineuse. Appliquer la méthode de tonification d'après la rotation de l'aiguille.
Sānjiāoshū (BL22)	Piquer obliquement vers l'intérieur de 2 cun, en direction de l'apophyse épineuse. Appliquer la méthode de dispersion d'après la rotation de l'aiguille.
Qìhǎi (CV6)	Piquer perpendiculairement 1–2 cun. Appliquer la méthode de tonification d'après la rotation de l'aiguille.
Pángguāngshū (BL28)	Piquer obliquement vers l'intérieur de 2 cun, en direction de l'apophyse épineuse. Appliquer la méthode de dispersion d'après la rotation de l'aiguille.
Yīnlíngquán (SP9)	Piquer perpendiculairement 2 cun. Appliquer la méthode de dispersion d'après la rotation de l'aiguille et avec les mouvements de retirer et d'enfoncer l'aiguille.
Sānyīnjiāo (SP6)	Piquer perpendiculairement 2 cun. Appliquer la méthode de dispersion d'après la rotation de l'aiguille et avec les mouvements de retirer et d'enfoncer l'aiguille.

(4) Pyélonéphrite chronique

Manifestations principales

Fièvres répétitives, douleur au bas du dos et douleur de percussion de la région rénale. Les testes cliniques montreront une petite quantité de protéinurie et de moulage granulaire au stade avancé.

Principes thérapeutiques

Régulariser le Qi, nourrir le Rein et dissoudre l'Humidité.

Prescription des points

Les points principaux sont Shènshū (BL23), Pángguāngshū (BL28), Zhōngjí (CV3), Tàixī (KI3) et Guānyuán (CV4).

BL23	肾俞	Shènshū	V23	23V	PG 23
BL28	膀胱俞	Pángguāngshū	V28	28V	PG 28
CV3	中极	Zhōngjí	RM3	3VC	RM 3
KI3	太溪	Tàixī	R3	3R	SH 3
CV4	关元	Guānyuán	RM4	4VC	RM 4

Explications

Shénshū (BL23) peut réguler la circulation du Qi dans le méridien. Guānyuán (CV4) est le point de croisement des trois méridiens Yin du pied et du Méridien Conception Ren, il peut renforcer le Qi vital du corps. La combinaison des deux points peut réguler le Qi primaire. Pángguāngshū (BL28) et Zhōngjí (CV3) peuvent réguler le Réchauffeur Inférieur pour drainer l'Humidité. Tàixī (KI3) peut nourrir le Yin du Rein et éliminer l'obstruction.

Manipulation

Shènshū (BL23)	Piquer obliquement vers l'intérieur de 2 cun, en direction de l'apophyse épineuse. Appliquer la méthode de tonification d'après la rotation de l'aiguille.
Pángguāngshū (BL28)	Piquer obliquement vers l'intérieur de 2 cun, en direction de l'apophyse épineuse. Appliquer la méthode dedispersion d'après la rotation de l'aiguille.
Zhōngjí (CV3)	Piquer perpendiculairement 2 cun. Appliquer la méthode de tonification d'après la rotation de l'aiguille pour obtenir une sensation d'aiguille au pubis ou à l'urètre.
Tàixī (KI3)	Piquer perpendiculairement 0,5–1 cun. Appliquer la méthode de tonification d'après la rotation de l'aiguille pour obtenir une sensation d'aiguille qui diffuse en haut et en bas.
Guānyuán (CV4)	Piquer perpendiculairement 2 cun. Appliquer la méthode de tonification d'après la rotation de l'aiguille pour obtenir une sensation d'aiguille au pubis ou à l'urètre.

Acupuncture auriculaire

Prescription des points

Reins (CO_{10}), Sous-cortex (AT_4) et Sympathique (AH_{6i}).

Manipulation

Appliquer des stimulations modérées et garder les aiguilles pendant 20 minutes, réaliser le traitement une fois par jour ou tous les deux jours.

4. Incontinence urinaire

L'incontinence urinaire correspond à la perte de contrôle du sphincter de la vessie ou à l'écoulement incontrôlé de l'urine causé par des maladies du système nerveux ou du système urinaire.

En Médecine Traditionnelle Chinoise, cette maladie appartient à la catégorie de «Yíniào» qui signifie «énurésie». Dans le *Classique Interne de l'Empereur Jaune* (*Nèi Jīng*, chapitre *Xuān Míng Wǔ Qì Lùn*), il est dit : «*La vessie échoue dans le stockage de l'urine et par conséquent l'énurésie apparaît.* » «*Un désordre du méridien du Foie pourrait entraîner de l'énurésie*». Dans le *Traité d'Étiologie et de Symptomatologie de Maladies* (*Zhū Bìng Yuán Hoú Lùn*), il est dit : «*L'incontinence d'urine est causée par la perte de contrôle de l'urine causée par un Vide de la Vessie ainsi que par le Froid pervers. Réguler le métabolisme de l'eau est la fonction du Rein. Lorsque la fonction du Rein est endommagée, l'incontinence urinaire apparaît.* » Zhang Jingyue, un docteur de la dynastie Ming a dit : «*L'incontinence urinaire est causée par le Froid-Vide du Triple Réchauffeur*».

En clinique, l'énurésie comprend les deux types de syndromes, le premier est l'incontinence urinaire et le second est la miction nocturne accompagnée de rêves. L'énurésie est souvent rencontrée chez les personnes âgées, quand il y a des dommages du système nerveux ou lors d'insuffisance du Yang du Rein et un Vide du Réchauffeur Inférieur. Les enfants ne peuvent pas contrôler leur urine lorsqu'ils dorment. Si la maladie ne peut pas être guérie avant de devenir adulte, la maladie est due au Vide du Poumon, du Rein et de la Rate causant le dysfonctionnement de la Vessie dans le stockage et l'excrétion.

Etiologie et pathogénèse

(1) Vide de Qi du Poumon et Vide de la Rate

L'incontinence urinaire peut être causée par la blessure de la Rate et du Poumon liée au surmenage qui provoquera un Vide de Qi de la Rate et du Poumon ainsi que l'incapacité à contrôler l'urine. Dans le *Synopsis de la Chambre d'Or* (*Jīn Kuì Yào Lüè*), il est dit : «*Le Vide et l'incapacité du Qi dans le Réchauffeur Supérieur affecte fréquemment le Réchauffeur Inférieur*».

(2) Vide du Qi du Rein

Une activité sexuelle trop excessive blesse le Rein, le Vide d'essence et de Sang suite à une maladie consomptive, le Vide du Qi ou du Yang du Rein, tous ces facteurs peuvent causer la perte de contrôle de la Vessie et engendrera l'énurésie.

Diagnostic différentiel et traitements associés

(1) Syndrome Vide du Qi de la Rate et du Poumon

Manifestations principales

Sensation de pesanteur au bas ventre, pollakiurie, oligurie ou miction goutte à goutte, langue légèrement rouge, pouls vide et faible.

Principes thérapeutiques

Tonifier le Qi et soulever le Qi Central pour soigner l'effondrement.

Prescription des points

Les points principaux sont Zhōngwǎn (CV12), Zúsānlǐ (ST36), Sānyīnjiāo (SP6), Pángguāngshū (BL28) or Zhōngjí (CV3).

CV12	中脘	Zhōngwǎn	RM12	12VC	RM 12
ST36	足三里	Zúsānlǐ	E36	36E	WE 36
SP6	三阴交	Sānyīnjiāo	RP6	6RP	PI 6
BL28	膀胱俞	Pángguāngshū	V28	28V	PG 28
CV3	中极	Zhōngjí	RM3	3VC	RM 3

Explications

Zúsānlǐ (ST36) est le point He-Rassemblement-Entrée du méridien de l'Estomac Yang Ming du pied et Zhōngjí (CV3) du méridien Conception Ren peuvent renforcer les fonctions de la Rate et de l'Estomac pour soulever le Qi Central et soigner l'effondrement. Sānyīnjiāo (SP6) du méridien de la Rate peut réguler la circulation du Qi des trois méridiens Yin du pied. Sélectionner Pángguāngshū (BL28) et Zhōngjí (CV3) pour réguler l'activité du Qi de la Vessie selon la théorie des points Shu-postérieurs et Mu-antérieurs de MTC. Ces points tonifient le Qi et élèvent les Organes Zang-Fu souffrant de ptose. Lorsque la fonction de la Rate et du Rein seront rétablies, l'énurésie sera guérie.

Manipulation

Zhōngwǎn (CV12)	Piquer perpendiculairement 2–3 cun. Appliquer la méthode de tonification d'après la respiration, pour que la sensation d'aiguille atteigne le bas-ventre.
Zúsānlǐ (ST36)	Piquer perpendiculairement 2–3 cun. Appliquer la méthode de tonification d'après la rotation de l'aiguille. Ajouter la moxibustion.
Sānyīnjiāo (SP6)	Piquer perpendiculairement 1,5–2 cun. Appliquer la méthode de tonification d'après la rotation de l'aiguille. Ajouter la moxibustion.
Pángguāngshū (BL28)	Piquer perpendiculairement 2–2,5 cun. Appliquer la méthode de tonification d'après la rotation de l'aiguille. Ajouter la moxibustion.
Zhōngjí (CV3)	Piquer perpendiculairement 1,5–2 cun. Appliquer la méthode de tonification d'après la rotation de l'aiguille.

(2) Syndrome Vide du Qi du Rein

Manifestations principales
Lassitude mentale, intolérance au froid, faiblesse constitutionnelle, vertige, courbature de la région lombaire, faiblesse du pied, égouttement d'urine, langue pâle et pouls profond et tendu.

Principes thérapeutiques
Fortifier le Qi, tonifier la Rate et les Reins et réguler les fonctions des Méridiens Du et Ren.

Prescription des points
Les points principaux sont Guānyuán (CV4), Bǎihuì (GV20), Sānyīnjiāo (SP6), Shènshū (BL23) et Dànzhōng (CV17).

CV4	关元	Guānyuán	RM4	4VC	RM 4
GV20	百会	Bǎihuì	DM20	19VG	DM 20
SP6	三阴交	Sānyīnjiāo	RP6	6RP	PI 6
BL23	肾俞	Shènshū	V23	23V	PG 23
CV17	膻中	Dànzhōng	RM17	17VC	RM 17

Explications
Guānyuán (CV4) est le point de croisement des trois méridiens Yin du pied et du méridien Conception Ren. Shènshū (BL23) est le point Shu-postérieur du Méridien du Rein Shao Yin du pied. Sānyīnjiāo (SP6) est le point de croisement des trois méridiens Yin du pied. La combinaison des points cités au-dessus peut renforcer le Qi primordial, renforcer le Qi du Rein et de la Rate pour réguler la fonction du Triple Réchauffeur et réapprovisionner la fonction de la Vessie. Bǎihuì (GV20) et Dànzhōng (CV17) peuvent réguler les fonctions des méridiens Gouverneur Du et Conception Ren, tonifier le Qi et s'opposer à la ptose des viscères.

Manipulation

Guānyuán (CV4)	Piquer perpendiculairement 1, 5 cun. Appliquer la méthode de tonification d'après la respiration pour que la sensation de douleur et de distension atteigne le pubis. Ajouter la moxibustion.
Bǎihuì (GV20)	Piquer obliquement 0,5 cun. Appliquer la méthode de tonification d'après la rotation de l'aiguille.
Sānyīnjiāo (SP6)	Piquer perpendiculairement 1,5 cun. Appliquer la méthode de tonification d'après la rotation de l'aiguille puis méthode retirer et enfoncer l'aiguille pour que la sensation de distension atteigne le pied ou remonte les méridiens.
Shènshū (BL23)	Piquer perpendiculairement 1,5–2 cun. Appliquer la méthode de tonification d'après la rotation de l'aiguille pour que la sensation de puncture atteigne l'abdomen.
Dànzhōng (CV17)	Piquer obliquement 0,5–1 cun. Appliquer la méthode de tonification d'après la rotation de l'aiguille pour stimuler une sensation locale de distension.

Manipuler les aiguilles pendant 1 minute. L'aiguille doit être laissée en place pendant 20 minutes. Réaliser le traitement une fois par jour.

Acupuncture auriculaire

Prescription des points
Reins (CO_{10}), Vessie (CO_9), Urètres ($CO_{9,10i}$) et Shénmén (TF_4).

Manipulation
Appliquer des stimulations modérées et garder les aiguilles pendant 20 minutes, réaliser le traitement une fois par jour.

5. Énurésie

L'énurésie est définie par la miction involontaire durant le sommeil, spécifiquement chez les enfants au-dessus de 3 ans. L'étiologie peut être une malformation du système urinaire, une hypoplasie cérébrale, une infection du système urinaire, une blessure de la colonne vertébrale, un traumatisme crânien cérébral, une dystrophie causant un désordre de la fonction cérébrale et du réflexe de la colonne vertébrale.

Le premier enregistrement de cette maladie est vu dans *la Classique Interne de l'Empereur Jaune* (NèiJīng) : *Questions Simples, Chapitre de Wu Qi* (*Sù Wèn*, chapitre *Xuān Míng Wǔ Qì Lùn*), ils déclarent : «*Le dysfonctionnement de la Vessie dans le stockage et l'excrétion d'urine peut entraîner la rétention d'urine, tandis que la Vessie ne conservant pas l'urine peut entraîner une incontinence d'urine ou d'énurésie.* »

Dans le livre *Pivot Miraculeux* (*Líng Shū*, chapitre *Běn Shū*), il est dit : «*Le Vide conduit à l'énurésie, on doit donc le traiter avec la méthode de tonification.* » Il y a également des écrits sur la miction nocturne durant le sommeil dans le *Traité d'Étiologie et de Symptomatologie de Maladies* (*Zhū Bìng Yuán Hòu Lùn*). L'énurésie, l'incontinence de la vessie et l'énurésie au sommeil sont définies comme étant la même maladie. Les traitements avec la pharmacopée chinoise, l'acupuncture, la moxibustion et la thérapie externe sont mentionnées dans le livre *Prescriptions Valant Mille Livres d'Or* (*Qiān Jīn Fāng*). La maladie est également enregistrée dans le *Classique A et B d'Acupuncture et de Moxibustion* (*Zhēn Jiǔ Jiǎ Yǐ Jīng*).

Etiologie et pathogénèse

(1) Vide d'essence congénitale

Constitution faible, Vide du Qi du Rein, Froid-Vide dans le Réchauffeur Inférieur, échec de contrôle de la vessie causant l'énurésie.

(2) Perturbation des Organes Zang-Fu

L'alimentation irrégulière blesse les fonctions de la Rate et de l'Estomac. Une source de Qi vital insuffisante cause le Vide de Sang et le Vide du Qi du Poumon. La Rate a la fonction de transporter, de distribuer, de promouvoir la nourriture et le métabolisme des eaux. Lorsque la fonction physiologique est normale, la Rate et le Poumon peuvent aider l'absorption et le transport de l'eau du corps. Pathologiquement, le Vide blesse le Qi de la Rate et conduit au Vide du Qi du Poumon. Lorsque le Qi vital du Rein est en Vide, la Vessie perd sa capacité à contrôler l'urine, ce qui cause l'énurésie.

(3) Tensions mentales et surmenage

L'énurésie vient du Cœur qui n'arrive pas à contrôler les activités mentales et émotionnelles.

Diagnostic différentiel et traitements associés

(1) Syndrome Vide-Froid du Rein

Manifestations principales
Miction fréquente nocturne, polyurie, incapacité de se réveiller durant la nuit, teint pâle, membres froids, intolérance au froid, langue pâle, pouls profond, lent et faible.

Principes thérapeutiques
Réchauffer et renforcer le Yang du Rein, consolider et régir le Qi du Rein.

Prescription des points
Les points principaux sont
1) Guānyuán (CV4), Shènshū (BL23) et Sānyīnjiāo (SP6).

CV4	关元	Guānyuán	RM4	4VC	RM 4
BL23	肾俞	Shènshū	V23	23V	PG 23
SP6	三阴交	Sānyīnjiāo	RP6	6RP	PI 6

2) Zhōngjí (CV3), Pángguāngshū (BL28) et Sānyīnjiāo (SP6).

CV3	中极	Zhōngjí	RM3	3VC	RM 3
BL28	膀胱俞	Pángguāngshū	V28	28V	PG 28
SP6	三阴交	Sānyīnjiāo	RP6	6RP	PI 6

Explications
Guānyuán (CV4) est le point de croisement du méridien de la Rate, du Méridien Pénétrant Chong et du Méridien Ren, et est donc un point important pour renforcer le Yang du Rein.

Shènshū (BL23) peut renforcer le Qi du Rein. Sānyīnjiāo (SP6) peut réguler et renforcer la circulation du Qi des trois méridiens Yin du pied. La combinaison des trois points cités précédemment peut réchauffer et renforcer le Froid-Vide du Réchauffeur Inférieur pour consolider la fonction de la Vessie. Zhōngjí (CV3) est le point Mu-antérieur: il est accompagné des points Shu-postérieurs pour renforcer le mouvement du Qi de la Vessie et fortifier les fonctions de la Vessie. Les deux groupes de points sont appliqués en alternance.

Manipulation

Guānyuán (CV4)	Piquer perpendiculairement 1–2 cun. Appliquer la méthode de tonification d'après la rotation de l'aiguille pour que la sensation atteigne l'urètre.
Shènshū (BL23)	Piquer obliquement vers l'intérieur de 2 cun, en direction de l'apophyse épineuse. Appliquer la méthode de tonification d'après la rotation de l'aiguille.
Sānyīnjiāo (SP6)	Piquer perpendiculairement 2 cun. Appliquer la méthode de tonification d'après la rotation de l'aiguille.
Zhōngjí (CV3)	Piquer perpendiculairement 1–2 cun. Appliquer la méthode de tonification d'après la rotation de l'aiguille pour que la sensation atteigne l'urètre.
Pángguāngshū (BL28)	Piquer obliquement vers l'intérieur de 2 cun, en direction de l'apophyse épineuse. Appliquer la méthode de tonification d'après la rotation de l'aiguille.

(2) Syndrome de Vide de Qi de la Rate et du Poumon

Manifestations principales

Vide de Sang et de Qi après une maladie chronique ou liée à une constitution faible, énurésie durant le sommeil, miction fréquente et urines peu abondantes, teint pâle, faiblesse des membres, perte d'appétit, corpulence excessivement fine, langue pâle, pouls modéré ou profond et tendu.

Principes thérapeutiques

Fortifier la Rate et réguler le Poumon

Prescription des points

Les points principaux sont Qìhǎi (CV6), Tàixī (KI3), Zúsānlǐ (ST36) et Sānyīnjiāo (SP6).

CV6	气海	Qìhǎi	RM6	6VC	RM 6
KI3	太溪	Tàixī	R3	3R	SH 3
ST36	足三里	Zúsānlǐ	E36	36E	WE 36
SP6	三阴交	Sānyīnjiāo	RP6	6RP	PI 6

Explications

Zúsānlǐ (ST36) peut renforcer la Rate et l'Estomac, la source acquise et apaiser l'œdème. Sānyīnjiāo (SP6) et Tàixī (KI3) sont utilisés en combinaison pour promouvoir la fonction du Poumon dans la régulation de la voie des eaux. Qìhǎi (CV6) peut renforcer le Qi vital du

Réchauffeur Inférieur. Les points mentionnés ci-dessus peuvent renforcer la Rate et le Poumon pour aider à apaiser l'œdème.

Manipulation

Qìhǎi (CV6)	Piquer perpendiculairement 2 cun. Appliquer la méthode de tonification d'après la respiration.
Tàixī (KI3)	Piquer perpendiculairement 1 cun. Appliquer la méthode de tonification d'après la rotation de l'aiguille.
Zúsānlǐ (ST36)	Piquer perpendiculairement 3 cun. Appliquer la méthode de tonification d'après la rotation de l'aiguille.
Sānyīnjiāo (SP6)	Piquer perpendiculairement 2 cun. Appliquer la méthode de tonification d'après la rotation de l'aiguille.

L'aiguille doit être laissée en place pendant 20 minutes. Réaliser le traitement une fois par jour.

(3) Incapacité de l'esprit dans le contrôle de l'urine

Manifestations principales

Stress mental, fatigue extrême, miction involontaire durant le sommeil accompagné de rêves, sans pollakiurie, langue légèrement rouge et pouls en corde.

Principes thérapeutiques

Activer le cerveau, calmer le cœur, tranquilliser l'esprit.

Prescription des points

Les points principaux sont Shuǐgōu (GV26), Yìntáng (EX-HN3), Bǎihuì (GV20) et Guānyuán (CV4).

GV26	水沟	Shuǐgōu	DM26	25VG	DM 26
EX-HN3	印堂	Yìntáng	EX-TC3		SH 3
GV20	百会	Bǎihuì	DM20	19VG	DM 20
CV4	关元	Guānyuán	RM4	4VC	RM 4

Explications

Shuǐgōu (GV26) et Yìntáng (EX-HN3) du Méridien Gouverneur Du sont sélectionnés comme les points principaux pour activer le cerveau, calmer le Cœur et tranquilliser l'esprit.

Accompagnés de Bǎihuì (GV20) et Guānyuán (CV4), ils peuvent renforcer le Qi primordial pour prévenir l'énurésie.

Manipulation

Shuǐgōu (GV26)	Piquer obliquement vers la cloison nasale 0,5 cun, appliquer la méthode de piquer en picorant jusqu'à l'œil larmoyant.
Yintáng (EX-HN3)	Piquer obliquement vers bas sous la peau 0,3–0,5 cun. Appliquer la méthode de piquer en picorant.
Bǎihuì (GV20)	Piquer obliquement 0,5–1 cun. Appliquer la méthode de tonification d'après la rotation de l'aiguille.
Guānyuán (CV4)	Piquer perpendiculairement 1–2 cun. Appliquer la méthode de tonification d'après la rotation de l'aiguille pour que la sensation atteigne l'urètre.

6. Émissions séminales (spermatorrhée)

Les émissions séminales sont divisées en émissions nocturnes et spermatorrhées. Les émissions nocturnes arrivent avec des rêves. La spermatorrhée est un écoulement involontaire de liquide séminal durant la journée sans rêves. La médecine moderne analyse les émissions séminales comme un dysfonctionnement sexuel masculin. La cause de ce désordre est principalement due à la dysfonction du cortex cérébral ou à une perturbation centrale de la zone sexuelle. Elles sont rarement causées par un changement organique des organes génitaux, du système nerveux, du système endocrinien ou d'autres organes.

Etiologie et pathogénèse

Elle vient d'une anxiété excessive qui provoque l'inflammation du Cœur et l'épuisement du Yin du Rein, induisant le Feu ministériel et dérangeant la maison des liquides séminaux. La consommation excessive d'aliments sucrés, gras et épicés peut entraîner la rétention d'Humidité. La circulation descendante de Chaleur-Humidité peut induire des rêves et les orifices fragilisés provoquent l'écoulement du liquide séminal.

Cela peut également être causé par l'épuisement du Qi du Rein suite à une hyperactivité sexuelle, émission nocturne chronique et masturbation fréquente. Le Vide de Yin provoque la montée du Feu-Vide qui perturbe la maison des liquides séminaux. Le Vide de Yang provoque des orifices incontrôlables et non consolidés, ce qui mène à la décharge involontaire du sperme.

Diagnostic différentiel et traitements associés

Manifestations principales

Des émissions occasionnelles sans autres symptômes sont un phénomène physiologique normal. Cependant, si les émissions se passent de manière fréquente, c'est pathologique. La maladie est souvent accompagnée de symptômes de lassitude, léthargie, courbature et faiblesse du bas du dos et des genoux, insomnie et perte de mémoire, vertige et faiblesse de la vision. Les émissions nocturnes arrivent en général lors de rêves à caractère sexuel, accompagnés de symptômes tels que teint rouge, goût amer dans la bouche, irritabilité et urine jaune foncé. Les liquides séminaux sont déchargés directement lorsque le patient pense au sexe, que ça soit le jour ou la nuit, accompagné de symptômes tels que teint jaune pâle, peu d'appétit, vertige, sudation spontanée, pouls fin et faible ou voir même, palpitation et impotence.

Principes thérapeutiques
Calmer le mental, nourrir le Yin, fortifier l'essence originelle et harmoniser le Cœur et le Rein.

Prescription des points
Les points principaux sont Shàngxīng (GV23), Yìntáng (EX-HN3), Guānyuán (CV4), Shénmén (HT7) et Sānyīnjiāo (SP6).

GV23	上星	Shàngxīng	DM23	22VG	DM 23
EX-HN3	印堂	Yìntáng	EX-TC3		
CV4	关元	Guānyuán	RM4	4VC	RM 4
HT7	神门	Shénmén	C7	7C	XI 7
SP6	三阴交	Sānyīnjiāo	RP6	6RP	PI 6

Prescription supplémentaire
Vide du Yin du Rein : Nèiguān (PC6) et Tàixī (KI3)
Vide du Yang du Rein : Shènshū (BL23) et Zúsānlǐ (ST36)

PC6	内关	Nèiguān	MC6	6ECS	XB 6
KI3	太溪	Tàixī	R3	3R	SH 3
BL23	肾俞	Shènshū	V23	23V	PG 23
ST36	足三里	Zúsānlǐ	E36	36E	WE 36

Explications
Shàngxīng (GV23) et Yìntáng (EX-HN3) forment la combinaison pour «réguler l'esprit» dans la méthode de XNKQ (activer le cerveau et ouvrir les orifices) et peuvent tranquilliser l'esprit en favorisant la raison. Shénmén (HT7) peut éliminer le Feu du Cœur pour rétablir la coordination normale entre le Cœur et le Rein. Guānyuán (CV4) est le point de croisement du Méridien Conception Ren et des trois méridiens Yin du pied, la racine du Qi, et peut nourrir le Yin ainsi que l'essence originelle. Sānyīnjiāo (SP6) est le point de croisement des trois méridiens Yin du pied et peut nourrir le Yin et renforcer la fonction du Rein. Nèiguān (PC6) et Tàixī (KI3) peuvent harmoniser le Cœur et le Rein. Shènshū (BL23) peut renforcer la fonction du Rein. Zúsānlǐ (ST36) peut renforcer le Qi de la source acquise afin de renforcer l'essence congénitale.

Manipulation

Shàngxīng (GV23)	Piquer obliquement sous la peau 2 cun. Appliquer la méthode de dispersion d'après la rotation de l'aiguille.

Yìntáng (EX-HN3)	Piquer 0,5 cun obliquement vers la racine du nez, appliquer la méthode de piquer en picorant.
Guānyuán (CV4)	Piquer perpendiculairement 1–2 cun. Appliquer la méthode de tonification d'après la rotation de l'aiguille pour que la sensation de puncture descende bien vers les testicules et le pénis.
Shénmén (HT7)	Piquer perpendiculairement 0,5 cun. Appliquer la méthode de tonification d'après la rotation de l'aiguille.
Sānyīnjiāo (SP6)	Piquer perpendiculairement 1–2 cun. Appliquer la méthode de tonification avec les mouvements de retirer et d'enfoncer l'aiguille.
Nèiguān (PC6)	Piquer perpendiculairement 1–1,5 cun. Appliquer la méthode de tonification avec les mouvements de retirer et d'enfoncer l'aiguille.
Tàixī (KI3)	Piquer perpendiculairement 1 cun. Appliquer la méthode de tonification d'après la rotation de l'aiguille.
Shènshū (BL23)	Piquer perpendiculairement 2 cun. Appliquer la méthode de tonification d'après la rotation de l'aiguille.
Zúsānlǐ (ST36)	Piquer perpendiculairement 3 cun. Appliquer la méthode de tonification d'après la rotation de l'aiguille.

Acupuncture auriculaire

Prescription des points
Reins (CO_{10}), Vessie (CO_9), Bassin (TF_5) et Urètres ($CO_{9, 10i}$).

Manipulation
Appliquer des stimulations modérées et garder les aiguilles pendant 20 minutes, réaliser le traitement une fois par jour.

7. Impuissance sexuelle

L'impuissance sexuelle désigne l'incapacité d'un homme ayant le désir sexuel à avoir ou à maintenir une érection suffisamment ferme pour des rapports sexuels . C'est en général accompagné par des éjaculations précoces, baisse ou absence de libido. Outre le dysfonctionnement des organes génitaux, la cause de la maladie est principalement due à la perturbation du cortex cérébral ou de la fonction de la moelle épinière.

Etiologie et pathogénèse

Selon la MTC, l'étiologie et la pathogenèse de l'impuissance sexuelle sont principalement causées par quatre facteurs pathogènes :

(1) Déclin du Feu de Mìngmén-porte de la vie

Principalement causé par un Vide de l'essence vitale et du Qi, déclin du Feu du Mìngmén-porte de la vie causé par une activité sexuelle excessive ou une masturbation fréquente à l'adolescence.

(2) Lésion du Cœur et de la Rate causée par le surmenage

Causée par la mélancolie excessive et l'anxiété, une alimentation inappropriée causant la blessure des fonctions du Cœur et de la Rate, un Vide de Qi et de Sang et la perte de nutrition du pénis.

(3) Blessures internes des émotions

La peur et la colère peuvent induire une circulation anormale du Qi et du Sang provoquant une faible nutrition du pénis et causant l'impotence sexuelle.

(4) Descente de la Chaleur-Humidité

L'alimentation excessive de nourriture grasse et sucrée, l'excès d'alcool peuvent causer l'accumulation de Chaleur-Humidité, la descente de la Chaleur-Humidité aux organes génitaux externes et rendent le pénis flasque, et inhibe l'érection.

Diagnostic différentiel et traitements associés

Manifestations principales

Le pénis est mou et ne peut pas être en érection totale. Si Vide de Cœur, il sera également accompagné de symptômes tels que : irritabilité, sommeil agité, lassitude, faiblesse, teint terne et peu d'appétit. Le déclin du Feu de la Porte de la vie sera accompagné de symptômes de teint jaune ou pâle, vertiges, courbature et faiblesse de la région lombaire et des genoux, frilosité, langue pâle avec enduit mince et blanc, pouls profond, fin et faible.

Principes thérapeutiques

Réguler le Qi du Cœur pour tranquilliser l'esprit et réchauffer le Yang du Rein.

Prescription des points

Les points principaux sont Mìngmén (GV4), Guānyuán (CV4), Zhōngjí (CV3), Sānyīnjiāo (SP6), Zhìbiān (BL54) vers Shuǐdào (ST28),

GV4	命门	Mìngmén	DM4	4VG	DM 4
CV4	关元	Guānyuán	RM4	4VC	RM 4
CV3	中极	Zhōngjí	RM3	3VC	RM 3
SP6	三阴交	Sānyīnjiāo	RP6	6RP	PI 6
BL54	秩边	Zhìbiān	V54	49V	PG 54

Prescription supplémentaire

Si l'impuissance est principalement causée par le facteur émotionnel, la régulation de l'esprit et la tranquillisation doivent être soulignées : Nèiguān (PC6), Shuǐgōu (GV26), Zhōngjí (CV3), Sānyīnjiāo (SP6) et Zhìbiān (BL54) à piquer de manière transfixiante en touchant Shuǐdào (ST28).

PC6	内关	Nèiguān	MC6	6ECS	XB 6
GV26	水沟	Shuǐgōu	DM26	25VG	DM 26
CV3	中极	Zhōngjí	RM3	3VC	RM 3
SP6	三阴交	Sānyīnjiāo	RP6	6RP	PI 6
BL54	秩边	Zhìbiān	VS4	49V	PG 54

Explications

Guānyuán (CV4) peut nourrir le Yin et renforcer le Qi originel. Si le Qi originel est plein, le Qi du Rein sera fort. Sānyīnjiāo (SP6) peut nourrir le Yin et renforcer le Rein. Pour le Vide de Cœur et de Rate, Shénmén (HT7) est ajouté, accompagné de Sānyīnjiāo (SP6) qui peut réguler les fonctions du Cœur et de la Rate. Zhōngjí (CV3) est le point de croisement du Méridien Conception Ren et des trois méridiens Yin du pied, accompagné de Mìngmén (GV4) ils peuvent réguler et renforcer le Rein et revigorer le pénis. Piquer Zhìbiān (BL54) vers Shuǐdào (ST28) peut activer la circulation du Qi pour nourrir le pénis afin qu'il puisse être en érection de façon vigoureuse et forte. Nèiguān (PC6) et Shuǐgōu (GV26) peuvent réguler l'esprit pour promouvoir la circulation du Qi dans les méridiens et fortifier le pénis.

Manipulation

Mìngmén (GV4)	Piquer perpendiculairement 1,5 cun. Appliquer la méthode de tonification d'après la rotation de l'aiguille.
Guānyuán (CV4)	Piquer perpendiculairement 2 cun. Appliquer la méthode de tonification d'après la respiration pour obtenir une sensation de distension irradiant vers les organes génitaux externes.
Zhōngjí (CV3)	Piquer perpendiculairement 2 cun. Appliquer la méthode de tonification d'après la rotation de l'aiguille pour obtenir une sensation électrique irradiant vers les organes génitaux externes.
Sānyīnjiāo (SP6)	Piquer perpendiculairement 1,5 cun. Appliquer la méthode de tonification d'après la rotation de l'aiguille jusqu'à ce qu'il y ait une douleur locale et une sensation de distension.
Zhìbiān (BL54)	Piquer 3 à 4 cun de manière transfixiante vers Shuǐdào (ST28). Appliquer la méthode de dispersion d'après la rotation de l'aiguille et avec les mouvements de retirer et d'enfoncer l'aiguille pour provoquer une sensation électrique irradiant vers le bas de l'abdomen et les organes génitaux externes.
Nèiguān (PC6)	Piquer perpendiculairement 1 cun. Appliquer la méthode de dispersion d'après la rotation de l'aiguille et avec les mouvements de retirer et d'enfoncer l'aiguille.
Shuǐgōu (GV26)	Piquer obliquement vers la cloison nasale 0,5 cun, appliquer la méthode de piquer en picorant jusqu'à l'œil larmoyant.

Acupuncture auriculaire

Prescription des points

Organes Génitaux Externes (HX_4), Endocrine (CO_{18}), Sous-cortex (AT_4) et Shénmén (TF_4).

Manipulation

Sélectionner 2 à 3 points en même temps. Appliquer des stimulations modérées et garder les aiguilles pendant 15 minutes, réaliser le traitement une fois par jour ou tous les deux jours.

8. Calculs du rein et de l'uretère

La maladie survient principalement chez les hommes adultes, en particulier entre 20 et 40 ans. Les calculs résultent du mélange de cristaux et de la matière colloïdale de l'urine. Les symptômes cliniques varient selon qu'il s'agisse d'une infection primaire ou secondaire et non en fonction de la taille du calcul. Un gros calcul ne conduit pas nécessairement à l'obstruction. S'il n'y a pas d'infection, il n'y aura pas de symptômes. Le symptôme principal est la colique néphrétique, résultant de l'excrétion du petit calcul, induisant un spasme du bassin rénal et de l'urètre.

Etiologie et pathogénèse

En Médecine Traditionnelle Chinoise, cette maladie appartient à la catégorie de «Shílín» qui signifie «Syndrome Lin-strangurie avec des calculs urinaires et la lithiase urinaire», «Xuèlín» qui signifie «Syndrome Lin-strangurie avec du sang». La pathogenèse est due à la surconsommation de nourriture grasse et d'alcool, à un état dépressif, à la stagnation de Qi ou à un dysfonctionnement de la Vessie causée par le Vide de Rein. Avec le temps, ceci peut provoquer l'accumulation de Chaleur-Humidité dans le Réchauffeur Inférieur, causant une sensation de brûlure lors du passage de caillots.

Diagnostic différentiel et traitements associés

Manifestations principales

Colique rénale paroxysmique sévère, lumbago irradiant tout le long de l'urètre jusqu'aux organes génitaux ou jusqu'au côté interne de la cuisse. La zone de douleur sévère est souvent la position où se trouvent les caillots et elle change de positions avec les mouvements des caillots. La colique peut durer plusieurs minutes ou heures, accompagnée de nausées, vomissements ou de teint pâle, sudation froide, pouls fin et rapide ou même syncope. Durant ou après l'attaque, il peut y avoir du sang dans les urines ou même des caillots dans les urines. S'il y a une infection, la miction peut être accompagnée de frissons et de fièvre avec miction fréquente ou impérieuse.

Principes thérapeutiques

Dissiper la Chaleur et dissoudre l'Humidité pour traiter la strangurie et évacuer les calculs.

Prescription des points

Les points principaux sont Zhōngjí (CV3), Pángguāngshū (BL28), Guānyuán (CV4), Jīngmén (GB25) et les points locaux.

CV3	中极	Zhōngjí	RM3	3VC	RM 3
BL28	膀胱俞	Pángguāngshū	V28	28V	PG 28
CV4	关元	Guānyuán	RM4	4VC	RM 4
GB25	京门	Jīngmén	VB25	25VB	DA 25

Explications

Appliquer les points locaux dans un cercle comme traitement principal, combiné avec les points Shu-postérieurs et Mu-antérieurs du méridien de la Vessie, tels que Zhōngjí (CV3) et Guānyuán (CV4) pour promouvoir la diurèse, l'élimination de caillots, arrêter la douleur et traiter la strangurie. Jīngmén (GB25) est le point Mu-antérieur du Méridien du Rein Shao Yin du pied et peut réchauffer le Yang pour la diurèse. Guānyuán (CV4) peut renforcer le Qi et fortifier l'essence vitale et renforcer le Yang vital, activer le Qi et éliminer les caillots.

Manipulation

Zhōngjí (CV3)	Piquer perpendiculairement 1,5 cun. Appliquer la méthode de tonification d'après la rotation de l'aiguille pour stimuler la sensation électrique à irradier vers les organes génitaux externes.
Pángguāngshū (BL28)	Piquer perpendiculairement 1,5 cun. Appliquer la méthode de dispersion d'après la rotation de l'aiguille et avec les mouvements de retirer et d'enfoncer l'aiguille pour stimuler une sensation électrique rayonnant vers l'abdomen.
Guānyuán (CV4)	Piquer perpendiculairement 2 cun. Appliquer la méthode de dispersion d'après la respiration pour stimuler la sensation de distension à irradier vers le bas de l'abdomen.
Jīngmén (GB-25)	Piquer perpendiculairement 1,5 cun. Appliquer la méthode de tonification-dispersion moyenne d'après la rotation de l'aiguille jusqu'à ce qu'il y ait une douleur et une sensation de distension dans la région.
Points locaux	Implanter 5-6 aiguilles formant un cercle, la puncture est perpendiculaire à 1 cun de profondeur le long de l'urètre et dans la zone des caillots, stimuler les points en stimulation neutre par la technique de rotation.

Acupuncture auriculaire

Prescription des points

Reins (CO$_{10}$), Urètres (CO$_{9, 10i}$), Sous-cortex (AT$_4$) et Sympathique (AH$_{6i}$).

Manipulation

Appliquer des stimulations fortes pendant 1 minute et garder les aiguilles pendant 20 minutes.

9. Néphrite

La néphrite est une inflammation du rein. En clinique elle peut être divisée en néphrite aigüe et néphrite chronique et se manifeste avec œdème, hypertension, urine contenant un taux élevé de protéines, sang dans les urines et cylindrurie. Dans les cas chroniques, il y aura plusieurs degrés d'insuffisance rénale. Dans les cas sévères, une insuffisance rénale chronique et une urémie peuvent arriver.

En Médecine Traditionnelle Chinoise, cette maladie appartient à la catégorie de «Shuǐzhǒng» qui signifie œdème, qui est marqué par un gonflement de tissu présent aux extrémités ou sur le corps entier accompagné d'un teint pâle. En MTC, la circulation des liquides organiques dépend de la régulation du passage des eaux du Qi du Poumon, du transport-transformation du Qi de la Rate et de l'ouverture et la fermeture du Qi du Rein. Le Poumon est localisé dans le Réchauffeur Supérieur et est en charge de réguler le Qi. La Rate est localisée dans le Réchauffeur Moyen et gouverne le transport-transformation des nutriments et de l'eau. Le Rein est localisé dans le Réchauffeur Inférieur, il est responsable de l'ouverture et de la fermeture. C'est pourquoi le dysfonctionnement du Poumon, de la Rate et du Rein peut induire la rétention d'eau et causer l'œdème.

Etiologie et pathogénèse

(1) Obstruction du Qi du Poumon causée par l'attaque du Vent pathogène
Le Poumon est en charge de la surface du corps et est relié à la peau et aux poils. Si le Poumon est attaqué par le Vent pathogène sur la surface du corps, le Qi du Poumon sera obstrué et les fonctions de régulation du métabolisme des eaux et le transport vers le bas jusqu'à la Vessie sera perturbée ce qui provoquera l'excès de Vent et d'eau à la peau, d'où apparition de l'œdème.
(2) Le dysfonctionnement du Qi de la Rate dans sa fonction de transport-transformation, les émotions excessives, un régime alimentaire irrégulier, l'habitat dans une zone humide pendant une longue période ou passer beaucoup de temps sous la pluie provoquera une invasion de l'humidité dans le corps et conduira à la blessure du Qi de la Rate. D'où l'apparition de la rétention d'eau et de l'œdème.
(3) Vide du Qi du Rein causé par un Vide de Yang congénital.
Blessure du Qi du Rein causé par une activité sexuelle excessive, une mauvaise fonction de la Vessie dans la fonction d'ouverture et de fermeture qui conduisent à la rétention d'eau et à de l'œdème.

Diagnostic différentiel et traitements associés

(1) Obstruction du Qi du Poumon causée par l'attaque du Vent pathogène

Manifestations principales
Fièvre, aversion au vent et au froid, maux de tête, vertiges, toux, mal de gorge, douleur et lourdeur des extrémités, œdème au visage, aux yeux, aux extrémités et généralisé sur tout le

corps, miction difficile, courte ou oligurie, enduit mince et blanc, pouls superficiel et serré.

Principes thérapeutiques

Désobstruer le Poumon pour promouvoir la diurèse.

Prescription des points

Les points principaux sont Fèishū (BL13), Lièquē (LU7) et Hégǔ (LI4).

BL13	肺俞	Fèishū	V13	13V	PG 13
LU7	列缺	Lièquē	P7	7P	FE 7
LI4	合谷	Hégǔ	GI4	4GI	DC 4

Explications

Fèishū (BL13) est le point Shu-postérieur des Poumons, Lièquē (LU7) est le point Luo-Communication du Méridien de Poumon Tai Yin de la main, ces points peuvent dégager le Poumon et ouvrir la source d'eau supérieure. Hégǔ (LI4) est le point Yuan-Source du Méridien du Gros Intestin Yang Ming de la main. Le Méridien du Gros Intestin Yang Ming de la main et le Méridien des Poumons Tai Yin de la main sont liés à l'intérieur et l'extérieur et la coordination des deux méridiens peut dégager le Poumon et favoriser l'écoulement du fluide corporel.

Manipulation

Fèishū (BL13)	Piquer obliquement vers l'intérieur de 2 cun, en direction de l'apophyse épineuse. Appliquer la méthode de dispersion d'après la rotation de l'aiguille.
Lièquē (LU7)	Piquer obliquement vers le coude 1 cun. Appliquer la méthode de dispersion d'après la rotation de l'aiguille.
Hégǔ (LI4)	Piquer perpendiculairement 1 cun. Appliquer la méthode de dispersion d'après la rotation de l'aiguille.

L'aiguille doit être laissée en place pendant 20 minutes ; réaliser le traitement une fois par jour.

(2) Dysfonctionnement du Qi de la Rate dans sa fonction de Transport-Transformation

1) Vide du Yang de la Rate

Manifestations principales

Teint jaune et sans éclat, fatigue et sensation de froid dans les extrémités, œdème dans les extrémités, plénitude et distension de l'abdomen, manque d'appétit, selles liquides, miction courte et urines peu abondantes, langue pâle avec enduit blanc et humide, pouls profond et lent.

Principes thérapeutiques

Tonifier la Rate et favoriser l'écoulement des fluides corporels.

Prescription des points

Les points principaux sont Píshū (BL20), Zhāngmén (LR13), Zúsānlǐ (ST36) et Sānyīnjiāo (SP6).

BL20	脾俞	Píshū	V20	20V	PG 20
LR13	章门	Zhāngmén	F13	13F	GA 13
ST36	足三里	Zúsānlǐ	E36	36E	WE 36
SP6	三阴交	Sānyīnjiāo	RP6	6RP	PI 6

Explications

Píshū (BL20) est le point Shu-postérieur de la Rate et Zhāngmén (LR13) est le point Mu-antérieur de la Rate, ces points peuvent tonifier la Rate et favoriser l'écoulement des fluides corporels. Zúsānlǐ (ST36) et Sānyīnjiāo (SP6) peuvent promouvoir la circulation du Qi dans le Méridien de la Rate Tai Yin du pied et dans le Méridien de l'Estomac Yang Ming du pied. Si les fonctions de transport de la Rate et de l'Estomac sont normales, la distribution des fluides corporels sera normale.

Manipulation

Píshū (BL20)	Piquer obliquement vers l'intérieur de 2 cun, en direction de l'apophyse épineuse. Appliquer la méthode de dispersion d'après la rotation de l'aiguille.
Zhāngmén (LR13)	Piquer vers l'ombilic en tonification avec les mouvements de retirer et d'enfoncer l'aiguille jusqu'à ce que la sensation de distension irradie vers le côté latéral de l'abdomen.
Zúsānlǐ (ST36)	Piquer perpendiculairement 2–3 cun. Appliquer la méthode de tonification d'après la rotation de l'aiguille et avec les mouvements de retirer et d'enfoncer l'aiguille. Ajouter la moxibustion.
Sānyīnjiāo (SP6)	Piquer perpendiculairement 2–3 cun. Appliquer la méthode de tonification d'après la rotation de l'aiguille et avec les mouvements de retirer et d'enfoncer l'aiguille. Ajouter la moxibustion.

2) Excès d'Humidité-Chaleur

Manifestations principales

Œdème dans tout le corps, peau humide et brillante, sensation de plénitude dans la poitrine et l'abdomen, dysphorie fiévreuse dans la poitrine, urines peu abondantes et jaunes, selles molles ou sèches, enduit jaune et gras, pouls superficiel et glissant.

Principes thérapeutiques

Rafraîchir la Chaleur et éliminer l'Humidité.

Prescription des points

Les points principaux sont Shuǐfèn (CV9), Qìhǎi (CV6), Sānjiāoshū (BL22), Zúsānlǐ (ST36), Sānyīnjiāo (SP6), Dàzhù (BL11) et Hégǔ (LI4).

CV9	水分	Shuǐfèn	RM9	9VC	RM 9
CV6	气海	Qìhǎi	RM6	6VC	RM 6
BL22	三焦俞	Sānjiāoshū	V22	22V	PG 22
ST36	足三里	Zúsānlǐ	E36	36E	WE 36
SP6	三阴交	Sānyīnjiāo	RP6	6RP	PI 6
BL11	大杼	Dàzhù	V11	11V	PG 11
LI4	合谷	Hégǔ	GI4	4GI	DC 4

Explications

Sānjiāoshū (BL22) et Dàzhù (BL11) sont des points du Méridien de la Vessie Tai Yang du pied, qui est la barrière du corps et responsable de la surface du corps, et donc peut éliminer la Chaleur pathogène. Hégǔ (LI4) est un point du méridien du Gros Intestin qui se connecte au méridien du Poumon ; il a également la fonction d'éliminer la Chaleur. Le Triple Réchauffeur est en charge de la circulation des eaux. Si la circulation du Qi est obstruée et que l'eau s'accumule, cela provoque l'œdème. Donc, il faut sélectionner Sānjiāoshū (BL22) pour rétablir l'activité fonctionnelle du Qi dans le Triple Réchauffeur. Sānjiāoshū (BL22) accompagné de Qìhǎi (CV6) peut fortifier la fonction de régulation du Qi pour harmoniser la voie des eaux et supprimer l'œdème. Shuǐfèn (CV9) est localisé sur l'Intestin Grêle, appartient au Méridien Ren et se connecte à la Vessie. Il peut donc promouvoir la circulation du Qi dans les méridiens Tai Yang du pied et de la main, séparer le clair du turbide et promouvoir la diurèse. Zúsānlǐ (ST36) et Sānyīnjiāo (SP6) peuvent renforcer la fonction de l'Estomac pour promouvoir la diurèse.

Manipulation

Shuǐfèn (CV9)	Piquer perpendiculairement 2–2,5 cun. Appliquer la méthode de dispersion avec les mouvements de retirer et d'enfoncer l'aiguille pour que la sensation d'aiguille irradie jusqu'au bas ventre.
Qìhǎi (CV6)	Piquer perpendiculairement 2 cun. Appliquer la méthode de tonification avec les mouvements de retirer et d'enfoncer l'aiguille pour que la sensation de distension irradie à l'ombilic.
Sānjiāoshū (BL22)	Piquer perpendiculairement 2 cun. Appliquer la méthode de dispersion avec les mouvements de retirer et d'enfoncer l'aiguille pour que la sensation d'aiguille irradie jusqu'aux hanches.
Zúsānlǐ (ST36)	Piquer perpendiculairement 3 cun. Appliquer la méthode de tonification d'après la rotation de l'aiguille.
Sānyīnjiāo (SP6)	Piquer obliquement vers l'intérieur de 2 cun, Appliquer la méthode de dispersion d'après la rotation de l'aiguille et avec les mouvements de retirer et d'enfoncer l'aiguille.
Dàzhù (BL11)	Piquer obliquement vers l'intérieur de 2 cun, en direction de l'apophyse épineuse. Appliquer la méthode de dispersion d'après la rotation de l'aiguille.
Hégǔ (LI4)	Piquer perpendiculairement 1 cun. Appliquer la méthode de dispersion d'après la rotation de l'aiguille et avec les mouvements de retirer et d'enfoncer l'aiguille.

L'aiguille doit être laissée en place pendant 20 minutes ; réaliser le traitement une fois par jour.

(3) Vide du Yang du Rein

Manifestations principales

Teint pâle ou gris, œdème du pied et du visage, fatigue mentale, dégoût de parler, voix basse, lumbago avec sensation de douleur et de lourdeur, manque d'appétit, selles molles, préférence pour la chaleur et aversion pour le froid, sensation de froid humide au scrotum, langue pâle avec une odeur de poisson, enduit blanc et glissant, pouls profond et lent.

Principes thérapeutiques

Réchauffer le Yang du Rein et favoriser la circulation du Qi pour faciliter l'écoulement des fluides corporels

Prescription des points

Les points principaux sont Píshū (BL20), Shènshū (BL23), Shénquè (CV8), Guānyuán (CV4), Zúsānlǐ (ST36) et Sānyīnjiāo (SP6).

BL20	脾俞	Píshū	V20	20V	PG 20
CV8	神阙	Shénquē	RM8	8VC	RM 8
CV4	关元	Guānyuán	RM4	4VC	RM 4
ST36	足三里	Zúsānlǐ	E36	36E	WE 36
SP6	三阴交	Sānyīnjiāo	RP6	6RP	PI 6
BL23	肾俞	Shènshū	V23	23V	PG 23

Explications

Shènshū (BL23) peut réchauffer le Yang du Rein, Píshū (BL20) peut renforcer la Rate.

La moxibustion sur Shénquè (CV8) peut renforcer le Feu ministériel de la Porte de la vie. Guānyuán (CV4) peut traiter tous les types de Vide, récupérer le Vide de Yang et renforcer le Rein.

Zúsānlǐ (ST36) et Sānyīnjiāo (SP6) peuvent fortifier la Rate et l'Estomac pour favoriser la diurèse. Lorsque le Feu de la Porte de la vie est récupéré, le Yang Qi du corps sera plus fort et les fonctions du Qi seront normales.

Manipulation

Píshū (BL20)	Piquer obliquement vers l'intérieur de 2 cun, en direction de l'apophyse épineuse. Appliquer la méthode de tonification d'après la rotation de l'aiguille. Les méthodes des mouvements de retirer et d'enfoncer l'aiguille sont interdites.
Shènshū (BL23)	Piquer perpendiculairement 2–2,5 cun. Appliquer la méthode de tonification avec les mouvements de retirer et d'enfoncer l'aiguille pour que la sensation d'énergie atteigne la région sacro-lombaire.
Guānyuán (CV4)	Piquer perpendiculairement 2 cun. Appliquer la méthode de tonification d'après la respiration pour que la sensation d'énergie atteigne le bas de l'abdomen et le canal urinaire.

Zúsānlǐ (ST36)	Piquer perpendiculairement 2–2,5 cun. Appliquer la méthode de tonification dispersion d'après la rotation de l'aiguille et avec les mouvements de retirer et d'enfoncer l'aiguille pour que la sensation d'aiguilletage atteigne la plante des pieds.
Sānyīnjiāo (SP6)	Piquer perpendiculairement 2–2,5 cun. Appliquer la méthode de tonification d'après la rotation de l'aiguille et avec les mouvements de retirer et d'enfoncer l'aiguille pour que la sensation d'énergie atteigne la plante des pieds.
Ajouter la moxibustion pour tous les points ci-dessus.	
Shénquè (CV8)	Appliquer uniquement la moxibustion, sans utiliser l'acupuncture.

L'aiguille doit être laissée en place pendant 20 minutes et réaliser le traitement une fois par jour.

Acupuncture auriculaire

Prescription des points

Reins (CO$_{10}$), Vessie (CO$_9$), Glande Surrénale (TG$_{2p}$), Shénmén (TF$_4$), Endocrine (CO$_{18}$) et Rate (CO$_{13}$).

Manipulation

Appliquer des stimulations modérées et garder les aiguilles pendant 20 minutes, réaliser le traitement une fois par jour.

10. Rétention urinaire

La rétention d'urine signifie que l'urine reste dans la vessie et ne peut pas être excrétée librement. La rétention d'urine peut être considérée comme une obstruction lorsqu'il y a des changements pathologiques du système urinaire ou peut être considérée comme non obstruée lorsque causée par des changements pathologiques du système nerveux. En Médecine Traditionnelle Chinoise la maladie appartient à la catégorie du «Lóngbì» qui signifie anurie.

Les symptômes sont miction difficile, distension et plénitude de l'abdomen inférieur, miction bloquée. Dans les *Questions Simples* (Sù Wèn) , il est dit : «*La vessie est le palace des liquides corporels, l'activité fonctionnelle du Qi peut promouvoir l'excrétion d'urine*» et la théorie de MTC dit également : «*L'obstruction de la vessie mène à la rétention d'urine*». Cette maladie est liée au dysfonctionnement de la Vessie qui est responsable du stockage et de l'excrétion d'urine. Cependant la Voie des eaux peut également dépendre du Triple Réchauffeur et du Rein. Si la fonction du Triple Réchauffeur est anormale, la Voie des eaux sera obstruée et la rétention d'urine sera présente. La rétention d'urine peut également être causée par un blocage de l'urètre par des caillots.

Étiologie et Pathogénèse

(1) Stagnation de Qi causée par la Chaleur du Poumon

L'accumulation de Chaleur dans le Poumon, l'obstruction du Qi du Poumon, le blocage de la circulation du Qi, un handicap dans la fonction de descente et de purification du Poumon cause le dysfonctionnement de la régulation de la Voie des eaux, ainsi que la Chaleur touchant la Vessie et causant la rétention d'urine.

(2) Chaleur-Humidité dans le Réchauffeur Moyen

L'accumulation de Chaleur-Humidité dans le Triple Réchauffeur descend dans la vessie et bloque l'évacuation de l'urine.

(3) Vide de Yang du Rein

Le Rein est en charge de la défécation et de la miction et a une relation interne-externe avec la Vessie et est localisé dans le Réchauffeur Inférieur. La fonction de la Vessie dépend du Yang du Rein. Si le Vide de Yang du Rein cause la dysfonction de la Vessie, l'eau ne sera pas capable de circuler normalement.

L'hyperactivité du Feu due à la déficience de Yang perturbe l'activité Qihua (transformation réalisée grâce aux mouvements du Qi) et bloque la Voie des eaux. D'un autre côté, l'excès de Feu dû au Vide de Yin et à l'accumulation de Chaleur dans le Réchauffeur Inférieur peut causer le dysfonctionnement du Qi du Rein et le blocage de la Voie des eaux ainsi que la stagnation du Qi du Foie. Il entraînera alors l'obstruction de la circulation de l'eau. De plus, la stagnation du Qi et du Sang de la Vessie peut causer la rétention d'urine.

Diagnostic différentiel et traitements associés

(1) Stagnation de Qi causée par la Chaleur du Poumon

Manifestations principales
Miction interrompue ou miction bloquée, gorge sèche, soif avec désir de boire, souffle court, toux, enduit mince et jaune, pouls rapide.

Principes thérapeutiques
Purifier la Chaleur pulmonaire, favoriser l'écoulement du passage des eaux.

Prescription des points
Les points principaux sont Shàoshāng (LU11), Tàiyuān (LU9) et Hégǔ (LI4).

LU11	少商	Shàoshāng	P11	11P	FE 11
LU9	太渊	Tàiyuān	P9	9P	FE 9
LI4	合谷	Hégǔ	GI4	4GI	DC 4

Explications

Shàoshāng (LU11) est le point Jing-Emergence du Méridien du Poumon Tai Yin la main : il peut éliminer la Chaleur du Poumon. Tàiyuān (LU9) est le point Yuan-Source du Méridien du Poumon Tai Yin de la main : il peut disperser le Qi du Poumon. Hégǔ (LI4) est le point Yuan-Source du Méridien du Gros Intestin Yang Ming de la main et peut éliminer la Chaleur du Poumon, car le Poumon et le Gros Intestin ont une relation interne-externe. La combinaison des trois points peut éliminer la Chaleur du Poumon et activer la circulation du Qi. Lorsque les orifices supérieurs sont ouverts, les orifices inférieurs ne seront pas obstrués.

Manipulation

Shàoshāng (LU11)	Piquer avec l'aiguille triangulaire pour une légère saignée.
Tàiyuān (LU9)	Piquer perpendiculairement 0,3–0,5 cun. Appliquer la méthode de dispersion d'après la rotation de l'aiguille.
Hégǔ (LI4)	Piquer perpendiculairement 1 cun. Appliquer la méthode de dispersion d'après la rotation de l'aiguille et avec les mouvements de retirer et d'enfoncer l'aiguille.

L'aiguille doit être laissée en place pendant 20 minutes et réaliser le traitement une fois par jour.

(2) Chaleur-Humidité dans le Triple Réchauffeur

Manifestations principales

Urine peu abondante, chaude et foncée ou interrompue, distension et plénitude dans l'abdomen inférieur, soif sans désir de boire, langue rouge avec un enduit jaune et gras, pouls mou et rapide ou fin et rapide.

Principes thérapeutiques

Purifier la Chaleur et éliminer l'Humidité.

Prescription des points

Les points principaux sont Sānyīnjiāo (SP6), Yīnlíngquán (SP9), Pángguāngshū (BL28) et Zhōngjí (CV3).

SP6	三阴交	Sānyīnjiāo	RP6	6RP	PI 6
SP9	阴陵泉	Yīnlíngquán	RP9	9RP	PI 9
BL28	膀胱俞	Pángguāngshū	V28	28V	PG 28
CV3	中极	Zhōngjí	RM3	3VC	RM 3

Explications

Sānyīnjiāo (SP6) et Yīnlíngquán (SP9) sont les points du Méridien de la Rate Tai Yin de la main et peuvent activer la circulation du Qi du méridien de la Rate. Pángguāngshū (BL28) et Zhōngjí (CV3) sont les points Shu-postérieurs et Mu-antérieurs et peuvent activer la circulation du Qi dans le Triple Réchauffeur et peuvent promouvoir la diurèse.

Manipulation

Sānyīnjiāo (SP6)	Piquer perpendiculairement 1–2 cun.
Yīnlíngquán (SP9)	Piquer perpendiculairement 1–2 cun.
Pángguāngshū (BL28)	Piquer perpendiculairement 1–2 cun.
Zhōngjí (CV3)	Piquer perpendiculairement 1–2 cun.

Appliquer la méthode de dispersion d'après la rotation de l'aiguille et avec les mouvements de retirer et d'enfoncer l'aiguille pour tous les points ci-dessus.

L'aiguille doit être laissée en place pendant 20 minutes. Réaliser le traitement une fois par jour.

(3) Stagnation de Qi dans la Vessie

Manifestations principales

Distension et plénitude dans l'abdomen inférieur, miction difficile, miction interrompue, déclenchement brusque, enduit mince et jaune, pouls en corde et fin.

Principes thérapeutiques

Activer le Qiji (mouvements du Qi) de la Vessie.

Prescription des points

Les points principaux sont Zhōngjí (CV3) et Sānyīnjiāo (SP6).

CV3	中极	Zhōngjí	RM3	3VC	RM 3
SP6	三阴交	Sānyīnjiāo	RP6	6RP	PI 6

Explications

Zhōngjí (CV3) est le point Mu-antérieur du méridien de la Vessie et Sānyīnjiāo (SP6) est le point de croisement des trois méridiens Yin du pied. La coordination des deux points peut activer la circulation du Qi dans le Triple Réchauffeur et favoriser la miction.

Manipulation

Zhōngjí (CV3)	Piquer perpendiculairement 2 cun.
Sānyīnjiāo (SP6)	Piquer perpendiculairement 1 cun.

Appliquer la méthode de dispersion d'après la rotation de l'aiguille sur les points ci-dessus. L'aiguille doit être laissée en place pendant 20 minutes et réaliser le traitement une fois par jour.

(4) Stase de Sang dans la Vessie

Manifestations principales
Miction interrompue ou bloquée, distension et plénitude accompagnées de douleurs de type distension dans l'abdomen inférieur, langue violette, un pouls rugueux ou fin et rapide.

Principes thérapeutiques
Enlever la stase de Sang et ouvrir les orifices.

Prescription des points
Les points principaux sont Xuèhǎi (SP10), Yīnlíngquán (SP9) et Zhōngjí (CV3).

SP10	血海	Xuèhǎi	RP10	10RP	PI 10
SP9	阴陵泉	Yīnlíngquán	RP9	9RP	PI 9
CV3	中极	Zhōngjí	RM3	3VC	RM 3

Explications
Zhōngjí (CV3) est le point Mu-antérieur du Méridien de la Vessie Tai Yang du pied et peut réguler la Vessie. Yīnlíngquán (SP9) est le point He-Rassemblement-Entrée du Méridien de la Rate Tai Yin du pied et combiné avec Xuèhǎi (SP10) peut activer la circulation du Sang et éliminer la stase de Sang.

Manipulation

Xuèhǎi (SP10)	Piquer perpendiculairement 1,5–2 cun.
Yīnlíngquán (SP9)	Piquer perpendiculairement 1,5–2 cun.
Zhōngjí (CV3)	Piquer perpendiculairement 2 cun.

Appliquer la méthode de dispersion avec les mouvements de retirer et d'enfoncer l'aiguille pour tous les points ci-dessus. L'aiguille doit être laissée en place pendant 20 minutes et réaliser le traitement une fois par jour.

(5) Montée du Feu causée par un Vide du Yin du Rein

Manifestations principales
Courbatures et douleurs dans le bas du dos, miction difficile, gorge sèche, langue rouge avec un enduit mince et blanc, pouls rapide et fin.

Principes thérapeutiques

Nourrir le Yin et favoriser l'activité Qihua.

Prescription des points

Les points principaux sont Tàixī (KI3), Sānyīnjiāo (SP6) et Sānjiāoshū (BL22).

KI3	太溪	Tàixī	R3	3R	SH 3
SP6	三阴交	Sānyīnjiāo	RP6	6RP	PI 6
BL22	三焦俞	Sānjiāoshū	V22	22V	PG 22

Explications

Tàixī (KI3) est le point Yuan-Source du Méridien du Rein Shao Yin du pied. Combiné à Sānyīnjiāo (SP6) peut nourrir le Rein. Sānjiāoshū (BL22) peut réguler le Qi du Triple Réchauffeur. La coordination de tous les points peut nourrir le Rein, activer la circulation du Qi et régulariser la miction.

Manipulation

Tàixī (KI3)	Piquer perpendiculairement 1–2 cun. Appliquer la méthode de tonification d'après la rotation de l'aiguille et avec les mouvements de retirer et d'enfoncer l'aiguille.
Sānjiāoshū (BL22)	Piquer perpendiculairement 1–2 cun. Appliquer la méthode de tonification d'après la rotation de l'aiguille et avec les mouvements de retirer et d'enfoncer l'aiguille.
Sānyīnjiāo (SP6)	Piquer obliquement vers l'intérieur de 2 cun, en direction de l'apophyse épineuse. Appliquer la méthode de dispersion d'après la rotation de l'aiguille pour stimuler une sensation d'énergie pour atteindre la région sacro-lombaire.

L'aiguille doit être laissée en place pendant 20 minutes et réaliser le traitement une fois par jour.

(6) Vide du Yang

Manifestations principales

Miction interrompue sans aucune force, distension et plénitude dans le bas-ventre, aversion pour le froid, membres froids, teint foncé, fatigue, douleur dans le bas du dos, langue pâle et tendre avec un enduit blanc, pouls profond et lent.

Principes thérapeutiques

Réchauffer le Rein et favoriser l'activité Qihua

Prescription des points

Les points principaux sont Yīngǔ (KI10), Shènshū (BL23), Sānjiāoshū (BL22), Qìhǎi (CV6) et Guānyuán (CV4).

KI10	阴谷	Yīngǔ	R10	10R	SH 10
BL23	肾俞	Shènshū	V23	23V	PG 23
CV6	气海	Qìhǎi	RM6	6VC	RM 6
CV4	关元	Guānyuán	RM4	4VC	RM 4

Explications

Yīngǔ (KI10) est le point He-Rassemblement-Entrée du méridien du Rein et combiné avec Shènshū (BL23) peut tonifier le Qi du Rein. Le Vide de Qi du Rein cause le dysfonctionnement du Triple Réchauffeur, donc sélectionner Sānjiāoshū (BL22) peut réguler la fonction du Qi du Triple Réchauffeur. Qìhǎi (CV6) et Guānyuán (CV4) du méridien Conception Ren peuvent réchauffer et renforcer le feu ministériel de la Porte de la vie et fortifier le Qi originel. Tous les points peuvent renforcer le Qi du Rein, réguler la fonction du Triple Réchauffeur et réguler le passage urinaire.

Manipulation

Yīngǔ (KI10)	Piquer perpendiculairement 1 cun. Appliquer la méthode de tonification d'après la rotation de l'aiguille et avec les mouvements de retirer et d'enfoncer l'aiguille.
Shènshū (BL23)	Piquer perpendiculairement 2 cun. Appliquer la méthode de tonification d'après la rotation de l'aiguille. Ajouter la moxibustion.
Sānjiāoshū (BL22)	Piquer perpendiculairement 2 cun. Appliquer la méthode de tonification d'après la rotation de l'aiguille. Ajouter la moxibustion.
Qìhǎi (CV6)	Piquer perpendiculairement 2 cun. Appliquer la méthode de tonification d'après la respiration. Ajouter la moxibustion.
Guānyuán (CV4)	Piquer perpendiculairement 2 cun. Appliquer la méthode de tonification d'après la respiration. Ajouter la moxibustion.

L'aiguille doit être laissée en place pendant 20 minutes et réaliser le traitement une fois par jour.

Acupuncture auriculaire

Prescription des points

Reins (CO_{10}), Vessie (CO_9), Sympathique (AH_{6i}), Organes Génitaux Externes (HX_4) et Sous-cortex (AT_4).

Manipulation

Appliquer des stimulations modérées et garder les aiguilles pendant 20 minutes, réaliser le traitement une fois par jour.

SECTION VII

Les Maladies en Gynécologie-Obstétrique

1. Dysménorrhée

La dysménorrhée fait référence à la douleur sévère du bas-ventre et de la région sacro-lombaire avant, après ou durant la menstruation, souvent accompagnée des symptômes de teint pâle, sudation froide de la tête, nausées et vomissements. Elle peut être causée par les maladies de l'hypoplasie de l'utérus, antéflexion ou rétroversion de l'utérus, rétrecissement du col de l'utérus, écoulement de l'endomètre, inflammation pelvienne, endométriose, etc.

Étiologie et Pathogénie

La Médecine Traditionnelle Chinoise pense que le principal mécanisme pathologique de la dysménorrhée est causé par la stagnation du Qi et du Sang. Les règles sont transformées à partir du Sang. Si le Sang est plein, le Sang et le Qi peuvent circuler de manière harmonieuse et les règles sont normales. S'il y a une stagnation du Qi et une stase du Sang ou un Vide de Sang dû au Vide de Qi cela causera une mauvaise circulation des règles et l'obstruction causera de la douleur. Selon ses facteurs pathogènes et son mécanisme, cette pathologie est résumée en quatre types de syndromes : syndrome de Vide, syndrome de Plénitude, syndrome de Froid et syndrome de Chaleur.

(1) Syndrome de Vide

1) Vide de Sang : la mer du Sang ainsi que l'utérus sont en Vide causé par un manque de nutrition lié à l'insuffisance du Qi et du Sang et la faiblesse des Méridiens Pénétrant Chong et Conception Ren.

2) Vide de Rein : Vide de Yin du Rein échouant à nourrir le Yin du Foie qui cause la stagnation et l'hyperactivité du Qi du Foie.

(2) Syndrome de Plénitude

1) Stagnation de Qi : la stagnation de Qi causée par des émotions violentes et persistantes peut également causer une stase de Sang et un désordre dans les menstruations.

2) Stase de Sang : la stase de Sang durant les menstruations ou les lochies laissées dans l'utérus après l'accouchement peut obstruer la circulation des menstruations et engendrer la stase de Sang.

(3) Syndrome de Froid

1) Froid Plénitude : menstruations difficiles résultant de surconsommation d'aliments froids et crus ou invasion du Vent-Froid pathogène causant la stase de Sang.

2) Froid Vide : le Vide de Yang chronique engendre un Froid interne, il s'agit du Froid Vide. Ce Froid Vide causera la mauvaise circulation du Sang ou des menstruations et éventuellement, la déficience de Yang deviendra plus sévère et provoquera une douleur continue.

(4) Syndrome de Chaleur

Chaleur Plénitude : Stase de Sang et Stagnation de Qi causeront de la Chaleur et une mauvaise circulation des menstruations.

Diagnostic différentiel et traitements associés

(1) Syndrome de type Vide

1) Vide de Sang

Manifestations principales

Douleurs continues et sourdes après les menstruations, soulagées par la pression, menstruations rouge clair et peu abondantes, teint et lèvres pâles, constitution corporelle faible, maigre, vertige, palpitation, insomnie, langue pâle avec enduit blanc et fin, pouls faible. Les symptômes de lassitude, membres froids et douleurs ainsi que faiblesse dans le bas du dos et des genoux sont présents lorsqu'accompagnés de Vide de Qi.

Principes thérapeutiques

Tonifier le Qi et nourrir le Sang.

Prescription des points

Les points principaux sont Géshū (BL17), Píshū (BL20), Qìhǎi (CV6) et Xuèhǎi (SP10).

BL17	膈俞	Géshū	V17	17V	PG 17
BL20	脾俞	Píshū	V20	20V	PG 20
CV6	气海	Qìhǎi	RM6	6VC	RM 6
SP10	血海	Xuèhǎi	RP10	10RP	PI 10

Explications

Géshū (BL17) est le point d'influence du Sang et peut générer le Sang. Géshū (BL17) et Píshū (BL20) sont sélectionnés pour nourrir le Sang. Xuèhǎi (SP10) peut activer la circulation du Sang dans les méridiens. Le Méridien Conception Ren peut réguler l'utérus. Qìhǎi (CV6) est utilisé pour renforcer le Qi et réguler le Méridien Conception Ren pour nourrir l'utérus.

Manipulation

Géshū (BL17)	Piquer perpendiculairement 2 cun. Appliquer la méthode de tonification d'après la rotation de l'aiguille ou seulement avec la moxibustion.
Píshū (BL20)	Piquer obliquement vers l'intérieur de 2 cun, en direction de l'apophyse épineuse. Appliquer la méthode de tonification d'après la rotation de l'aiguille ou ajouter la moxibustion.
Qìhǎi (CV6)	Piquer perpendiculairement 2 cun. Appliquer la méthode de tonification d'après la respiration ou ajouter la moxibustion.
Xuèhǎi (SP10)	Piquer perpendiculairement 2 cun. Appliquer la méthode de tonification avec les mouvements de retirer et d'enfoncer l'aiguille.

L'aiguille doit être laissée en place pendant 20 minutes. Réaliser le traitement une fois par jour.

2) Vide de Rein

Manifestations Principales

Douleur de l'abdomen inférieur après les menstruations, distension dans les hypochondres, endolorissement et faiblesse dans le bas du dos, apathie, couleur du sang menstruel rouge clair et saignement abondant, langue pâle avec enduit mince, pouls profond et faible.

Principes thérapeutiques

Nourrir le Rein et régulariser le Qi du Foie.

Prescription des points

Les points principaux sont Shènshū (BL23), Sānyīnjiāo (SP6), Xuèhǎi (SP10) et Qūquán (LR8).

BL23	肾俞	Shènshū	V23	23V	PG 23
SP6	三阴交	Sānyīnjiāo	RP6	6RP	PI 6
SP10	血海	Xuèhǎi	RP10	10RP	PI 10
LR8	曲泉	Qūquán	F8	8F	GA 8

Explications

Shènshū (BL23) peut nourrir le Rein. Sānyīnjiāo (SP6) peut nourrir et réguler le Qi des trois méridiens Yin de la Rate, du Foie et du Rein ; accompagné de Xuèhǎi (SP10), cela peut harmoniser le Ying Qi-énergie nourricière et nourrir le Sang ; accompagné de Qūquán (LR8), peut harmoniser et nourrir le Foie. La dysménorrhée est apaisée lorsque le Yin du Rein est suffisant et le Qi du Foie circule sans encombre.

Manipulation

Shènshū (BL23)	Piquer obliquement vers l'intérieur de 2 cun, en direction de l'apophyse épineuse.
Sānyīnjiāo (SP6)	Piquer perpendiculairement 2 cun.
Xuèhǎi (SP10)	Piquer perpendiculairement 2 cun.
Qūquán (LR8)	Piquer perpendiculairement 2 cun.

Appliquer la méthode de tonification d'après la rotation de l'aiguille pour tous les points ci-dessus. L'aiguille doit être laissée en place pendant 20 minutes. Réaliser le traitement une fois par jour.

(2) Syndrome de type Plénitude

1) Stagnation de Qi

Manifestations Principales

Distension et douleur dans l'abdomen inférieur avant ou pendant les menstruations, plus de distension que de douleur, plénitude du thorax, menstruations peu abondantes, cycles menstruels précoces ou tardifs, langue rouge avec enduit mince et blanc, pouls en corde.

Principes thérapeutiques

Régulariser la circulation du Qi pour dissiper la stagnation.

Prescription des points

Les points principaux sont Xíngjiān (LR2), Dìjī (SP8), Zhōngjí (CV3) et Cìliáo (BL32).

LR2	行间	Xíngjiān	F2	2F	GA 2
SP8	地机	Dìjī	RP8	8RP	PI 8
CV3	中极	Zhōngjí	RM3	3VC	RM 3
BL32	次髎	Cìliáo	V32	32V	PG 32

Explications

Xíngjiān (LR2) est le point Ying-Ecoulement du Méridien du Foie Jue Yin du pied et peut harmoniser le Foie pour réguler la circulation du Qi et dissiper la stase, selon la théorie des 5 éléments (mouvements). Dìjī (SP8) est le point Xi-Fissure du Méridien de la Rate Tai Yin du pied et peut promouvoir la circulation du Qi et du Sang. Zhōngjí (CV3) peut promouvoir la circulation du Qi du Réchauffeur Inférieur en régulant le Méridien Conception Ren. Cìliáo (BL32) est un point important pour traiter la dysménorrhée.

Manipulation

Xíngjiān (LR2)	Piquer perpendiculairement 0,8 cun.
Dìjī (SP8)	Piquer perpendiculairement 1,5 cun.
Zhōngjí (CV3)	Piquer perpendiculairement 2 cun.
Cìliáo (BL32)	Piquer perpendiculairement 1 cun pour stimuler une sensation de chaleur et de distension dans le bas-ventre.

Appliquer la méthode de dispersion d'après la rotation de l'aiguille et avec les mouvements de retirer et d'enfoncer l'aiguille sur tous les points ci-dessus.

L'aiguille doit être laissée en place pendant 20 minutes et réaliser le traitement une fois par jour.

2) Stase de Sang

Manifestations Principales

Spasme et douleur dans l'abdomen inférieur avant ou durant le début des menstruations, règles peu abondantes, couleur du sang menstruel violet foncé avec caillots, douleurs apaisées après les menstruations. Lorsque la stase de Sang est grave, les manifestations sont : teint bleuâtre ou violet, peau sèche, constipation, langue rouge ou avec des points violet-rouge, pouls profond et rugueux.

Principes thérapeutiques

Activer la circulation sanguine pour enlever la stase

Prescription des points

Les points principaux sont Hégǔ (LI4), Sānyīnjiāo (SP6), Xuèhǎi (SP10) et Tiānshū (ST25).

LI4	合谷	Hégǔ	GI4	4GI	DC 4
SP6	三阴交	Sānyīnjiāo	RP6	6RP	PI 6
SP10	血海	Xuèhǎi	RP10	10RP	PI 10
ST25	天枢	Tiānshū	E25	25E	WE 25

Explications

Selon la théorie de MTC, le Qi est le commandant du Sang. La circulation du Sang dépendant de la circulation du Qi, sélectionner Hégǔ (LI4) et Sānyīnjiāo (SP6) pour promouvoir la circulation du Qi et du Sang et promouvoir la descente du Sang. Xuèhǎi (SP10) peut activer la circulation du Sang pour éliminer la stase. Tiānshū (ST25) peut réguler l'activité du Qi dans le Réchauffeur Inférieur. Les quatre points ensemble peuvent promouvoir la circulation du Sang pour éliminer la stase.

Manipulation

Hégǔ (LI4)	Piquer perpendiculairement 1 cun. Appliquer la méthode de dispersion d'après la rotation de l'aiguille.
Sānyīnjiāo (SP6)	Piquer perpendiculairement 1,5 cun. Appliquer la méthode de dispersion d'après la rotation de l'aiguille et avec les mouvements de retirer et d'enfoncer l'aiguille.
Xuèhǎi (SP10)	Piquer perpendiculairement 1,5 cun. Appliquer la méthode de dispersion d'après la rotation de l'aiguille et d'après la respiration.
Tiānshū (ST25)	Piquer perpendiculairement 1,5 cun. Appliquer la méthode de dispersion d'après la rotation de l'aiguille et d'après la respiration.

L'aiguille doit être laissée en place pendant 20 minutes et réaliser le traitement une fois par jour.

(3) Syndrome de Froid

1) Syndrome de type Froid-Plénitude

Manipulations Principales

Douleur avec sensation de froid dans l'abdomen inférieur avant ou durant les menstruations, apaisée par la chaleur, menstruations peu abondantes, sang rouge foncé avec caillots, enduit mince et blanc, pouls profond et tendu.

Principes thérapeutiques

Réchauffer les méridiens pour dissiper le Froid.

Prescription des points

Les points principaux sont Píshū (BL20), Shènshū (BL23), Mìngmén (GV4), Dàhè (KI12) et Zhōngjí (CV3).

BL20	脾俞	Píshū	V20	20V	PG 20
BL23	肾俞	Shènshū	V23	23V	PG 23
GV4	命门	Mìngmén	DM4	4VG	DM 4
KI12	大赫	Dàhè	R12	12R	SH 12
CV3	中极	Zhōngjí	RM3	3VC	RM 3

Explications

Píshū (BL20) et Shènshū (BL23) peuvent réchauffer le Yang Qi de la Rate et du Rein pour éliminer le Froid. Le Méridien Gouverneur Du peut contrôler le Yang de tout le corps. Mìngmén (GV4) du Méridien Gouverneur Du accompagné de Dàhè (KI12) du Méridien du Rein Shao Yin du pied peut renforcer le Rein et fortifier le Yang. Zhōngjí (CV3) du Méridien Conception Ren peut réguler les Méridiens Conception Ren et Gouverneur Du. La combinaison des cinq points listés ci-dessus peut réchauffer les méridiens pour éliminer le Froid.

Manipulation

Píshū (BL20)	Piquer perpendiculairement 1,5–2 cun.
Shènshū (BL23)	Piquer perpendiculairement 1,5–2 cun.
Mìngmén (GV4)	Piquer perpendiculairement 1,5–2 cun.
Dàhè (KI-12)	Piquer perpendiculairement 1,5–2 cun.
Zhōngjí (CV3)	Piquer perpendiculairement 1,5–2 cun.

Appliquer la méthode de tonification d'après la rotation de l'aiguille ou ajouter la moxibustion pour tous les points ci-dessus.

L'aiguille doit être laissée en place pendant 20 minutes et réaliser le traitement une fois par jour.

2) Syndrome de type Froid-Vide

Manifestations Principales

Douleur lancinante de l'abdomen après les menstruations, apaisée par la Chaleur et la pression, fatigue générale, membres froids, endolorissement du bas du dos, enduit blanc, pouls fin et lent.

Principes thérapeutiques

Réchauffer les méridiens et tonifier le Vide

Prescription des points

Les points principaux sont Guānyuán (CV4), Zúsānlǐ (ST36), Qìhǎi (CV6) et Sānyīnjiāo (SP6).

CV4	关元	Guānyuán	RM4	4VC	RM 4
ST36	足三里	Zúsānlǐ	E36	36E	WE 36
CV6	气海	Qìhǎi	RM6	6VC	RM 6
SP6	三阴交	Sānyīnjiāo	RP6	6RP	PI 6

Explications

Qìhǎi (CV6) et Guānyuán (CV4) du Méridien Conception Ren peuvent réguler et renforcer le Méridien Pénétrant Chong et Conception Ren pour réchauffer l'utérus. Zúsānlǐ (ST36) et Sānyīnjiāo (SP6) peuvent renforcer la Rate et l'Estomac pour nourrir la source de génération et transformation. Lorsque le Qi et le Sang sont suffisants, les fonctions normales des Méridiens Pénétrant Chong et Conception Ren peuvent apaiser la dysménorrhée.

Manipulation

Guānyuán (CV4)	Piquer perpendiculairement 1,5 cun. Appliquer la méthode de tonification d'après la respiration. Ajouter la moxibustion.
Zúsānlǐ (ST36)	Piquer perpendiculairement 1,5–2 cun. Appliquer la méthode de tonification d'après la rotation de l'aiguille.
Qìhǎi (CV6)	Piquer perpendiculairement 1,5 cun. Appliquer la méthode de tonification d'après la respiration. Ajouter la moxibustion.
Sānyīnjiāo (SP6)	Piquer perpendiculairement 1,5–2 cun. Appliquer la méthode de tonification d'après la rotation de l'aiguille.

L'aiguille doit être laissée en place pendant 20 minutes et réaliser le traitement une fois par jour.

(4) Syndrome de Chaleur

Manifestations Principales

Douleurs abdominales avant les menstruations se répandant sur les deux côtés de l'abdomen inférieur, saignement abondant, menstruations de couleur rouge ou violette lors du début des cycles menstruels accompagné de lèvres rouges, bouche sèche, dysphorie, insomnie, constipation, urines de couleur jaune foncé, langue rouge avec enduit jaune, pouls fin et fort ou glissant et rapide.

Principes thérapeutiques

Rafraîchir la Chaleur du Sang et réguler le Qi pour activer la circulation sanguine.

Prescription des points

Les points principaux sont Sānyīnjiāo (SP6), Xuèhǎi (SP10) et Xíngjiān (LR2).

SP6	三阴交	Sānyīnjiāo	RP6	6RP	PI 6
SP10	血海	Xuèhǎi	RP10	10RP	PI 10
LR2	行间	Xíngjiān	F2	2F	GA 2

Explications

Sānyīnjiāo (SP6) est le point de croisement des méridiens du Foie, de la Rate et du Rein, et peut donc éliminer la Chaleur du Sang et nourrir le Yin. Xíngjiān (LR2) est le point Ying-Ecoulement du Méridien du Foie Jue Yin du pied et peut éliminer le Feu du Foie pour promouvoir la circulation du Qi. Xuèhǎi (SP10) peut activer le Sang pour éliminer la Chaleur de Sang.

Manipulation

Sānyīnjiāo (SP6)	Piquer perpendiculairement 1 cun.
Xuèhǎi (SP10)	Piquer perpendiculairement 1 cun.
Xíngjiān (LR2)	Piquer perpendiculairement 0,5 cun.

Appliquer la méthode de dispersion d'après la rotation de l'aiguille et avec les mouvements de retirer et d'enfoncer l'aiguille sur tous les points ci-dessus.

L'aiguille doit être laissée en place pendant 20 minutes. Réaliser le traitement une fois par jour.

Note

Zúsānlǐ (ST36) peut être piqué en premier pour apaiser la dysménorrhée comme symptômes secondaire. Puis, traiter l'origine de la maladie selon la différenciation du syndrome. Dans le poème sur les quatre points importants d'acupuncture, une phrase dit : «Zúsānlǐ (ST36) peut être appliqué pour traiter les maladies de l'abdomen». Ici, Zúsānlǐ (ST36) doit être piqué 1-2 cun de profondeur en dispersion d'après la rotation de l'aiguille et avec les mouvements de retirer et d'enfoncer l'aiguille jusqu'à obtenir une sensation de distension. Laisser les aiguilles sur place pendant 20 minutes. Généralement, la douleur est apaisée après ce traitement.

Acupuncture auriculaire

Prescription des points

Organes Génitaux Internes (TF$_2$), Sous-cortex (AT$_4$), Endocrine (CO$_{18}$) et Reins (CO$_{10}$).

Manipulation

Appliquer des stimulations modérées et garder les aiguilles sur place pendant 20 minutes, réaliser le traitement une fois par jour ou utiliser des aiguilles à demeure avant la menstruation.

2. Aménorrhée

Dans le développement physique normal d'une femme, la menstruation commence vers l'âge de 14 ans. L'aménorrhée est l'absence de menstruation depuis longtemps ou est une interruption de plus de trois mois après la ménarche, le début du cycle menstruel normal, sauf pendant la période de gestation ou de lactation.

L'aménorrhée est divisée en deux types : primaire et secondaire. Il y a aussi la vraie et la pseudo aménorrhée divisée selon les différents symptômes.

La pseudo aménorrhée est également appelée aménorrhée récessive, ce qui signifie que la patiente a des règles, mais les règles ne peuvent pas s'écouler à l'extérieur du corps en raison de l'atrésie causée par défaut congénital et des lésions acquises du tractus génital. La vraie aménorrhée résulte des troubles de l'ensemble du corps ou du dysfonctionnement de l'hypothalamus-hypophyse, d'un dysfonctionnement endocrinien de l'ovaire, du cortex surrénalien, de la glande thyroïde et du changement pathologique de l'endomètre.

L'aménorrhée a été mentionnée dans le livre des *Classiques Interne* (Nèi Jīng). Dans les *Questions Simples, Discussion sur les Maladies Fébriles* (Sù Wèn, chapitre *Píng Rè Bìng Lùn*) il est dit : «*L'aménorrhée est causée par la fermeture utérine*». En intégrant la discussion d'anciens médecins de différentes dynasties, la pathogenèse inclut deux types : aménorrhée causée par le Vide de Sang et l'aménorrhée causée par la stase de Sang.

Étiologie et Pathogénie

(1) Aménorrhée de type Vide de Sang

Elle est causée par la perte excessive de Sang due à raison diverse. Certaines d'entre elles résultent de la faiblesse de la Rate et du Rein causant un manque pour la transformation du Sang, la consomption du Yin et du Sang due à une Chaleur de type Vide, la consumation de l'essence et du Sang causée par une activité sexuelle excessive.

(2) Aménorrhée due à la Stase de Sang.

Elle est causée par l'obstruction de la circulation du Sang causée par un désordre dans les sept émotions, une stagnation de Qi, une rétention de Froid pathogène dans l'utérus, par l'Humidité pathogène d'une obstruction interne, par l'accumulation de stase de Sang et par l'irrégularité du Méridien Pénétrant Chong et du Méridien Conception Ren.

Diagnostic différentiel et traitements associés

(1) Aménorrhée de type Vide de Sang

Manifestations principales

Perte de poids, perte d'appétit, teint pâle, fatigue, vertige, palpitation, fièvre basse ou fièvre hectique causée par le Vide de Yin, sudation nocturne, décroissement graduel de la quantité de menstruations, langue pâle, pouls fin et rugueux.

Principes thérapeutiques

Fortifier la Rate et l'Estomac et nourrir le Foie et le Rein.

Prescription des points

Les points principaux sont Píshū (BL20), Gānshū (BL18), Géshū (BL17), Shènshū (BL23), Qìhǎi (CV6) et Zúsānlǐ (ST36).

BL20	脾俞	Píshū	V20	20V	PG 20
BL18	肝俞	Gānshū	V18	18V	PG 18
BL23	肾俞	Shènshū	V23	23V	PG 23
CV6	气海	Qìhǎi	RM6	6VC	RM 6
ST36	足三里	Zúsānlǐ	E36	36E	WE 36

Explications

Géshū (BL17) est le point de réunion du Sang. Le Foie est l'Organe qui stocke le Sang. Gānshū (BL18) peut renforcer le Sang. Le Rein est la source innée de la vie. Si le Qi du Rein est abondant, le Sang du Méridien Pénétrant Chong peut circuler normalement et les menstruations deviendront normales ; il faut sélectionner Shènshū (BL23) et Qìhǎi (CV6) du Méridien Conception Ren pour nourrir le Qi du Rein. La Rate et l'Estomac sont la source acquise et la source de la génération et de la transformation du Qi et du Sang ; donc on peut sélectionner Píshū (BL20) et Zúsānlǐ (ST36) pour tonifier le Qi postnatal. Si le Qi de la Rate et la source de génération et de transformation sont pleins, la circulation menstruelle sera restaurée automatiquement.

Manipulation

Píshū (BL20)	Piquer perpendiculairement 1,5–2 cun.
Gānshū (BL18)	Piquer perpendiculairement 1,5–2 cun.
Géshū (BL17)	Piquer perpendiculairement 1,5–2 cun.
Shènshū (BL23)	Piquer perpendiculairement 1,5–2 cun.
Zúsānlǐ (ST36)	Piquer perpendiculairement 2 cun.
Qìhǎi (CV6)	Piquer perpendiculairement 1,5 cun. Appliquer la méthode de tonification d'après la respiration.

Appliquer la méthode de tonification d'après la rotation de l'aiguille pour les 5 points ci-dessus. L'aiguille doit être laissée en place pendant 20 minutes. Réaliser le traitement une fois par jour.

(2) Aménorrhée de type Stase de Sang

Manifestations principales

Distension douloureuse dans l'abdomen inférieur, éventuellement masse à l'abdomen, constipation avec des selles de couleurs foncées, dysphorie avec une sensation fiévreuse dans le thorax, peau des paumes des mains et des pieds sèche et rugueuse, bouche sèche, vertige, langue rouge foncé ou bleu-violacé avec un enduit jaune, pouls profond, tendu et rugueux.

Principes thérapeutiques

Activer la circulation sanguine et régulariser la menstruation.

Prescription des points

Les points principaux sont Zhōngjí (CV3), Xuèhǎi (SP10), Sānyīnjiāo (SP6), Dìjī (SP8), Qìchōng (ST30), Hégǔ (LI4).

CV3	中极	Zhōngjí	RM3	3VC	RM 3
SP10	血海	Xuèhǎi	RP10	10RP	PI 10
SP6	三阴交	Sānyīnjiāo	RP6	6RP	PI 6
SP8	地机	Dìjī	RP8	8RP	PI 8
ST30	气冲	Qìchōng	E30	30E	WE 30
LI4	合谷	Hégǔ	GI4	4GI	DC 4

Explications

Dìjī (SP8) est le point Xi-Fissure du Méridien de la Rate Tai Yin du pied : il peut promouvoir la circulation du Sang et du Qi pour éliminer la stase. Qìchōng (ST30) aussi appelé «Qìjiē» qui signifie «passage du Qi» est un point du Méridien de l'Estomac Yang Ming du pied qui se connecte avec le Méridien Pénétrant Chong et peut rediriger le reflux du Qi et réguler la circulation du sang. Zhōngjí (CV3) peut réguler le Méridien Pénétrant Chong et Conception Ren ainsi que le Réchauffeur Inférieur. Xuèhǎi (SP10) est un point du Méridien de la Rate Tai Yin du pied et peut réguler le méridien de la Rate pour activer la circulation du Sang. Hégǔ (LI4) et Sānyīnjiāo (SP6) peuvent promouvoir la circulation du Qi et du Sang pour provoquer la menstruation.

Manipulation

Zhōngjí (CV3)	Piquer perpendiculairement 1,5 cun.
Xuèhǎi (SP10)	Piquer perpendiculairement 2 cun.
Sānyīnjiāo (SP6)	Piquer perpendiculairement 1,5 cun.
Dìjī (SP8)	Piquer perpendiculairement 1,5 cun.

Qìchōng (ST30)	Piquer perpendiculairement 1 cun.
Hégǔ (LI4)	Piquer perpendiculairement 0,5–2 cun.

Appliquer la méthode de dispersion d'après la rotation de l'aiguille et avec les mouvements de retirer et d'enfoncer l'aiguille pour les points ci-dessus.

L'aiguille doit être laissée en place pendant 20 minutes, réaliser le traitement une fois par jour.

Acupuncture auriculaire

Prescription des points

Organes Génitaux Internes (TF_2), Sous-cortex (AT_4), Endocrine (CO_{18}), Reins (CO_{10}) et Glande Surrénale (TG_{2p}).

Manipulation

Appliquer des stimulations modérées et garder les aiguilles pendant 20 minutes, réaliser le traitement une fois par jour. Le traitement doit être effectué pendant la semaine avant les menstruations et la semaine après les menstruations.

3. Menstruations irrégulières

La menstruation irrégulière fait référence aux troubles de la quantité, de la couleur ou du cycle menstruel accompagné d'autres symptômes. La menstruation est normalement un saignement régulier et périodique de la cavité utérine régulé par l'adénohypophyse, l'ovaire et l'hormone endocrine. La menstruation irrégulière se produira lorsque l'adénohypophyse, l'ovaire et le système endocrinien seront anormaux. Il y a de nombreuses catégories de règles irrégulières, telles que les menstruations avancées, menstruations retardées, menstruations irrégulières, ménorragies et menstruations rares. Le facteur étiologique et la pathogenèse sont divisés en quatre types : Vide, Plénitude, syndromes de Froid et syndrome de Chaleur.

Étiologie et pathogenèse

(1) Syndromes de Vide

1) **Vide de Qi :** il est d'habitude causé par une blessure interne due au surmenage, au Vide du Qi vital causant faiblesse du Méridien Pénétrant Chong et du Méridien Conception Ren dans le contrôle des menstruations avec une perte conséquente de sang.

2) **Vide de Sang :** les facteurs, tels que saignements chroniques, plusieurs grossesses, une activité sexuelle excessive ou par des fausses couches, peuvent consumer le Sang et entraînent une déficience de sang à l'utérus, d'où les menstruations retardées avec un flux sanguin peu abondant.

3) **Vide de la Rate** : la faiblesse et le dysfonctionnement de la Rate et de l'Estomac dans leurs fonctions de réception, transport-transformation causent un Vide de Qi et de Sang, les règles sont souvent retardées. Cependant, puisque la Rate a la fonction de contrôler le Sang, si le Qi de la Rate s'affaiblit, cela engendra un dysfonctionnement dans le contrôle du Sang et le flux menstruel pourrait être aussi avancé.

4) **Affaiblissement du Foie et du Rein** : l'activité sexuelle excessive blesse les Méridiens Chong et Conception Ren, causant la faiblesse du Foie et du Rein. Le Foie en déficience ne peut pas stocker suffisamment de Sang, donc les règles sont retardées et peu abondantes ; le Rein en vide ne pourra plus assumer sa fonction de contrôle, soit une fonction d'homéostasie en insuffisance, les règles seront avancées et abondantes. Ou encore, les facteurs émotionnels : frustration, colère ou anxiété entravent la circulation du Qi aux Organes Cœur, Rate et Foie, ceci perturbe les Méridiens Pénétrant Chong et Conception Ren, affaiblissent le Foie et le Rein et rendent le cycle menstruel irrégulier.

(2) Syndromes de Plénitude

1) **Stase de Sang** : les menstruations obstruées par la stagnation de Froid ou la stase de Sang dans l'utérus suite à un accouchement.

2) **Stagnation de Qi** : les menstruations irrégulières causées par la stagnation de Qi et de Sang liée à des rages violentes, l'anxiété ou le désappointement émotionnel.

3) **Tan-Humidité** : la rétention de Tan-Humidité inhibe la circulation du Sang dans les méridiens ce qui cause l'aménorrhée. Cependant si la Rate est en Vide et cause la rétention d'Humidité et donc la perte de contrôle de la circulation sanguine dans les vaisseaux, il en résultera un flux menstruel précoce avec une quantité importante de sang.

(3) Syndrome de Froid

Menstruations retardées avec hypoménorrhée pouvant être causée par la stase de Sang due à un excès de Froid, un Vide de Yang Qi ou à de l'asthénie du Sang et du Qi.

(4) Syndrome de Chaleur

1) **Chaleur du Sang** : les menstruations avancées en grande quantité sont habituellement dues à l'accumulation de Chaleur pathogène dans le Sang, à une haute température, à la consommation de nourriture piquante et épicée, à la cigarette ou à l'alcool.

2) **Chaleur de type Vide** : les menstruations précoces avec hypoménorrhée sont d'habitude causées par la Chaleur due au Vide de Yin et de Sang, à la blessure interne des sept émotions ou à un trouble des sept émotions se transformant en Feu.

Diagnostic différentiel et traitements associés

(1) Syndrome de Vide

1) Vide de Qi
Manifestations principales

Menstruations avancées, règles en grande quantité, sang rouge clair, teint pâle, lassitude mentale, palpitation, souffle court, sensation de pesanteur dans l'abdomen inférieur, langue pâle avec un enduit mince et pouls faible.

Principes thérapeutiques

Régulariser la circulation du Qiji (mouvements du Qi), renforcer le Méridien Pénétrant Chong et le Méridien Conception Ren.

Prescription des points

Les points principaux sont Qìhǎi (CV6) et Gōngsūn (SP4).

CV6	气海	Qìhǎi	RM6	6VC	RM 6
SP4	公孙	Gōngsūn	RP4	4RP	PI 4

Explications

Le Méridien Conception Ren contrôle l'utérus et la grossesse. Les menstruations sont normales lorsque le Qi du Méridien Conception Ren est plein. Qìhǎi (CV6) du Méridien Conception Ren peut nourrir le Qi primordial, le Qi est le commandant du Sang. Si le Qi est suffisant, il peut contrôler le Sang et réguler les menstruations. Gōngsūn (SP4) est le point Luo-Communication du Méridien de la Rate Tai Yin du pied et se connecte avec le Méridien Pénétrant Chong qui est la mer du Sang. Donc, Gōngsūn (SP4) peut fortifier le Qi de la Rate et réguler le Méridien Pénétrant Chong. L'exubérance de l'activité du Qi peut amener le Méridien Conception Ren ainsi que le Méridien Pénétrant Chong à réguler le cycle menstruel et ainsi la maladie sera guérie.

Manipulation

Qìhǎi (CV6)	Piquer perpendiculairement 2 cun. Appliquer la méthode de tonification d'après la respiration. Ajouter la moxibustion.
Gōngsūn (SP4)	Piquer perpendiculairement 0, 5 cun. Appliquer la méthode de tonification d'après la rotation de l'aiguille. Ajouter la moxibustion.

L'aiguille doit être laissée en place pendant 20 minutes. Réaliser le traitement une fois par jour.

2) Vide de Sang
Manifestations principales

Menstruations retardées, volume menstruel diminué, de couleur rouge clair et de consistance liquide, teint pâle, peau sèche, palpitation sévère, langue pâle avec enduit mince et pouls irrégulier ou faible et fin.

Principes thérapeutiques

Nourrir le Sang pour régulariser les menstruations.

Prescription des points

Les points principaux sont Sānyīnjiāo (SP6) et Zúsānlǐ (ST36).

SP6	三阴交	Sānyīnjiāo	RP6	6RP	PI 6
ST36	足三里	Zúsānlǐ	E36	36E	WE 36

Explications

Sānyīnjiāo (SP6) du Méridien de la Rate Tai Yin du pied peut renforcer le Qi de la Rate quand il est associé avec Zúsānlǐ (ST36) du Méridien de l'Estomac Yang Ming du pied. Ces points sont sélectionnés, car la Rate et l'Estomac sont la source acquise. Si la Rate et l'Estomac ont leur fonction de réception et de transformation de l'essence de la nourriture normale, le Qi et le Sang seront pleins et les menstruations seront normales.

Manipulation

Sānyīnjiāo (SP6)	Piquer perpendiculairement 1 cun.
Zúsānlǐ (ST36)	Piquer perpendiculairement 2 cun.

Appliquer la méthode de tonification d'après la rotation de l'aiguille et avec les mouvements de retirer et d'enfoncer l'aiguille. Ajouter la moxibustion.

L'aiguille doit être laissée en place pendant 20 minutes. Réaliser le traitement une fois par jour.

3) Vide de la Rate

Manifestations principales

Menstruations irrégulières, froid du corps, lassitude, quantité menstruelle incertaine avec une couleur claire et une circulation du sang menstruel fine, accompagné d'un teint pâle et jaune, peu d'appétit, distension abdominale, selles molles, langue pâle avec enduit mince et blanc et un pouls faible et lent.

Principes thérapeutiques

Renforcer la Rate pour régulariser les menstruations.

Prescription des points

Les points principaux sont Píshū (BL20), Sānyīnjiāo (SP6) et Zúsānlǐ (ST36).

BL20	脾俞	Píshū	V20	20V	PG 20
SP6	三阴交	Sānyīnjiāo	RP6	6RP	PI 6

| ST36 | 足三里 | Zúsānlǐ | E36 | 36E | WE 36 |

Explications

Les points Shu-antérieurs sont souvent sélectionnés pour traiter les maladies des viscères. Si la Rate est déficiente, elle ne peut pas contrôler le Sang. Sélectionner Píshū (BL20) pour tonifier le Qi de la Rate. Sānyīnjiāo (SP6) et Zúsānlǐ (ST36) sont ajoutés pour tonifier les fonctions de la Rate et de l'Estomac. Comme la Rate contrôle le Sang, si le Qi de la Rate est suffisant alors les menstruations seront également régulières.

Manipulation

Píshū (BL20)	Piquer perpendiculairement 2 cun. Appliquer la méthode de tonification d'après la rotation de l'aiguille. Ajouter la moxibustion.
Sānyīnjiāo (SP6)	Piquer perpendiculairement 1 cun. Appliquer la méthode de tonification d'après la rotation de l'aiguille et avec les mouvements de retirer et d'enfoncer l'aiguille. Ajouter la moxibustion.
Zúsānlǐ (ST36)	Piquer perpendiculairement 2 cun. Appliquer la méthode de tonification d'après la rotation de l'aiguille et avec les mouvements de retirer et d'enfoncer l'aiguille. Ajouter la moxibustion.

L'aiguille doit être laissée en place pendant 20 minutes. Réaliser le traitement une fois par jour.

4) Déficience du Foie et du Rein

Manifestations principales

Cycle irrégulier, volume menstruel abondant ou diminué, de couleur claire et de consistance liquide, accompagné de teint pâle ou jaune, vertige, acouphène, distension et douleur dans le bas du dos et aux genoux, miction fréquente nocturne, langue pâle avec enduit blanc, pouls profond et faible.

Principes thérapeutiques

Réchauffer et renforcer le Qi du Rein.

Prescription des points

Les points principaux sont Gānshū (BL18), Shènshū (BL23), Mìngmén (GV4) et Guānyuán (CV4).

BL18	肝俞	Gānshū	V18	18V	PG 18
BL23	肾俞	Shènshū	V23	23V	PG 23
GV4	命门	Mìngmén	DM4	4VG	DM 4
CV4	关元	Guānyuán	RM4	4VC	RM 4

Explications

Gānshū (BL18) et Shènshū (BL23) sont sélectionnés pour fortifier le Foie et le Rein. Selon le principe que les points Shu-postérieurs peuvent traiter les maladies des Organes, Mìngmén (GV4), aussi appelé «Jīnggōng» ce qui signifie «le Palais de l'essence de la vie», peut renforcer le Yang du Rein. Guānyuán (CV4) peut fortifier la fonction du Rein et renforcer le Qi primaire.

Manipulation

Gānshū (BL18)	Piquer perpendiculairement 1,5–2 cun. Appliquer la méthode de tonification d'après la rotation de l'aiguille. Ajouter la moxibustion.
Shènshū (BL23)	Piquer perpendiculairement 1,5–2 cun. Appliquer la méthode de tonification d'après la rotation de l'aiguille. Ajouter la moxibustion.
Mìngmén (GV4)	Piquer perpendiculairement 1,5–2 cun. Appliquer la méthode de tonification d'après la rotation de l'aiguille. Ajouter la moxibustion.
Guānyuán (CV4)	Piquer perpendiculairement 1,5 cun. Appliquer la méthode de tonification d'après la respiration. Ajouter la moxibustion.

(2) Syndrome Plénitude

1) Stase de Sang

Manifestations principales

Menstruations retardées, volume diminué, couleur foncée et avec caillots, teint foncé et bleuâtre, douleur au bas-ventre avec refus de palpation, langue rouge-foncé avec ecchymoses, pouls profond et rugueux.

Principes thérapeutiques

Activer la circulation sanguine, enlever la stase et régulariser les menstruations

Prescription des points

Les points principaux sont Zhōngjí (CV3), Xuèhǎi (SP10) et Xíngjiān (LR2).

Explications

Zhōngjí (CV3) peut réguler le Méridien Pénétrant Chong et le Méridien Conception Ren pour éliminer la stase dans les méridiens. Xíngjiān (LR2) est un point du Méridien du Foie Jue Yin du pied et Xuèhǎi (SP10) est un point du Méridien de la Rate Tai Yin du pied, ils ont la fonction de réguler le Qi et la circulation du Sang du Foie et de la Rate pour éliminer la stase.

Manipulation

Zhōngjí (CV3)	Piquer perpendiculairement 1 cun.
Xuèhǎi (SP10)	Piquer perpendiculairement 1 cun.
Xíngjiān (LR2)	Piquer perpendiculairement 0,5 cun.

Appliquer la méthode de dispersion d'après la rotation de l'aiguille et avec les mouvements de retirer et d'enfoncer l'aiguille sur tous les points ci-dessus.

L'aiguille doit être laissée en place pendant 20 minutes. Réaliser le traitement une fois par jour.

2) Stagnation de Qi

Manifestations principales

Cycle irrégulier, volume diminué, couleur violette, caillots de sang, teint foncé bleuâtre, dépression, distension aux seins avant les menstruations, distension et douleur au bas-ventre durant ou après les menstruations, distension dans le thorax et la région des hypochondres, enduit mince et blanc, pouls en corde. Si cela est accompagné par des signes de Chaleur, les manifestations sont dysphorie avec sensation de chaleur, lèvres et bouche sèches, enduit jaune et pouls rapide.

Principes thérapeutiques

Régulariser le Qi et dissoudre la stase de Sang

Prescription des points

Les points principaux sont Tàichōng (LR3), Nèiguān (PC6) et Zhōngwǎn (CV12).

LR3	太冲	Tàichōng	F3	3F	GA 3
PC6	内关	Nèiguān	MC6	6ECS	XB 6
CV12	中脘	Zhōngwǎn	RM12	12VC	RM 12

Explications

Le Méridien de Conception Ren contrôle l'utérus et la grossesse. Si le Qi du Méridien de Conception Ren est plein, les menstruations sont normales. Sélectionner Zhōngwǎn (CV12) du Méridien Conception Ren pour réguler la circulation du Qi, accompagné de Nèiguān (PC6) pour éliminer la stase. Tàichōng (LR3) est un point appartenant au Méridien du Foie Jue Yin du pied qui peut harmoniser le Qi du Foie.

Manipulation

Tàichōng (LR3)	Piquer perpendiculairement 2 cun. Appliquer la méthode de dispersion d'après la rotation de l'aiguille
Nèiguān (PC6)	Piquer perpendiculairement 1 cun. Appliquer la méthode de dispersion d'après la rotation de l'aiguille et avec les mouvements de retirer et d'enfoncer l'aiguille.
Zhōngwǎn (CV12)	Piquer perpendiculairement 1 cun. Appliquer la méthode de dispersion d'après la rotation de l'aiguille et avec les mouvements de retirer et d'enfoncer l'aiguille.

L'aiguille doit être laissée en place pendant 20 minutes. Réaliser le traitement une fois par jour.

3) Tan-Humidité

Manifestations principales

Menstruations retardées, sang menstruel de couleur claire et de qualité collante, teint pâle, sensation de plénitude dans le thorax, parfois accompagnée de vomissements, peu d'appétit, sensation de bouche pâteuse, enduit blanc et gras, pouls tendu et glissant.

Principes thérapeutiques
Régulariser l'Estomac et dissoudre le Tan-mucosité.

Prescription des points
Les points principaux sont Sānyīnjiāo (SP6), Zúsānlǐ (ST36), Píshū (BL20) et Fēnglóng (ST40).

SP6	三阴交	Sānyīnjiāo	RP6	6RP	PI 6
ST36	足三里	Zúsānlǐ	E36	36E	WE 36
BL20	脾俞	Píshū	V20	20V	PG 20
ST40	丰隆	Fēnglóng	E40	40E	WE 40

Explications
Sānyīnjiāo (SP6) peut réguler la circulation du Qi dans les trois méridiens Yin du pied et également renforcer le Qi de la Rate. Píshū (BL20) peut renforcer la fonction de la Rate. Zúsānlǐ (ST36) est le point He-Rassemblement-Entrée de l'Estomac et peut fortifier les fonctions de l'Estomac et de la Rate pour éliminer l'Humidité, accompagné de Fēnglóng (ST40), il peut dissiper le Tan-mucosité.

Manipulation

Sānyīnjiāo (SP6)	Piquer perpendiculairement 1 cun. Appliquer la méthode de tonification d'après la rotation de l'aiguille.
Zúsānlǐ (ST36)	Piquer perpendiculairement 1,5–2 cun. Appliquer la méthode de tonification d'après la respiration et ajouter la moxibustion.
Píshū (BL20)	Piquer perpendiculairement 1 cun. Appliquer la méthode de tonification d'après la rotation de l'aiguille.
Fēnglóng (ST40)	Piquer perpendiculairement 2 cun. Appliquer la méthode de dispersion d'après la rotation de l'aiguille.

L'aiguille doit être laissée en place pendant 20 minutes. Réaliser le traitement une fois par jour.

(3) Syndrome de Froid

Manifestations principales
Menstruations retardées avec règles peu abondantes, une qualité aqueuse, un teint pâle, préférence pour la chaleur et crainte de froid, membres froids, douleurs constantes dans l'abdomen, améliorées à la pression et la chaleur, lèvres pâles, enduit blanc, pouls profond, lent et faible.

Principes thérapeutiques
Réchauffer les méridiens pour dissiper le Froid.

Prescription des points

Les points principaux sont Shénquè (CV8), Guānyuán (CV4), Mìngmén (GV4) et Sānyīnjiāo (SP6).

CV8	神阙	Shénquè	RM8	8VC	RM 8
CV4	关元	Guānyuán	RM4	4VC	RM 4
GV4	命门	Mìngmén	DM4	4VG	DM 4
SP6	三阴交	Sānyīnjiāo	RP6	6RP	PI 6

Explications

Shénquè (CV8) et Guānyuán (CV4) du Méridien Conception Ren ont la fonction de réchauffer et fortifier Mìngmén pour éliminer le Froid. Mìngmén (GV4) a la fonction de fortifier le Rein et consolider la constitution. Sānyīnjiāo (SP6) peut réapprovisionner en Qi des trois Méridiens Yin de la Rate, du Foie et du Rein.

Manipulation

Guānyuán (CV4)	Piquer perpendiculairement 1 cun.
Mìngmén (GV4)	Piquer perpendiculairement 1 cun.
Sānyīnjiāo (SP6)	Piquer perpendiculairement 1 cun.

Appliquer la méthode de tonification d'après la respiration pour les 3 points ci-dessus.

Shénquè (CV8)	Appliquer la moxibustion.

L'aiguille doit être laissée en place pendant 20 minutes. Réaliser le traitement une fois par jour.

(4) Syndrome de Chaleur

1) Chaleur du Sang

Manifestations principales

Menstruations avancées avec une quantité importante de flux sanguin de couleur rouge foncé ou violet foncé, de qualité épaisse et collante, caillots sanguins avec une odeur de poisson, visage rouge, lèvres rouge et sèche, préférence pour le froid et aversion à la chaleur, langue rouge avec enduit jaune, pouls ample et puissant ou rapide.

Principes thérapeutiques

Rafraîchir la Chaleur du Sang

Prescription des points

Les points principaux sont Xuèhǎi (SP10), Tàixī (KI3), Xíngjiān (LR2) et Sānyīnjiāo (SP6).

SP10	血海	Xuèhǎi	RP10	10RP	PI 10
KI3	太溪	Tàixī	R3	3R	SH 3
LR2	行间	Xíngjiān	F2	2F	GA 2
SP6	三阴交	Sānyīnjiāo	RP6	6RP	PI 6

Explications

Xuèhǎi (SP10) peut réguler la circulation du Sang pour éliminer la Chaleur pathogénique du Sang. Sānyīnjiāo (SP6) est le point de croisement des trois méridiens Yin du Foie, de la Rate et du Rein, et peut éliminer la Chaleur des trois méridiens Yin et nourrir le Yin. Tàixī (KI3) peut renforcer le Rein pour réguler les menstruations. Xíngjiān (LR2) peut éliminer le Feu et rafraîchir la Chaleur du Foie.

Manipulation

Xuèhǎi (SP10)	Piquer perpendiculairement 1–1,5 cun. Appliquer la méthode de dispersion d'après la rotation de l'aiguille.
Tàixī (KI3)	Piquer perpendiculairement 1 cun. Appliquer la méthode de tonification d'après la rotation de l'aiguille.
Xíngjiān (LR2)	Piquer perpendiculairement 1–1,5 cun. Appliquer la méthode de dispersion d'après la rotation de l'aiguille.
Sānyīnjiāo (SP6)	Piquer perpendiculairement 1 cun. Appliquer la méthode de tonification d'après la rotation de l'aiguille.

L'aiguille doit être laissée en place pendant 20 minutes et réaliser le traitement une fois par jour.

2) Chaleur de type Vide

Manifestations Principales

Menstruations précoces, volume peu abondant, couleur rouge et qualité fine, pas de caillot sanguin, teint pâle, joues rouges, dysphorie avec sensation fiévreuse dans le thorax, les paumes des mains et des pieds, insomnie, fatigue, langue rouge clair avec un enduit légèrement jaune et sec, pouls fin et rapide.

Principes thérapeutiques

Nourrir le Yin et purifier la Chaleur

Prescription des points

Les points principaux sont Géshū (BL17), Sānyīnjiāo (SP6), Tàixī (KI3) et Tàichōng (LR3).

BL17	膈俞	Géshū	V17	17V	PG 17
SP6	三阴交	Sānyīnjiāo	RP6	6RP	PI 6
KI3	太溪	Tàixī	R3	3R	SH 3
LR3	太冲	Tàichōng	F3	3F	GA 3

Explications

Géshū (BL17) est le point de réunion du Sang et peut nourrir et réguler le Sang. Sānyīnjiāo (SP6) a la fonction de nourrir le Yin des trois méridiens Yin du Foie, de la Rate et du Rein. Tàixī (KI3) peut nourrir le Rein et réguler le Qi et la circulation du Sang des méridiens pour éliminer la Chaleur. Tàichōng (LR3) peut éliminer la Chaleur du Méridien du Foie.

Manipulation

Géshū (BL17)	Piquer perpendiculairement 1 cun. Appliquer la méthode de tonification d'après la rotation de l'aiguille.
Sānyīnjiāo (SP6)	Piquer perpendiculairement 1 cun. Appliquer la méthode de tonification d'après la rotation de l'aiguille.
Tàixī (KI3)	Piquer perpendiculairement 1 cun. Appliquer la méthode de tonification d'après la rotation de l'aiguille.
Tàichōng (LR3)	Piquer perpendiculairement 0,5 cun. Appliquer la méthode de dispersion d'après la rotation de l'aiguille

L'aiguille doit être laissée en place pendant 20 minutes et réaliser le traitement une fois par jour.

Acupuncture auriculaire

Prescription des points

Organes Génitaux Internes (TF_2), Sous-cortex (AT_4), Endocrine (CO_{18}) et Reins (CO_{10}).

Manipulation

Appliquer des stimulations modérées et garder les aiguilles pendant 20 minutes. Réaliser le traitement une fois tous les deux jours.

4. Syndrome de ménopause

La ménopause est un changement physiologique des femmes âgées d'environ 50 ans, causée par le déclin du Qi du Rein, l'épuisement de l'essence du Rein, le Vide du Méridien Pénétrant Chong et du Méridien Conception Ren. Ils peuvent entraîner des symptômes comme : agitation mentale, vertige, acouphène, bouffées de chaleur, sudation, dysphorie et irritabilité, œdème, anorexie et selles molles. En Médecine Traditionnelle Chinoise c'est appelé «Jué Jīng Qián Hòu Zhū Zhèng» ce qui signifie «le syndrome de périménopause» .

Cette maladie concerne le syndrome de la ménopause de la médecine moderne. Elle fait référence à un déséquilibre des hormones conduisant à une fonction temporelle excessive de la glande de l'hypophyse sécrétant une quantité excessive de gonadotrophine, de thyréotrophine et d'adrénocorticotrophine, des dysfonctionnements du système endocrinien et du métabolisme, du système cardiovasculaire et du système antagoniste qui affectent le cycle menstruel.

Étiologie et pathogénèse

En Médecine Traditionnelle Chinoise, cette maladie appartient à la catégorie des «menstruations irrégulières», «vertige» et «palpitation». L'asthénie des Méridiens Chong Pénétrant et Conception Ren et le déclin de l'essence du Rein et du Qi du Rein sont les facteurs étiologiques principaux.

Le Qi du Rein normalement est en baisse avant ou après la ménopause chez la femme. Dans les *Questions Simples* (*Sù Wèn*, chapitre *Shàng Gŭ Tiān Zhēn Lùn*), il est dit : «*Lorsque la femme a l'aménorrhée à 49 ans, les Méridiens Pénétrant Chong et Conception Ren sont en Vide et l'essence du Rein est épuisée, par conséquent le corps est en déclin et la femme ne peut pas concevoir.* »

Si la femme ne peut pas s'adapter aux changements du déclin du Rein causant la ménopause, des symptômes variés apparaîtront. Certains symptômes seront causés par le Vide d'essence et de Yin du Rein et il y aura une série de symptômes liés au déclin de l'eau et un excès de Feu. La femme avec un Vide de Yang chronique souffrira d'une série de symptômes d'épuisement du Qi vital et de Vide de Yang de la Rate et du Rein.

Diagnostic différentiel et traitements associés

(1) Vide de Yin du Foie et du Rein

Manifestations principales

Oligoménorrhée de couleur rouge ou violette, pommettes rouges, sensation fiévreuse dans les paumes de mains et des pieds, vertiges et céphalées, bouche sèche, irritabilité, courbature du bas du dos, constipation, langue rouge avec peu d'enduit, pouls en corde et légèrement rapide.

Principe thérapeutique

Nourrir le Foie et le Rein

Prescription des points

Les points principaux sont Shènshū (BL23), Gānshū (BL18), Tàixī (KI3), Xuèhăi (SP10), Xíngjiān (LR2), Sānyīnjiāo (SP6), Dàlíng (PC7), Xīnshū (BL15) et Shénmén (HT7).

BL23	肾俞	Shènshū	V23	23V	PG 23
BL18	肝俞	Gānshū	V18	18V	PG 18
KI3	太溪	Tàixī	R3	3R	SH 3
SP10	血海	Xuèhăi	RP10	10RP	PI 10
LR2	行间	Xíngjiān	F2	2F	GA 2
SP6	三阴交	Sānyīnjiāo	RP6	6RP	PI 6
PC7	大陵	Dàlíng	MC7	7ECS	XB 7
BL15	心俞	Xīnshū	V15	15V	PG 15
HT7	神门	Shénmén	C7	7C	XI 7

Explications

Shènshū (BL23) et Gānshū (BL18) nourrissent et régulent la circulation du Qi des méridiens du Foie et du Rein. Tàixī (KI3) peut renforcer le Rein et soulager la Chaleur de type Vide. Xuèhǎi (SP10) du Méridien de la Rate Tai Yin du pied et Xíngjiān (LR2) du Méridien du Foie Jue Yin du pied peuvent réguler le Sang et le Qi. Sānyīnjiāo (SP6) peut réguler le Qi dans les trois méridiens Yin du pied, renforcer la Rate, nourrir le Foie et les Reins et nourrir le Sang. Dàlíng (PC7) peut éliminer le Feu pathogène du Cœur et calmer l'esprit en soumettant l'hyperactivité de Yang causée par un Vide de Yin. Xīnshū (BL15) et Shénmén (HT7) peuvent nourrir le Sang et calmer l'esprit ainsi que traiter les palpitations et l'insomnie dues au Vide de Yang du Cœur.

Manipulation

Shènshū (BL23)	Piquer perpendiculairement 0,5–2 cun de profondeur en utilisant la technique de rotation en tonification.
Gānshū (BL18)	Piquer perpendiculairement 0,5–2 cun de profondeur en utilisant la technique de rotation en tonification.
Tàixī (KI3)	Piquer perpendiculairement 0,5–2 cun de profondeur en utilisant la technique de rotation en tonification.
Sānyīnjiāo (SP6)	Piquer perpendiculairement 0,5–2 cun de profondeur en utilisant la technique de rotation en tonification.
Xuèhǎi (SP10)	Piquer perpendiculairement 0,5–3 cun de profondeur en utilisant la technique dispersion d'après la rotation de l'aiguille.
Xíngjiān (LR2)	Piquer perpendiculairement 0,5–3 cun de profondeur en utilisant la technique dispersion d'après la rotation de l'aiguille.
Dàlíng (PC7)	Piquer perpendiculairement 0,5–3 cun de profondeur en utilisant la technique de dispersion d'après la rotation de l'aiguille.
Xīnshū (BL15)	Piquer perpendiculairement 0,5–1 cun de profondeur en utilisant la technique de tonification d'après la rotation de l'aiguille.
Shénmén (HT7)	Piquer perpendiculairement 0,5–1 cun de profondeur en utilisant la technique de tonification d'après la rotation de l'aiguille.

Faire le traitement une fois par jour et conserver les aiguilles pendant 20 minutes.

(2) Vide de Yang de la Rate et du Rein

Manifestations principales

Menstruations excessives avec une couleur rouge clair, teint gris, lassitude et aversion pour le froid, faiblesse et courbature dans le bas du dos, peu d'appétit et langue pâle, pouls fin et faible.

Principe thérapeutique

Réchauffer et nourrir la Rate et le Rein

Prescription des points

Les points principaux sont Píshū (BL20), Qìhǎi (CV6), Sānyīnjiāo (SP6), Guānyuán (CV4),

Shènshū (BL23) et Mìngmén (GV4).

BL20	脾俞	Píshū	V20	20V	PG 20
CV6	气海	Qìhǎi	RM6	6VC	RM 6
SP6	三阴交	Sānyīnjiāo	RP6	6RP	PI 6
CV4	关元	Guānyuán	RM4	4VC	RM 4
BL23	肾俞	Shènshū	V23	23V	PG 23
GV4	命门	Mìngmén	DM4	4VG	DM 4

Explications

Qìhǎi (CV6) est un point du Méridien de Conception Ren et peut réguler le Qi primaire. Le Qi commande le Sang, donc lorsque le Qi de la Rate est plein, le Sang peut être régulé. Píshū (BL20) et Sānyīnjiāo (SP6) peuvent réguler et renforcer le Qi de la Rate. La Rate contrôle le Sang. Guānyuán (CV4) et Shènshū (BL23) peuvent renforcer la résistance du corps et renforcer le Rein. Si le Qi du Rein est suffisant, la quintessence et le Sang seront pleins. Appliquer de la moxibustion sur Mìngmén (GV4) pour renforcer le Yang du Rein. Cette prescription peut réchauffer et renforcer le Yang de la Rate et du Rein en éliminant le Yin pathogène.

Manipulation

Piquer Píshū (BL20) et Shènshū (BL23) perpendiculairement 1 cun en utilisant la technique de rotation en tonification. Piquer Qìhǎi (CV6) et Guānyuán (CV4) perpendiculairement 1 cun en utilisant la technique de tonification en coopération avec la respiration du patient. Piquer Sānyīnjiāo (SP6) perpendiculairement 3 cun en utilisant la technique de rotation en tonification. La moxibustion est ajoutée sur Mìngmén (GV4). Faire un traitement par jour et laisser les aiguilles pendant 20 minutes.

Acupuncture auriculaire

Prescription des points

Endocrine (CO$_{18}$), Sous-cortex (AT$_4$), Cœur (CO$_{14}$) et Shénmén (TF$_4$).

Manipulation

Utiliser des stimulations moyennes et laisser les aiguilles sur place durant 20 minutes. Faire un traitement par jour, une semaine avant et après les menstruations.

5. Saignements utérins dysfonctionnels

Cette maladie est caractérisée par un saignement excessif durant les menstruations, prolongé ou irrégulier causé par le dysfonctionnement des ovaires. Les femmes y sont souvent confrontées durant l'adolescence ou la ménopause. En Médecine Traditionnelle Chinoise, cette maladie appartient à la catégorie de «Bēnglòu» qui signifie «métrorragie et petits saignements traînants». Le mécanisme pathologique est le dysfonctionnement des Méridiens Pénétrant Chong et Conception Ren, du Foie et de la Rate. Le Foie stocke le Sang et la Rate contrôle le Sang. Le Méridien Pénétrant Chong est la mer du Sang et le Méridien Conception Ren est la mer du Yin. Cette maladie est causée par la Chaleur du Foie, le Vide de la Rate et des troubles des Méridiens Pénétrant Chong et Conception Ren. En clinique, nous pouvons noter des syndromes Vide et de Plénitude.

Étiologie et pathogénèse

(1) Syndrome de Vide

1) Vide de Qi : l'alimentation inadéquate et le surmenage peuvent endommager le Qi de la Rate et du Poumon, ce qui contribue à un effondrement du Qi de la Rate et affaiblit les Méridiens Chong et Ren; ou encore, l'excès d'anxiété peut blesser les fonctions du Cœur et de la Rate et causer un Vide de Qi du Cœur et de la Rate avec la perte de contrôle du Sang.
2) Vide de Yang : le Qi du Rein et le Feu du Mìngmén-Porte de la vie en déficience ne peuvent plus réchauffer l'utérus ni régulariser les Méridiens Chong et Ren.
3) Vide de Yin : l'accouchement ou l'excès d'activité sexuelle lors des menstruations peut blesser le Méridien Chong, ce qui entraîne une perte de Yin et de Sang et la faiblesse du Méridien Chong et du Méridien Ren.

(2) Syndrome de Plénitude

1) Chaleur du Sang : le Feu du Cœur de type Plénitude ou la suralimentation de nourriture épicée peuvent engendrer l'accumulation interne de Chaleur et causer la circulation vers le bas du Sang.
2) Humidité-Chaleur : l'excès de l'Humidité-Chaleur agite le Sang et accélère la circulation sanguine.
3) Stase de Sang : la stase de Sang suite à une menstruation ou la rétention de lochies après l'accouchement peut inhiber la circulation sanguine dans son chemin normal.
4) Stagnation de Qi : le Foie est facilement affecté par la colère, les désordres du Qi du Foie peuvent amener au débordement de Sang en dehors des vaisseaux.

Diagnostic différentiel et traitements associés

(1) Syndrome de Vide

1) Vide de Qi
Manifestations principales
Saignement utérin abondant ou égouttement de sang de couleur rouge clair, lassitude, souffle court, voix faible, anorexie, urines claires, teint jaune sans éclat ou visage pâle et enflé, palpitations et insomnies, langue pâle avec enduit blanc, pouls fin et faible ou profond fin et faible.

Principes thérapeutiques

Tonifier le Qi pour arrêter l'hémorragie

Prescription des points

Les points principaux sont Yǐnbái (SP1), Qìhǎi (CV6), Píshū (BL20) et Zúsānlǐ (ST36).

SP1	隐白	Yǐnbái	RP1	1RP	PI 1
CV6	气海	Qìhǎi	RM6	6VC	RM 6
BL20	脾俞	Píshū	V20	20V	PG 20
ST36	足三里	Zúsānlǐ	E36	36E	WE 36

Explications

La Rate contrôle le Sang. Yǐnbái (SP1) est le point Jing-Émergence du méridien de la Rate et peut guérir de façon effective les saignements utérins abondants et nourrir la Rate pour contrôler le Sang, lorsqu'il est combiné à Píshū (BL20). Zúsānlǐ (ST36) peut renforcer le Qi de la Rate et de l'Estomac pour élever le Qi. Qìhǎi (CV6) peut supplémenter le Qi vital et réguler les Méridiens Pénétrant Chong et Conception Ren pour contrôler le Sang.

Manipulation

Yǐnbái (SP1)	Piquer 0,3 cun de profondeur en appliquant la technique de tonification selon la rotation de l'aiguille ou appliquer de la moxibustion après l'acupuncture.
Qìhǎi (CV6)	Piquer perpendiculairement 1,5 cun de profondeur en appliquant la technique de tonification selon la rotation de l'aiguille ou appliquer de la moxibustion après l'acupuncture.
Píshū (BL20)	Piquer perpendiculairement 1 cun de profondeur en appliquant la technique de tonification selon la rotation de l'aiguille ou appliquer de la moxibustion après l'acupuncture.
Zúsānlǐ (ST36)	Piquer perpendiculairement 2 cun de profondeur en appliquant la technique de tonification selon la rotation de l'aiguille ou appliquer de la moxibustion après l'acupuncture.

Faire un traitement par jour et laisser les aiguilles pendant 20 minutes.

2) Vide de Yang

Manifestations principales

Écoulement de sang utérin avec une couleur claire ou terne, sensation de froid dans l'abdomen inférieur, ou douleur et froid autour du nombril, préférence pour la chaleur et la pression, douleurs le long de la colonne vertébrale, sensation de froid généralisée, langue pâle avec enduit blanc, pouls profond, fin, lent et faible.

Principes thérapeutiques

Réchauffer le Rein et renforcer le Méridien Pénétrant Chong.

Prescription des points

Les points principaux sont Guānyuán (CV4), Shènshū (BL23), Zúsānlǐ (ST36), Shénquè (CV8), Mìngmén (GV4) et Zhōngjí (CV3).

CV4	关元	Guānyuán	RM4	4VC	RM 4
BL23	肾俞	Shènshū	V23	23V	PG 23
ST36	足三里	Zúsānlǐ	E36	36E	WE 36
CV8	神阙	Shénquè	RM8	8VC	RM 8
GV4	命门	Mìngmén	DM4	4VG	DM 4
CV3	中极	Zhōngjí	RM3	3VC	RM 3

Explications

Guānyuán (CV4) est le point clé du Méridien Conception Ren et peut renforcer le Qi et réguler les Méridiens Pénétrant Chong et Conception Ren. Lorsqu'il est couplé à Shènshū (BL23) il peut renforcer le Rein pour consolider le Méridien Pénétrant Chong. Zúsānlǐ (ST36) est le point He-Rassemblement-Entrée du méridien de l'Estomac et le point clé pour renforcer le Qi et fortifier la Rate et l'Estomac. Mìngmén (GV4) du Méridien Gouverneur Du peut réchauffer et renforcer le Yang du Rein. Zhōngjí (CV3) sur le Méridien Conception Ren peut éliminer le Froid de l'utérus.

Shénquè (CV8) peut aider Guānyuán (CV4) à réchauffer le Rein et éliminer le Froid.

Manipulation

Guānyuán (CV4)	Piquer perpendiculairement 1,5 cun. Appliquer la méthode de tonification d'après la respiration.
Shènshū (BL23)	Piquer perpendiculairement 1 cun. Appliquer la méthode de tonification d'après la rotation de l'aiguille.
Zúsānlǐ (ST36)	Piquer perpendiculairement 2,5 cun. Appliquer la méthode de tonification d'après la rotation de l'aiguille et avec les mouvements de retirer et d'enfoncer l'aiguille.
Mìngmén (GV4)	Piquer perpendiculairement 1 cun. Appliquer la méthode de tonification d'après la rotation de l'aiguille.
Zhōngjí (CV3)	Piquer perpendiculairement 1 cun. Appliquer la méthode de tonification d'après la rotation de l'aiguille.
Shénquè (CV8)	Moxibustion.

L'aiguille doit être laissée en place pendant 20 minutes et réaliser le traitement une fois par jour.

3) Vide de Yin

Manifestations principales

Saignement utérin abondant avec une couleur rouge vif, accompagné de vertiges, acouphènes, palpitations, insomnie, bouffées de chaleur dans l'après-midi, bouche et gorge sèches, dysphorie, langue rouge avec peu d'enduit ou sans enduit, pouls fin, vide et rapide.

Principes thérapeutiques

Alimenter le Cœur et nourrir le Rein, renforcer le Méridien Pénétrant Chong et le Méridien Conception Ren .

Prescription des points

Les points principaux sont Yīnjiāo (CV7), Sānyīnjiāo (SP6), Tàixī (KI3) et Nèiguān (PC6).

CV7	阴交	Yīnjiāo	RM7	7VC	RM 7
SP6	三阴交	Sānyīnjiāo	RP6	6RP	PI 6
KI3	太溪	Tàixī	R3	3R	SH 3
PC6	内关	Nèiguān	MC6	6ECS	XB 6

Explications

Yīnjiāo (CV7) est le point de croisement des Méridiens Pénétrant Chong et Conception Ren et peut renforcer le Yin pour éliminer la Chaleur et réguler les Méridiens Pénétrant Chong et Conception Ren. Sānyīnjiāo (SP6) peut nourrir les trois méridiens Yin du pied et nourrir le Cœur et le Rein pour éliminer la Chaleur Vide, quand il est accompagné de Nèiguān (PC6) du Méridien du Péricarde Jue Yin de la main et de Tàixī (KI3) du Méridien du Rein Shao Yin du pied.

Manipulation

Piquer Yīnjiāo (CV7) et Sānyīnjiāo (SP6) perpendiculairement 1,5 cun de profondeur et piquer Nèiguān (PC6) et Tàixī (KI3) 1 cun de profondeur en tonification avec rotation de l'aiguille. Faire un traitement une fois par jour et laisser les aiguilles pendant 20 minutes.

(2) Syndrome Plénitude

1) Chaleur du Sang

Manifestations principales

Saignement menstruel abondant ou saignement utérin prolongé durant plusieurs jours avec une couleur rouge vif ou violette et une consistance épaisse, fièvre avec dysphorie, polydipsie, langue rouge et sèche avec enduit jaune et le pouls rapide.

Principes thérapeutiques

Rafraîchir la Chaleur du Sang

Prescription des points

Les points principaux sont Yǐnbái (SP1), Xuèhǎi (SP10), Dàdūn (LR1), Guānyuán (CV4).

SP1	隐白	Yǐnbái	RP1	1RP	PI 1
SP10	血海	Xuèhǎi	RP10	10RP	PI 10
LR1	大敦	Dàdūn	F1	1F	GA 1
CV4	关元	Guānyuán	RM4	4VC	RM 4

Explications

Yīnbái (SP1) est le point Jing-Emergence du Méridien de la Rate et est effectif contre la métrorragie et les petits saignements de longue durée. Lorsqu'il est couplé à Xuèhǎi (SP10), il peut éliminer la Chaleur du Sang. Dàdūn (LR1) est le point Jing-Emergence du méridien du Foie et peut éliminer la Chaleur du Foie afin de rafraîchir le Sang. Guānyuán (CV4) est le point de croisement des trois méridiens Yin du pied et du Méridien Pénétrant Chong et Conception Ren, et peut arrêter la circulation anormale du Sang.

Manipulation

Yīnbái (SP1)	Piquer perpendiculairement 0,3 cun.
Xuèhǎi (SP10)	Piquer perpendiculairement 2 cun.
Dàdūn (LR1)	Piquer perpendiculairement 0,3 cun.
Guānyuán (CV4)	Piquer perpendiculairement 2 cun.

Appliquer la méthode de dispersion d'après la rotation de l'aiguille pour tous les points ci-dessus. L'aiguille doit être laissée en place pendant 20 minutes. Réaliser le traitement une fois par jour.

2) Chaleur-Humidité

Manifestations principales

Saignement menstruel abondant de couleur rouge et de consistance collante. Si l'Humidité pathogène est plus sévère que la Chaleur pathogène, les symptômes sont manifestés par un teint jaune, paupières enflées, oppression thoracique, bouche pâteuse, dysurie, selles molles, enduit blanc et gras, pouls glissant et mou. Si la Chaleur pathogène est plus sévère que l'Humidité, les symptômes sont manifestés avec de la fièvre, sudation spontanée, goût amer dans la bouche, dysphorie, sensation de chaleur et de douleur dans l'abdomen inférieur, urines de couleur foncée, langue rouge et sèche avec enduit gras, pouls profond et rapide.

Principes thérapeutiques

Purifier la Chaleur et dissoudre l'Humidité.

Prescription des points

Les points principaux sont Xíngjiān (LR2), Yīnlíngquán (SP9), Píshū (BL20), Zúsānlǐ (ST36) et Shuǐdào (ST28).

LR2	行间	Xíngjiān	F2	2F	GA 2
SP9	阴陵泉	Yīnlíngquán	RP9	9RP	PI 9
BL20	脾俞	Píshū	V20	20V	PG 20
ST36	足三里	Zúsānlǐ	E36	36E	WE 36
ST28	水道	Shuǐdào	E28	28E	WE 28

Explications

Píshū (BL20) et Zúsānlǐ (ST36) peuvent renforcer la fonction de la Rate et de l'Estomac. Shuǐdào (ST28) peut promouvoir la circulation de l'eau pour éliminer l'Humidité. Yīnlíngquán (SP9) peut éliminer la Chaleur et promouvoir la diurèse. Xíngjiān (LR2) est le point Ying-Ecoulement du méridien du Foie et peut éliminer la Chaleur du Méridien du Foie.

Manipulation

Xíngjiān (LR2)	Piquer perpendiculairement 0,5 cun. Appliquer la méthode de dispersion avec les mouvements de retirer et d'enfoncer l'aiguille.
Yīnlíngquán (SP9)	Piquer perpendiculairement 2 cun. Appliquer la méthode de dispersion avec les mouvements de retirer et d'enfoncer l'aiguille.
Píshū (BL20)	Piquer perpendiculairement 1 cun. Appliquer la méthode de tonification d'après la rotation de l'aiguille.
Zúsānlǐ (ST36)	Piquer perpendiculairement 2 cun. Appliquer la méthode de tonification d'après la rotation de l'aiguille.
Shuǐdào (ST28)	Piquer perpendiculairement 1 cun. Appliquer la méthode de dispersion avec les mouvements de retirer et d'enfoncer l'aiguille.

L'aiguille doit être laissée en place pendant 20 minutes. Réaliser le traitement une fois par jour.

3) Stase de Sang

Manifestations principales

Saignement menstruel soudain ou écoulement de sang utérin avec une couleur rouge foncé et des caillots sanguins, douleurs ou masses dans l'abdomen inférieur, refus de palpation, douleurs allégées après l'évacuation des caillots sanguins, langue terne et violette avec enduit normal, pouls profond et rugueux.

Principes thérapeutiques

Activer la circulation sanguine pour enlever la stase

Prescription des points

Les points principaux sont Guānyuán (CV4) et Sānyīnjiāo (SP6).

CV4	关元	Guānyuán	RM4	4VC	RM 4
SP6	三阴交	Sānyīnjiāo	RP6	6RP	PI 6

Explications

Sānyīnjiāo (SP6) est le point de croisement des trois méridiens Yin du pied et Guānyuán (CV4) est le point de croisement des trois méridiens Yin du pied et des Méridiens Pénétrant Chong et Conception Ren. Ces deux points peuvent réguler le Foie, la Rate, le Rein et les Méridiens Pénétrant Chong et Conception Ren pour contrôler les saignements.

Manipulation

| Guānyuán (CV4) | Piquer perpendiculairement 1 cun. Appliquer la méthode de dispersion d'après la respiration. |
| Sānyīnjiāo (SP6) | Piquer perpendiculairement 2 cun. Appliquer la méthode de dispersion d'après la respiration. |

L'aiguille doit être laissée en place pendant 20 minutes. Réaliser le traitement une fois par jour.

4) Stagnation de Qi

Manifestations principales

Saignement menstruel soudain et abondant ou écoulement de sang utérin avec une couleur normale, caillots de sang, distension et douleur dans l'abdomen inférieur, thorax et région des hypochondres, irritabilité et colère, soupirs, enduit de langue épais et pouls en corde.

Principes thérapeutiques

Drainer le Foie et réguler le Qi.

Prescription des points

Les points principaux sont Qìhǎi (CV6), Sānyīnjiāo (SP6), Dìjī (SP8) et Tàichōng (LR3).

CV6	气海	Qìhǎi	RM6	6VC	RM 6
SP6	三阴交	Sānyīnjiāo	RP6	6RP	PI 6
SP8	地机	Dìjī	RP8	8RP	PI 8
LR3	太冲	Tàichōng	F3	3F	GA 3

Explications

Qìhǎi (CV6) peut promouvoir la circulation du Qi primordial dans le corps. En MTC, le Qi est le commandant du Sang et la circulation du Sang dépend de la circulation du Qi. Sānyīnjiāo (SP6) peut réguler la circulation du Qi du Foie, de la Rate et du Rein, et couplé avec Tàichōng (LR3), il peut apaiser la dépression du Foie. Dìjī (SP8) est le point Xi-Fissure du Méridien de la Rate Tai Yin du pied, il peut réguler la circulation du Qi de la Rate et contrôler la circulation du Sang.

Manipulation

Qìhǎi (CV6)	Piquer perpendiculairement 1 cun.
Sānyīnjiāo (SP6)	Piquer perpendiculairement 1 cun.
Dìjī (SP8)	Piquer perpendiculairement 0,5–1 cun.
Tàichōng (LR3)	Piquer perpendiculairement 0,5–1 cun.

Appliquer la méthode de tonification-dispersion moyenne d'après la rotation de l'aiguille pour tous les points ci-dessus.

L'aiguille doit être laissée en place pendant 20 minutes et réaliser le traitement une fois par jour.

Acupuncture auriculaire

Prescription des points

Endocrine (CO_{18}), Organes Génitaux Internes (TF_2), Sous-cortex (AT_4), Reins (CO_{10}), Glande Surrénale (TG_{2p}) et Rate (CO_{13}).

Manipulation

Appliquer des stimulations modérées et garder les aiguilles pendant 20 minutes. Réaliser le traitement une fois par jour.

6. Leucorrhée

La leucorrhée désigne une perte de mucus blanchâtre ou jaunâtre provenant du vagin. Normalement, la leucorrhée pourrait être un peu plus abondante avant ou après la menstruation. Pathologiquement, il y a une condition morbide avec un excès de mucus jaune et blanchâtre accompagné d'une forte odeur particulière, des symptômes de douleur dans le bas du dos et des jambes.

En médecine moderne, la leucorrhée peut être physiologique et pathologique. La leucorrhée physiologique inclut principalement des sécrétions des grandes lèvres et des petites lèvres, de la grande glande vestibulaire, la glande cervicale et la muqueuse vaginale, ainsi qu'une petite quantité de l'endomètre. Sa quantité et qualité change avec le cycle menstruel. La leucorrhée pathologique est également divisée dans de nombreux types inflammatoires ou non inflammatoires, invasion de corps étrangers et cancer selon les facteurs pathogènes.

Étiologie et pathogenèse

Dans la Médecine Traditionnelle Chinoise, cette maladie est connue comme «Dàixià» qui signifie «leucorrhée», elle est étroitement liée aux Méridiens Ren et Dai. Le Méridien Ren émerge du périnée et va intérieurement à la région pubienne, de sorte qu'il a la fonction de contrôle de l'utérus. Le Méridien Dai se trouve sous la région hypochondrale et passe transversalement autour de la taille comme une ceinture, de sorte qu'il a la fonction de relier les méridiens Yin et Yang du pied : il est donc étroitement lié aux Méridiens Ren et Du. Si les Méridiens Ren et Dai sont attaqués, l'Humidité et les sécrétions des muqueuses s'écouleront vers le bas et deviendront «leucorrhées».

De plus, une alimentation inadéquate et un surmenage peuvent blesser la Rate et l'Estomac et perturber le transport-transformation des nutriments ; par conséquent, un agent pathogène turbide pourrait couler vers le bas et se transformer en «leucorrhées». Les leucorrhées jaunâtres sont causées par la Chaleur de la Rate et les leucorrhées blanches résultent d'un Froid de type Vide. Les leucorrhées accompagnées d'une décharge rougeâtre ou sanglante sont causées par des troubles émotionnels, en raison de la Chaleur transformée de la stagnation du Qi du Foie menant à la dysharmonie entre le Sang et la Chaleur et la descente de Chaleur-Humidité. Les 5 facteurs pathogènes qui causent les maladies dans les Méridiens Ren et Dai sont :

(1) Vide de la Rate

Alimentation inadéquate et surmenage blessant les fonctions de la Rate et de l'Estomac. Le Vide de Yang du Rein peut entraîner dysfonctionnement des fonctions de transport-transformation des nutriments, l'Humidité pathogène circulera vers le bas dans le Méridien Dai et causera la leucorrhée.

(2) Chaleur-Humidité

L'Humidité externe envahit dans le corps, stagne et se transforme en Chaleur, la Chaleur et l'Humidité s'accumulent au Méridien Ceinture Dai, profitent de la faiblesse de la Rate et descendent au Réchauffeur Inférieur.

(3) Tan-Humidité

Quand la Rate est Vide, le Tan-Humidité se forme et descend au Réchauffeur Inférieur.

(4) Stagnation du Qi du Foie

Les troubles émotionnels et la dépression du Foie se transforment en Chaleur et affectent le transport et la transformation de la Rate et conduit à un Vide de la Rate et produit de l'Humidité pathogène. L'Humidité pathogène circule vers le bas jusqu'au Méridien Dai avec le Qi de la Rate et devient leucorrhée.

(5) Vide de Rein

Vide constitutionnel et surmenage causés par un excès d'activité sexuelle causent un déclin du Yang du Rein et une dysfonction des Méridiens Dai, Chong et Ren. Cela va obliger les fluides essentiels à circuler vers le bas et à se transformer en leucorrhées. Si le Yin du Rein est en Vide, l'excès du Feu ministériel causera l'hyperactivité du Feu dû à un Vide de Yin et une circulation irrégulière du Sang ce qui causera des leucorrhées rouges ou sanglantes.

Diagnostic différentiel et traitements associés

(1) Vide de la Rate

Manifestations principales
Leucorrhées blanches ressemblant à du mucus nasal et aux crachats, teint pâle et lassitude, membres froids, selles molles, urines claires ou pieds gonflés, langue rouge avec enduit mince et blanc, pouls lent et faible.

Principes thérapeutiques

Fortifier la Rate et tonifier le Qi

Prescription des points

Les points principaux sont Píshū (BL20), Zúsānlǐ (ST36) et Qìhǎi (CV6).

BL20	脾俞	Píshū	V20	20V	PG 20
ST36	足三里	Zúsānlǐ	E36	36E	WE 36
CV6	气海	Qìhǎi	RM6	6VC	RM 6

Explications

Píshū (BL20) peut renforcer la Rate, car les points Shu-postérieurs peuvent traiter les maladies des Zang-organes ; lorsque couplé avec Zúsānlǐ (ST36), le point He-Rassemblement-Entrée du méridien de l'Estomac, il peut nourrir la Rate et l'Estomac pour éliminer l'Humidité. Qìhǎi (CV6) est un point du Méridien Conception Ren qui contrôle l'utérus, il peut réguler le Qi primordial pour activer la circulation du Qi et éliminer l'Humidité ainsi que réchauffer le Yang pour fortifier la Rate.

Manipulation

Píshū (BL20)	Piquer perpendiculairement 1,5–2 cun, en direction de l'apophyse épineuse. Appliquer la méthode de tonification d'après la rotation de l'aiguille ou ajouter la moxibustion.
Zúsānlǐ (ST36)	Piquer perpendiculairement 2 cun. Appliquer la méthode de tonification d'après la rotation de l'aiguille ou ajouter la moxibustion.
Qìhǎi (CV6).	Piquer perpendiculairement 2 cun. Appliquer la méthode de tonification d'après la respiration ou ajouter la moxibustion.

(2) Chaleur-Humidité

Manifestations principales

Leucorrhées excessives, collantes, turbides et jaunes accompagnées d'une odeur fétide, soif sans désir de boire, constipation ou selles molles, urine trouble foncée ou mictions fréquentes douloureuses, palpitation et insomnie, langue rouge avec un enduit jaune et gras, pouls mou et rapide.

Principes thérapeutiques

Purifier la Chaleur et éliminer l'Humidité.

Prescription des points

Les points principaux sont Dàimài (GB26), Sānyīnjiāo (SP6), Yīnlíngquán (SP9), Xíngjiān (LR2).

GB26	带脉	Dàimài	VB26	26VB	DA 26
SP6	三阴交	Sānyīnjiāo	RP6	6RP	PI 6
SP9	阴陵泉	Yīnlíngquán	RP9	9RP	PI 9
LR2	行间	Xíngjiān	F2	2F	GA 2

Explications

Dàimài (GB26) peut drainer l'Humidité pour arrêter les leucorrhées. Sānyīnjiāo (SP6) du méridien de la Rate peut fortifier la fonction de la Rate pour éliminer la Chaleur et drainer l'Humidité.

Xíngjiān (LR2) est le point Ying-Ecoulement du méridien du Foie et peut éliminer la Chaleur de Foie, activer la circulation du Qi et drainer l'Humidité. Yīnlíngquán (SP9) est le point He-Rassemblement-Entrée du méridien de la Rate et peut drainer la Chaleur-Humidité vers le bas.

Manipulation

Dàimài (GB26)	Piquero bliquement vers l'avant 1 cun.
Sānyīnjiāo (SP6)	Piquer perpendiculairement 2 cun.
Yīnlíngquán (SP9)	Piquer perpendiculairement 2 cun.
Xíngjiān (LR2)	Piquer perpendiculairement 0, 5 cun.

Appliquer la méthode de dispersion d'après la rotation de l'aiguille et avec les mouvements de retirer et d'enfoncer l'aiguille.

L'aiguille doit être laissée en place pendant 20 minutes. Réaliser le traitement une fois par jour.

(3) Tan-Humidité

Manifestations principales

Obésité, leucorrhées excessives avec une texture de phlegme, sensation de lourdeur dans la tête, vertige, goût fade et sensation de bouche pâteuse, sensation de plénitude dans l'estomac et le thorax, perte d'appétit, distension abdominale, excès de Tan-mucosités, langue pâle avec enduit blanc, pouls en corde et glissant.

Principes thérapeutiques

Fortifier la Rate, dissoudre l'Humidité, enlever le Tan-mucosité

Prescription des points

Les points principaux sont Píshū (BL20), Sānyīnjiāo (SP6), Zúsānlǐ (ST36) et Fēnglóng (ST40).

BL20	脾俞	Píshū	V20	20V	PG 20
SP6	三阴交	Sānyīnjiāo	RP6	6RP	PI 6
ST36	足三里	Zúsānlǐ	E36	36E	WE 36

ST40	丰隆	Fēnglóng	E40	40E	WE 40

Explications

Píshū (BL20) peut renforcer la Rate, car les points Shu-postérieurs peuvent traiter les maladies des Zang-organes ; Sānyīnjiāo (SP6) et Zúsānlǐ (ST36) peuvent fortifier la Rate pour drainer l'Humidité. Fēnglóng (ST40) est le point Luo-Communication du Méridien de l'Estomac Yang Ming du pied et a une branche qui passe à travers le Méridien de la Rate Tài Yin du pied et peut stimuler la fonction de la Rate et réguler la fonction de l'Estomac, éliminer l'Humidité et dissiper le Tan-Mucosité.

Manipulation

Píshū (BL20)	Piquer perpendiculairement 2 cun.
Sānyīnjiāo (SP6)	Piquer perpendiculairement 2 cun.
Zúsānlǐ (ST36)	Piquer perpendiculairement 2 cun.
Fēnglóng (ST40)	Piquer perpendiculairement 2 cun.

Appliquer la méthode de dispersion d'après la rotation de l'aiguille pour tous les points ci-dessus. Appliquer les manipulations sur chaque point pendant 1 minute, l'aiguille doit être laissée en place pendant 20 minutes.

(4) Stagnation du Qi du Foie

Manifestations principales

Écoulement de leucorrhées jaunes ou de mucus rose clair avec une odeur nauséabonde, dépression mentale, distension et plénitude de la région des hypochondres, goût amer, gorge sèche, vertige, langue rouge avec un enduit jaune et blanc et pouls en corde.

Principes thérapeutiques

Drainer le Foie et régulariser le Qi, dissoudre l'Humidité et rafraîchir le Cœur.

Prescription des points

Les points principaux sont Dàimài (GB26), Gānshū (BL18), Zhīgōu (TE6) et Zhōngdū (LR6).

GB26	带脉	Dàimài	VB26	26VB	DA 26
BL18	肝俞	Gānshū	V18	18V	PG 18
TE6	支沟	Zhīgōu	TR6	6TR	SJ 6
LR6	中都	Zhōngdū	F6	6F	GA 6

Explications

Dàimài (GB26) est le point de croisement du Méridien de la Vésicule Biliaire Shao Yang du pied et du Méridien de la Ceinture Dai, il peut harmoniser le Foie et normaliser la fonction de la Vésicule Biliaire. Gānshū (BL18) est le point Shu-postérieur du méridien du Foie et peut harmoniser le Foie et réguler la circulation du Qi. Zhīgōu (TE6) est un point sur le méridien du Triple Réchauffeur et peut réguler le Qi du méridien Triple Réchauffeur. Zhōngdū (LR6) est le point Xi-Fissure du Méridien du Foie Jue Yin du pied et peut réguler le Qi du Foie.

Manipulation

Dàimài (GB26)	Piquer obliquement vers le nombril 2 cun.
Gānshū (BL18)	Piquer obliquement vers l'intérieur de 2 cun, en direction de l'apophyse épineuse.
Zhīgōu (TE6)	Piquer obliquement vers le haut 1,5 cun.
Zhōngdū (LR6)	Piquer perpendiculairement 2 cun.

Appliquer la méthode de dispersion d'après la rotation de l'aiguille pour tous les points ci-dessus. Appliquer les manipulations sur chaque point pendant 1 minute et l'aiguille doit être laissée en place pendant 20 minutes.

(5) Vide de Rein

Manifestations principales

Si la patiente souffre de Vide de Yang du Rein, elle aura des leucorrhées blanches avec une texture ressemblant à du blanc d'œuf, sensation de froid dans la région des reins et de l'abdomen, urines claires et extrémités froides, langue pâle avec un enduit blanc, pouls profond, tendu et lent. Si la patiente souffre de Vide de Yin du Rein, elle aura des leucorrhées rouges, vertiges, palpitations, insomnie, bouche sèche, pommettes rouges, langue rouge avec peu d'enduit, pouls tendu et rapide causé par l'hyperactivité du Feu.

Principes thérapeutiques

Renforcer le Rein et fortifier le Qi primordial pour le Vide de Yang du Rein, fortifier l'essence pour soumettre le Feu lors du Vide de Yin du Rein.

Prescription des points

1) Vide de Yang du Rein

Dàimài (GB26), Qìhǎi (CV6), Guānyuán (CV4), Shènshū (BL23) et Zúsānlǐ (ST36).

GB26	带脉	Dàimài	VB26	26VB	DA 26
CV6	气海	Qìhǎi	RM6	6VC	RM 6
CV4	关元	Guānyuán	RM4	4VC	RM 4
BL23	肾俞	Shènshū	V23	23V	PG 23
ST36	足三里	Zúsānlǐ	E36	36E	WE 36

2) Vide de Yin du Rein.

Dàimài (GB26), Zhōngjí (CV3), Sānyīnjiāo (SP6), Tàixī (KI3) et Xíngjiān (LR2).

GB26	带脉	Dàimài	VB26	26VB	DA 26
CV3	中极	Zhōngjí	RM3	3VC	RM 3
SP6	三阴交	Sānyīnjiāo	RP6	6RP	PI 6
KI3	太溪	Tàixī	R3	3R	SH 3
LR2	行间	Xíngjiān	F2	2F	GA 2

Explications

Le dysfonctionnement du Méridien de la Ceinture Dai provoque leucorrhée. Dàimài (GB26) est le point principal pour traiter la leucorrhée. Qìhǎi (CV6) et Guānyuán (CV4) peuvent renforcer le Qi primordial et fortifier les Méridiens Pénétrant Chong et Conception Ren pour arrêter les leucorrhées. Shènshū (BL23) peut stimuler le Qi primordial et fortifier la résistance contre la maladie. Zúsānlǐ (ST36) est un point pour promouvoir la santé et peut fortifier la résistance du corps pour éliminer les facteurs pathogènes. Zhōngjí (CV3) est un point du Méridien Ren Conception et peut réguler le Qi dans le Méridien Pénétrant Chong et Conception Ren pour fortifier la résistance du corps et arrêter les leucorrhées. Sānyīnjiāo (SP6) est le point de croisement des trois méridiens Yin du pied et peut nourrir le Yin du Rein. Tàixī (KI3) est le point Shu-Déversement du méridien du Rein et peut supplémenter l'essence du Rein pour éliminer la Chaleur-Vide. Xíngjiān (LR2) est le point Ying-Ecoulement du méridien du Foie et peut éliminer le Feu du Foie.

Manipulation

Dàimài (GB26)	Piquer obliquement vers le nombril 2 cun. Appliquer la méthode de tonification d'après la rotation de l'aiguille et avec les mouvements de retirer et d'enfoncer l'aiguille.
Qìhǎi (CV6)	Piquer perpendiculairement 2 cun. Appliquer la méthode de tonification d'après la respiration.
Guānyuán (CV4)	Piquer perpendiculairement 2 cun. Appliquer la méthode de tonification d'après la respiration.
Shènshū (BL23)	Piquer obliquement vers l'intérieur de 2 cun, en direction de l'apophyse épineuse. Appliquer la méthode de tonification d'après la rotation de l'aiguille et avec les mouvements de retirer et d'enfoncer l'aiguille.
Zúsānlǐ (ST36)	Piquer perpendiculairement 2 cun. Appliquer la méthode de tonification d'après la rotation de l'aiguille et avec les mouvements de retirer et d'enfoncer l'aiguille.
Zhōngjí (CV3)	Piquer perpendiculairement 1,5 cun. Appliquer la méthode de tonification d'après la respiration.
Sānyīnjiāo (SP6)	Piquer perpendiculairement 1,5–2 cun. Appliquer la méthode de tonification d'après la rotation de l'aiguille et avec les mouvements de retirer et d'enfoncer l'aiguille.
Tàixī (KI3)	Piquer perpendiculairement 0,5–1 cun. Appliquer la méthode de tonification d'après la rotation de l'aiguille et avec les mouvements de retirer et d'enfoncer l'aiguille.
Xíngjiān (LR2)	Piquer obliquement 0,3 cun. Appliquer la méthode de dispersion d'après la rotation de l'aiguille.

Ajouter la moxibustion pour le Vide de Yang du Rein. Appliquer les manipulations sur chaque point pendant 1 minute et l'aiguille doit être laissée en place pendant 20 minutes.

Acupuncture auriculaire

Prescription des points

Organes Génitaux Internes (TF_2), Endocrine (CO_{18}), Sous-cortex (AT_4) et Shénmén (TF_4).

Manipulation

Appliquer des stimulations modérées et garder les aiguilles pendant 20 minutes, réaliser le traitement une fois par jour.

7. Obstruction des trompes de Fallope

L'obstruction des trompes de Fallope est l'une des causes les plus communes d'infertilité. Dans une étude sur 695 cas d'infertilités effectuée dans notre hôpital, 385 cas sont dus à une obstruction partielle ou complète des trompes de Fallope, ce qui représente 56%.

L'obstruction des trompes de Fallope est principalement causée par une affection secondaire à la salpingite, manifestée par la raideur ou l'obstruction du mur tubaire, parfois même, elle peut se transformer en masse. L'accumulation des sécrétions dans le mur tubaire provoque parfois une adhésion tubaire du mur ou à une obstruction tubaire partielle ou complète. C'est pourquoi l'inflammation des trompes de Fallope, des tissus conjonctifs des ovaires et du pelvis peuvent causer l'obstruction tubaire. D'autres maladies telles que la tuberculose des trompes, l'endométriose, le déplacement utérin (blocage à l'isthme utérin ou aux trompes de Fallope) et hystéromyome (tumeur comprimant les trompes) peuvent également induire l'obstruction.

Étiologie et pathogénèse

Cette maladie appartient à la catégorie de «stérilité» en MTC. La stagnation de Qi du Foie affecte la fonction de la Rate et cause une accumulation de Tan-mucosité ainsi que de l'Humidité qui circule vers le bas jusqu'au Réchauffeur Inférieur et obstrue l'utérus. C'est pourquoi la stase de Sang dans l'utérus provoque les troubles des Méridiens Chong et Ren et induit l'infertilité.

(1) Stagnation de Qi du Foie

Le Foie appartient au Bois dans la loi des cinq éléments et possède les caractéristiques du Vent, il est de nature Yin, mais ses fonctions se caractérisent par Yang. La dépression émotionnelle gêne la fonction du Foie de maintenir la libre circulation du Qi, ce qui peut conduire à la stagnation du Qi du Foie et causer l'infertilité.

(2) Obstruction dans l'utérus causée par le Tan-Humidité

Les femmes obèses avec une accumulation fréquente de Tan-Humidité ou une suralimentation de nourriture grasse causent le dysfonctionnement du Qi et l'obstruction de l'utérus, ce qui peut conduire à l'infertilité.

(3) Stase de Sang liée au Froid

La stase de Sang causée par le Froid obstrue l'utérus et perturbe les fonctions des Méridiens Chong et Ren. Ceci gêne la circulation du sperme chez l'homme et le Sang chez la femme, il constitue une cause de l'infertilité.

Diagnostic différentiel et traitements associés

La patiente a un historique normal d'activité sexuelle après le mariage, sans utiliser de contraceptif durant 3 ans mais sans concevoir. Cliniquement, l'obstruction des trompes de Fallope est diagnostiquée par le test de Rubin ou l'hystérosalpingographie.

(1) Stagnation de Qi du Foie

Manifestations principales
Impossibilité de grossesses durant plusieurs années, menstruations irrégulières, dysménorrhées, volume de sang menstruel amoindri, couleurs foncées ou avec des caillots sanguins, douleurs et distension dans la poitrine, dépression et irritabilité avant les menstruations, langue rouge avec un enduit blanc, pouls en corde et fin.

Principes thérapeutiques
Activer la circulation sanguine pour enlever la stase, régulariser le Qi et dissiper le Froid.

Prescription des points
Les points principaux sont Zhōngjí (CV3), Tàichōng (LR3), Sānyīnjiāo (SP6) et Sìmǎn (KI14).

CV3	中极	Zhōngjí	RM3	3VC	RM 3
LR3	太冲	Tàichōng	F3	3F	GA 3
SP6	三阴交	Sānyīnjiāo	RP6	6RP	PI 6
KI14	四满	Sìmǎn	R14	14R	SH 14

Explications
Zhōngjí (CV3) est le point clé du Méridien Conception Ren et peut le connecter au Méridien Pénétrant Chong. Tàichōng (LR3) est le point Yuan-Source du Méridien du Foie Jué Yin du pied et peut harmoniser le Foie pour apaiser la dépression. Lorsqu'il est couplé à Sānyīnjiāo (SP6), il peut nourrir le Sang pour réguler les menstruations. Sìmǎn (KI14) est sur le méridien

du Rein, couplé à Zhōngjí (CV3), il peut réguler le Qi et activer la circulation du Qi lors des menstruations. Si la circulation du Qi et du Sang est harmonieuse, les Méridiens Pénétrant Chong et Conception Ren seront nourris et permettront la fécondité.

Manipulation

Zhōngjí (CV3)	Piquer perpendiculairement 2, 5–3 cun. Appliquer la méthode de dispersion d'après la rotation de l'aiguille.
Tàichōng (LR3)	Piquer perpendiculairement 1 cun. Appliquer la méthode de dispersion d'après la rotation de l'aiguille.
Sānyīnjiāo (SP6)	Piquer perpendiculairement 1, 5–2 cun. Appliquer la méthode de dispersion d'après la rotation de l'aiguille et avec les mouvements de retirer et d'enfoncer l'aiguille.
Sìmǎn (KI14)	Piquer perpendiculairement 0, 5–1 cun. Appliquer la méthode de dispersion d'après la rotation de l'aiguille.

Appliquer les manipulations sur chaque point jusqu'à l'obtention du Qi, l'aiguille doit être laissée en place pendant 20 minutes.

(2) Obstruction de l'utérus par Tan-Humidité

Manifestations principales
Incapacité de concevoir depuis plusieurs années, obésité, volume de menstruation abondant avec leucorrhées collantes, teint clair avec éclat, palpitation, vertige, oppression thoracique, nausées et vomissements, langue pâle, élargie avec des traces de dents et un enduit épais, blanc et gras et pouls glissant.

Principes thérapeutiques
Renforcer le Qi et nourrir le Sang.

Prescription des points
Les points principaux sont Zhōngjí (CV3), Qìchōng (ST30), Fēnglóng (ST40), Sānyīnjiāo (SP6) et Yīnlíngquán (SP9).

CV3	中极	Zhōngjí	RM3	3VC	RM 3
ST30	气冲	Qìchōng	E30	30E	WE 30
ST40	丰隆	Fēnglóng	E40	40E	WE 40
SP6	三阴交	Sānyīnjiāo	RP6	6RP	PI 6
SP9	阴陵泉	Yīnlíngquán	RP9	9RP	PI 9

Explications
Qìchōng (ST30) est sur le Méridien de l'Estomac Yang Ming du pied et le Méridien Pénétrant Chong se génère de son origine. Accompagné de Zhōngjí (CV3), il peut réguler les Méridiens

Pénétrant Chong et Conception Ren et promouvoir la circulation du Qi dans les méridiens. Fēnglóng (ST40) est le point Luo-Communication du méridien de l'Estomac et Yīnlíngquán (SP9) est le point He-Rassemblement-Entrée du méridien de la Rate. Ce sont les points clés pour fortifier les fonctions de l'Estomac et de la Rate pour éliminer le Tan-Humidité. Sānyīnjiāo (SP6) peut réguler les trois méridiens Yin du pied et favoriser la circulation du Sang et du Qi. Tous ces points peuvent activer la circulation du Qi, éliminer le Tan-Humidité et réguler les menstruations.

Manipulation

Zhōngjí (CV3)	Piquer perpendiculairement 2,5–3 cun. Appliquer la méthode de dispersion d'après la rotation de l'aiguille.
Qìchōng (ST30)	Piquer obliquement vers le bas 1 cun. Appliquer la méthode de dispersion d'après la rotation de l'aiguille.
Fēnglóng (ST40)	Piquer perpendiculairement 1–2 cun. Appliquer la méthode de dispersion d'après la rotation de l'aiguille.
Sānyīnjiāo (SP6)	Piquer perpendiculairement 1,5 cun. Appliquer la méthode de tonification d'après la rotation de l'aiguille.
Yīnlíngquán (SP9)	Piquer perpendiculairement 1 cun. Appliquer la méthode de dispersion d'après la rotation de l'aiguille.

(3) Stase de Sang liée au Froid

Manifestations principales
Incapacité de concevoir depuis plusieurs années, menstruations retardées, flux de sang peu abondant avec une couleur foncée et des caillots sanguins, dysménorrhée, douleur occasionnelle dans l'abdomen inférieur, langue foncée et violette, pouls en corde et fin.

Principes thérapeutiques
Renforce le Rein et renforce le Qi vital.

Prescription des points
Les points principaux sont Zhōngjí (CV3), Guīlái (ST29), Sānyīnjiāo (SP6), Zǐgōng (EX-CA1) et Qìxué (KI13).

CV3	中极	Zhōngjí	RM3	3VC	RM 3
ST29	归来	Guīlái	E29	29E	WE 29
SP6	三阴交	Sānyīnjiāo	RP6	6RP	PI 6
EX-CA1	子宫	Zǐgōng	EX-TA1		EX-PA1
KI13	气穴	Qìxué	R13	13R	SH 13

Explications
Zhōngjí (CV3) peut transformer le Qi, réguler les Méridiens Pénétrant Chong et Conception

Ren ainsi que l'utérus. Éliminer la stase de Sang pour rétablir la circulation menstruelle. Guīlái (ST29) peut promouvoir la circulation du Sang pour éliminer la stase de Sang. Sānyīnjiāo (SP6) peut harmoniser les menstruations en harmonisant la circulation du Qi et du Sang. Zīgōng (EX-CAI) et Qìxué (KI13) sont des points prouvés cliniquement efficaces pour traiter l'infertilité et qui peuvent réchauffer l'utérus, éliminer le Froid et la stase de Sang pour restaurer la circulation du sang menstruel.

Manipulation

Zhōngjí (CV3)	Piquer perpendiculairement 2,5–3 cun. Appliquer la méthode de dispersion d'après la rotation de l'aiguille.
Guīlái (ST29)	Piquer perpendiculairement 2,5–3 cun. Appliquer la méthode de dispersion d'après la rotation de l'aiguille.
Sānyīnjiāo (SP6)	Piquer perpendiculairement 1,5 cun. Appliquer la méthode de dispersion d'après la rotation de l'aiguille et avec les mouvements de retirer et d'enfoncer l'aiguille.
Zīgōng (EX-CA1)	Piquer perpendiculairement 2,5–3 cun. Appliquer la méthode de dispersion d'après la rotation de l'aiguille.
Qìxué (KI13)	Piquer perpendiculairement 2,5–3 cun. Appliquer la méthode de dispersion d'après la rotation de l'aiguille.

L'aiguille doit être laissée en place pendant 20 minutes.

8. Endométrite

L'endométrite est causée par une infection bactérienne dans l'endomètre et des tissus associés. Cette maladie est classée en tant que syndrome aigu et syndrome chronique. Hormis les symptômes locaux de douleurs, l'endométrite aiguë a également des symptômes généraux comme la fièvre. L'endométriose chronique est souvent accompagnée d'autres maladies telles que l'inflammation pelvienne.

Étiologie et pathogénèse

(1) Chaleur-Humidité
L'Humidité pathogène envahit le corps depuis l'extérieur et se transforme en Chaleur interne qui attaque l'utérus et cause l'endométrite.
(2) Vide de Sang
Le Vide de Qi et de Sang durant la période postpartum cause les menstruations retardées, cela blesse le Méridien Pénétrant Chong et le Méridien Conception Ren ainsi que l'utérus.
(3) Vide de Rein
Constitution faible et surmenage sexuel causent un Vide de Qi du Rein et une perte de nutrition de l'utérus.

Diagnostic différentiel et traitements associés

(1) Chaleur-Humidité

Manifestations principales

Douleur au bas-ventre, leucorrhées de couleur jaune avec une odeur nauséabonde, prurit vulvaire ou eczéma, sensation de lourdeur dans les membres, fatigue, irritabilité, insomnie, soif, sensation d'oppression thoracique, enduit jaune et turbide, pouls en corde et glissant.

Principes thérapeutiques

Rafraîchir la Chaleur et éliminer l'Humidité.

Prescription des points

Les points principaux sont Guānyuán (CV4), Zhōngjí (CV3), Sānyīnjiāo (SP6) et Yīnlíngquán (SP9).

CV4	关元	Guānyuán	RM4	4VC	RM 4
CV3	中极	Zhōngjí	RM3	3VC	RM 3
SP6	三阴交	Sānyīnjiāo	RP6	6RP	PI 6
SP9	阴陵泉	Yīnlíngquán	RP9	9RP	PI 9

Explications

Guānyuán (CV4) et Zhōngjí (CV3) localisés sur le méridien Conception Ren peuvent réguler les Méridiens Pénétrant Chong et Conception Ren. Yīnlíngquán (SP9) peut stimuler la fonction de la Rate et drainer l'Humidité. Lorsque couplé à Sānyīnjiāo (SP6), le point de croisement des trois méridiens Yin du pied, il peut drainer l'Humidité. Yīnlíngquán (SP9) peut renforcer la fonction de drainage de l'Humidité.

Manipulation

Guānyuán (CV4)	Piquer perpendiculairement 2–2,5 cun. Appliquer la méthode de dispersion d'après la rotation de l'aiguille ou d'après la respiration.
Zhōngjí (CV3)	Piquer perpendiculairement 2–2,5 cun. Appliquer la méthode de dispersion d'après la rotation de l'aiguille ou d'après la respiration.
Sānyīnjiāo (SP6)	Piquer perpendiculairement 1,5 cun. Appliquer la méthode de tonification-dispersion moyenne d'après la rotation de l'aiguille.
Yīnlíngquán (SP9)	Piquer perpendiculairement 1,5 cun. Appliquer la méthode de tonification-dispersion moyenne d'après la rotation de l'aiguille.

(2) Vide de Sang

Manifestations principales

Douleur abdominale, leucorrhées, fièvre basse, teint terne, mal de tête, vertiges, insomnies, palpitations, souffle court, langue pâle et rouge avec enduit blanc et pouls profond et fin.

Principes thérapeutiques

Renforcer le Qi et nourrir le Sang.

Prescription des points

Les points principaux sont Guānyuán (CV4), Qìhǎi (CV6), Sānyīnjiāo (SP6) et Zúsānlǐ (ST36).

CV4	关元	Guānyuán	RM4	4VC	RM 4
CV6	气海	Qìhǎi	RM6	6VC	RM 6
SP6	三阴交	Sānyīnjiāo	RP6	6RP	PI 6
ST36	足三里	Zúsānlǐ	E36	36E	WE 36

Explications

Guānyuán (CV4) peut réguler le méridien Pénétrant Chong et le méridien Conception Ren. Qìhǎi (CV6) peut générer le Qi vital. Sānyīnjiāo (SP6) du méridien de la Rate Tai Yin du pied accompagné de Zúsānlǐ (ST36) du méridien de l'Estomac Yang Ming du pied, peuvent renforcer la source acquise. S'il y a une abondance du Qi et de Sang, les méridiens Pénétrant Chong et Conception Ren seront nourris et la maladie sera guérie.

Manipulation

Guānyuán (CV4)	Piquer perpendiculairement 2–2,5 cun. Appliquer la méthode de tonification-dispersion moyenne d'après la rotation de l'aiguille ou d'après la respiration.
Qìhǎi (CV6)	Piquer perpendiculairement 1,5 cun. Appliquer la méthode de dispersion d'après la rotation de l'aiguille ou d'après la respiration.
Sānyīnjiāo (SP6)	Piquer perpendiculairement 1,5 cun. Appliquer la méthode de dispersion d'après la rotation de l'aiguille.
Zúsānlǐ (ST36)	Piquer perpendiculairement 1,5 cun. Appliquer la méthode de dispersion d'après la rotation de l'aiguille.

(3) Vide de Rein

Manifestations principales

Douleur au bas-ventre, lumbago, leucorrhées claires, lassitude, teint pâle, faiblesse et courbature du bas du dos et des genoux, vertiges, intolérance au froid, langue pâle avec un enduit mince et un pouls profond et lent.

Principes thérapeutiques

Renforcer le Rein et le Qi vital.

Prescription des points

Les points principaux sont Guānyuán (CV4), Sānyīnjiāo (SP6), Shènshū (BL23), Mìngmén

(GV4) et Tàixī (KI3).

CV4	关元	Guānyuán	RM4	4VC	RM 4
SP6	三阴交	Sānyīnjiāo	RP6	6RP	PI 6
BL23	肾俞	Shènshū	V23	23V	PG 23
GV4	命门	Mìngmén	DM4	4VG	DM 4
KI3	太溪	Tàixī	R3	3R	SH 3

Explications

Guānyuán (CV4) peut fortifier le Qi vital. Sānyīnjiāo (SP6) peut réguler la circulation du Qi des méridiens du Foie, de la Rate et du Rein. Mìngmén (GV4) et Shènshū (BL23) peuvent nourrir le Qi du Rein et fortifier la fonction du Rein. Tàixī (KI3) est le point Yuan-Source du Méridien du Rein et peut fortifier le Yin et le Qi du Rein.

Manipulation

Guānyuán (CV4)	Piquer perpendiculairement 1–1,5 cun. Appliquer la méthode de tonification d'après la rotation de l'aiguille ou d'après la respiration.
Sānyīnjiāo (SP6)	Piquer perpendiculairement 1,5 cun. Appliquer la méthode de tonification moyenne d'après la rotation de l'aiguille.
Shènshū (BL-23)	Piquer perpendiculairement 1,5 cun. Appliquer la méthode de tonification d'après la rotation de l'aiguille.
Mìngmén (GV4)	Piquer perpendiculairement 1,5 cun. Appliquer la méthode de tonification d'après la rotation de l'aiguille.
Tàixī (KI3)	Piquer perpendiculairement 0,5–1 cun. Appliquer la méthode de tonification d'après la rotation de l'aiguille.

9. Maladie inflammatoire pelvienne

La maladie inflammatoire pelvienne inclut l'endométrite, la salpingite, l'inflammation des tissus conjonctifs et la péritonite dans la cavité pelvienne. Cela arrive dans une seule zone ou dans plusieurs zones en même temps. Elle est classée en tant que syndrome chronique ou syndrome aigu avec une étiologie et une pathogenèse similaires.

Étiologie et pathogenèse

(1) Stase de Sang

Après l'accouchement ou l'avortement, la leucorrhée cause la stase de sang dans les méridiens, la stagnation de la circulation du Qi, le manque de nutrition du Méridien Chong et du Méridien Ren ainsi que de l'Utérus, ce qui provoque l'inflammation du pelvis.

(2) Chaleur-Humidité

Soit l'Humidité pathogène vient de l'extérieur et envahit le corps, soit la Chaleur accumulée vient de la stase de Tan-Humidité qui obstrue le Méridien Dai Mai, soit le Tan-Humidité obstrue le Réchauffeur Inférieur.

Diagnostic différentiel et traitements associés

(1) Stase de Sang

Manifestations principales

Distension douloureuse et rigidité dans l'abdomen inferieur s'aggravant à la pression, leucorrhées, désordre menstruel avec un flux menstruel de couleur brune accompagnée de caillots sanguins, sensation de plénitude dans le thorax et l'abdomen, teint livide, peau sèche, constipation, langue rouge terne avec des taches de couleur violette, pouls profond puissant et rugueux.

Principes thérapeutiques

Activer la circulation sanguine pour enlever la stase, régulariser le Qi pour apaiser la douleur.

Prescription des points

Les points principaux sont :

1) Sānyīnjiāo (SP6), Xíngjiān (LR2), Guānyuán (CV4).

2) Cìliáo (BL32), Dàchángshū (BL25), Xiǎochángshū (BL27) et Sānyīnjiāo (SP6).

SP6	三阴交	Sānyīnjiāo	RP6	6RP	PI 6
LR2	行间	Xíngjiān	F2	2F	GA 2
CV4	关元	Guānyuán	RM4	4VC	RM 4
BL32	次髎	Cìliáo	V32	32V	PG 32
BL25	大肠俞	Dàchángshū	V25	25V	PG 25
BL27	小肠俞	Xiǎochángshū	V27	27V	PG 27
SP6	三阴交	Sānyīnjiāo	RP6	6RP	PI 6

Explications

Guānyuán (CV4) peut réguler la circulation du Qi du Méridien Pénétrant Chong et du Méridien Conception Ren ainsi que du Réchauffeur Inférieur. Sānyīnjiāo (SP6) et Xíngjiān (LR2) peuvent réguler la circulation du Qi dans les méridiens du Foie et de la Rate. Tous les points listés peuvent réguler la circulation du Qi, promouvoir la circulation du Sang et éliminer la stase de Sang. Sānyīnjiāo (SP6) peut apaiser la douleur et promouvoir la circulation du sang pour éliminer la stase de sang. Cìliáo (BL32), Dàchángshū (BL25) et Xiǎochángshū (BL27) sont les points efficaces pour arrêter la douleur.

Manipulation

Sānyīnjiāo (SP6)	Piquer perpendiculairement 1,5–2 cun. Appliquer la méthode de dispersion d'après la rotation de l'aiguille et avec les mouvements de retirer et d'enfoncer l'aiguille.
Xíngjiān (LR2)	Piquer perpendiculairement 1,5–2 cun. Appliquer la méthode de dispersion d'après la rotation de l'aiguille et avec les mouvements de retirer et d'enfoncer l'aiguille.
Guānyuán (CV4)	Piquer perpendiculairement 1,5–2 cun. Appliquer la méthode de tonification-dispersion moyenne d'après la rotation de l'aiguille.
Cìliáo (BL32)	Piquer perpendiculairement 2 cun. Appliquer la méthode de dispersion d'après la rotation de l'aiguille.
Dàchángshū (BL25)	Piquer obliquement vers l'intérieur de 2 cun, en direction de l'apophyse épineuse. Appliquer la méthode de dispersion d'après la rotation de l'aiguille.
Xiǎochángshū (BL27)	Piquer obliquement vers l'intérieur de 2 cun, en direction de l'apophyse épineuse. Appliquer la méthode de dispersion d'après la rotation de l'aiguille.
Sānyīnjiāo (SP6)	Piquer perpendiculairement 1,5–2 cun. Appliquer la méthode de dispersion d'après la rotation de l'aiguille et avec les mouvements de retirer et d'enfoncer l'aiguille.

Appliquer les manipulations sur chaque point pendant 1 minute.

(2) Chaleur-Humidité

Manifestations principales

Distension douloureuse dans l'abdomen inférieur, leucorrhées de couleur jaune avec une odeur nauséabonde, vertiges, sensation de lourdeur dans les membres et dans la tête, oppression thoracique, distension de l'abdomen, soif sans désir de boire, excès de glaires, langue rouge avec enduit jaune ou blanc et gras, pouls mou et rapide ou fort et glissant.

Principes thérapeutiques

Fortifier la Rate pour dissoudre l'Humidité, rafraîchir la Chaleur pour dissoudre le Tan-Humidité.

Prescription des points

Les points principaux sont :

1) Dàimài (GB26), Zhōngjí (CV3), Sānyīnjiāo (SP6), Lígōu (LR5) et Guīlái (ST29).

GB26	带脉	Dàimài	VB26	26VB	DA 26
CV3	中极	Zhōngjí	RM3	3VC	RM 3
SP6	三阴交	Sānyīnjiāo	RP6	6RP	PI 6
LR5	蠡沟	Lígōu	F5	5F	GA 5
ST29	归来	Guīlái	E29	29E	WE 29

2) Guānyuánshū (BL26), Qìhǎishū (BL24), Pángguāngshū (BL28) et Shàngliáo (BL31).

BL26	关元俞	Guānyuánshū	V26	26V	PG 26
BL24	气海俞	Qìhǎishū	V24	24V	PG 24
BL28	膀胱俞	Pángguāngshū	V28	28V	PG 28
BL31	上髎	Shàngliáo	V31	31V	PG 31

Explications

Dàimài (GB26) et Guīlái (ST29) peuvent réguler les Méridiens Pénétrant Chong et Conception Ren ainsi que le Réchauffeur Inférieur. Lígōu (LR5) peut éliminer la Chaleur du Foie, harmoniser la fonction de la Vésicule Biliaire et éliminer l'Humidité pathogène dans le Réchauffeur Inférieur. Guānyuánshū (BL26), Qìhǎishū (BL24) et Pángguāngshū (BL28) peuvent fortifier le Yang du Rein, promouvoir le Qi du Rein et éliminer l'Humidité pathogène. Shàngliáo (BL31) est un point efficace pour arrêter la douleur.

Manipulation

Dàimài (GB26)	Piquer obliquement vers l'avant 1 cun. Appliquer la méthode de dispersion d'après la rotation de l'aiguille.
Zhōngjí (CV3)	Piquer perpendiculairement 1–1,5 cun. Appliquer la méthode de dispersion d'après la rotation de l'aiguille.
Lígōu (LR5)	Piquer perpendiculairement 1 cun. Appliquer la méthode de dispersion d'après la rotation de l'aiguille.
Sānyīnjiāo (SP6)	Piquer perpendiculairement 1,5–2 cun. Appliquer la méthode de dispersion d'après la rotation de l'aiguille et avec les mouvements de retirer et d'enfoncer l'aiguille.
Cìliáo (BL32)	Piquer perpendiculairement 2 cun. Appliquer la méthode de dispersion d'après la rotation de l'aiguille.
Guānyuánshū (BL26)	Piquer obliquement vers l'intérieur de 2 cun, en direction de l'apophyse épineuse. Appliquer la méthode de dispersion d'après la rotation de l'aiguille.
Qìhǎishū (BL24)	Piquer obliquement vers l'intérieur de 2 cun, en direction de l'apophyse épineuse. Appliquer la méthode de dispersion d'après la rotation de l'aiguille.
Pángguāngshū (BL28)	Piquer obliquement vers l'intérieur de 2 cun, en direction de l'apophyse épineuse. Appliquer la méthode de dispersion d'après la rotation de l'aiguille.
Shàngliáo (BL31)	Piquer perpendiculairement 2 cun. Appliquer la méthode de dispersion d'après la rotation de l'aiguille.

Appliquer les manipulations sur chaque point pendant 1 minute pour tous les points ci-dessus.

Acupuncture auriculaire

Prescription des points

Organes Génitaux Internes (TF$_2$), Sous-cortex (AT$_4$), Endocrine (CO$_{18}$) et Glande Surrénale (TG2$_p$).

Manipulation

Appliquer des stimulations modérées et garder les aiguilles pendant 20 minutes, réaliser le traitement une fois par jour ou utiliser des aiguilles à demeure.

10. Prolapsus de l'utérus

Le prolapsus utérin fait référence à la descente de l'utérus de sa position initiale et qui arrive en dessous de la colonne vertébrale ischiatique ou voire en dehors de l'orifice vaginal. En Médecine Traditionnelle Chinoise, cette maladie est connue sous le nom de «Yīntǐng», ce qui signifie «prolapsus de l'utérus».

Étiologie et pathogenèse

Il y a plusieurs causes à cette maladie: la faiblesse constitutionnelle, les grossesses multiples, le travail manuel après l'accouchement qui affaiblissent le Qi du Réchauffeur Moyen, plus éventuellement une constipation ou toux chronique augmentant la pression abdominale. Tous ces facteurs contribuent à un effondrement du Qi du Réchauffeur Moyen.

Diagnostic différentiel et traitements associés

Manifestations principales

Utérus sortant du vagin comme une pierre de couleur rouge clair. Sensation de pesanteur dans le bas de l'abdomen accompagnée par un teint jaune sans éclat, sentiment de lassitude, palpitations, essoufflements, langue pâle et pouls faible ou profond.

Principe thérapeutique

Tonifier le Qi vital pour élever le Qi de la Rate et traiter le prolapsus utérin.

Prescription des points

Les points principaux sont Bǎihuì (GV20), Qìhǎi (CV6), Guānyuán (CV4), Guīlái (ST29), Zúsānlǐ (ST36) et Sānyīnjiāo (SP6).

GV20	百会	Bǎihuì	DM20	19VG	DM 20
CV6	气海	Qìhǎi	RM6	6VC	RM 6
CV4	关元	Guānyuán	RM4	4VC	RM 4
ST29	归来	Guīlái	E29	29E	WE 29
ST36	足三里	Zúsānlǐ	E36	36E	WE 36
SP6	三阴交	Sānyīnjiāo	RP6	6RP	PI 6

Explications

Bǎihuì (GV20) est le point du Méridien Gouverneur Du et le point de croisement de tous les méridiens Yang. Il est localisé sur le vertex et peut activer le Yang Qi de tout le corps. Ceci parce que : «*Pour faire monter le Qi ou pour traiter les maladies de la partie inférieur du corps, il est possible de prendre des points localisés en haut du corps*». Guānyuán (CV4) et Qìhǎi (CV6) appartiennent au Méridien Conception Ren et peuvent tonifier le Qi pour arrêter le prolapsus. Guīlái (ST29) est un point du Méridien de l'Estomac Yang Ming du pied et peut réguler la circulation du Qi et promouvoir la circulation du Sang. Zúsānlǐ (ST36) est le point He-Rassemblement-Entrée du méridien de l'Estomac et peut tonifier le Qi, accompagné de Sānyīnjiāo (SP6), il peut également renforcer la Rate et l'Estomac, tonifier le Qi du Réchauffeur Moyen et traiter l'effondrement du Qi.

Manipulation

Piquer Bǎihuì (GV20) obliquement 0,3-0,5 cun le long du méridien en utilisant la technique de rotation en tonification en manipulant l'aiguille pendant 1 minute. Piquer Guānyuán (CV4) et Qìhǎi (CV6) obliquement vers le haut 1–2 cun en utilisant la technique pousser-soulever en tonification pendant 1 minute jusqu'à ce que la sensation irradie jusqu'à l'appendice du xiphoïde. Guīlái (ST29) est piqué obliquement 1–3 cun en utilisant la technique de rotation et pousser-soulever en tonification pendant 1 minute pour provoquer une sensation irradiant au bas-ventre. Piquer Zúsānlǐ (ST36) et Sānyīnjiāo (SP6) à 1,5 cun de profondeur en utilisant la technique de pousser-soulever en tonification ou ajouter de la moxibustion après avoir piqué.

Acupuncture auriculaire

Prescription des points

Organes génitaux Internes (TF_2), Sous-cortex (AT_4) et Endocrine (CO_{18}).

Manipulation

Appliquer des stimulations fortes et garder les aiguilles pendant 20 minutes, réaliser le traitement une fois tous les 2 jours ou utiliser des aiguilles à demeure.

11. Hystéromyome

L'hystéromyome est une maladie commune en gynécologie qui apparaît principalement chez les femmes d'âge entre 30–50 ans. Ces tumeurs apparaissent surtout dans la paroi utérine, distinguées en fibrome sous-séreux, interstitiel et sous-muqueux selon l'emplacement ; selon leur localisation dans l'utérus, elles sont distinguées en myome du col de l'utérus et myome du corps de l'utérus, celui-ci est plus courant en clinique. Si l'apport en sang est obstrué, le myome est enclin à dégénérer : œdème, changement hyalin ou en mucus, dégénérescence graisseuse, calcification, atrophie, nécrose, infection ou évolution maligne.
En Médecine Traditionnelle Chinoise, cette maladie appartient à la catégorie «Zhēngjiǎ» qui signifie «masse dans l'abdomen». Selon la zone affectée, elle sera nommée différemment. Si le myome est localisé dans l'utérus, c'est appelé «Shíjiǎ» qui signifie «masse utérine pierreuse» et si le myome est localisé dans les collatéraux utérins, c'est connu sous le nom «Chángtán» qui

signifie «kyste des ovaires».

Étiologie et pathogenèse

Puisque le principal symptôme de l'hystéromyome est la menstruation irrégulière, on attribue ce myome au dysfonctionnement de l'ovaire. De plus, l'occurrence et le développement du myome sont étroitement liés à la faible activité des cellules NK (Les *cellules NK* sont des lymphocytes historiquement appelées *cellules tueuses naturelles* en raison de leur capacité apparemment spontanée à lyser des cellules tumorales ou infectées).

En Médecine Traditionnelle Chinoise, une masse dure, fixe et douloureuse qui ne disparaît pas sous la pression est appelée «Zhēng» en chinois. Si la masse n'est pas dure, sans douleur et disparaît sous la pression, elle est appelée «Jiǎ» en chinois. Les causes communes des masses abdominales sont la stagnation de Qi, de Sang, l'accumulation de Tan-mucosité et le dysfonctionnement de la Rate et du Rein.

(1) Stagnation de Qi

Elle est causée par le trouble des sept émotions qui perturbe la circulation harmonieuse du Qi du Foie et du Sang ce qui fait que quand le Qi ne circule pas, le sang stagne dans l'utérus. *Dans le Traité d'Étiologie et de Symptomatologie de Maladies, les maladies Zheng Jia (Zhù Bìng Yuán Hoú Lùn, chapitre Zhēng Jiǎ Bìng Zhù Hoú), il est dit : «Si une femme avec des menstruations abondantes sent de la mélancolie, de la peur, souffre de chocs ou de sensation d'engourdissement, elle a probablement une masse abdominale».*

(2) Stase de Sang

La stase de Sang est causée par beaucoup de facteurs tels que l'invasion du Vent-Froid pathogène après la maternité ou durant les menstruations, le reflux de la circulation du Qi, la colère attaquant le Foie, le surmenage sexuel, le Vide de Qi, l'anxiété attaquant la Rate ou une faiblesse liée au surmenage. Dans les *Ouvrages complets de Zhang Jing Yue, Pathologies gynécologiques (Jīng Yuè Quán Shū, chapitre Fù Rén Guī)*, il est dit : *«La douleur causée par la stase de Sang attaque uniquement les femmes, elle est causé par l'attaque interne du Froid et du Vent-Froid externe durant la période de menstruation ou après la maternité. Cela peut également être causé par le reflux du Qi causé par la colère attaquant le Foie, le Vide de Qi causé par l'anxiété attaquant la Rate, la blessure interne causée par le surmenage, la stase chronique de sang menstruel qui cause des masses abdominales».*

(3) Accumulation de Tan-mucosité

L'hystéromyome peut être causé par la stase de Tan-Humidité dans l'utérus à cause de l'hyperactivité du Qi du Foie attaquant la Rate, une alimentation inappropriée causant la dysfonction de la Rate dans sa fonction de transport et l'accumulation de Tan-Humidité dans les Méridiens Pénétrant Chong et Conception Ren. Dans le *Synopsis des Traitements des Maladies*

Gynécologiques (*Jì Yīn Gāng Mù*), il est dit : «*La rétention de fluide peut être la cause de toutes les masses localisées dans la région de l'hypochondre droite. Il y a de la rétention de Tan-mucosité dans toutes les masses causées par la stase du sang et la dyspepsie. La rétention de Tan-mucosité, dyspepsie et stase de sang sont souvent précédés de la stagnation de Qi.*»

(4) Vide de la Rate et du Rein

L'hystéromyome peut être causé par la faiblesse congénitale, le dysfonctionnement de la Rate et du Rein causé par le surmenage sexuel, les maternités excessives, une alimentation inappropriée ou la stase de Tan-Humidité dans les collatéraux de l'utérus. L'accumulation interne d'Humidité va se transformer en Tan-mucosité et stagner dans les collatéraux utérins puis se mêler avec le Sang et le Qi pour former une masse.

Diagnostic différentiel et traitements associés

(1) Stagnation de Qi

Manifestations principales
Masse dans l'abdomen inférieur, de consistance molle, bougeant sous la pression, distension douloureuse, menstruations retardées, dépression, sensation de plénitude dans le thorax et la région des hypochondres, langue rouge, foncée ; enduit mince et blanc, pouls profond et en corde.

Principes thérapeutiques
Drainer le Foie et régulariser le Qi, activer la circulation sanguine pour enlever la masse.

Prescription des points
Les points principaux sont Zhōngjí (CV3), Guīlái (ST29), Sānyīnjiāo (SP6), Tàichōng (LR3) et Qīmén (LR14).

CV3	中极	Zhōngjí	RM3	3VC	RM 3
ST29	归来	Guīlái	E29	29E	WE 29
SP6	三阴交	Sānyīnjiāo	RP6	6RP	PI 6
LR3	太冲	Tàichōng	F3	3F	GA 3
LR14	期门	Qīmén	F14	14F	GA 14

Explications
Zhōngjí (CV3) est le point de croisement des trois méridiens Yin du pied et du Méridien Conception Ren. Il peut réguler la fonction de l'utérus, aider à l'activité fonctionnelle du Qi et éliminer la Chaleur-Humidité pathogène. Guīlái (ST29) est localisé sur le Méridien de l'Estomac Yang Ming du pied qui est plein de Qi et de Sang et qui peut réguler la circulation du Qi pour promouvoir la circulation du Sang. Sānyīnjiāo (SP6), point de croisement des trois méridiens

Yin du pied, peut apaiser la dépression du Qi du Foie, renforcer le Rein et renforcer la Rate pour éliminer l'Humidité. Tàichōng (LR3) peut apaiser la dépression du Qi du Foie, activer la circulation du Sang et éliminer l'obstruction dans les méridiens. Piquer Tàichōng (LR3) peut promouvoir la circulation du Sang pour éliminer la masse. Qīmén (LR14) est le point de croisement du Méridien du Foie Jue Yin du pied, du Méridien de la Rate Tai Yin du pied et du Méridien Yin Wei. C'est également le point Mu-antérieur du méridien du Foie, il peut réguler la circulation du Qi pour apaiser la dépression du Qi du Foie et favoriser la circulation du Sang pour éliminer la masse.

Manipulation

Zhōngjí (CV3)	Piquer perpendiculairement 3–4 cun. Appliquer la méthode de tonification-dispersion moyenne d'après la rotation de l'aiguille.
Guīlái (ST29)	Piquer perpendiculairement 3–4 cun. Appliquer la méthode de dispersion d'après la rotation de l'aiguille.
Sānyīnjiāo (SP6)	Piquer perpendiculairement 1,5 cun. Appliquer la méthode de tonification-dispersion moyenne d'après la rotation de l'aiguille.
Tàichōng (LR3)	Piquer perpendiculairement 1–1,5 cun. Appliquer la méthode de dispersion d'après la rotation de l'aiguille.
Qīmén (LR14)	Piquer obliquement vers l'arrière 1 cun. Appliquer la méthode de dispersion d'après la rotation de l'aiguille.

Appliquer les manipulations sur chaque point pendant 1 minute et l'aiguille doit être laissée en place pendant 20 minutes. Réaliser le traitement une fois par jour ou tous les deux jours.

(2) Stase de Sang

Manifestations principales
Les masses peuvent être palpées dans l'abdomen inférieur, elles sont dures, douloureuses et fixes, accompagnées de menstruations irrégulières, leucorrhées, menstruations abondantes, énurésie, constipation, langue avec ecchymoses, enduit blanc, pouls fort et glissant.

Principes thérapeutiques
Activer la circulation sanguine pour enlever la stase.

Prescription des points
Les points principaux sont Zhōngjí (CV3), Guīlái (ST29), Sānyīnjiāo (SP6) et Tàichōng (LR3).

CV3	中极	Zhōngjí	RM3	3VC	RM 3
ST29	归来	Guīlái	E29	29E	WE 29
SP6	三阴交	Sānyīnjiāo	RP6	6RP	PI 6
LR3	太冲	Tàichōng	F3	3F	GA 3

Explications

Zhōngjí (CV3) est le point de croisement des trois méridiens Yin du pied et du Méridien Conception Ren. Il peut réguler la fonction de l'utérus, activer le Qi et éliminer la Chaleur-Humidité pathogène. Guīlái (ST29) est localisé sur le Méridien de l'Estomac Yang Ming du pied qui est abondant en Qi et en Sang et peut réguler la circulation du Qi pour promouvoir la circulation du sang. Sānyīnjiāo (SP6) est le point de croisement des trois méridiens Yin du pied et peut apaiser la dépression du Qi du Foie, renforcer le Rein et renforcer la Rate pour éliminer l'Humidité. Tàichōng (LR3) peut apaiser la dépression du Qi du Foie, activer la circulation du sang et éliminer l'obstruction dans les méridiens. Piquer Tàichōng (LR3) peut promouvoir la circulation du sang pour éliminer la masse. Qīmén (LR14) est le point de croisement du Méridien du Foie Jue Yin du pied, du Méridien de la Rate Tai Yin du pied et du Méridien Yin Wei. C'est également le point Mu-antérieur du méridien du Foie, il peut réguler la circulation du Qi pour apaiser la dépression du Foie et promouvoir la circulation du sang pour éliminer les masses.

Manipulation

Zhōngjí (CV3)	Piquer perpendiculairement 3–4 cun. Appliquer la méthode de tonification-dispersion moyenne d'après la rotation de l'aiguille.
Guīlái (ST29)	Piquer perpendiculairement 3–4 cun. Appliquer la méthode de dispersion d'après la rotation de l'aiguille.
Sānyīnjiāo (SP6)	Piquer perpendiculairement 1,5 cun. Appliquer la méthode de tonification-dispersion moyenne d'après la rotation de l'aiguille.
Tàichōng (LR3)	Piquer perpendiculairement 1–1,5 cun. Appliquer la méthode de dispersion d'après la rotation de l'aiguille.

Appliquer les manipulations sur chaque point pendant 1 minute, l'aiguille doit être laissée en place pendant 20 minutes. Réaliser le traitement une fois par jour ou tous les deux jours.

(3) Accumulation de Tan-mucosité

Manifestations principales
Une masse molle, douloureuse et fixe avec distension, menstruations irrégulières, leucorrhées, obésité, sensation de plénitude dans le thorax, peu d'appétit, langue rouge avec un enduit blanc, pouls tendu et glissant.

Principes thérapeutiques
Favoriser la circulation du sang, éliminer l'obstruction dans les méridiens et dissoudre le Tan-mucosité pour éliminer la masse.

Prescription des point
Les points principaux sont Zhōngjí (CV3), Guīlái (ST29), Sānyīnjiāo (SP6), Tàichōng (LR3) et Fēnglóng (ST40).

CV3	中极	Zhōngjí	RM3	3VC	RM 3
ST29	归来	Guīlái	E29	29E	WE 29
SP6	三阴交	Sānyīnjiāo	RP6	6RP	PI 6
LR3	太冲	Tàichōng	F3	3F	GA 3
ST40	丰隆	Fēnglóng	E40	40E	WE 40

Explications

Zhōngjí (CV3) est le point de croisement des trois méridiens Yin du pied et du Méridien Conception Ren. Il régule la fonction de l'utérus, aide à l'activité fonctionnelle du Qi et à éliminer la Chaleur-Humidité pathogène. Guīlái (ST29) est localisé sur le Méridien de l'Estomac Yang Ming du pied qui est abondant en Qi et en Sang, il peut réguler la circulation du Qi pour promouvoir la circulation du sang. Sānyīnjiāo (SP6), point de croisement des trois méridiens Yin du pied, peut apaiser la dépression du Qi du Foie, renforcer le Rein et fortifier la Rate pour éliminer l'Humidité. Tàichōng (LR3) peut apaiser la dépression du Qi du Foie, activer la circulation du Sang et éliminer l'obstruction dans les méridiens. Piquer Tàichōng (LR3) peut promouvoir la circulation du Sang pour éliminer les masses. Fēnglóng (ST40) est le point Luo-Communication du Méridien de l'Estomac Yang Ming du pied et passe également à travers le Méridien de la Rate Tai Yin du pied.

Manipulation

Zhōngjí (CV3)	Piquer perpendiculairement 3–4 cun. Appliquer la méthode de tonification-dispersion moyenne d'après la rotation de l'aiguille.
Guīlái (ST29)	Piquer perpendiculairement 3–4 cun. Appliquer la méthode de dispersion d'après la rotation de l'aiguille.
Sānyīnjiāo (SP6)	Piquer perpendiculairement 1,5 cun. Appliquer la méthode de tonification-dispersion moyenne d'après la rotation de l'aiguille.
Tàichōng (LR3)	Piquer perpendiculairement 1–1,5 cun. Appliquer la méthode de dispersion d'après la rotation de l'aiguille.
Qīmén (LR14)	Piquer perpendiculairement 1–1,5 cun. Appliquer la méthode de dispersion d'après la rotation de l'aiguille et avec les mouvements de retirer et d'enfoncer l'aiguille.

Appliquer les manipulations sur chaque point pendant 1 minute, l'aiguille doit être laissée en place pendant 20 minutes. Réaliser le traitement une fois par jour ou tous les deux jours.

(4) Vide de Rate et Vide de Rein

Manifestations principales

Masse abdominale, molle à la pression, douleur occasionnelle allégée à la pression, menstruation irrégulière prolongée, parfois métrorragie, ou de petits saignements de couleur claire et de consistance fine, souffle court, fatigue, distension abdominale, crainte du froid, courbature et faiblesse dans le bas du dos et des genoux, langue pâle et rouge, pouls profond et fin.

Principes thérapeutiques

Tonifier la Rate et le Rein, éliminer la stase et dissiper les masses.

Prescription des point

Les points principaux sont Zhōngjí (CV3), Guīlái (ST29), Sānyīnjiāo (SP6), Qìhǎi (CV6), Shènshū (BL23), Gōngsūn (SP4) et Tàichōng (LR3).

CV3	中极	Zhōngjí	RM3	3VC	RM 3
ST29	归来	Guīlái	E29	29E	WE 29
SP6	三阴交	Sānyīnjiāo	RP6	6RP	PI 6
CV6	气海	Qìhǎi	RM6	6VC	RM 6
BL23	肾俞	Shènshū	V23	23V	PG 23
SP4	公孙	Gōngsūn	RP4	4RP	PI 4
LR3	太冲	Tàichōng	F3	3F	GA 3

Explications

Zhōngjí (CV3) est le point de croisement des trois méridiens Yin du pied et du Méridien Conception Ren, il peut réguler la fonction de l'utérus, activer le Qi et éliminer la Chaleur-Humidité. Guīlái (ST29) est localisé sur le Méridien de l'Estomac Yang Ming du pied qui est abondant en Qi et en Sang et peut réguler la circulation du Qi afin de promouvoir la circulation. Sānyīnjiāo (SP6), point de croisement des trois méridiens Yin du pied, peut apaiser la dépression de Qi du Foie, renforcer le Rein et renforcer la Rate pour éliminer l'Humidité. Tàichōng (LR3) peut apaiser la dépression du Qi du Foie, activer la circulation et éliminer l'obstruction dans les méridiens. Piquer Tàichōng (LR3) peut activer la circulation du sang pour éliminer les masses. Qìhǎi (CV6) est un point du Méridien Conception Ren, il peut réguler les Méridiens Pénétrant Chong et Conception Ren, promouvoir la circulation du Sang menstruel et fortifier le Rein. Shènshū (BL23) contient le Qi des organes Zang et peut tonifier le Qi du Rein, remplir le Yang du Rein et fortifier le Yang de la Rate. Gōngsūn (SP4) est le point Luo-Communication du Méridien de la Rate Tai Yin du pied et passe par le Méridien de l'Estomac Yang Ming du pied. C'est également un des huit points de Réunion et de Croisement avec les huit méridiens extraordinaires et peut tonifier les fonctions de la Rate et du Qi et ainsi éliminer la stase et réduire les masses.

Manipulation

Zhōngjí (CV3)	Piquer perpendiculairement 3–4 cun. Appliquer la méthode de tonification-dispersion moyenne d'après la rotation de l'aiguille.
Guīlái (ST29)	Piquer perpendiculairement 3–4 cun. Appliquer la méthode de dispersion d'après la rotation de l'aiguille.
Sānyīnjiāo (SP6)	Piquer perpendiculairement 1,5 cun. Appliquer la méthode de tonification-dispersion moyenne d'après la rotation de l'aiguille.
Tàichōng (LR3)	Piquer perpendiculairement 1–1,5 cun. Appliquer la méthode de dispersion d'après la rotation de l'aiguille.

Qìhǎi (CV6)	Piquer perpendiculairement 1,5–2 cun. Appliquer la méthode de tonification d'après la rotation de l'aiguille ou d'après la respiration. Ajouter la moxibustion.
Shènshū (BL23)	Piquer perpendiculairement 1–1,5 cun. Appliquer la méthode de dispersion d'après la rotation de l'aiguille et avec les mouvements de retirer et d'enfoncer l'aiguille. Ajouter la moxibustion.
Gōngsūn (SP4)	Piquer perpendiculairement 0,5 cun. Appliquer la méthode de tonification d'après la rotation de l'aiguille. Ajouter la moxibustion.

Appliquer les manipulations sur chaque point pendant 1 minute, l'aiguille doit être laissée en place pendant 20 minutes. Réaliser le traitement une fois par jour ou tous les deux jours.

12. Démangeaisons génitales

Les symptômes de démangeaisons insupportables et les douleurs dans la région génitale externe ou vaginale sont appelés démangeaisons génitales. En médecine moderne, cette maladie est souvent observée dans les maladies telles que l'infection génitale externe, les mycoses génitales et la vaginite. C'est également observé dans l'irritation locale chronique, provenant de maladies d'autres parties du corps. Les démangeaisons génitales dues à la vaginite sont les plus fréquentes en clinique avec un taux d'infection de 18–31,3% avec un risque élevé de récurrence.

Étiologie et pathogénèse

Les décharges vaginales normales sont acides et capables d'inhiber la production de bactéries. Lorsque la fonction des ovaires décroît ou lorsque le terrain physique est faible, la fonction protective de la membrane vaginale décroît, et l'infection survient facilement. Dans le *Synopsis des Prescriptions de Chambre d'Or (Jīn Guì Yào Lüè)*, il est dit : «*Si le pouls Shao Yin est glissant et rapide, les inflammations génitales vont augmenter...* ». Les inflammations génitales sont vaginales ou alors sont des infections génitales externes avec des démangeaisons. L'étiologie et la pathogenèse sont reliées au Foie et à la Rate. La colère, la mélancolie et l'anxiété causent la production de Chaleur due à la stagnation du Qi du Foie, accompagné d'un Vide de la Rate causant la production d'Humidité. Si l'Humidité et l'accumulation de Chaleur s'écoulent vers le bas au Réchauffeur Inférieur, cela causera les démangeaisons génitales. Il y a trois causes principales listées comme suit :

(1) Chaleur-Humidité dans le méridien du Foie

Dépression émotionnelle ou dépression et colère peuvent endommager le Foie. La stagnation chronique du Qi du Foie se transforme en Chaleur et affaiblit la Rate. Lorsque la Rate est faible, elle génère de l'Humidité. Lorsque le corps est faible, surmené, manque d'exercice ou a une alimentation irrégulière, cela endommage également le Qi de la Rate, ce qui conduit également à l'accumulation de Chaleur-Humidité. Lorsque la Chaleur-Humidité s'écoule vers le Réchauffeur Inférieur, cela obstrue le méridien du Foie et cause les démangeaisons génitales. Dans les

Prescriptions Complètes et Effectives pour les Femmes (Fù Rén Dà Quán Liáng Fāng), il est dit : «*La douleur, la démangeaison et les sécrétions vaginales, le peu d'appétit et la fatigue résultent du Vide de Qi du Foie et de la Rate avec une descente de la Chaleur-Humidité*».

(2) Vide de Yin du Foie et du Rein

La démangeaison vaginale est causée par le surmenage sexuel, l'insuffisance d'Essence et de Sang, le Vide de Yin du Foie et du Rein, l'âge avancé, les maladies chroniques résultant en Vide d'Essence et de Sang dans les organes génitaux, la production de sécheresse pathogène et le vent.

(3) Infection parasitaire

Une mauvaise hygiène de vie peut causer une infection bactérienne qui évoluera en démangeaison vaginale. Dans les *Prescriptions Complètes et Effectives pour Femmes (Fù Rén Dà Quán Liáng Fāng)*, il est dit : «*Pour les femmes, les démangeaisons génitales peuvent être causées par des parasites… les parasites génèrent de la chaleur et les femmes sentent une démangeaison si la chaleur est moyenne et de la douleur si elle est sévère.* »

Diagnostic différentiel et traitements associés

(1) Chaleur-Humidité dans le méridien du Foie

Manifestations principales
Démangeaisons extrêmes du vagin ou de l'appareil génital externe, avec une douleur ou une sensation de brûlure, quantité abondante de liquides vaginaux jaunes clairs et collants avec une odeur nauséabonde, accompagné d'irritabilité, goût amer, oppression thoracique et douleurs des hypochondres, langue rouge avec enduit jaune et collant, pouls en corde, glissant et rapide.

Principes thérapeutiques
Régulariser le Qi du Foie et purifier la Chaleur, dissoudre l'Humidité et arrêter les démangeaisons.

Prescription des points
Les points principaux sont Lígōu (LR5), Qūquán (LR8), Zúwǔlǐ (LR10) et Qūgǔ (CV2).

LR5	蠡沟	Lígōu	F5	5F	GA 5
LR8	曲泉	Qūquán	F8	8F	GA 8
LR10	足五里	Zúwǔlǐ	F10	10F	GA 10
CV2	曲骨	Qūgǔ	RM2	2VC	RM 2

Explications
Lígōu (LR5) est le point Luo-Communication du Méridien du Foie Jue Yin du pied et un point

efficace pour traiter les démangeaisons vaginales. Il peut harmoniser le Qi du Foie, éliminer la Chaleur et l'Humidité pathogènes. Qūquán (LR8) est le point He-Rassemblement-Entrée du Méridien du Foie Jue Yin du pied, Qūgǔ (CV2) est le point de croisement des méridiens Conception Ren et du Foie Jue Yin du pied. Zúwǔlǐ (LR10) est un point du méridien du Foie. La combinaison de ces trois points peut harmoniser le Qi du Foie, éliminer la Chaleur-Humidité, être bénéfique à la fonction de la Vessie, relaxer les muscles et les tendons et activer la circulation du Qi et du Sang dans les méridiens et collatéraux, pour traiter les enflures vaginales et les démangeaisons.

Manipulation

Lígōu (LR5)	Piquer obliquement vers le haut 2 cun. Appliquer la méthode de dispersion d'après la rotation de l'aiguille.
Qūquán (LR8)	Piquer perpendiculairement 1,5 cun. Appliquer la méthode de dispersion d'après la rotation de l'aiguille.
Zúwǔlǐ (LR10)	Piquer perpendiculairement 1,5 cun. Appliquer la méthode de dispersion d'après la rotation de l'aiguille.
Qūgǔ (CV2)	Piquer perpendiculairement 1,5–2 cun. Appliquer la méthode de tonification-dispersion moyenne avec les mouvements de retirer et d'enfoncer l'aiguille.

Appliquez les manipulations sur chaque point pendant 1 minute, l'aiguille doit être laissée en place pendant 20 minutes. Réaliser le traitement une fois par jour.

(2) Vide du Yin du Foie et du Rein

Manifestations principales
Démangeaisons et douleurs brûlantes du vagin qui s'aggravent dans la nuit, sécrétions vaginales jaunes et peu abondantes, vagin sec, vertiges, courbatures et faiblesses dans le bas du dos et des genoux, acouphènes, dysphorie avec sensation fiévreuse dans le thorax, les paumes des mains et les plantes des pieds, parfois vagues de chaleur et sudation, langue rouge avec peu d'enduit, pouls fin et rapide.

Principes thérapeutiques
Nourrir le Yin et purifier la Chaleur, activer la circulation sanguine et arrêter les démangeaisons.

Prescription des points
Les points principaux sont Lígōu (LR5), Qūquán (LR8), Zhàohǎi (KI6), Yīnjiāo (CV7) et Xuèhǎi (SP10).

LR5	蠡沟	Lígōu	F5	5F	GA 5
LR8	曲泉	Qūquán	F8	8F	GA 8
KI6	照海	Zhàohǎi	R6	6R	SH 6
CV7	阴交	Yīnjiāo	RM7	7VC	RM 7

SP10	血海	Xuèhǎi	RP10	10RP	PI 10

Explications

Lígōu (LR5) et Qūquán (LR8) peuvent nourrir le Foie. Zhàohǎi (KI6) est un point du Méridien du Rein Shao Yin du pied et peut nourrir le Yin du Rein, éliminer la Chaleur de type Vide et réguler le sang menstruel. Yīnjiāo (CV7) est le point de rencontre du Méridien Conception Ren, du Méridien Pénétrant Chong et du Méridien du Rein Shao Yin du pied, il peut nourrir le Yin du Rein, nourrir le Sang, réguler les règles et éliminer la Chaleur et l'Humidité pathogènes. Xuèhǎi (SP10) peut activer la circulation du sang pour arrêter les démangeaisons et combiné avec Zhàohǎi (KI6) et Yīnjiāo (CV7), il peut nourrir le Yin, rafraîchir la Chaleur, activer le Sang, éliminer le Vent, drainer l'Humidité et arrêter les démangeaisons.

Manipulation

Lígōu (LR5)	Piquer obliquement vers le haut 2 cun. Appliquer la méthode de dispersion d'après la rotation de l'aiguille.
Qūquán (LR8)	Piquer perpendiculairement 1,5 cun. Appliquer la méthode de dispersion d'après la rotation de l'aiguille.
Zhàohǎi (KI6)	Piquer perpendiculairement 0,5–0,8 cun. Appliquer la méthode de tonification d'après la rotation de l'aiguille.
Yīnjiāo (CV7)	Piquer perpendiculairement 0,5–0,8 cun. Appliquer la méthode de tonification avec les mouvements de retirer et d'enfoncer l'aiguille ou d'après la respiration.
Xuèhǎi (SP10)	Piquer perpendiculairement 0,5–0,8 cun. Appliquer la méthode de dispersion d'après la rotation de l'aiguille et avec les mouvements de retirer et d'enfoncer l'aiguille.

Appliquer les manipulations sur chaque point pendant 1 minute, l'aiguille doit être laissée en place pendant 20 minutes. Réaliser le traitement une fois par jour.

(3) Infection parasitaire

Manifestations principales

Démangeaisons avec la sensation de fourmis se déplaçant dans le vagin ou sur la région de la vulve, sensation de chaleur brûlante ou de douleur, accompagnée des symptômes d'une grande quantité de sécrétions vaginales peu épaisses, jaunes et mousseuses avec une odeur de poisson, mictions urgentes et fréquentes, langue rouge avec enduit jaune ou blanc, pouls glissant et rapide.

Principes thérapeutiques

Détruire les parasites pour arrêter les démangeaisons, éliminer la Chaleur-Humidité pathogène.

Prescription des points

Les points principaux sont Lígōu (LR5), Qūquán (LR8), Zhōngjí (CV3), Bǎichóngwō (EX-LE3) et Sānyīnjiāo (SP6).

LR5	蠡沟	Lígōu	F5	5F	GA 5
LR8	曲泉	Qūquán	F8	8F	GA 8
CV3	中极	Zhōngjí	RM3	3VC	RM 3
EX-LE3	百虫窝	Bǎichóngwō	EX-MI3		RM 7
SP6	三阴交	Sānyīnjiāo	RP6	6RP	PI 6

Explications

Lígōu (LR5) est le point Luo-Communication du Méridien du Foie Jue Yin du pied et un point efficace pour traiter les démangeaisons vaginales. Il peut harmoniser le Qi du Foie et éliminer la Chaleur et l'Humidité pathogènes. Qūquán (LR8) est le point He-Rassemblement-Entrée du Méridien du Foie Jue Yin du pied. Zhōngjí (CV3) est le point de rencontre du Méridien Ren et des trois méridiens Yin du pied. C'est aussi le point Mu-antérieur du méridien de la Vessie qui peut éliminer la Chaleur-Humidité pathogène dans le Réchauffeur Inférieur. Sānyīnjiāo (SP6) peut renforcer la fonction de la Rate pour éliminer l'Humidité pathogène, favoriser la circulation du Sang pour réguler les règles. Bǎichóngwō (EX-LE3) peut détruire les parasites, arrêter les démangeaisons, réguler le flux du Sang des règles et expulser le Vent et l'Humidité pathogène.

Manipulation

Lígōu (LR5)	Piquer obliquement vers le haut 2 cun. Appliquer la méthode de dispersion d'après la rotation de l'aiguille.
Qūquán (LR8)	Piquer perpendiculairement 1,5 cun. Appliquer la méthode de dispersion d'après la rotation de l'aiguille.
Zhōngjí (CV3)	Piquer perpendiculairement 1,5–2 cun. Appliquer la méthode de dispersion avec les mouvements de retirer et d'enfoncer l'aiguille.
Bǎichóngwō (EX-LE3)	Piquer perpendiculairement 1,5 cun. Appliquer la méthode de dispersion d'après la rotation de l'aiguille et avec les mouvements de retirer et d'enfoncer l'aiguille.
Sānyīnjiāo (SP6)	Piquer perpendiculairement 1,5 cun. Appliquer la méthode de dispersion d'après la rotation de l'aiguille et avec les mouvements de retirer et d'enfoncer l'aiguille.

Appliquer les manipulations sur chaque point pendant 1 minute, l'aiguille doit être laissée en place pendant 20 minutes. Réaliser le traitement une fois par jour.

Acupuncture auriculaire

Prescription des points

Sous-cortex (AT$_4$), Endocrine (CO$_{18}$), Shénmén (TF$_4$) et Organes Génitaux Externes (HX$_4$).

Manipulation

Choisir 2 à 3 points en même temps. Appliquer des stimulations fortes et garder les aiguilles pendant 15 à 20 minutes.

13. Vomissements gravidiques

Les vomissements durant la grossesse arrivent souvent au stade initial de la grossesse accompagnés des symptômes de nausées, vertiges, fatigue, dégoût de l'odeur de nourriture, préférence pour les nourritures acides, régurgitation de fluides amers ou vomissement avec du sang, incapacité de manger ou de boire pouvant causer la déshydratation et l'acidose. En Médecine Traditionnelle Chinoise, on les nomme : «Rènshēn'èzǔ», «Zǐbìng», «Wùshí», «Rènshēn'ǒutù» ou «Yùntù». En médecine occidentale, l'étiologie est compliquée, elle est principalement associée à des excès d'émotions, à des désordres endocriniens ou du système nerveux.

En MTC, les vomissements durant la grossesse sont causés par trois facteurs : la stagnation du Qi du Foie, la Chaleur pathogène dans l'Estomac et la rétention de Tan-Humidité. Ces trois étiologies causent l'obstruction du Qi dans le Méridien Pénétrant Chong, ce qui agresse l'Estomac et cause les vomissements.

Étiologie et pathogenèse

(1) Stagnation du Qi du Foie

Dépression émotionnelle causant la stagnation du Qi du Foie et du Méridien Pénétrant Chong, ceci gêne la descente du Qi de l'Estomac.

(2) Chaleur de l'Estomac

Ce Feu de type Plénitude de l'Estomac est causé par la Chaleur interne. Il peut aussi venir du reflux du Qi de l'Estomac et ce reflux du Qi de l'Estomac cause le reflux du Qi fœtal, l'accumulation interne de Chaleur attaquant l'Estomac et provoquant les vomissements.

(3) Tan-Humidité

Les vomissements sont causés par le Vide de la Rate et de l'Estomac ou par la rétention de Tan-Humidité, ce produit pathologique obstruant l'activité du Qi et provoquant une circulation disharmonieuse du Qi dans le Méridien Pénétrant Chong qui attaque l'Estomac et cause le reflux du Qi de l'Estomac et les vomissements.

Diagnostic différentiel et traitements associés

(1) Stagnation du Qi du Foie

Manifestations principales

Vomissements de liquides aqueux ou acides, sensation d'oppression dans la poitrine et l'Estomac, douleur hypochondrale, éructations, dépression, vertiges et distension de la tête, langue rouge avec enduit mince, blanc ou jaune, pouls tendu et glissant ou tendu rapide.

Principes thérapeutiques

Drainer le Foie et régulariser le Qi, harmoniser l'Estomac pour abaisser le reflux.

Prescription des points

Les points principaux sont Nèiguān (PC6), Tàichōng (LR3), Dànzhōng (CV17) et Zúsānlǐ (ST36).

PC6	内关	Nèiguān	MC6	6ECS	XB 6
LR3	太冲	Tàichōng	F3	3F	GA 3
CV17	膻中	Dànzhōng	RM17	17VC	RM 17
ST36	足三里	Zúsānlǐ	E36	36E	WE 36

Explications

Les vomissements pernicieux sont causés par le reflux indésirable du Qi du Foie et de l'Estomac accompagnés de l'incapacité du Qi du Foie à se diriger vers le bas. Dànzhōng (CV17), le lieu où le Qi se rassemble, peut réguler le reflux du Qi de l'Estomac et de la Rate, et soulager la plénitude de la poitrine. Nèiguān (PC6) est le point Luo-Communication du Méridien du Péricarde Jue Yin de la main : il peut soulager l'oppression thoracique et réguler la fonction de l'Estomac. La combinaison de ces deux points peut soulager l'oppression thoracique, favoriser le flux de Qi, réguler l'Estomac et rediriger le reflux du Qi vers le bas. Tàichōng (LR3) est le point Yuan-Source du Méridien du Foie Jue Yin du pied et peut réguler la circulation du Qi du Foie, apaiser le Foie et rediriger le reflux du Qi vers le bas. Zúsānlǐ (ST36) est le point He-Rassemblement-Entrée du Méridien de l'Estomac Yang Ming du pied qui se connecte avec le Méridien Pénétrant Chong, il peut donc réguler l'Estomac, rediriger le reflux de Qi vers le bas pour soulager la distension épigastrique et régulariser le Qi au Méridien Pénétrant Chong.

Manipulation

Nèiguān (PC6)	Piquer perpendiculairement 1 cun.
Tàichōng (LR3)	Piquer perpendiculairement 1 cun.
Dànzhōng (CV17)	Piquer obliquement vers le bas 1 cun.
Zúsānlǐ (ST36)	Piquer perpendiculairement 2 cun.

Appliquer la méthode de dispersion d'après la rotation de l'aiguille et avec les mouvements de retirer et d'enfoncer l'aiguille pendant 1 minute pour tous les points ci-dessus. Réaliser le traitement tous les deux jours.

(2) Chaleur de l'Estomac

Manifestations principales

Vomissement acide et fluide amer ou éructations avec odeur putride, irritabilité, inconfort gastrique avec régurgitation acide, sécheresse de la bouche et des lèvres, insomnie, constipation, langue rouge avec enduit jaune, pouls glissant et rapide.

Principes thérapeutiques

Purifier la Chaleur, harmoniser l'Estomac et corriger le reflux.

Prescription des points

Les points principaux sont Nèiguān (PC6), Nèitíng (ST44) et Yánglíngquán (GB34).

PC6	内关	Nèiguān	MC6	6ECS	XB 6
ST44	内庭	Nèitíng	E44	44E	WE 44
GB34	阳陵泉	Yánglíngquán	VB34	34VB	DA 34

Explications

Nèitíng (ST44) est le point Ying-Écoulement du Méridien de l'Estomac Yang Ming du pied, il peut éliminer la Chaleur pathogène et réguler la fonction de l'Estomac. Nèiguān (PC6) est le point Luo-Communication du Méridien du Péricarde Jue Yin de la main, il peut soulager la dépression mentale, réguler l'Estomac et rediriger le reflux du Qi vers le bas. Yánglíngquán (GB34) est le point He-Rassemblement-Entrée du Méridien de la Vésicule Biliaire Shao Yang du pied, il peut éliminer la Chaleur du Foie et de la Vésicule Biliaire puis rediriger le reflux de Qi vers le bas. Si la Chaleur du Foie, de la Vésicule Biliaire et de l'Estomac est soulagée et que le reflux de Qi est corrigé, le vomissement s'arrêtera.

Manipulation

Nèiguān (PC6)	Piquer perpendiculairement 1 cun.
Nèitíng (ST44)	Piquer perpendiculairement 0,5 cun.
Yánglíngquán (GB34)	Piquer perpendiculairement 2 cun.

Appliquer la méthode de dispersion d'après la rotation de l'aiguille pendant 1 minute pour tous les points ci-dessus. Réaliser le traitement tous les deux jours.

(3) Tan-Humidité

Manifestations principales

Vomissements liquides comme de la salive, étourdissements, palpitations, vertiges, sensations de membres lourds, sensation de plénitude dans la poitrine, langue pâle avec enduit blanc et gras, pouls glissant.

Principes thérapeutiques

Fortifier la Rate et harmoniser l'Estomac, dissoudre l'Humidité et enlever le Tan-Humidité.

Prescription des points

Les points principaux sont Zhōngwǎn (CV12), Zúsānlǐ (ST36), Yīnlíngquán (SP9) et Fēnglóng (ST40).

CV12	中脘	Zhōngwǎn	RM12	12VC	RM 12
ST36	足三里	Zúsānlǐ	E36	36E	WE 36
SP9	阴陵泉	Yīnlíngquán	RP9	9RP	PI 9
ST40	丰隆	Fēnglóng	E40	40E	WE 40

Explications

Zhōngwǎn (CV12) est le point Mu-antérieur du Méridien de l'Estomac Yang Ming du pied et le point influent des Fu-Entrailles qui peut traiter les maladies des Fu-Entrailles et peut renforcer la fonction de la Rate et de l'Estomac, renforcer le Qi et réguler l'Estomac, drainer l'Humidité et éliminer le Tan-Humidité. Zúsānlǐ (ST36) est le point He-Rassemblement-Entrée du Méridien de l'Estomac Yang Ming du pied et peut renforcer les fonctions de la Rate et de l'Estomac et rediriger le reflux de Qi vers le bas. Fēnglóng (ST40) est le point Luo-Communication du Méridien de l'Estomac Yang Ming du pied et passe à travers le Méridien de la Rate Tai Yin du pied. Il peut éliminer le Tan-Humidité, rediriger le reflux de Qi vers le bas et réguler la fonction de l'Estomac

Manipulation

Zhōngwǎn (CV12)	Piquer perpendiculairement 2–3 cun. Appliquer la méthode de tonification-dispersion moyenne d'après la rotation de l'aiguille.
Zúsānlǐ (ST36)	Piquer perpendiculairement 2 cun. Appliquer la méthode de tonification-dispersion moyenne d'après la rotation de l'aiguille.
Yīnlíngquán (SP9)	Piquer perpendiculairement 2 cun. Appliquer la méthode de dispersion d'après la rotation de l'aiguille.
Fēnglóng (ST40)	Piquer perpendiculairement 2 cun. Appliquer la méthode de dispersion d'après la rotation de l'aiguille.

Chaque point est manipulé pendant 1 minute. Réaliser le traitement tous les deux jours.

14. Éclampsie gravidique

Après 6-7 mois de grossesse ou durant l'accouchement normal, la femme présente des signes soudains de tétanie, yeux révulsés, trismus, perte de conscience, convulsion, opisthotonos qui durent plusieurs minutes et se répètent à différentes occasions et peuvent même induire un coma. La pré-éclampsie fait référence à l'œdème sévère, présence de protéine dans l'urine, hypertension durant le stade de grossesse. Si la femme enceinte n'est pas traitée à temps, l'éclampsie gravidique peut se passer durant le processus d'accouchement, appelé «éclampsie parturiente». Des attaques prolongées et fréquentes peuvent causer le décès de la personne, ainsi que du fœtus.

Étiologie et pathogenèse

L'étiologie et la pathogenèse principales de cette maladie est un Vide de Yin et de Sang.

Pendant la grossesse, le fœtus est nourri par le Sang de la mère ; par conséquent, le Sang est plus en Vide que d'habitude. Si la femme enceinte souffre de Vent-Froid exogène et a une accumulation de chaleur interne, cela va causer un manque de nutrition des muscles et des spasmes des membres qui conduisent à l'éclampsie gravidique.

(1) Attaque par le Vent-Froid exogène pathogénique

Le Yin et le Sang d'une femme enceinte sont en général en vide en raison de sa condition. Lorsque le Vent-Froid exogène pathogénique attaque le Méridien de la Vessie Tai Yang du pied, les fluides corporels et le sang deviennent plus déficients et ne peuvent pas nourrir les méridiens, ce qui causera les spasmes des muscles et des tendons. Dans les *Prescriptions Complètes et Effectives pour Femmes* (*Fù Rén Dà Quán Liáng Fāng*), il est dit : «*Lorsque la femme enceinte avec un corps en vide est affectée par le vent pathogène, le Méridien de la Vessie Tai Yang du pied sera blessé et elle aura des symptômes tels que la tétanie, raideur du dos, spasme appelé opisthotonos. Si la femme enceinte tombe inconsciente, elle peut se réveiller un moment et rechuter de temps à temps. Elle souffre d'une maladie de vent convulsif, aussi appelé éclampsie gravidique.* »

(2) Agitation du Vent interne due à la Chaleur du Foie

Si la femme enceinte a généralement une Chaleur pathogène interne, le Vide de Sang lié à la grossesse conduira à augmenter la stase de Chaleur interne qui entravera le Yin et agitera le Foie.

(3) Agitation du Vent interne pathogène de type Vide

Si la femme enceinte a un Vide de Sang, elle souffrira d'un Vide de Yin dans la partie inférieure du corps et de la montée du Yang dans la partie supérieure du corps ; par conséquent le Vent interne pathogène se lèvera.

Diagnostic différentiel et traitements associés

L'éclampsie gravidique est principalement manifestée par un coma soudain, convulsions et tétanie de la mâchoire. Si la patiente a des symptômes tels que mal de tête, vertiges, fatigue, œdèmes des membres inférieurs et de la face, palpitations, souffle court, nausée, vomissements, miction fréquente avant l'attaque, ce sera l'état de «pré-éclampsie». Si ces symptômes apparaissent durant les mois de grossesses, la patiente devra avoir des traitements de préventions ou elle souffrira d'éclampsie gravidique parturiente lors de l'accouchement.

(1) Attaque du Vent-Froid exogène

Manifestations principales

Lors de la grossesse, la patiente souffre de douleurs aux extrémités, fièvre avec crainte du froid, mal de tête, sensation de plénitude dans le thorax, coma, convulsion, langue pâle avec enduit blanc et humide, pouls superficiel, glissant et tendu.

Principes thérapeutiques

Nourrir le Sang, dissiper le Vent et expulser le Froid.

Prescription des points

Les points principaux sont Shuǐgōu (GV26), Nèiguān (PC6), Fēngchí (GB20), Dàzhuī (GV14), Zúsānlǐ (ST36) et Sānyīnjiāo (SP6).

GV26	水沟	Shuǐgōu	DM26	25VG	DM 26
PC6	内关	Nèiguān	MC6	6ECS	XB 6
GB20	风池	Fēngchí	VB20	20VB	DA 20
GV14	大椎	Dàzhuī	DM14	13VG	DM 14
ST36	足三里	Zúsānlǐ	E36	36E	WE 36
SP6	三阴交	Sānyīnjiāo	RP6	6RP	PI 6

Explications

Shuǐgōu (GV26) et Nèiguān (PC6) peuvent activer le cerveau et ouvrir les orifices pour éliminer le Vent interne. Fēngchí (GB20) peut soulager le syndrome extérieur. Dàzhuī (GV14) est le point de croisement de tous les méridiens Yang et peut activer le Yang Qi pour soulager les syndromes extérieurs. Zúsānlǐ (ST36) et Sānyīnjiāo (SP6) peuvent renforcer la fonction de la Rate et de l'Estomac qui sont la source du Qi et du Sang.

Manipulation

Shuǐgōu (GV26)	Appliquer la méthode de piquer en picorant.
Nèiguān (PC6)	Appliquer la méthode de piquer en picorant.
Fēngchí (GB20)	Piquer perpendiculairement 1–1,5 cun. Appliquer la méthode de dispersion d'après la rotation de l'aiguille.
Dàzhuī (GV14)	Piquer perpendiculairement 0,5 cun. Appliquer la méthode de dispersion d'après la rotation de l'aiguille.
Zúsānlǐ (ST36)	Piquer perpendiculairement 2–3 cun. Appliquer la méthode de tonification d'après la rotation de l'aiguille.
Sānyīnjiāo (SID-6)	Piquer perpendiculairement 2–3 cun. Appliquer la méthode de tonification d'après la rotation de l'aiguille.

(2) Montée du Vent interne causé par la Chaleur du Foie

Manifestations principales

Pendant la grossesse, la patiente souffre de vertiges, de dysphorie, d'évanouissement soudain, de perte de conscience, de convulsions des membres, visage et lèvres rouges, langue rouge avec enduit jaune, pouls rapide et en corde.

Principes thérapeutiques

Disperser le Feu du Foie, nourrir le Sang et éteindre le Vent.

Prescription des points

Les points principaux sont Shuǐgōu (GV26), Nèiguān (PC6), Zúsānlǐ (ST36), Sānyīnjiāo (SP6), Yánglíngquán (GB34) et Tàichōng (LR3).

GV26	水沟	Shuǐgōu	DM26	25VG	DM 26
PC6	内关	Nèiguān	MC6	6ECS	XB 6
ST36	足三里	Zúsānlǐ	E36	36E	WE 36
SP6	三阴交	Sānyīnjiāo	RP6	6RP	PI 6
GB34	阳陵泉	Yánglíngquán	VB34	34VB	DA 34
LR3	太冲	Tàichōng	F3	3F	GA 3

Explications

Tàichōng (LR3) peut éliminer la Chaleur du Foie et éteindre le Vent du Foie. Yánglíngquán (GB34) est le point de réunion des tendons et peut nourrir les muscles et tendons pour soulager la contracture musculaire. Shuǐgōu (GV26) et Nèiguān (PC6) peuvent activer le cerveau et ouvrir les orifices pour éteindre le Vent interne. Fēngchí (GB20) peut soulager le syndrome extérieur. Zúsānlǐ (ST36) et Sānyīnjiāo (SP6) peuvent renforcer la fonction de la Rate et de l'Estomac qui sont la source de Qi et du Sang.

Manipulation

Shuǐgōu (GV26)	Piquer obliquement vers bas sous la peau 0,3–0,5 cun. Appliquer la méthode de piquer en picorant.
Nèiguān (PC6)	Piquer perpendiculairement 1 cun. Appliquer la méthode de dispersion d'après la rotation de l'aiguille.
Zúsānlǐ (ST36)	Piquer perpendiculairement 2 cun. Appliquer la méthode de tonification d'après la rotation de l'aiguille.
Sānyīnjiāo (SP6)	Piquer perpendiculairement 2 cun. Appliquer la méthode de tonification d'après la rotation de l'aiguille.
Yánglíngquán (GB34)	Piquer perpendiculairement 1 cun. Appliquer la méthode de dispersion d'après la rotation de l'aiguille.
Tàichōng (LR3)	Piquer obliquement vers bas sous la peau 0,3–0,5 cun. Appliquer la méthode de piquer en picorant.

(3) Montée du Vent interne de type Vide

Manifestations principales

Pendant la grossesse, la patiente souffrira de vertiges et d'étourdissements, de palpitations, d'essoufflements et œdèmes aux membres inférieurs et au visage. Au cours de l'attaque, elle souffrira également de convulsions chroniques, perte de conscience, langue pâle sans enduit, pouls faible, glissant et tendu.

Principes thérapeutiques

Nourrir le Sang et dissiper le Vent.

Prescription des points

Les points principaux sont Shuǐgōu (GV26), Yìntáng (EX-HN3), Sìshéncōng (EX-HNI), Shènshū (BL23), Tàixī (KI3), Xuèhǎi (SP10) et Zúsānlǐ (ST36).

GV26	水沟	Shuǐgōu	DM26	25VG	DM 26
EX-HN3	印堂	Yìntáng	EX-TC3		EX-TC3
EX-HN1	四神聪	Sìshéncōng	EX-TC1		EX-TC1
BL23	肾俞	Shènshū	V23	23V	PG 23
KI3	太溪	Tàixī	R3	3R	SH 3

Explications

Shuǐgōu (GV26), Yìntáng (EX-HN3) et Sìshéncōng (EX-HNI) peuvent activer le cerveau et ouvrir les orifices. Shènshū (BL23) et Tàixī (KI3) peuvent tonifier le Qi du Rein et le Yin du Rein pour traiter la cause principale de la maladie. Xuèhǎi (SP10) et Zúsānlǐ (ST36) peuvent nourrir le Sang. Par conséquent, si le Yin du Rein est nourri et l'hyperactivité du Foie Yang est réduite, le Vent endogène peut disparaître.

Manipulation

Shuǐgōu (GV26)	Piquer obliquement vers le bas sous la peau 0,3–0,5 cun. Appliquer la méthode de piquer en picorant.
Yìntáng (EX-HN3)	Piquer obliquement vers le bas sous la peau 0,3–0,5 cun. Appliquer la méthode de piquer en picorant.
Sìshéncōng (EX-HNI)	Piquer obliquement 0,3–0,5 cun.
Shènshū (BL23)	Piquer perpendiculairement 2 cun.
Tàixī (KI3)	Piquer perpendiculairement 1 cun.
Xuèhǎi (SP10)	Piquer perpendiculairement 1 cun.
Zúsānlǐ (ST36)	Piquer perpendiculairement 1 cun.

Appliquer la méthode de tonification d'après la rotation de l'aiguille pour tous les points ci-dessus.

Acupuncture auriculaire

Prescription des points

Foie (CO_{12}), Reins (CO_{10}), Organes Génitaux Internes (TF_2) et Sous-cortex (AT_4).

Manipulation

Stimuler modérément et garder les aiguilles pendant 20 minutes. Réaliser le traitement une fois par jour.

15. Présentation podalique

La présentation podalique fait référence à la position anormale du fœtus après sept mois de grossesse. Le fœtus se présente les pieds en direction du bas ou tient une position horizontale ou oblique sans pour autant engendrer de symptômes inconfortables pour la femme enceinte. La position du fœtus doit être contrôlée en détail et peut être traitée par moxibustion avec un taux de succès de 98 %, sauf dans les cas de maladies organiques telles que les déformations de l'utérus, rétrécissement du pelvis ou tumeurs.

Étiologie et pathogenèse

Cette maladie est principalement causée par le Vide ou la Plénitude des femmes enceintes.

(1) Syndrome de Vide

Un fœtus en position podalique est causée par le Vide de Qi et de Sang causant la faiblesse du fœtus, le faisant tourner.

(2) Syndrome de Plénitude

Un fœtus en position podalique est causée par une alimentation excessive durant la grossesse : un fœtus trop gros causera la stagnation de Qi dans les organes. Dans Les *Prescriptions pour Sauver les Malades* (*Jì Shēng Fāng*), il est dit : « *Toutes les positions anormales du fœtus peuvent être causées par la suralimentation des femmes enceintes, la stagnation de Qi dans les Zang-Organes, le dysfonctionnement des Fu-Entrailles, la taille excessive du fœtus ou la pression prématurée, le fœtus étant apeuré et touché.* »

Syndrome de différenciations et traitement

Manifestations Principales

Le fœtus en position podalique, horizontale ou position oblique.

Principe thérapeutique

Réguler la circulation du Qi dans les méridiens de la Vessie et du Rein.

Prescription des points

Le point principal est Zhìyīn (BL67).

BL67	至阴	Zhìyīn	V67	67V	PG 67

Explication

Zhìyīn (BL67) est le point Jing-Émergence du Méridien de la Vessie Tai Yang du pied, il est connecté au Méridien du Rein Shao Yin du pied. Le fœtus est nourri par le Qi du Rein, c'est pourquoi appliquer de la moxibustion sur Zhìyīn (BL67) peut réguler la circulation du Qi du Méridien du Rein Shao Yin du pied pour aider le fœtus à se retourner et retrouver une position correcte.

Manipulation

Appliquer du moxa en bâton au-dessus des deux points Zhìyīn (BL67) pendant 20-60 minutes. L'effet est meilleur avec le moxa à cicatrice. Faire le traitement une fois par jour, jusqu'à ce que le fœtus retourne dans une position normale. Durant le traitement, laisser la femme enceinte desserrer sa ceinture et s'asseoir sur une chaise ou se coucher sur un lit.

Acupuncture auriculaire

Prescription des points

Organes Génitaux Internes (TF$_2$), Sympathique (AH$_{6i}$), Sous-cortex (AT$_4$), Foie (CO$_{12}$) et Abdomen (AH$_8$).

Manipulation

Cherchez d'abord les points auriculaires les plus sensibles et coller les graines de vaccaria (communément appelées saponaire des vaches) et stimuler en appuyant avec les doigts pendant 15 minutes 2 fois par jour. Changer les graines une fois tous les 3 ou 4 jours.

16. Dystocie (accouchement difficile)

La dystocie fait référence à l'accouchement difficile causé par une pression anormale lors du travail, un canal utérin anormal et un développement anormal du fœtus. Les symptômes sont sensation de lourdeur de l'abdomen inférieur pendant que le fœtus descend, agitation et distension dans l'abdomen et aux hanches, fluide amniotique et sang circulant en dehors avant la naissance de l'enfant. En Médecine Traditionnelle Chinoise, les accouchements difficiles ont plusieurs noms différents. Si les pieds sortent en premier en raison de la position anormale du fœtus c'est appelé «Dǎochǎn», ce qui signifie «présentation plantaire». Si les bras sortent en premier, c'est appelé «Héngchǎn», ce qui signifie «présentation transverse». Si la deuxième partie du corps qui sort est la tête, c'est appelé «Piānchǎn» ce qui signifie «présentation oblique». Si l'accouchement difficile est causé par une anomalie physiologique, ce sera «Jiāo gǔ bù kāi», ce qui signifie «inflexibilité de la zone du pubis de la femme».

Étiologie et pathogenèse

(1) Vide de Qi et de Sang

Causée par la déficience due au Vide de Qi vital, les contractions prématurées durant la naissance, l'épuisement du Qi et du Sang résultant d'un surmenage sexuel, le fluide amniotique qui s'échappe prématurément, l'épuisement du Qi et du Sang.

(2) Stagnation de Qi et de Sang

Causée par les peurs de la femme, la nervosité de l'accouchement, l'invasion du Froid pathogène lors du travail de la femme.

Diagnostic différentiel et traitements associés

(1) Vide de Qi et Vide de Sang

Manifestations Principales
Émaciation, teint pâle, palpitations, essoufflement, fatigue, douleurs abdominales, douleur au bas du dos, atonie utérine, travail prolongé ou prématuré, libération prématurée de liquide amniotique, saignement abondant, langue pâle, pouls superficiel, large et faible, ou profond, fin et faible, voire même pouls dispersé.

Principes thérapeutiques
Tonifier le Qi et nourrir le Sang.

Prescription des points
Les points principaux sont Hégǔ (LI4), Sānyīnjiāo (SP6) et Zhìyīn (BL67).

LI4	合谷	Hégǔ	GI4	4GI	DC 4
SP6	三阴交	Sānyīnjiāo	RP6	6RP	PI 6
BL67	至阴	Zhìyīn	V67	67V	PG 67

Explications
Hégǔ (LI4) est le point Yuan-Source du Méridien du Gros Intestin Yang Ming de la main et peut réguler la circulation du Qi. Sānyīnjiāo (SP6) est le point de croisement des trois méridiens Yin du pied et peut réguler la circulation du Sang. Zhìyīn (BL67) est le point Jing-Émergence du Méridien de la Vessie Tai Yang du pied, c'est le point clé pour favoriser l'accouchement. La combinaison de ces trois points peut renforcer le Qi et le Sang pour induire l'accouchement.

Manipulation

Hégǔ (LI4)	Piquer perpendiculairement 0, 5 cun. Appliquer la méthode de tonification d'après la rotation de l'aiguille.
Sānyīnjiāo (SP6)	Piquer perpendiculairement 2 cun. Appliquer la méthode de tonification d'après la rotation de l'aiguille.
Zhìyīn (BL67)	Moxibustion.

L'aiguille doit être laissée en place pendant 20 minutes et réaliser le traitement une fois par jour.

(2) Stagnation de Qi et Stase de Sang

Manifestations principales

Dépression, teint livide, sensation de plénitude au thorax, distension abdominale, éructations, douleur aiguë et coupante du bas du dos et de l'abdomen pendant le travail, accompagnée par une langue rouge foncé avec ecchymose et un enduit mince et gras, pouls profond et rugueux ou profond tendu ou profond et serré.

Principes thérapeutiques

Régulariser le Qi, activer la circulation sanguine et enlever la stase.

Prescription des points

Les points principaux sont Hégǔ (LI4), Sānyīnjiāo (SP6), Tàichōng (LR3), Qìchōng (ST30) et Zhìyīn (BL67).

LI4	合谷	Hégǔ	GI4	4GI	DC 4
SP6	三阴交	Sānyīnjiāo	RP6	6RP	PI 6
LR3	太冲	Tàichōng	F3	3F	GA 3
ST30	气冲	Qìchōng	E30	30E	WE 30
BL67	至阴	Zhìyīn	V67	67V	PG 67

Explications

Piquer Hégǔ (LI4) en tonification et Sānyīnjiāo (SP6) en dispersion peut réguler la circulation du Qi et supprimer la stase pour induire l'accouchement. Tàichōng (LR3) est le point Yuan-Source du Méridien du Foie Jue Yin du pied et peut activer la circulation sanguine pour enlever la stase du sang. Qìchōng (ST30) est un point du Méridien de l'Estomac Yang Ming du pied et peut réguler le Qi du Vaisseau Pénétrant Chong pour éliminer la stase sanguine. Zhìyīn (BL67) est le point Jing-Émergence du Méridien de la Vessie Tai Yang du pied, il est un point clé pour induire l'accouchement. La combinaison de ces cinq points peut réguler la circulation du Qi, activer le Sang et enlever la stase de Sang pour induire l'accouchement.

Manipulation

Hégǔ (LI4)	Piquer obliquement vers le bas 0, 5 cun. Appliquer la méthode de tonification d'après la rotation de l'aiguille.
Sānyīnjiāo (SP6)	Piquer obliquement vers le bas 1 cun. Appliquer la méthode de dispersion d'après la rotation de l'aiguille.
Tàichōng (LR3)	Piquer obliquement vers le bas 0, 5 cun. Appliquer la méthode de dispersion d'après la rotation de l'aiguille.
Qìchōng (ST30)	Piquer obliquement vers le bas 1 cun. Appliquer la méthode de dispersion d'après la rotation de l'aiguille.
Zhìyīn (BL67)	Piquer pour une légère saignée. Ajouter la moxibustion.

L'aiguille doit être laissée en place pendant 20 minutes. Réaliser le traitement une fois par jour.

17. Hypogalactie

L'hypogalactie fait référence à l'absence ou manque de lait maternel pour nourrir le bébé après l'accouchement. C'est relié à une malnutrition ou à un stress émotionnel de la mère. La médecine occidentale estime que c'est étroitement lié aux hormones sexuelles. Si la fonction du système endocrinien est irrégulière, l'hypogalactie arrivera.

Étiologie et pathogenèse

En MTC, l'hypogalactie est divisée en syndrome de Vide et syndrome de Plénitude. Le syndrome de Vide est causé par la déficience de Qi et de Sang après la naissance et le dysfonctionnement du Méridien de la Rate Tai Yin du pied et du Méridien de l'Estomac Yang Ming du pied. Les syndromes de Plénitude sont causés par la stagnation de Qi dans le Méridien du Foie Jue Yin du pied.

(1) Vide de Qi et de Sang

Si les fonctions de la Rate et de l'Estomac sont normales, le Qi et le Sang vont se transformer en lait maternel. Cependant si la Rate et l'Estomac sont en Vide ou s'il y a une perte importante de Qi et de Sang lors de l'accouchement, cela causera alors l'hypogalactie.

(2) Stase du Qi du Foie

L'hypogalactie est causée par la stase du Qi du Foie suite à une période de dépression ou de colère, par la stase de la circulation du Qi dans les méridiens ou par l'obstruction de la circulation du lait.

Diagnostic différentiel et traitements associés

(1) Vide de Qi et de Sang

Manifestations principales

Faible quantité de lait maternel après l'accouchement, pas de distension ni de douleur dans la poitrine, teint pâle ou terne, lassitude, palpitations, essoufflement, vertiges, faiblesse dans le bas du dos et les genoux, manque d'appétit, langue pâle avec peu d'enduit et pouls faible et fin.

Principes thérapeutiques

Tonifier le Qi, nourrir le Sang et augmenter la lactation.

Prescription des points

Les points principaux sont Shàozé (SI1), Rǔgēn (ST18), Dànzhōng (CV17), Gānshū (BL18), Géshū (BL17) et Zúsānlǐ (ST36).

SI1	少泽	Shàozé	IG1	1IG	XC 1
ST18	乳根	Rǔgēn	E18	18E	WE 18
CV17	膻中	Dànzhōng	RM17	17VC	RM 17
BL18	肝俞	Gānshū	V18	18V	PG 18
BL17	膈俞	Géshū	V17	17V	PG 17
ST36	足三里	Zúsānlǐ	E36	36E	WE 36

Explications

Dànzhōng (CV17) est le point d'influence du Qi et peut contrôler la circulation du Qi de tout le corps, car le Qi commande le Sang. Par conséquent, piquer Dànzhōng (CV17) peut tonifier le Qi et nourrir le Sang. Rǔgēn (ST18) est situé sur le Méridien de l'Estomac Yang Ming du pied, qui est abondant en Qi et en Sang, et peut réguler le Qi et le Sang dans le méridien de l'Estomac. Si le Qi et le Sang sont pleins, le lait maternel peut être produit. Le Cœur contrôle le Sang et a une relation intérieur-extérieur avec l'Intestin Grêle. Par conséquent, sélectionner Shàozé (SI1) pour réguler le Qi du Cœur, tonifier le Sang du Cœur et augmenter la lactation. Le Foie stocke le Sang qui est la source du lait maternel. Par conséquent, piquer Gānshū (BL18) peut enrichir le Sang et augmenter la lactation. Zúsānlǐ (ST36) peut renforcer les fonctions de la Rate et de l'Estomac qui constituent la source acquise. La combinaison de ces six points peut renforcer le Qi et nourrir le Sang pour augmenter la lactation.

Manipulation

Piquer Dànzhōng (CV17) obliquement vers le bas avec 1 cun de profondeur, puis après l'arrivée du Qi, soulever l'aiguille vers le haut et piquer horizontalement en tonification d'après la rotation de l'aiguille jusqu'à atteindre une sensation de distension dans la poitrine. Piquer Rǔgēn (ST18) obliquement vers le haut avec 1 cun de profondeur, Shàozé (SI1) obliquement vers le haut 0, 1 cun de profondeur, Gānshū (BL18) et Géshū (BL17) en direction de l'apophyse épineuse des vertèbres thoraciques 1, 5cun de profondeur en tonification d'après la rotation de l'aiguille. Piquer Zúsānlǐ (ST36) 2 cun de profondeur en tonification selon le pousser-soulever de l'aiguille et la rotation de l'aiguille. Faire un traitement par jour et laisser les aiguilles 20 minutes.

(2) Stagnation de Qi et stase de Sang

Manifestations principales

Agalactie post-partum, absence ou décroissance soudaine de la lactation, distension, douleur et dureté des seins, dépression, dysphorie, sensation de plénitude dans l'Estomac, distension dans les hypochondres et le thorax, perte d'appétit, enduit blanc et épais ou jaune et épais, pouls en corde et rugueux.

Principes thérapeutiques

Harmoniser le Qi du Foie et éliminer la stase de Sang, activer la circulation du Sang et éliminer l'obstruction dans les méridiens.

Prescription des points

Les points principaux sont Dànzhōng (CV17), Rǔgēn (ST18), Shàozé (SI1), Nèiguān (PC6) et Tàichōng (LR3).

CV17	膻中	Dànzhōng	RM17	17VC	RM 17
ST18	乳根	Rǔgēn	E18	18E	WE 18
SI1	少泽	Shàozé	IG1	1IG	XC 1
PC6	内关	Nèiguān	MC6	6ECS	XB 6
LR3	太冲	Tàichōng	F3	3F	GA 3

Explications

Dànzhōng (CV17) est le point de Réunion du Qi, il peut contrôler la circulation du Qi de tout le corps. Par conséquent, piquer Dànzhōng (CV17) peut remplir le Qi et nourrir le Sang. Rǔgēn (ST18) est situé sur le Méridien de l'Estomac Yang Ming du pied qui est abondant en Qi et en Sang et peut réguler le Qi et le Sang dans le méridien de l'Estomac. Si le Qi et le Sang sont pleins, le lait maternel peut être produit. Le Cœur contrôle le Sang et a une relation intérieur-extérieur avec l'Intestin Grêle. Par conséquent, sélectionner Shàozé (SI1) pour réguler le Qi du Cœur, remplir le Sang du Cœur et augmenter la lactation. Nèiguān (PC6) peut soulager l'oppression thoracique pour éliminer la stagnation du Qi. Tàichōng (LR3) peut soulager la dépression du Foie pour réguler la circulation du Sang. Ces cinq points peuvent réguler la circulation du Qi pour favoriser la circulation du sang et enlever l'obstruction dans les canaux.

Manipulation

Dànzhōng (CV17)	Piquer obliquement vers le bas 1 cun et après l'arrivée du Qi, soulevez l'aiguille vers le haut et percez horizontalement avec la méthode de tonification d'après la rotation de l'aiguille jusqu'à ce qu'il y ait la sensation de distension dans la poitrine.
Rǔgēn (ST18)	Piquer obliquement vers le haut 1 cun.
Shàozé (SI1)	Piquer obliquement vers le haut 0,1 cun.
Nèiguān (PC6)	Piquer perpendiculairement 1,5–2 cun.
Tàichōng (LR3)	Piquer perpendiculairement 1,5–2 cun.

Appliquer la méthode de dispersion d'après la rotation de l'aiguille pour tous les points ci-dessus. L'aiguille doit être laissée en place pendant 20 minutes. Réaliser le traitement une fois par jour.

Acupuncture auriculaire

Prescription des points

Thorax (AH_{10}), Endocrine (CO_{18}), Foie (CO_{12}) et Reins (CO_{10}).

Manipulation

Appliquer des stimulations fortes et garder les aiguilles pendant 20 minutes, réaliser le traitement une fois par jour.

SECTION VIII

Les Maladies du Système Locomoteur

1. Périarthrite scapulo-humérale (épaule gelée)

L'épaule gelée est une condition inflammatoire, une adhésion et calcification de l'articulation de l'épaule, des ligaments et tissus périphériques, causée par une légère entorse, une surtension, la fatigue et l'invasion du Froid pathogène manifesté en tant que douleurs de la zone périphérique de l'épaule ainsi qu'une restriction dans les mouvements. C'est également appelé «Wǔshíjiān», ce qui signifie «douleurs dans l'épaule à l'âge de 50 ans», car cela affecte souvent les quinquagénaires et elle affecte plus les femmes que les hommes.

Étiologie pathogenèse

En Médecine Traditionnelle Chinoise, cette maladie est également appelée «Lòujiānfēng» signifiant «périarthrite de l'épaule» ou «Jiānbì» signifiant «douleur de l'épaule» et appartient à la catégorie des syndromes Bi. C'est principalement causé par l'invasion du Vent pathogène externe, du Froid ainsi que l'Humidité qui s'infiltrent dans le corps et bloquent la circulation du Qi et du Sang dans les méridiens et causent la perte de nutrition des muscles et des tendons.

La région de l'épaule est parcourue par le méridien tendino-musculaire de Yang Ming du pied et d'autres méridiens et vaisseaux collatéraux, la mobilité de l'épaule dépend d'une nutrition assurée par la bonne circulation du Qi et du Sang dans ce système des méridiens et vaisseaux locaux. Une obstruction de circulation dans cette zone due à l'attaque du Vent-Froid-Humidité pathogène externe à cause de pauvres conditions de vie, de l'échec du Qi défensif provoque un manque de mouvement, de flexion et d'extension des muscles et tendons.

Diagnostic différentiel et traitements associés

Le symptôme principal est la douleur dans le stade aigu causé par la stagnation de Qi due à un agent pathogène exogène. Dans le stade avancé, la perturbation de la fonction est le syndrome principal, il se manifeste comme les symptômes et signes affectant les muscles et les tendons tels que spasme, tiraillement, rigidité et convulsion. Les tissus liés au changement pathologique vont produire de l'adhésion et une limitation des mouvements fonctionnels.

(1) Stagnation de Qi et de Sang causée par l'obstruction de facteurs pathogènes dans les méridiens et collatéraux

Manifestations Principales
Douleur diffuse pinçante dans l'épaule, aggravée la nuit avec une zone large et locale sensible, limitation des mouvements d'abduction et de rotation interne.

Principes thérapeutiques
Favoriser la circulation du Qi dans les méridiens, expulser le Vent et apaiser la douleur.

Prescription des points
Les points principaux sont Jiānyú (LI15), Jiānzhēn (SI9), Jiānliáo (TE14), Qūchí (LI11), Jíquán (HT1) et Yánglíngquán (GB34).

LI15	肩髃	Jiānyú	GI15	15GI	DC 15
SI9	肩贞	Jiānzhēn	IG9	9IG	XC 9
TE14	肩髎	Jiānliáo	TR14	14TR	SJ 14
LI11	曲池	Qūchí	GI11	11GI	DC 11
HT1	极泉	Jíquán	C1	1C	XI 1
GB34	阳陵泉	Yánglíngquán	VB34	34VB	DA 34

Prescription supplémentaire

Appliquer la technique de la saignée avec des ventouses sur les points Ashi.

Explications

Yánglíngquán (GB34) est le point de Réunion des tendons et a pour fonction de détendre les tendons et désobstruer les branches collatérales Luo, et réguler le Qi pour activer la circulation sanguine. Les autres points, situés au méridien atteint, ont l'action d'activer la circulation du Qi et du sang et éliminer le Vent-Froid-Humidité pathogène. Combiné avec la technique de saignée suivie de ventouses, ce traitement est plus efficace de débloquer les méridiens, d'activer le Sang et de calmer la douleur.

Manipulation

Jiānyú (LI15)	Piquer perpendiculairement 2 cun en utilisant la technique de rotation de l'aiguille avec des stimulations fortes en ayant le patient en position assise qui fait des mouvements d'épaule.
Jiānzhēn (SI9)	Piquer dans plusieurs directions afin d'obtenir une stimulation forte.
Jiānliáo (TE14)	Piquer dans plusieurs directions afin d'obtenir une stimulation forte.
Qūchí (LI11)	Piquer perpendiculairement 1,5 cun jusqu'à obtenir une sensation d'aiguille qui irradie vers le haut et vers le bas du bras.
Jíquán (HT1)	Piquer 0,5 cun et stimuler jusqu'à obtenir une sensation d'aiguille qui irradie jusqu'aux doigts.
Yánglíngquán (GB34)	Piquer en dispersion d'après la rotationde l'aiguille tout en demandant au patient de faire des mouvements avec l'épaule endolorie.
Points Ashi	Piquer 3–5 points dans les zones les plus douloureuses avec l'aiguille triangulaire et appliquer une ventouse pour extraire 3 à 5 ml de sang.

(2) Malnutrition des muscles et des méridiens causés par une stase prolongée des facteurs pathogènes

Manifestations principales

Douleur chronique de l'épaule, apaisée légèrement par les mouvements, difficulté dans l'abduction, rotation vers l'intérieur et élévation des membres supérieurs, les patients de manière générale n'arrivent pas à se peigner ou à s'habiller tout seul. Dans les cas sévères, il peut y avoir une atrophie des muscles de l'épaule.

Principes thérapeutiques

Réguler le Qi et le Sang, détendre les tendons et désobstruer les branches collatérales Luo.

Prescription des points

Les points principaux sont Jiānyú (LI15), Jiānliáo (TE14), Jiānzhēn (SI9) et Tiáokǒu (ST38) vers Chéngshān (BL57).

LI15	肩髃	Jiānyú	GI15	15GI	DC 15
TE14	肩髎	Jiānliáo	TR14	14TR	SJ 14
SI9	肩贞	Jiānzhēn	IG9	9IG	XC 9
ST38	条口	Tiáokǒu	E38	38E	WE 38
BL57	承山	Chéngshān	V57	57V	PG 57

Prescription supplémentaire

Appliquer la technique de la saignée avec des ventouses sur les points Ashi.

Explications

Tiáokǒu (ST38) du Méridien de l'Estomac Yang Ming du pied peut traiter les mouvements limités et la douleur de l'épaule.

Manipulation

Tiáokǒu (ST38)	Piquer de manière transfixiante vers Chéngshān (BL57) de 2 à 3 cun au moyen de la méthode de dispersion en faisant tourner l'aiguille pour stimuler la sensation de distension et d'engourdissement pendant que le patient bouge son épaule.
Jiānyú (LI15)	Piquer perpendiculairement 2 cun en utilisant la technique de rotation de l'aiguille avec des stimulations fortes en ayant le patient en position assise et faisant des mouvements avec son épaule endolorie.
Jiānzhēn (SI9)	Piquer dans plusieurs directions afin d'obtenir une stimulation forte.
Jiānliáo (TE14)	Piquer dans plusieurs directions afin d'obtenir une stimulation forte.
Points Ashi	Piquer 3-5 points dans les zones les plus douloureuses avec l'aiguille triangulaire et appliquer une ventouse pour extraire 3 à 5 ml de sang.

L'aiguille doit être laissée en place pendant 20 minutes. Réaliser le traitement une fois par jour.

Acupuncture auriculaire

Prescription des points

Épaule ($SF_{4,5}$), Shénmén (TF_4) et Glande Surrénale (TG_{2p}).

Manipulation

Stimuler modérément et garder les aiguilles pendant 20 minutes, réaliser le traitement une fois par jour.

2. Lombalgie et dorsalgie

La lombalgie est fréquemment vue en clinique. On distingue deux syndromes, chronique et aigu. Le lumbago aigu fait référence à l'entorse soudaine de la région lombaire causée par une blessure des tissus mous, liée à une posture inadéquate, surmenage et traumatisme. Dans les cas légers aigus, il peut y avoir des symptômes locaux de blessures ; cependant, dans les cas sévères aigus, il peut y avoir des signes de protrusion des disques intervertébraux ou une fracture lombaire. La lombalgie chronique peut être causée par de nombreuses raisons différentes telles qu'une entorse aiguë qui n'a pas été traitée de manière adéquate, des changements pathologiques des vertèbres, du Rein ainsi que du système reproductif.

Étiologie et pathogenèse

En Médecine Traditionnelle Chinoise, il est dit : «*La région lombaire constitue la loge du Rein*», donc les lombalgies chroniques sont connectées avec les fonctions du Rein. «Le Rein est la source innée» et ses fonctions sont de stocker l'essence et de réguler le métabolisme de l'eau. Dans la plupart des cas, les syndromes du Rein sont en Vide. La Médecine Traditionnelle Chinoise considère que le Rein est lié au système reproductif, urinaire, nerveux et endocrinien, pour n'en citer que quelques uns. Le Rein et la Vessie ont une relation interne–externe et le méridien de la Vessie passe par le bas du dos. C'est pourquoi les problèmes de Qi du Rein et de Vessie, de blessures des muscles locaux et l'invasion de Vent-Froid-Humidité exogène pathogène dans le corps peuvent bloquer la circulation du Qi et du Sang à travers les méridiens et causer la douleur de la région lombaire.

Diagnostic différentiel et traitements associés

(1) Entorse lombaire aiguë

Manifestations principales
Douleur immédiate après s'être blessé, mouvements limités et difficiles, douleurs vives lors d'inclinaison, de mouvements, de toux, éternuements, présence de sensibilité locale, hématome après contusion.

Principes thérapeutiques
Réveiller l'esprit et ouvrir les orifices, désobstruer les méridiens et les branches collatérales Luo.

Prescription des points
1) Manipulations d'acupuncture lors d'obstructions.
2) Les points principaux sont Nèiguān (PC6), Shuǐgōu (GV26), Wěizhōng (BL40), Dàchángshū (BL25) et Shènshū (BL23).

PC6	内关	Nèiguān	MC6	6ECS	XB 6
GV26	水沟	Shuǐgōu	DM26	25VG	DM 26
BL40	委中	Wěizhōng	V40	54V	PG 40
BL23	肾俞	Shènshū	V23	23V	PG 23
BL25	大肠俞	Dàchángshū	V25	25V	PG 25

Prescription supplémentaire

Les points Ashi sur la zone locale : Piquer pour saigner.

Explications

Shuǐgōu (GV26) et Nèiguān (PC6) peuvent activer le cerveau et ouvrir les orifices pour apaiser la douleur, Wěizhōng (BL40) est le point important pour traiter les lumbagos. Shènshū (BL23) peut réguler le Qi du Rein. Dàchángshū (BL25) peut activer la circulation du Qi dans le Méridien de la Vessie Tai Yang du pied pour éliminer la stase et arrêter la douleur. Piquer les points Ashi locaux en utilisant la technique de saignée avec une ventouse peut activer la circulation du Sang et éliminer la stase de Sang pour arrêter la douleur. Les manipulations d'acupuncture contre les obstructions sont effectives pour traiter les entorses lombaires aiguës.

Manipulation

Commencer par piquer Nèiguān (PC6) en appliquant la technique de dispersion d'après la rotation de l'aiguille et avec les mouvements de retirer et d'enfoncer l'aiguille, puis piquer Shuǐgōu (GV26) en utilisant la technique de l'oiseau qui picore, tout en demandant au patient de faire des mouvements lombaires. Piquer Dàchángshū (BL25) obliquement 2-3 cun de profondeur en direction de l'apophyse épineuse en appliquant la technique de dispersion d'après la technique de retirer et d'enfoncer l'aiguille jusqu'à obtenir une sensation d'aiguille qui irradie jusqu'au pied. Élever le membre inférieur touché et piquer Wěizhōng (BL40) en appliquant la technique de dispersion selon la technique enfoncer-retirer jusqu'à obtention de sensation d'aiguille irradiant au pied à nouveau. Piquer Shènshū (BL23), à 2 cun de profondeur en appliquant la technique de tonification d'après la rotation de l'aiguille. Chercher les points Ashi sur le bas du dos et piquer 3-5 fois un des points Ashi avec l'aiguille triangulaire puis appliquer une ventouse pour extraire 5-10 ml de sang.

Les manipulations d'acupuncture contre l'obstruction consistent à piquer les points Ashi locaux en utilisant la technique de l'oiseau qui picore tout en demandant au patient de faire des mouvements avec le bas du dos. Faire un traitement une fois par jour, laisser les aiguilles durant 20 minutes.

Acupuncture auriculaire

Prescription des points

Vertèbres Lombo-sacrées (AH$_9$), Bassin (TF$_5$), Shénmén (TF4), Sous-cortex (AT$_4$) et Glande Surrénale (TG$_{2p}$).

Manipulation

Utiliser la technique de rotation et garder les aiguilles pour 20 minutes. Réaliser le traitement une fois par jour.

(2) Lombalgie et dorsalgie chroniques

Selon la théorie de MTC, la lombalgie chronique peut être divisée en syndrome Plénitude de Froid-Humidité et en syndrome Vide de Rein. Les entorses lombaires aiguës peuvent également causer des lombalgies chroniques.

1) Syndrome de type Froid-Humidité

Manifestations principales

Douleurs et distensions dans le bas du dos, alternance entre douleurs légères et sévères, parfois irradiant à tout le dos, des fesses à la zone latérale postérieure de la jambe, aggravée lors des jours pluvieux, apaisées après mouvements, raideur lombaire après être resté immobile pendant un certain temps, langue pâle avec enduit blanc et gras, pouls profond et serré.

Principes thérapeutiques

Dissiper le Vent et le Froid et désobstruer les méridiens et les branches collatérales Luo.

Prescription des points

Les points principaux sont Shènshū (BL23), Dàchángshū (BL25), Cìliáo (BL32), Kūnlún (BL60).

BL23	肾俞	Shènshū	V23	23V	PG 23
BL25	大肠俞	Dàchángshū	V25	25V	PG 25
BL32	次髎	Cìliáo	V32	32V	PG 32
BL60	昆仑	Kūnlún	V60	60V	PG 60

Prescription supplémentaire

Points Ashi.

Explications

L'acupuncture et la moxibustion sur Shènshū (BL23) peuvent réchauffer le Yang du Rein. Dàchángshū (BL25) et Cìliáo (BL32) sont les points efficaces pour traiter la lombalgie. Kūnlún (BL60) est le point distal du méridien affecté. La technique de saignée associée à la ventouse peut favoriser la circulation du sang dans les méridiens et apaiser la douleur.

Manipulation

Shènshū (BL23)	Piquer perpendiculairement 2 cun. Appliquer la méthode de tonification d'après la rotation de l'aiguille. Ajouter la moxibustion.
Dàchángshū (BL25)	Piquer perpendiculairement 2 cun. Appliquer la méthode de dispersion avec les mouvements de retirer et d'enfoncer l'aiguille jusqu'à ce que la sensation d'aiguilletage irradie au pied.

Cìliáo (BL32)	Piquer perpendiculairement 1,5 cun. Appliquer la méthode de dispersion avec les mouvements de retirer et d'enfoncer l'aiguille jusqu'à ce que la sensation de puncture irradie au pied.
Kūnlún (BL60)	Piquer perpendiculairement 1 cun. Appliquer la méthode de dispersion d'après la rotation de l'aiguille. L'aiguille doit être laissée en place pendant 20 minutes. Réaliser le traitement une fois par jour.

2) Vide de Rein

Manifestations principales

Fatigue générale, douleur continue dans le bas du dos, aggravée par la fatigue, spermatorrhée, menstruations irrégulières et mictions fréquentes, les mouvements lombaires ne sont pas considérablement limités.

Principes thérapeutiques

Renforcer le Rein, réapprovisionner le Qi, promouvoir la circulation du Qi dans les méridiens et arrêter la douleur.

Prescription des points

Les points principaux sont Mìngmén (GV4), Zhìshì (BL52), Guānyuánshū (BL26) et Tàixī (KI3).

GV4	命门	Mìngmén	DM4	4VG	DM 4
BL52	志室	Zhìshì	V52	47V	PG 52
BL26	关元俞	Guānyuánshū	V26	26V	PG 26
KI3	太溪	Tàixī	R3	3R	SH 3

Explications

L'acupuncture et la moxibustion sur Mìngmén (GV4) peuvent renforcer le Yang du Rein. Zhìshì (BL52), surnommé Jīnggōng, peut stocker l'essence. La combinaison de ces deux points fera ressortir le meilleur de l'un et de l'autre. Tàixī (KI3) est le point Yuan-Source du Méridien du Rein Shao Yin du pied. Les points Yuan-Source sont conseillés dans le traitement des maladies des cinq organes. Guānyuánshū (BL26) peut traiter le déclin du Feu de Mìngmén (Porte de la vie).

Manipulation

Mìngmén (GV4)	Piquer perpendiculairement 1,5 cun. Appliquer la méthode de tonification d'après la rotation de l'aiguille.
Zhìshì (BL52)	Piquer perpendiculairement 1,5 cun. Appliquer la méthode de tonification d'après la rotation de l'aiguille.
Guānyuánshū (BL26)	Piquer perpendiculairement 2 cun. Appliquer la méthode de tonification d'après la rotation de l'aiguille.
Tàixī (KI3)	Piquer perpendiculairement 1 cun. Appliquer la méthode de tonification d'après la rotation de l'aiguille.

L'aiguille doit être laissée en place pendant 20 minutes. Réaliser le traitement une fois par jour.

Acupuncture auriculaire

Prescription des points
Vertèbres Lombo-sacrées (AH$_9$), Bassin (TF$_5$) et Glande Surrénale (TG$_{2p}$).

Manipulation
Utiliser la technique de rotation et garder les aiguilles 20 minutes. Réaliser le traitement une fois par jour.

3. Arthrite

L'arthrite fait référence aux changements inflammatoires des articulations, associés à divers facteurs pathogènes. On l'a classifiée en tant qu'arthrite rhumatismale, polyarthrite rhumatoïde et ostéoarthrite. L'arthrite rhumatoïde est un changement pathologique systémique et récurrent, dont l'étiologie est assez controversée : une infection, des troubles endocriniens, une réaction allergique liée à une streptococcique. La maladie touche majoritairement les personnes jeunes et d'âge moyen. Elle est caractérisée par de multiples douleurs erratiques, fiévreuses et enflées et qui affectent les articulations principales. Aucune trace de lésion ne se présente aux articulations touchées une fois que la crise est passée. L'étiologie précise de la polyarthrite rhumatoïde reste toujours obscure. Elle peut être causée autant par une infection streptococcique, qu'induite par un désordre du système endocrinien. La polyarthrite rhumatoïde affecte de manière générale les jeunes et les personnes d'âge moyen : elle se caractérise par une douleur symétrique articulaire avec une rigidité persistante, une déformation, une myoatrophie et une contracture des tendons de la zone affectée. L'arthrite avec excroissance osseuse est également appelée «ostéoarthrite» ou «arthrose» touche de manière générale les personnes âgées de plus de 40 ans. Elle peut être causée par une blessure, un trouble endocrinien ou un facteur génétique. Les articulations affectées sont généralement les vertèbres de la colonne, les genoux caractérisés par un gonflement local, une déformation et l'amyotrophie sans fièvre. Les tests cliniques des leucocytes, de la sédimentation sanguine et de l'antistreptolysine sont normaux. Cependant, la maladie est aggravée par la fatigue, le froid, l'humidité et les changements de climat.

En Médecine Traditionnelle Chinoise, l'arthrite est appelée «Bìzhèng» ce qui signifie «syndrome d'obstruction» et peut être classifiée en tant que «Fēngbì (Bi dû au Vent)» signifiant «arthralgie migratoire», «Hánbì (Bi dû au Froid)» qui signifie «arthralgie douloureux» ou «Shībì (Bi dû à l'humidité)» qui signifie «arthralgie fixe» et «Rèbì (Bi dû à la chaleur)» qui signifie «arthralgie avec sensation de chaleur». Cette classification se fait selon le facteur pathogène prédominant.

Étiologie et pathogenèse

En MTC, les syndromes Bi peuvent être liés à la constitution physique du patient, au niveau de résistance du corps, aux conditions de vie, au facteur climatique, etc. Ils sont causés par la stagnation de Qi et de Sang dans les méridiens et collatéraux, par l'invasion du Vent, du Froid et de l'Humidité pathogènes. La Bi de Chaleur est causée par l'invasion de chaleur pathogène dans les méridiens ou les viscères ou par la stagnation de Qi dans le méridien venant de l'invasion chronique du Vent pathogène, du Froid et de l'Humidité qui se transforment en Chaleur ou encore par la stagnation de Qi dans les méridiens survenant lors de la confrontation entre Qi vital et les facteurs pathogéniques.

Diagnostic différentiel et traitements associés

(1) Syndrome Bi causé par le Vent

Manifestations principales
Distension et douleurs erratiques dans les articulations, limitation des mouvements avec frisson et fièvre, enduit blanc et fin et pouls superficiel.

Principes thérapeutiques
Expulser le Vent et désobstruer les branches collatérales Luo, dissiper le Froid et éliminer l'Humidité.

Prescription des points
Les points principaux sont Fēngchí (GB20), Géshū (BL17), Xuèhǎi (SP10), Tàichōng (LR3) et les points Ashi.

GB20	风池	Fēngchí	VB20	20VB	DA 20
BL17	膈俞	Géshū	V17	17V	PG 17
SP10	血海	Xuèhǎi	RP10	10RP	PI 10
LR3	太冲	Tàichōng	F3	3F	GA 3

Explications
Fēngchí (GB20) peut éliminer le Vent pathogène. Géshū (BL17) est le point de Réunion du Sang et Xuèhǎi (SP10) est le point Shu-Déversement du méridien de la Rate. Ces deux points peuvent activer la circulation du Sang. Tàichōng (LR3) peut réguler la circulation du Qi. La combinaison de ces trois points peut apaiser les facteurs pathogènes et promouvoir la circulation du Qi et du Sang.

Manipulation

Fēngchí (GB20)	Piquer obliquement vers l'intérieur de 1–1,5 cun.

Géshū (BL17)	Piquer obliquement vers l'intérieur de 1–1,5 cun.
Xuèhǎi (SP10)	Piquer perpendiculairement 1,5 cun.
Tàichōng (LR3)	Piquer perpendiculairement 0,5 cun.

Appliquer la méthode de dispersion d'après la rotation de l'aiguille sur tous les points ci-dessus.

(2) Syndrome Bi causé par l'Humidité

Manifestations principales

Douleur fixe et distension dans les articulations ou gonflement et fourmillement, enduit blanc et épais, pouls mou et lent.

Principes thérapeutiques

Éliminer l'Humidité et désobstruer les méridiens et les branches collatérales Luo, dissiper le Vent et expulser le Froid.

Prescription des points

Les points principaux sont Yánglíngquán (GB34) et Zúsānlǐ (ST36).

GB34	阳陵泉	Yánglíngquán	VB34	34VB	DA 34
ST36	足三里	Zúsānlǐ	E36	36E	WE 36

Prescription supplémentaire

Points Ashi locaux le long des méridiens.

Explications

Zúsānlǐ (ST36) appartient au méridien de l'Estomac et peut promouvoir les fonctions de la Rate et de l'Estomac dans la fonction de Transport-Transformation afin de drainer l'Humidité. Yánglíngquán (GB34) et les points Ashi sont sélectionnés pour éliminer l'Humidité pathogène et arrêter la douleur.

Manipulation

Yánglíngquán (GB34)	Piquer perpendiculairement 1,5–2 cun.
Zúsānlǐ (ST36)	Piquer perpendiculairement 1,5–2 cun.

Appliquer la méthode de tonification d'après la rotation de l'aiguille. L'aiguille doit être laissée en place pendant 20 minutes. Réaliser le traitement une fois par jour.

(3) Syndrome Bi causé par le Froid

Manifestations principales
Douleur lacérante sévère avec une localisation précise qui est apaisée par la Chaleur et aggravée par le froid, pas de rougeur, gonflement ou sensation fiévreuse, enduit mince blanc, pouls serré et en corde.

Principes thérapeutiques
Réchauffer les méridiens pour dissiper le Froid, expulser le Vent et éliminer l'Humidité.

Prescription des points
Les points principaux sont Shènshū (BL23) et Guānyuán (CV4).

BL23	肾俞	Shènshū	V23	23V	PG 23
CV4	关元	Guānyuán	RM4	4VC	RM 4

Prescription supplémentaire
Points Ashi locaux le long des méridiens.

Explications
Sélectionner Shènshū (BL23) et Guānyuán (CV4) pour réchauffer le Yang et promouvoir la circulation du Qi pour éliminer le Froid pathogène. Ils sont combinés avec les points Ashi locaux le long du méridien pour éliminer la stase et arrêter la douleur.

Manipulation

Shènshū (BL23)	Piquer perpendiculairement 1,5 cun.
Guānyuán (CV4)	Piquer perpendiculairement 1–1,5 cun.

Appliquer la méthode de tonification d'après la rotation de l'aiguille sur tous les points ci-dessus. Ajouter la moxibustion. L'aiguille doit être laissée en place pendant 20 minutes. Réaliser le traitement une fois par jour.

(4) Syndrome Bi causé par la Chaleur

Manifestations principales
Articulations douloureuses avec rougeur locale, gonflement, distension et sensation de chaleur accompagnée par des vagues de fièvre, dysphorie, soif, sudation nocturne, crainte du vent ou érythème, nodules, sécheresse de la peau et atrophie musculaire, langue rouge ou rouge foncé avec enduit blanc ou jaune et gras, pouls rapide et fin ou rapide et tendu.

Principes thérapeutiques

Rafraîchir la Chaleur et éliminer l'Humidité, expulser le Vent et activer la circulation sanguine.

Prescription des points

Les points principaux sont Dàzhuī (GV14), Qūchí (LI11) et Hégǔ (LI4).

GV14	大椎	Dàzhuī	DM14	13VG	DM 14
LI11	曲池	Qūchí	GI11	11GI	DC 11
LI4	合谷	Hégǔ	GI4	4GI	DC 4

Prescription supplémentaire

Points Ashi locaux le long des méridiens.

Explications

Dàzhuī (GV14) peut éliminer la Chaleur et éliminer le Vent pour promouvoir la circulation du Qi et du Sang. Qūchí (LI11) et Hégǔ (LI4) sont des points du Méridien du Gros Intestin Yang Ming de la main. Ces trois points sont combinés pour rafraîchir la Chaleur, éliminer les inflammations, promouvoir la circulation du Sang dans les méridiens et apaiser les syndromes extérieurs et la sudation. La technique de saignée avec ventouse peut être utilisée sur les zones rouges et enflammées pour éliminer la Chaleur du Sang, éliminer la Chaleur pathogène, éliminer l'inflammation et arrêter la douleur.

Manipulation

Dàzhuī (GV14)	Piquer avec l'aiguille triangulaire et appliquer les ventouses pour une légère saignée.
Qūchí (Ll11)	Piquer perpendiculairement 1–1,5 cun. Appliquer la méthode de dispersion d'après la rotation de l'aiguille.
Hégǔ (LI4)	Piquer perpendiculairement 1–1,5 cun. Appliquer la méthode de dispersion d'après la rotation de l'aiguille.

Utiliser la méthode de la saignée sur les articulations rouges et enflées et appliquer les ventouses pour enlever 4-5 ml de sang.

Sélection des points locaux le long des méridiens

Sélectionner les points locaux le long des méridiens atteints pour promouvoir la circulation du Qi et du Sang et éliminer les facteurs pathogènes. Les points communément utilisés sont :

Articulation mandibulaire : Xiàguān (ST7), Yìfēng (TE17) et Hégǔ (LI4).

ST7	下关	Xiàguān	E7	2E	WE 7
TE17	翳风	Yìfēng	TR17	17TR	SJ 17

LI4	合谷	Hégǔ	GI4	4GI	DC 4

Articulation du vertèbres cervicales : Fēngchí (GB20), Wàngǔ (SI4) et Tiānzhù (BL10).

GB20	风池	Fēngchí	VB20	20VB	DA 20
SI4	腕骨	Wàngǔ	IG4	4IG	XC 4
BL10	天柱	Tiānzhù	V10	10V	PG 10

Articulation du vertèbres thoraciques : Jiájǐ (EX-B2).

EX-B2	夹脊	Jiájǐ	EX-D2		EX-DO2

Articulations lombaire et sacrée : Dàchángshū (BL25), Mìngmén (GV4), Shàngliáo (BL31), Cìliáo (BL32), Zhōngliáo (BL33), Xiàliáo (BL34) et Wěizhōng (BL40).

BL25	大肠俞	Dàchángshū	V25	25V	PG 25
BL31	上髎	Shàngliáo	V31	31V	PG 31
BL32	次髎	Cìliáo	V32	32V	PG 32
BL33	中髎	Zhōngliáo	V33	33V	PG 33
BL34	下髎	Xiàliáo	V34	34V	PG 34
BL40	委中	Wěizhōng	V40	54V	PG 40

Articulation de l'épaule : Jiānyú (LI15) et Jíquán (HT1).

LI15	肩髃	Jiānyú	GI15	15GI	DC 15
HT1	极泉	Jíquán	C1	1C	XI 1

Articulation du coude : Qūchí (Ll11), Xiǎohǎi (SI8), Zhǒuliáo (Ll12) et Shǒusānlǐ (LI10).

LI11	曲池	Qūchí	GI11	11GI	DC 11
SI8	小海	Xiǎohǎi	IG8	8IG	XC 8
LI12	肘髎	Zhǒuliáo	GI12	12GI	DC 12
LI10	手三里	Shǒusānlǐ	GI10	10GI	DC 10

Articulation du poignet : Wàiguān (TE5), Yángchí (TE4), Wàngǔ (SI4) et Yángxī (LI5).

TE5	外关	Wàiguān	TR5	5TR	SJ 5
TE4	阳池	Yángchí	TR4	4TR	SJ 4
SI4	腕骨	Wàngǔ	IG4	4IG	XC 4
LI5	阳溪	Yángxī	GI5	5GI	DC 5

Articulation métacarpo-phalangienne : Bāxié (EX-UE9), Hégŭ (LI4) et Hòuxī (SI3).

EX-UE9	八邪	Bāxié	EX-MS9		EX-MS9
LI4	合谷	Hégŭ	GI4	4GI	DC 4
SI3	后溪	Hòuxī	IG3	3IG	XC 3

Articulation sacro-iliaque : Guānyuánshū (BL26), Xiǎochángshū (BL27), Báihuánshū (BL30), Huántiào (GB30), Zhìbiān (BL54) et Jūliáo (GB29).

BL26	关元俞	Guānyuánshū	V26	26V	PG 26
BL27	小肠俞	Xiǎochángshū	V27	27V	PG 27
BL30	白环俞	Báihuánshū	V30	30V	PG30
GB30	环跳	Huántiào	VB30	30VB	DA 30
BL54	秩边	Zhìbiān	V54	49V	PG 54
GB29	居髎	Jūliáo	VB29	29VB	DA 29

Articulation de la hanche : Huántiào (GB30) et Yánglíngquán (GB34).

GB30	环跳	Huántiào	VB30	30VB	DA 30
GB34	阳陵泉	Yánglíngquán	VB34	34VB	DA 34

Articulation du genou : Hèdǐng (EX-LE2), Dúbí (ST35), Xīyǎn (EX-LE5), Qūquán (LR8) et Wěizhōng (BL40).

EX-LE2	鹤顶	Hèdǐng	EX-MI2		EX-MI2
ST35	犊鼻	Dúbí	E35	35E	WE 35
EX-LE5	膝眼	Xīyǎn	EX-MI5		EX-MI5
LR8	曲泉	Qūquán	F8	8F	GA 8
BL40	委中	Wěizhōng	V40	54V	PG 40

Articulation de la cheville : Jiěxī (ST41), Qiūxū (GB40), Kūnlún (BL60), Tàixī (KI3), Shēnmài (BL62) et Zhàohǎi (KI6).

ST41	解溪	Jiěxī	E41	41E	WE 41
GB40	丘墟	Qiūxū	VB40	40VB	DA 40
BL60	昆仑	Kūnlún	V60	60V	PG 60
KI3	太溪	Tàixī	R3	3R	SH 3
BL62	申脉	Shēnmài	V62	62V	PG 62
KI6	照海	Zhàohǎi	R6	6R	SH 6

Articulations métatarso-phalangiennes : Jiěxī (ST41), Gōngsūn (SP4), Tàichōng (LR3), Zúlínqì (GB41) et Bāfēng (EX-LE10).

ST41	解溪	Jiěxī	E41	41E	WE 41
SP4	公孙	Gōngsūn	RP4	4RP	PI 4
LR3	太冲	Tàichōng	F3	3F	GA 3
GB41	足临泣	Zúlínqì	VB41	41VB	DA 41
EX-LE10	八风	Bāfēng	EX-MI10		EX-MI10

Acupuncture auriculaire

Prescription des points

Reins (CO$_{10}$), Rate (CO$_{13}$), Foie (CO$_{12}$), Shénmén (TF$_4$), Sympathique (AH$_{6i}$) et point lié aux zones touchées.

Manipulation

Utiliser la technique de rotation pendant 1 minute et garder les aiguilles pour 30 minutes. Stimuler les points en utilisant la technique de rotation une fois toutes les 10 minutes. Réaliser le traitement une fois par jour.

4. Entorses

Les entorses désignent des lésions des ligaments, des tendons ou du cartilage autour des articulations sans fracture osseuse, dislocation ou blessure de la peau, qui résultent en général d'un traumatisme ou d'une hyperflexion de l'articulation. En Médecine Traditionnelle Chinoise, on l'appelle «Shāngjīn» qui signifie «lésions des tissus mous».

Diagnostic différentiel et traitements associés

La maladie est causée par la blessure des muscles, des tendons des cartilages et de la stase du Qi et de Sang dans la localisation affectée après des exercices prolongés, un traumatisme, une torsion ou une contusion.

Manifestations principales

Douleur locale, difficulté à la flexion et l'extension de l'articulation, tuméfaction, hématome et points douloureux à la palpation. Elle apparaît souvent dans les articulations du poignet et de la cheville, mais également dans le bas du dos, les coudes, les genoux et la nuque. Cela affecte rarement les épaules ou les hanches.

Principe Thérapeutique

Activer la circulation du Qi et du Sang dans les méridiens et collatéraux.

Prescription des points

Articulation de la nuque : Fēngchí (GB20), Jùgǔ (LI16) et Hòuxī (SI3).

GB20	风池	Fēngchí	VB20	20VB	DA 20
LI16	巨骨	Jùgǔ	GI16	16GI	DC 16
SI3	后溪	Hòuxī	IG3	3IG	XC 3

Articulation de l'épaule : Jiānyú (LI15), Jiānzhēn (SI9), Yánglíngquán (GB34), Tiáokǒu (ST38) et piquer de manière rapide les points Ashi.

LI15	肩髃	Jiānyú	GI15	15GI	DC 15
SI9	肩贞	Jiānzhēn	IG9	9IG	XC 9
GB34	阳陵泉	Yánglíngquán	VB34	34VB	DA 34
ST38	条口	Tiáokǒu	E38	38E	WE 38

Articulation du coude : Qūchí (Ll11) et Xiǎohǎi (SI8).

LI11	曲池	Qūchí	GI11	11GI	DC 11
SI8	小海	Xiǎohǎi	IG8	8IG	XC 8

Articulation du poignet : Wàiguān (TE5), Yèmén (TE2), Yángchí (TE4) et piquer de manière rapide les points Ashi.

TE5	外关	Wàiguān	TR5	5TR	SJ 5
TE2	液门	Yèmén	TR2	2TR	SJ 2
TE4	阳池	Yángchí	TR4	4TR	SJ 4

Articulation de la zone lombaire : Shuǐgōu (GV26), Wěizhōng (BL40), Yāotòngdiǎn (EX-UE7) et piquer de manière rapide les points Ashi.

GV26	水沟	Shuǐgōu	DM26	25VG	DM 26
BL40	委中	Wěizhōng	V40	54V	PG 40
EX-UE7	腰痛点	Yāotòngdiǎn	EX-MS7		EX-MS7

Articulation de la hanche : Zhìbiān (BL54), Huántiào (GB30), Yánglíngquán (GB-34) et piquer de manière rapide les points Ashi.

BL54	秩边	Zhìbiān	V54	49V	PG 54
GB30	环跳	Huántiào	VB30	30VB	DA 30
GB34	阳陵泉	Yánglíngquán	VB34	34VB	DA 34

Articulation du genou : Nèixīyǎn (EX-LE4), Xīyǎn (EX-LE5), Zúsānlǐ (ST36) et Xīyángguān (GB33).

EX-LE4	内膝眼	Nèixīyǎn	EX-MI4		DC 11

EX-LE5	膝眼	Xīyǎn	EX-MI5		EX-MI5
ST36	足三里	Zúsānlǐ	E36	36E	WE 36
GB33	膝阳关	Xīyángguān	VB33	33VB	DA 33

Articulation de la cheville : Jiěxī (ST41) et les points Ashi du côté opposé de Qiūxū (GB40).

Explication

Selon le principe du choix des points locaux et distaux, nous devons sélectionner les points qui activent la circulation du Sang et du Qi dans le méridien. La technique «Miù Cì-piqûre au côté opposé» peut également être appliquée. Piquer les points correspondants ou les points Ashi du côté touché peut également activer la circulation du méridien pour apaiser la douleur et promouvoir le rétablissement d'une entorse.

Manipulation

Piquer en utilisant la technique de dispersion en ajoutant du moxa dans les cas chroniques. Pour promouvoir la guérison de l'entorse, piquer les mêmes points du côté opposé de l'articulation blessée. Après avoir obtenu la sensation de Qi, demander au patient de bouger l'articulation touchée immédiatement.

Les techniques de puncture rapides consistent à piquer les points Ashi les plus évidents en utilisant la technique de l'oiseau qui picore pendant 2-3 minutes sans laisser les aiguilles sur place. Pendant ce temps, le patient doit étirer les membres affectés. La douleur disparaît en général après avoir enlevé l'aiguille.

Acupuncture auriculaire

Prescription des points

Les points de l'articulation touchée et Shénmén (TF$_4$).

Manipulation

Utiliser la technique de rotation de manière modérée tout en faisant bouger l'articulation douloureuse du patient. Réaliser le traitement une fois par jour.

5. Kyste synovial

La maladie fait référence à un kyste proche des articulations ou des tendons, elle peut être monokystique ou polykystique, communément observé dans les paumes et la face dorsale de l'articulation du poignet, la face dorsale du pied et des orteils, le côté du genou et la fosse poplitée. Il affecte les femmes entre 20 et 40 ans.

Étiologie et pathogenèse

La cause vient de la dégénérescence de la muqueuse de l'articulation, des tendons, d'une dégénération colloïde locale des tissus conjonctifs ou est reliée à un traumatisme ou à une entorse. En Médecine Traditionnelle Chinoise, elle appartient à la catégorie «Jīnliú» qui signifie «phlébangiome superficiel» ou «Ròuliú» qui signifie «lipome» qui est causée par la stase du Tan-mucosité dans les méridiens suite au surmenage, à des douleurs musculaires ou à la stase de Sang et de Qi dans le méridien.

Diagnostic différentiel et traitements associés

Manifestations principales

Le kyste grandit lentement, il est mou avec une sensation pleine et ondulée à la palpation. Il est complètement indolore, mais parfois, une petite douleur locale peut se faire sentir. Il dépasse largement la flexion de l'articulation.

Principe Thérapeutique

Activer la circulation du Sang et éliminer la stase de Sang.

Prescription des points

Points locaux autour et dans le centre du kyste.

Explication

Piquer le kyste pour extraire de la solution colloïdal et lentement dissiper le kyste. La thérapie peut promouvoir la circulation du sang, relaxer les muscles et les tendons, éliminer le phlegme pour dissiper la masse et favoriser la circulation du Qi du méridien. La moxibustion peut également être appliquée.

Manipulation

Insérer une aiguille fine (0,35 mm en diamètre) perpendiculairement dans le centre du kyste sans toucher le périoste. Puis insérer obliquement 3-4 aiguilles autour du kyste en direction du centre et laisser les aiguilles 5-10 minutes. Stimuler les aiguilles en appliquant la technique de rotation et appliquer une compresse et un bandage après avoir enlevé les aiguilles. Faire un traitement tous les 3 jours. La moxibustion peut également être utilisée.

6. Syndrome du canal carpien

Diagnostic différentiel et traitements associés

Manifestations principales

Endolorissement, douleurs tranchantes, mouvement de l'articulation du poignet limité causé par le surmenage et la répétition de mouvements. L'origine vient de l'inflammation et le gonflement de la gaine des tendons qui compressent le nerf médian dans le canal carpien. En Médecine Traditionnelle Chinoise, cette maladie appartient au «Bìzhèng» qui signifie «Syndrome Bi-blocage» ou «Mámù» qui signifie «engourdissement».

Principe Thérapeutique
Activer la circulation du Qi et du Sang dans les méridiens et collatéraux.

Prescription des points
Les points principaux sont Wàiguān (TE5), Yèmén (TE2), Yángchí (TE4) et une manipulation rapide de picotement sur les points Ashi.

TE5	外关	Wàiguān	TR5	5TR	SJ 5
TE2	液门	Yèmén	TR2	2TR	SJ 2
TE4	阳池	Yángchí	TR4	4TR	SJ 4

Explication
Piquer Wàiguān (TE5), Yèmén (TE2), Yángchí (TE4) et les points Ashi du côté affecté peut promouvoir la circulation du Qi et du Sang dans le méridien pour alléger la douleur et favoriser la récupération du syndrome du canal carpien.

Manipulation
Piquer en utilisant la technique de dispersion et ajouter du moxa après l'acupuncture dans les cas chroniques. Pour promouvoir la guérison, piquer les mêmes points sur le côté opposé de l'articulation affectée. Après l'obtention de sensation du Qi, demander au patient de bouger l'articulation douloureuse immédiatement.

7. Ténosynovite sténosante

La ténosynovite sténosante est causée par des changements pathologiques fibreux après une blessure ou une entorse qui cause une détérioration motrice des muscles et des tendons de la gaine des tendons. La maladie apparait fréquemment dans le processus styloïde du radius et du fléchisseur digital. Ceci affecte plus les femmes que les hommes.

Étiologie et pathogenèse

En Médecine Traditionnelle Chinoise, cette maladie est appelée «Jīnbì» qui signifie «Syndrome Bi-blocage des tendons» ou «Shāngjīn» qui signifie «lésions des tissus mous», attribuée à la stagnation de Qi et de Sang à la suite d'une blessure des muscles et des tendons.

Diagnostic différentiel et traitements associés

(1) Ténosynovite sténosante du processus styloïde du radius

Manifestations Principales :

Douleur autour du processus styloïde du radius qui est aggravée lorsque le pouce est bougé ou lorsqu'une sensation de friction peut être sentie.

(2) Ténosynovite sténosante du fléchisseur digital

Manifestations Principales

Douleur dans le pouce, le majeur ou l'annulaire qui irradie au poignet avec une limitation des mouvements de flexion et d'extension des doigts touchés. Il y a aussi un craquement lorsque le patient bouge le doigt touché, appelé «doigt à ressort». Sensibilité dans la face palmaire de l'articulation métacarpo-phalangienne et une masse de la taille d'un grain de riz peut être palpée durant l'examen physique.

Principes thérapeutiques

Détendre les tendons et désobstruer les branches collatérales Luo.

Prescription des points

Les points principaux sont les points Ashi.

Prescription supplémentaire

Si le pouce, l'index ou le majeur sont affectés : ajouter Hégǔ (LI4).

Si le majeur, le quatrième doigt ou le petit doigt sont affectés : ajouter Hòuxī (SI3).

LI4	合谷	Hégǔ	GI4	4GI	DC 4
SI3	后溪	Hòuxī	IG3	3IG	XC 3

Explications

Promouvoir la circulation du Qi et du Sang dans les méridiens locaux.

Manipulation

Points Ashi	Percer sur le côté dorsal ou latéral des doigts affectés de 0,2–0,3 cun de profondeur.
Hégǔ (LI4)	Piquer perpendiculairement 0,5–1 cun. Appliquer la méthode de dispersion d'après la rotation de l'aiguille.
Hòuxī (SI3)	Piquer perpendiculairement 0,5–1 cun. Appliquer la méthode de dispersion d'après la rotation de l'aiguille.

L'aiguille doit être laissée en place pendant 20 minutes : réaliser le traitement une fois par jour.

8. Talalgie (douleur au talon)

Elle fait référence à la douleur dans les talons lorsque le patient marche ou se tient debout, causée par des épines ou bursites calcanéennes.

Étiologie et pathogenèse

La talalgie vient de l'invasion du Vent pathogène, du Froid et de l'Humidité en raison du Vide de Qi, de Yin, de Sang et de Rein, ou elle peut être causée par les lésions des tissus mous suite à une entorse ou un traumatisme.

Diagnostic différentiel et traitements associés

Manifestations principales

Douleur dans les talons lors de la marche ou en se tenant debout. Dans les cas sévères, le patient ne peut pas se tenir debout ou marcher à cause de la douleur.

Principes thérapeutiques

Nourrir le Yin du Rein, désobstruer les méridiens et les branches collatérales Luo.

Prescription des points

Les points principaux sont Dàlíng (PC7), Tàixī (KI3), Zhàohǎi (KI6) et Shēnmài (BL62).

PC7	大陵	Dàlíng	MC7	7ECS	XB 7
KI3	太溪	Tàixī	R3	3R	SH 3
KI6	照海	Zhàohǎi	R6	6R	SH 6
BL62	申脉	Shēnmài	V62	62V	PG 62

Explications

La douleur du talon appartient aux maladies du Méridien du Rein Shao Yin du pied qui est enchaîné au méridien du Péricarde (dans la circulation énergétique des méridiens). Il faut sélectionner Dàlíng (PC7) du méridien du Péricarde pour traiter la douleur au talon. Tàixī (KI3) et Zhàohǎi (KI6) peuvent nourrir le Yin du Rein. Shēnmài (BL62) du méridien de la Vessie, qui a une relation intérieur-extérieur avec le méridien du Rein peut donc activer la circulation du Qi et du Sang pour apaiser la douleur.

Dàlíng (PC7)	Piquer obliquement 0,5 cun en direction de la paume. Appliquer la méthode de dispersion d'après la rotation de l'aiguille pendant 2-3 minutes jusqu'à ce que le patient ressente une sensation de distension et de fourmillement autour de l'aiguille ou une sensation de chaleur dans le talon.
Tàixī (KI3)	Piquer de manière transfixiante vers Kunlun (BL60). Appliquer la méthode de tonification d'après la rotation de l'aiguille.
Zhàohǎi (KI6)	Piquer perpendiculairement 0,5 cun. Appliquer la méthode de dispersion d'après la rotation de l'aiguille
Shēnmài (BL62)	Piquer perpendiculairement 0,5 cun. Appliquer la méthode de dispersion d'après la rotation de l'aiguille

La moxibustion peut être ajoutée sur les points autour du talon. L'aiguille doit être laissée en place pendant 20 minutes. Réaliser le traitement une fois par jour.

Acupuncture auriculaire

Prescription des points

Shénmén (TF_4) et Talon (AH_1).

Manipulation

Appliquer des stimulations modérées et garder les aiguilles pendant 20 minutes. Réaliser le traitement une fois par jour.

9. Torticolis (raideur de la nuque)

La nuque rigide fait référence à une raideur et douleur de la nuque limitant les mouvements causés par une blessure du muscle et des tendons de la nuque; elle touche habituellement les adultes, mais peut également être observée dans l'arthrose cervicale chez les personnes âgées.
Les autres maladies affectant le cou tels que fatigue chronique musculaire, fibrosite ou rhumatisme des muscles de la nuque, névralgie occipitale ou arthrose cervicale peuvent également bénéficier de ce protocole de traitement.

Étiologie et pathogenèse

La maladie est causée par la blessure du muscle et de l'articulation survenant à la suite d'hyper-extension de longue durée, le mauvais choix de la taille d'un oreiller, une mauvaise posture lors du sommeil ou par l'obstruction des méridiens causée par le Vent-Froid externe pathogène.

Diagnostic différentiel et traitements associés

Manifestation principale

Rigidité soudaine du groupe de muscles sur un côté de la nuque, arrivant d'habitude le matin, difficulté à la pronation, position horizontale couchée, tourner la nuque, douleur de la nuque, des épaules, du haut du dos et des membres supérieurs du côté affecté, parfois accompagnée de céphalées et de peur du froid. Il peut également y avoir spasmes, sensibilité sans rougeur locale, gonflement et fièvre. Les symptômes sont apaisés par des compresses chaudes.

Principes thérapeutiques

Détendre les tendons et activer la circulation sanguine.

Prescription des points

Les points principaux sont Xuánzhōng (GB39) et Hòuxī (SI3).

GB39	悬钟	Xuánzhōng	VB39	39VB	DA 39
SI3	后溪	Hòuxī	IG3	3IG	XC 3

Explications

La nuque est parcourue par le Méridien Gouverneur Du, le Méridien de la Vessie Tai Yang du pied et le Méridien de la Vésicule Biliaire Shao Yang du pied, le côté latéral de la nuque est parcouru par le Méridien de l'Intestin Grêle Tai Yang de la main et le Méridien du Triple Réchauffeur Shao Yang de la main. Xuánzhōng (GB39) est le point de Réunion de la moelle et appartenant au Méridien de la Vésicule Biliaire Shao Yang du pied. Hòuxī (SI3) est l'un des huit points de Réunion-Croisement et appartient au Méridien de l'Intestin Grêle Tai Yang de la main et communique avec le Méridien Gouverneur Du. Ces deux points peuvent favoriser la circulation du Qi des méridiens et des collatéraux de la nuque, réguler la circulation du Qi et du Sang, détendre les muscles et les tendons et ainsi arrêter la douleur.

Manipulation

Xuánzhōng (GB39)	Piquer obliquement vers le haut 1 cun jusqu'à obtenir une sensation d'aiguille qui irradie au genou.
Hòuxī (SI3)	Piquer perpendiculairement 1 cun jusqu'à l'obtention d'une sensation d'aiguille qui irradie au bout des doigts.

Appliquer la technique de dispersion d'après la rotation de l'aiguille sur tous les points tout en demandant au patient de faire des mouvements de la tête et de la nuque. De cette façon la douleur peut disparaître immédiatement.

Piquer un point à la fois et ajouter les autres points si l'apaisement n'est pas complet. Les points Ashi et la moxibustion peuvent également être appliqués.

L'aiguille doit être laissée en place pendant 20 minutes. Réaliser le traitement une fois par jour.

Acupuncture auriculaire

Prescription des points

Cou (AH$_{12}$), Vertèbres Cervicales (AH$_{13}$) et Shénmén (TF$_4$).

Manipulation

Sélectionner 2 à 3 points, faire des stimulations fortes et laisser les aiguilles pendant 10 à 20 minutes.

SECTION IX

Les Maladies de la Peau

1. Furoncle

Le furoncle est une infection purulente aiguë causée par une infection bactérienne comme la bactérie pyogène, le staphylocoque, dans le follicule des cheveux et des glandes sébacées. L'infection causera une lymphangite aiguë, une septicémie si elle s'introduit dans les glandes lymphatiques, ce qui produira un furoncle. Les furoncles sur le visage peuvent causer la méningite.

En Médecine Traditionnelle Chinoise, la dénomination des furoncles dépend de leurs localisations. Si le furoncle est sur le visage ou sur les membres, s'ils sont petits comme un grain de millet, durs comme un ongle et enracinés profondément, ils sont appelés «Dīngchuāng» qui signifie «furoncle». Ils sont appelés «Méixīndīng» lorsqu'ils sont entre les sourcils, «Méiléngdīng» localisés sur l'arcade sourcilière, «Quángŭdīng» localisés sur l'os zygomatique, «Jiádīng» localisés sur la joue, «Rénzhōngdīng» localisés sur la gouttière nasolabiale, «Hŭxūdīng» localisés sur les deux côtés du sillon naso-labial, «Suŏkŏudīng» localisés à la commissure des lèvres, «Chúndīng» localisés sur les lèvres, «Bídīng» localisés sur le nez, «Yănbāodīng» localisé sur les paupières, «Hŭkŏudīng» localisés entre le pouce et l'index, etc.

Étiologie et pathogenèse

La maladie résulte de l'accumulation de Chaleur toxique pathogène dans un méridien bloquant la circulation du Qi et du Sang et qui affecte la peau. Les furoncles peuvent également être causés par la dépression du Qi du Foie et de l'excès de Chaleur toxique dans le Cœur et l'Intestin Grêle ce qui causera la stagnation du Qi et du Sang dans les méridiens et collatéraux en se manifestant sur la peau.

Diagnostic différentiel et traitements associés

Manifestations principales

Au stade initial, le furoncle ressemble à un grain de millet associé à des démangeaisons ou des engourdissements suivis par une rougeur, un gonflement ou une douleur brûlante combinée avec des frissons et de la fièvre. Après 2 à 5 jours, il y a une douleur sévère, de la fièvre, de la soif, des urines troubles de couleur foncée, de la constipation, un pouls rapide, profond et plein, un enduit blanc et gras ou jaune et gras. Après 5 à 7 jours, il y a une ulcération avec une racine plus molle, un soulagement progressif de l'enflure, de la douleur et d'autres symptômes. Le rétablissement complet est habituellement observé au bout de 10 jours.

Les manifestations apparaîtront comme furoncle avec une tête sombre qui provoque une sensation de démangeaison ou engourdissement, le bouton se développe avec des symptômes de rougeur, d'enflure, de sensation de chaleur, de douleur et de fièvre. Au bout de 2-3 jours, la douleur s'aggrave plus des symptômes : fièvre, soif, urines jaunes foncées, constipation, pouls profond plein et rapide et enduit jaune et gras. Au bout de 5-7 jours, le sommet du furoncle sort sensiblement de la peau, sa racine devient molle et qui s'évacue avec la suppuration, c'est alors que la douleur et l'enflure ainsi que les symptômes généraux disparaissent. La maladie se calme totalement au bout de 10 jours.

Si lors de l'évolution de la maladie, le sommet du furoncle s'effondre et se noircit sans suppuration et l'enflure se propage à la tête, au visage, à l'oreille, à la nuque, plus les symptômes : visage pâle ou jaune sans éclat, frissons, fièvre, inappétence, vomissements, oppression thoracique, dysphorie, respiration rapide, confusion mentale et délire, pouls fin, rapide et faible, langue rouge foncé avec enduit jaunâtre ou gras, c'est équivalent à la septicémie. La Médecine Traditionnelle Chinoise appelle ce cas par le syndrome «Dīngchuāngzǒuhuáng» qui signifie «anthrax compliqué par une septicémie». Si la pyémie apparaît, le patient souffre de frissons, de forte fièvre, de douleur intense et d'enflure du thorax et des membres. Il s'agit d'un syndrome «Liúzhù» (signifiant la pyémie). Les maladies mentionnées ci-dessus sont toutes des cas graves et doivent être prises au sérieux.

Si le furoncle est situé le long du doigt ou de l'orteil accompagné d'une ligne rouge ou de lignes rouges irrégulières qui s'étirent vers le cœur avec des rougeurs locales, brûlure, gonflement de la peau, sensation de distension, de fièvre, de céphalée et d'hypodynamie, on l'appelle «Zǒuhuáng» ou «Hóngsīdīng», ce qui signifie «lymphangite superficielle aiguë».

Principes thérapeutiques

Soutenir la circulation du Qi du Méridien Gouverneur Du, éliminer la Chaleur et la toxicité.

Prescription des points

Les points principaux sont Shēnzhù (GV12), Língtái (GV10), Hégǔ (LI4) et Wěizhōng (BL40).

GV12	身柱	Shēnzhù	DM12	11VG	DM 12
GV10	灵台	Língtái	DM10	9VG	DM 10
LI4	合谷	Hégǔ	GI4	4GI	DC 4

| BL40 | 委中 | Wēizhōng | V40 | 54V | PG 40 |

Explications

Le Méridien Gouverneur Du est le méridien de confluence de tous les méridiens Yang. Disperser le méridien Du peut éliminer la Chaleur toxique pathogène. Sélectionner Shēnzhù (GV12) et Língtái (GV10) du méridien Du pour éliminer la stase et promouvoir la circulation du Qi et du Sang dans les méridiens et les collatéraux. Hégǔ (LI4) est le point Yuan-Source du Méridien du Gros Intestin Yang Ming de la main qui est abondant en Qi et Sang, donc disperser Hégǔ (LI4) peut éliminer la Chaleur de l'intestin et éliminer les toxines, d'ailleurs, Hégǔ (LI4) est le point conseillé dans tous les pathologies et symptômes concernant le visage. Wēizhōng (BL40) est le point He-Rassemblement-Entrée du Méridien de la Vessie Tai Yang du pied et peut éliminer la Chaleur du Sang. Les furoncles sur les autres régions du corps peuvent être traités avec la prescription citée ci-dessus, accompagnée par les points le long du méridien où les furoncles sont situés. Par exemple pour traiter «Hǔkǒudīng» (pustules entre le pouce et l'index), qui sont localisés sur le Méridien du Gros Intestin Yang Ming de la main, sélectionner Shāngyáng (LI1) et Qūchí (LI11) du méridien du Gros Intestin pour éliminer la Chaleur toxique. Les autres furoncles peuvent être traités de la même manière.

Manipulation

Shénzhil (GV12)	Piquer obliquement vers le bas 1 cun.
Língtái (GV10)	Piquer obliquement vers le bas 1 cun.
Hégǔ (LI4)	Piquer perpendiculairement 1 cun.
Wēizhōng (BL40)	Piquer perpendiculairement 1,5 cun.

Appliquer la méthode de dispersion avec les mouvements de retirer et d'enfoncer l'aiguille pour tous les points ci-dessus. L'aiguille doit être laissée en place pendant 20 minutes et réaliser le traitement une fois par jour.

2. Érysipèle

L'érysipèle fait référence à l'inflammation progressive aiguë de la peau et des muqueuses, principalement causée par l'infection du vaisseau lymphatique réticulaire par le streptocoque, manifesté en tant qu'inflammation de la peau avec une couleur rouge vif, Tan-mucosité et arthrite, qui se répand à la surface de la peau à travers les vaisseaux lymphatiques.

En Médecine Traditionnelle Chinoise, c'est appelé «Dāndú», ce qui signifie «érysipèle». Cette maladie a également différents noms en fonction de sa localisation, comme «Bàotóuhuǒdān» qui signifie «érysipèle du visage», «Nèifādāndú» qui signifie «érysipèle dans les hypochondres», «Tuǐyóufēng» qui signifie «érysipèle des membres inférieurs», «Shènqìyóufēng» qui signifie «érysipèle sur la hanche et la cuisse», «Liúhuǒ» qui signifie «érysipèle sur la jambe et la cheville» et «Chìyóudāndú» qui signifie «érysipèle touchant le corps entier».

Étiologie et pathogenèse

L'érysipèle peut être causé par quatre facteurs pathologiques majeurs incluant

(1) Feu interne et Chaleur du sang dus à la dysphorie plus un Vent-Chaleur pathogène externe, le mélange de ces facteurs pathogènes interne et externe qui se renforcent l'un l'autre se développe en Feu toxique.

(2) La stagnation du Qi du Foie conduit au Feu qui stagne aux méridiens locaux de la peau, ce qui se développe en Feu toxique.

(3) L'abus d'aliments épicés, pimentés ou grillés ou un excès d'alcool affaiblit la Rate, celle-ci n'assure plus correctement sa fonction de Transport-Transformation, l'Humidité se produit, stagne et se développe en Feu toxique.

(4) Feu toxique venant des plaies de la peau dû à des blessures de piqûre d'aiguilles, de grattage, de morsures d'insectes ou d'animaux ou de traumatisme se développe en Feu toxique.

Diagnostic différentiel et traitements associés

Manifestations Principales

Rougeur, gonflement et douleur brûlante de la peau dans la région atteinte, accompagnée de fièvre, frissons, céphalées, soif, vomissement, perte d'appétit, pouls rapide. Ces symptômes sont suivis d'érythème en plaques avec des bords définis, une couleur rouge foncé, douleur brûlante, de forme géographique qui s'étend et qui parfois à l'apparence de petites cloques, langue rouge, enduit jaune et un pouls rapide. L'érysipèle se soigne en général entre 4 et 10 jours avec un traitement effectif et sans complication. Cela devient très dangereux lorsque la muqueuse de la gorge est touchée, ainsi que les joues le larynx. Si cela arrive de façon récurrente sur les membres inférieurs, l'éléphantiasis peut en résulter. La septicémie ou la pyémie peuvent en résulter dans les cas sévères. Les ulcères chroniques sont causés par la complication du Tan-mucosité.

Principes thérapeutiques

Les points principaux sont Dàzhuī (GV14) pour la fièvre et les maux de tête. Utiliser la technique de saignée dans la zone affectée.

GV14	大椎	Dàzhuī	DM14	13VG	DM 14

Explications

Dàzhuī (GV14) peut éliminer la Chaleur dans tous les méridiens Yang. La technique de saignée peut éliminer la stase de Sang et dissoudre les masses.

Manipulation

Piquer 3-4 points sur Dàzhuī (GV14) avec une aiguille triangulaire et appliquer une ventouse pour extraire 2-3 ml de sang. Piquer 3-4 points dans le centre de l'érythème pour extraire 4-5 ml de sang jusqu'au moment où du sang frais s'écoule du centre. Faire un traitement par jour.

3. Folliculite multiple des zones cervicales

La folliculite multiple des zones cervicales est une maladie chronique, récurrente avec des inflammations purulentes multiples de la peau qui souvent se passent en dessous de la ligne du cuir chevelu de la nuque. En Médecine Traditionnelle Chinoise, elle est également appelée «Fàjìchuāng», ce qui signifie «furoncle du cuir chevelu». Cette maladie est difficile à guérir avec les antibiotiques, cependant utiliser la technique de perçage est assez efficace.

Étiologie et pathogenèse

La folliculite multiple de la nuque résulte de la Chaleur-Humidité et de l'accumulation de Feu-Toxicité avec une invasion du Vent pathogène ou une infection causée par une mauvaise hygiène de la peau ou la friction d'un col de vêtement trop rêche qui irrite la peau.

Diagnostic différentiel et traitements associés

Manifestations Principales
Multiples furoncles de petite taille et de couleur rouge sur l'arrière de la nuque ressemblant à des grains de millet avec une racine dure et une petite extrémité contenant du pus de couleur blanche, douleur d'aiguille, sensation de brûlure et de démangeaison, récurrents et difficiles à soigner, langue rouge, enduit fin et blanc et pouls rapide et tendu.

Principes thérapeutiques
Purifier la Chaleur et éliminer la toxicité.

Prescription des points
Les points principaux sont Hégǔ (LI4), Língtái (GV10) et Wěizhōng (BL40) et piqûres de saignée avec l'aiguille triangulaire.

LI4	合谷	Hégǔ	GI4	4GI	DC 4
GV10	灵台	Língtái	DM10	9VG	DM 10
BL40	委中	Wěizhōng	V40	54V	PG 40

Explications
La technique piqûre à saigner peut éliminer la Chaleur pathogène du Sang et éliminer la stase de Sang et la toxicité pathogène. Hégǔ (LI4) est le point Yuan-Source du Méridien du Gros Intestin Yang Ming de la main qui passe à travers la peau et les muscles et peut éliminer la Chaleur de la peau et des muscles. Língtái (GV10) est un point cliniquement prouvé efficace pour traiter les furoncles. Wěizhōng (BL40) peut éliminer la Chaleur toxique pathogène.

Manipulation

Le patient s'allonge en position ventrale. Piquer la zone affectée par l'érythème ou les boutons avec une aiguille triangulaire obliquement en direction de la base de l'érythème à 0,1 cun de profondeur pour faire sortir un peu de sang de l'érythème. Piquer jusqu'à 10 aiguilles en même temps et faire un traitement une fois tous les deux jours. Il est possible de passer uniquement par la technique de saignée ou d'ajouter la puncture de Língtái (GV10), Wěizhōng (BL40), Hégǔ (LI4) à 1 cun de profondeur en dispersion d'après la technique enfoncer-retirer de l'aiguille pour provoquer un saignement après avoir retiré les aiguilles.

4. Acné

C'est une dermatite chronique et persistante qui est rencontrée principalement chez les hommes et les femmes en dessous de 30 ans, plus particulièrement chez les jeunes hommes. Cette maladie est causée par un désordre de la fonction endocrinienne. C'est récurrent, persistant et difficile à guérir, mais peut se rétablir de façon naturelle avec l'âge et d'habitude disparaît après 40 ans. L'acupuncture peut prévenir, traiter et améliorer les symptômes de l'acné.

Étiologie et pathogenèse

La cause est une intégration de Chaleur-Humidité et de Feu-Toxicité lié à un excès de nourriture grasse et épicée.

Diagnostic différentiel et traitements associés

Manifestations Principales

L'acné affecte principalement le visage, la nuque, le thorax, le haut du dos et les épaules. Dans les cas doux, l'acné apparaît sous forme de petites papules, mais dans des cas sévères, elles se transforment en abcès. Il y aura une cicatrice une fois que le pus sera sécrété. De manière générale, il n'y a pas de douleur ou une douleur légère avec une langue rouge et un enduit blanc accompagné d'un pouls rapide. Le syndrome peut être aigu ou chronique.

Principes thérapeutiques

Dissiper la Chaleur pathogène et purger le Feu.

Prescription des points

Les points principaux sont Hégǔ (LI4), Língtái (GV10) et Wěizhōng (BL40).

LI4	合谷	Hégǔ	GI4	4GI	DC 4
GV10	灵台	Língtái	DM10	9VG	DM 10
BL40	委中	Wěizhōng	V40	54V	PG 40

Explications

Hégŭ (LI4) est le point Yuan-Source du Méridien du Gros Intestin Yang Ming de la main qui passe à travers la peau et les muscles et peut éliminer la Chaleur de la peau et des muscles. Língtái (GV10) est un point empirique pour traiter les furoncles. Wěizhōng (BL40) peut éliminer la Chaleur et la toxine pathogène.

Manipulation

Língtái (GV10)	Piquer obliquement vers le haut à 1 cun.
Wěizhōng (BL40)	Piquer obliquement vers le haut à 1 cun.
Hégŭ (LI4)	Piquer obliquement vers le haut à 1 cun.

Appliquer la méthode de dispersion avec les mouvements de retirer et d'enfoncer l'aiguille, provoquer un saignement après avoir retiré les aiguilles.

5. Lymphangite

La lymphangite est due à l'infection par la bactérie du streptocoque, staphylocoque ou toute autre bactérie de type «coccus» et «bacillus» qui envahit le système lymphatique en passant par des plaies ouvertes ou des ulcères. L'inflammation se répand à la partie proximale de la zone infectée le long des vaisseaux lymphatiques et se manifeste par une ligne rouge sur la peau. Cette maladie est également appelée «Hóngsīdīng» en MTC.

Étiologie et pathogenèse

Cette maladie est majoritairement causée par des furoncles aux pieds et aux mains, des toxines pathogènes circulant dans les méridiens ou une lésion de la peau infectée par les toxines pathogènes.

Diagnostic différentiel et traitements associés

Manifestations Principales
Une ligne verticale rouge sur la peau de l'avant-bras ou de la jambe, montant jusqu'au coude, la fosse axillaire, le creux poplité, accompagné d'une peau fiévreuse, un œdème léger ou une douleur au toucher, élargissement des ganglions lymphatiques, douleur, frissons, fièvre, céphalées, perte d'appétit ou hypodynamie, enduit de langue jaune et pouls rapide.

Principes thérapeutiques
Purifier la Chaleur et éliminer la toxine.

Prescription des points

Les points principaux sont Língtái (GV10), Wěizhōng (BL40) et Hégǔ (LI4).

GV10	灵台	Língtái	DM10	9VG	DM 10
BL40	委中	Wěizhōng	V40	54V	PG 40
LI4	合谷	Hégǔ	GI4	4GI	DC 4

Prescription supplémentaire

La technique de la saignée est appliquée le long de la ligne rouge locale.

Explications

Língtái (GV10) et Wěizhōng (BL40) peuvent éliminer la Chaleur du Sang et éliminer les toxines. Hégǔ (LI4) peut éliminer la Chaleur pathogène de la peau. L'objectif de la saignée est d'éliminer la stase de Sang.

Manipulation

Piquer beaucoup de points séparés de 1 cun les uns des autres le long de la ligne rouge, à 0,3–0,5 cun de profondeur et laisser les aiguilles durant 15 minutes. Faire un traitement par jour et provoquer un saignement lors du retrait des aiguilles. Piquer Wěizhōng (BL40), Língtái (GV10) et Hégǔ (LI4) à 1 cun de profondeur en utilisant la méthode de dispersion puis faire saigner lors du retrait des aiguilles.

6. Mastite

La mastite aiguë est une inflammation aiguë des glandes mammaires causée par une infection bactérienne, principalement causée par le staphylocoque doré qui envahit les glandes mammaires après l'allaitement ou lors de rétention de lait. Cette maladie est commune chez les primipares lors de la période d'allaitement ou durant la période de sevrage, rarement observée chez les femmes enceintes. Généralement les symptômes de la maladie sont manifestés en tant que rougeur, gonflement, douleur brûlante et dureté de la poitrine affectée, accompagnée de malaise général, fièvre, élargissement des glandes lymphatiques, suppuration, fistule et ulcération perforée.

En Médecine Traditionnelle Chinoise, cette maladie appartient à la catégorie «Rǔyōng» qui signifie «mastite aiguë». S'il y a abcès, elle est également appelée «Wàishǔnrǔyōng» qui signifieune mastite aiguë durant la lactation et «Nèishǔnrǔyōng» qui signifie «mastite aiguë durant la grossesse». Cela est causé par la rétention de lait dans la poitrine due à l'accumulation de Chaleur et toxines pathogènes, stagnation du Qi du Foie ou stagnation de Qi et de Sang. La fistule formée éventuellement est appelée «Rǔlòu» qui signifie «fistule mammaire».

Étiologie et pathogenèse

La mastite est causée par la rétention de lait dans la poitrine causée par l'invasion du Vent exogène dans la poitrine à travers les mamelons blessés par le bébé ou par la stase du Qi du Foie causée par la mélancolie, l'anxiété et la colère ou la surconsommation d'aliments gras qui cause une stase de Chaleur dans le méridien de l'Estomac. C'est également causé par l'excès de Yang dans le corps, la Chaleur excessive dans le méridien du Foie ou de l'Estomac.

Diagnostic différentiel et traitements associés

Manifestations principales

Rougeur, gonflement et douleur brûlante, dureté, difficulté dans la lactation, malaise général, fièvre, frissons, céphalées, douleurs articulaires, nausée et soif. Dans les cas sévères les symptômes présenteront une masse large dans la fosse axillaire, rougeur vive de la zone locale, douleur pulsatile intermittente, haute fièvre persistante, enduit jaune et épais, pouls en corde, glissant et rapide.

Principes thérapeutiques

Éliminer la Chaleur et les toxines, enlever la stase et promouvoir la lactation.

Prescription des points

Les points principaux sont les points Ashi autour des masses mammaires.

Prescription supplémentaire

Ajouter Dànzhōng (CV17) et Shàozé (SI1) pour la lactation difficile.

CV17	膻中	Dànzhōng	RM17	17VC	RM 17
SI1	少泽	Shàozé	IG1	1IG	XC 1

Explications

Appliquer la saignée autour des masses pour éliminer la Chaleur et les toxines, promouvoir la circulation du Sang et éliminer la stase. Dànzhōng (CV17) est le point de Réunion du Qi et peut réguler la circulation du Qi et promouvoir la sécrétion du lait. Shàozé (SI1) est un point efficace pour le traitement de mastite.

Manipulation

Après la désinfection, piquer 3 à 4 points avec une aiguille triangulaire dans la zone touchée et appliquer une ventouse pour extraire 5-10 ml de sang jusqu'à ce que du sang frais s'écoule. Dans les cas de perforation de l'ulcère, appliquer une ventouse pour extraire du pus jusqu'à ce que le saignement commence. Piquer Dànzhōng (CV17), obliquement vers le bas à 1,5 cun de profondeur en dispersion selon la technique enfoncer-soulever de l'aiguille. Piquer Shàozé (SI1) perpendiculairement à 0,2 cun de profondeur en dispersion avec rotation de l'aiguille, puis faire saigner quelques gouttes lors du retrait des aiguilles. Laisser les aiguilles sur place pendant 20 minutes et faire un traitement par jour.

7. Zona

Le zona est une infection de la peau causée par le virus de l'herpès qui apparaît principalement en automne et au printemps et peut toucher à n'importe quel âge. Le patient aura une immunité qui persistera tout au long de sa vie après la rémission de la maladie. La maladie affecte principalement le thorax, la région des hypochondres, le dos, les lombes ou l'abdomen, mais parfois affecte également le visage, les paupières ou les fesses et se manifeste principalement d'un seul côté du corps. Sa caractéristique clinique est une inflammation érythémateuse accompagnée de démangeaisons et d'une douleur coupante de la peau, apparition rapide de cloques après l'attaque qui dure plusieurs heures, accompagnée d'une névralgie sévère. Cela peut perdurer pendant plusieurs mois ou années. Le nom «herpès zoster» résulte des blessures herpétiques qui sont distribuées en forme de corde. En Médecine Traditionnelle Chinoise, c'est appelé «Chányāohuǒdān», «Chányāoshéchuāng» ou «Bàotóuhuǒdān» lorsque c'est localisé sur le visage.

Étiologie et pathogenèse

La maladie est causée principalement par trois facteurs : une accumulation chronique d'Humidité qui se transforme en Chaleur causée par le dysfonctionnement de la Rate et de l'Estomac dans la fonction de Transport-Transformation ; la Chaleur et l'Humidité pathogène dans le Foie et la Vésicule Biliaire qui se transformant en Feu ; les toxines de Chaleur-Humidité pathogène obstruant les méridiens de la peau.

Diagnostic différentiel et traitements associés

Manifestations Principales

Avant le déclenchement de la maladie, il y a des symptômes tels qu'une légère fièvre, de la fatigue, un manque d'appétit et une sensation de malaise général accompagnée de douleurs et de démangeaisons locales de la peau. Au début, il y a des éruptions d'érythème irrégulier ou d'érythème en forme d'ellipse, suivies de nombreuses papules rouges qui se transforment progressivement en quelques heures en amas de vésicules. Les manifestations apparaissent généralement d'un seul côté. Après plusieurs jours, les vésicules deviennent turbides et sèches et éventuellement se transforment en croûte. Dans certains cas, il peut y avoir des séquelles de névralgie sévère qui perdurent pendant plusieurs mois ou années après la guérison de la lésion cutanée.

Principes thérapeutiques

Éliminer la Chaleur-Humidité, arrêter la douleur et apaiser l'herpès.

Points locaux autour de la zone affectée.

Explications

La technique de saignée peut éliminer la Chaleur-Humidité, éliminer les toxines et apaiser l'herpès.

Manipulation

Après avoir stérilisé la peau, piquer 4-5 points en utilisant la technique de saignée sur les points localisés autour de l'herpès et appliquer une ventouse pour extraire 5-10 ml de sang. Faire un traitement par jour. Ne pas percer les vésicules herpétiques.

Acupuncture auriculaire

Prescription des points

Glande Surrénale (TG_{2p}), Thorax (AH_{10}), Abdomen (AH_8), Shénmén (TF_4) et point lié aux zones touchées.

Manipulation

Appliquer des stimulations fortes et garder les aiguilles pendant 20 minutes. Réaliser le traitement une fois par jour.

8. Varice des membres inférieurs

Les varices se produisent en général dans la petite veine saphène ou la grande veine saphène chez les hommes et femmes d'âge moyen et sont généralement traitées par opération. L'acupuncture ne va pas seulement traiter les varices liées à l'âge, mais également les varices causées par des opérations.

Les varices sont divisées en tant que primaire ou secondaire. Les varices secondaires résultent de la compression et l'obstruction des veines proximales. Les varices primaires sont plus communes et principalement liée à une faiblesse congénitale de la paroi veineuse accompagnée d'une augmentation de la pression veineuse.

Étiologie et pathogenèse

En Médecine Traditionnelle Chinoise, la maladie est appelée «Liánchuāng», ce qui signifie «ulcération chronique de la jambe». Lorsqu'il y a invasion d'humidité, cela peut causer la stagnation de Qi et de Sang ainsi qu'une obstruction des méridiens.

Diagnostic différentiel et traitements associés

Manifestations Principales

Dilatation et gonflement des veines superficielles de la jambe avec une forte douleur, distension, sensation de lourdeur et de faiblesse après s'être tenu debout pendant un long moment, œdème dans la cheville, atrophie, démangeaisons, desquamation, pigmentation et ulcération chronique de la jambe dans les cas sévères.

Principe thérapeutique

Éliminer la stase de Sang et drainer l'Humidité pour apaiser la douleur.

Prescription des points

Les points principaux sont Tàiyuān (LU9), Zúsānlǐ (ST36), Chéngshān (BL57) et Sānyīnjiāo (SP6). Piquer quelques points le long de la veine ou autour de l'ulcère.

LU9	太渊	Tàiyuān	P9	9P	FE 9
ST36	足三里	Zúsānlǐ	E36	36E	WE 36
BL57	承山	Chéngshān	V57	57V	PG 57
SP6	三阴交	Sānyīnjiāo	RP6	6RP	PI 6

Explications

Tàiyuān (LU9) est le point de réunion pour les vaisseaux et peut traiter les maladies se trouvant dans les vaisseaux sanguins. Les autres points peuvent activer la circulation de Qi et de Sang dans les méridiens et collatéraux puis éliminer la Chaleur humide pour apaiser et soulager la lourdeur de la jambe. Piquer quelques points en utilisant la technique de saignée le long de la veine ou autour de l'ulcère favorisera la circulation sanguine et éliminera la stase de sang.

Piquer perpendiculairement et directement dans la veine à 0,3–0,4 cun, puis retirer l'aiguille après avoir légèrement appliqué la technique de rotation. Presser le trou où l'aiguille a été insérée avec l'index et le pouce pour extraire une petite quantité de sang une fois par jour, jusqu'au moment où la veine n'est plus saillante. Piquer plus de 10 points en même temps autour de l'ulcère de la jambe et extraire du sang puis appliquer une compresse. Piquer perpendiculairement Tàiyuān (LU9) à 0,5 cun de profondeur, Zúsānlǐ (ST36), Sānyīnjiāo (SP6) et Chéngshān (BL57), à 1–2 cun de profondeur en utilisant la technique dispersion d'après la rotation de l'aiguille.

9. Prurit cutané

Le prurit cutané est une dermatite névralgique causée par une dysfonction métabolique ou anaphylaxie manifestée par démangeaison du corps entier, accompagné de croûtes, démangeaisons, chromatose et pachydermie. La maladie est classée en tant que prurit cutané local ou prurit cutané général. Le prurit cutané local affecte le scrotum, l'anus, la vulve ou le cuir chevelu et le prurit général affecte tout le corps.

Étiologie et pathogenèse

Selon la MTC, le prurit cutané est majoritairement causé par un Vide de Sang, la perte de nutrition de la peau causée par un Vide extérieur chronique du corps attaqué par le Vent pathogène ou la rétention interne de Chaleur-Humidité pathogène de la peau.

Diagnostic différentiel et traitements associés

Manifestations Principales

Démangeaison aggravée par le Vent et soulagée par la Chaleur, dysphorie, trouble du sommeil, démangeaison liée à un Vide de Sang, manifestée par une peau sèche et des croûtes. Démangeaison causée par la rétention interne de Chaleur-Humidité pathogène, pachyderme après s'être gratté, langue rose avec enduit blanc et fin, pouls en corde et rapide ou mou et lent.

Principes thérapeutiques

Disperser le Vent et consolider la résistance de la superficie, régulariser le Ying-nutritif et harmoniser le Sang, rafraîchir et éliminer l'Humidité-Chaleur.

Prescription des points

Les points principaux sont :

(1) Qūchí (Ll11), Hégǔ (LI4) et Fēngmén (BL12).

LI11	曲池	Qūchí	GI11	11GI	DC 11
LI4	合谷	Hégǔ	GI4	4GI	DC 4
BL12	风门	Fēngmén	V12	12V	PG 12

(2) Xuèhǎi (SP10), Géshū (BL17) et Zúsānlǐ (ST36).

SP10	血海	Xuèhǎi	RP10	10RP	PI 10
BL17	膈俞	Géshū	V17	17V	PG 17
ST36	足三里	Zúsānlǐ	E36	36E	WE 36

(3) Sānyīnjiāo (SP6) et Qūchí (Ll11).

SP6	三阴交	Sānyīnjiāo	RP6	6RP	PI 6
LI11	曲池	Qūchí	GI11	11GI	DC 11

Prescription supplémentaire

Démangeaisons du cuir chevelu : ajouter Fēngchí (GB20).

Démangeaisons du scrotum ou de la vulve : Tàichōng (LR3) ou Lígōu (LR5).

Démangeaisons de l'anus : Chángqiáng (GV1) et Chéngshān (BL57).

GB20	风池	Fēngchí	VB20	20VB	DA 20
LR3	太冲	Tàichōng	F3	3F	GA 3
LR5	蠡沟	Lígōu	F5	5F	GA 5
GV1	长强	Chángqiáng	DM1	1VG	DM 1
BL57	承山	Chéngshān	V57	57V	PG 57

Explications

Hégǔ (LI4) et Qūchí (LI11) sont respectivement le point Yuan-Source et le point He-Rassemblement-Entrée du Méridien du Gros Intestin Yang Ming de la main. Fēngmén (BL12) appartient au Méridien de la Vessie Tai Yang du pied. Ces trois points peuvent activer la circulation du Qi du méridien pour éliminer le Vent pathogène et apaiser les démangeaisons. Xuèhǎi (SP10) et Zúsānlǐ (ST36) peuvent fortifier la fonction de la Rate et de l'Estomac qui sont la source de la production du Qi et du Sang. Géshū (BL17) est le point de Réunion du Sang et peut réguler et nourrir le Sang. Sānyīnjiāo (SP6) est le point de croisement des trois méridiens Yin et accompagné de Qūchí (LI11), il peut éliminer la Chaleur-Humidité pathogène à travers le Réchauffeur Inférieur.

Manipulation

Piquer Qūchí (LI11) à 2 cun de profondeur, Hégǔ (LI4) à 1 cun de profondeur, Fēngmén (BL12) à 1 cun de profondeur, Géshū (BL17) à 1 cun de profondeur, Xuèhǎi (SP10), Zúsānlǐ (SZ36) et Sānyīnjiāo (SP6) à 1-2 cun de profondeur, perpendiculairement en utilisant la technique de dispersion avec rotation de l'aiguille et la technique enfoncer-soulever de l'aiguille. Faire un traitement par jour et laisser les aiguilles pendant 20 minutes.

Thérapie avec l'aiguille fleur de prunier

Appliquer une stimulation forte sur les points réguliers et sur la zone affectée. Faire un traitement par jour si le patient a des démangeaisons sévères.

Acupuncture auriculaire

Prescription des points

Poumons (CO_{16}), Sous-cortex (AT_4) et Shénmén (TF_4).

Manipulation

Faire des stimulations fortes et laisser les aiguilles pendant 20 minutes en appliquant la méthode de rotation de l'aiguille une fois toutes les 10 minutes. Réaliser le traitement une fois par jour ou utiliser des aiguilles intradermiques à demeure en les changeant tous les 2 à 3 jours.

10. Urticaire

L'urticaire est une allergie de la peau causée par l'ingestion de nourriture comme du poisson, des crevettes, du crabe ou par contact avec des allergènes tels que médicaments, peinture, fourrure, pollen, parasites, froid ou même le soleil. En Médecine Traditionnelle Chinoise, cette maladie est appelée «Fēngzhěnkuài» qui signifie «éruption de Vent» ou «Yǐnzhěn» qui signifie «papules cachées».

Étiologie et pathogenèse

L'urticaire est causée par 4 syndromes majeurs.

(1) Causé par l'invasion du Vent-Froid pathogène qui crée une disharmonie du Ying-nutritif et du Wei-défensif.

(2) Causé par la stase du Vent-Chaleur pathogène qui attaque la peau et les muscles causant la disharmonie entre l'intérieur et l'extérieur.

(3) Causé par l'accumulation de Chaleur-Humidité sur la peau due à la disharmonie de l'Estomac et des Intestins résultant d'une consommation excessive de poissons ou de crevettes ou de l'invasion de parasites dans les intestins tels que le ver ascaris, ankylostome, etc.

(4) Causé par l'obstruction de l'agent pathogène Vent-Sécheresse de la peau résultant en la perte de nutrition de la peau, la disharmonie entre le Ying nutritif et le Wei defensif et le déséquilibre des Méridiens Pénétrant Chong et Ren causé par des menstruations irrégulières ou l'accouchement.

Différenciation des syndromes et traitement associés

Manifestations Principales

Apparition soudaine d'éruptions cutanées de tailles différentes, gonflement, couleur pâle ou écarlate, principalement sur la partie supérieure du bras ou à l'intérieur de la cuisse, sévère démangeaison, accompagnée de douleurs abdominales ou de diarrhée, les symptômes apparaissent et disparaissent irrégulièrement, langue rouge avec enduit blanc et pouls en corde et rapide.

Principes thérapeutiques

Dissiper le Vent et dissoudre l'Humidité, rafraîchir la Chaleur du sang.

Prescription des points

Les points principaux sont Dàzhuī (GV14), Qūchí (Ll11), Hégǔ (LI4), Xuèhǎi (SP10), Géshū (BL17), Tiānjǐng (TE10) et Sānyīnjiāo (SP6).

GV14	大椎	Dàzhuī	DM14	13VG	DM 14
LI11	曲池	Qūchí	GI11	11GI	DC 11
LI4	合谷	Hégǔ	GI4	4GI	DC 4

SP10	血海	Xuèhǎi	RP10	10RP	PI 10
BL17	膈俞	Géshū	V17	17V	PG 17
TE10	天井	Tiānjǐng	TR10	10TR	SJ 10
SP6	三阴交	Sānyīnjiāo	RP6	6RP	PI 6

Explications

Dàzhuī (GV14) peut éliminer le Vent pathogène. Si les éruptions cutanées sont de couleur écarlate, elles appartiennent à l'invasion de Vent-Chaleur dans le sang, nous pouvons donc sélectionner Xuèhǎi (SP10) et Géshū (BL17) pour éliminer la Chaleur du Sang et traiter l'urticaire écarlate. Si les éruptions cutanées sont pâles, elles appartiennent à l'invasion du Vent-Humidité de la couche du Qi, et nous pouvons donc sélectionner Qūchí (LI11) et Hégǔ (LI4) pour apaiser les syndromes extérieurs et éliminer le Vent. Tiānjǐng (TE10) et Sānyīnjiāo (SP6) peuvent favoriser la circulation du Qi du Triple Réchauffeur et éliminer l'Humidité pathogène.

Manipulation

Dàzhuī (GV14)	Piquer obliquement vers le bas à 1 cun.
Qūchí (LI11)	Piquer perpendiculairement à 2 cun.
Hégǔ (LI4)	Piquer perpendiculairement à 0,5 cun.
Xuèhǎi (SP10)	Piquer perpendiculairement à 2 cun.
Géshū (BL17)	Piquer obliquement vers le bas à 1 cun.
Tiānjǐng (TE10)	Piquer obliquement vers le haut à 1 cun.
Sānyīnjiāo (SP6)	Piquer perpendiculairement à 1,5–2 cun.

Appliquer la méthode de dispersion d'après la rotation de l'aiguille pour tous les points ci-dessus. L'aiguille doit être laissée en place pendant 20 minutes. Réaliser le traitement une fois par jour.

Acupuncture auriculaire

Prescription des points

Poumons (CO_{16}), Glande Surrénale (TG_{2p}), Sous-cortex (AT_4) et Shénmén (TF_4).

Manipulation

Appliquer une stimulation modérée et garder les aiguilles pendant 20 minutes en appliquant une stimulation par rotation toutes les 10 minutes. Réaliser le traitement une fois par jour ou utiliser des aiguilles à demeure intradermiques, 2 à 3 aiguilles en même temps, les changer tous les 3 jours.

11. Eczéma

L'eczéma est une dermatite commune manifestée par une peau sèche qui démange avec des papules rouges caractérisées par des éruptions cutanées à contours irréguliers, de distribution symétrique et des apparitions répétées. N'importe qui peut être affecté à n'importe quelle saison, mais c'est plus commun durant l'hiver. Les éruptions apparaissent partout sur le corps dans les cas aigus, mais sont limitées à certaines zones dans les cas chroniques. En Médecine Traditionnelle Chinoise, l'eczéma est nommé par rapport aux zones affectées du corps. Les noms communs sont : «Jìnyínchuāng» qui signifie «eczéma généralisé accompagné de pus aqueux», «Xuèfēngchuāng» qui signifie «principalement manifesté en tant que papule», «Xuáněrchuāng» qui signifie «eczéma autour de l'oreille», «ōuchuāng» qui signifie «eczéma sur les mains», «Rǔtóuchuāng» qui signifie «eczéma dans la région papillaire», «Qíchuāng» qui signifie «eczéma autour de l'ombilic», «Shènnángfēng» qui signifie «eczéma au scrotum» et «Sìwānfēng» qui signifie «eczéma dans le creux poplité».

Étiologie et pathogenèse

L'eczéma est causé par l'invasion du Vent-Humidité-Chaleur pathogène avec un Vide de Wei Qi qui ne parvient pas à protéger le corps contre les maladies. Dans les cas aigus, il y a invasion de Chaleur humide pathogène ; dans les cas subaigus, il y a invasion d'Humidité pathogène qui stagne en raison du dysfonctionnement de la Rate dans sa fonction de transport et transformation ; dans les cas chroniques, il y a invasion de Vent-Sécheresse pathogène due à un Vide de Sang lié à une maladie chronique qui entraîne une incapacité à nourrir la peau. L'eczéma avec varices sur les jambes est dû à la stagnation du Sang, du Qi et à la rétention de Chaleur-Humidité interne.

Diagnostic différentiel et traitements associés

Manifestations principales
Démangeaisons sévères et répétées de la peau avec évolution progressive de la surface atteinte. L'eczéma aigu se manifeste par des rougeurs, des érythèmes, des papules, des vésicules, des exsudations et des croûtes.
L'eczéma chronique se manifeste par une peau épaisse et rugueuse, des croûtes, une démarcation claire, desquamations ou lésions cutanées.

Principes thérapeutiques
Dissiper le Vent, rafraîchir la Chaleur et éliminer l'Humidité.

Prescription des points
Les points principaux sont Dàzhuī (GV14), Qūchí (Ll11), Sānyīnjiāo (SP6), Xuèhǎi (SP10), Zúsānlǐ (ST36) et Wěizhōng (BL40).

GV14	大椎	Dàzhuī	DM14	13VG	DM 14
LI11	曲池	Qūchí	GI11	11GI	DC 11
SP6	三阴交	Sānyīnjiāo	RP6	6RP	PI 6
SP10	血海	Xuèhǎi	RP10	10RP	PI 10
ST36	足三里	Zúsānlǐ	E36	36E	WE 36

Explications

Dàzhuī (GV14) et Qūchí (LI11) peuvent éliminer le Vent et rafraîchir la Chaleur pathogène. Sānyīnjiāo (SP6) connecte les trois méridiens Yin du pied et peut éliminer la Chaleur-Humidité. Wěizhōng (BL40) peut drainer l'Humidité. Xuèhǎi (SP10) peut fortifier les fonctions de la Rate et de l'Estomac, réguler la circulation du sang et éliminer la Chaleur du sang. Zúsānlǐ (ST36) peut fortifier la fonction de la Rate pour drainer l'humidité.

Manipulation

Piquer Dàzhuī (GV14), perpendiculairement à 1 cun de profondeur jusqu'à obtenir une sensation d'aiguille qui irradie le long du dos. Piquer Qūchí (LI11), Xuèhǎi (SP10), Sānyīnjiāo (SP6) et Wěizhōng (BL40) à 1 cun de profondeur et Zúsānlǐ (ST36) à 2-3 cun profondeur perpendiculairement en appliquant la méthode de dispersion avec rotation de l'aiguille et la technique enfoncer-soulever de l'aiguille. Faire un traitement par jour et laisser les aiguilles pendant 20 minutes.

Acupuncture auriculaire

Prescription des points

Shénmén (TF$_4$), Poumons (CO$_{16}$), Cœur (CO$_{14}$) et Foie (CO$_{12}$).

Manipulation

Sélectionner 2 à 3 points en même temps. Appliquer des stimulations modérées et garder les aiguilles pendant 20 minutes, réaliser le traitement une fois tous les 2 jours. Les points auriculaires peuvent également être stimulés avec les graines de vaccaria.

12. Neurodermatite

La neurodermatite est une maladie chronique de la peau avec une inflammation prurigineuse. En Médecine Traditionnelle Chinoise, c'est appelé «Niúpíxuǎn» qui signifie «Peau bovine dure», car la peau malade est dure et épaisse et ressemble à la peau de la nuque d'un bovin.

Étiologie et pathogenèse

La neurodermatite est causée par une perte de nutrition de la peau due à la stagnation de Vent-

Humide-Chaleur pathogène de la peau ou un Vide du Sang avec sécheresse. C'est habituellement aggravé par des facteurs émotionnels et la stagnation du Qi et du Sang.

Diagnostic différentiel et traitements associés

Manifestations Principales

Manifestée comme papules minces, plates et sèches, peau épaisse et rugueuse, écailles, démangeaisons sévères la nuit qui se produisent souvent sur le cou, les articulations des coudes et des genoux, la région du périnée et des cuisses. C'est aggravé par le grattage. La neurodermatite de type Vent-Humidité-Chaleur se manifeste par une rougeur, une éruption cutanée, une cicatrice, un pouls rapide, un enduit jaune et mince ou jaune et gras. La neurodermatite de type Vide de Sang se manifeste sous la forme d'un épaississement de la peau et d'une desquamation, avec enduit mince, pouls mou et rapide.

Principe thérapeutique

Nourrir le Sang, humidifier la sécheresse et éliminer l'Humidité.

Points prescrits

Les points principaux sont Qūchí (Ll11), Hégŭ (LI4), Xuèhǎi (SP10), Sānyīnjiāo (SP6), Géshū (BL17), Xíngjiān (LR2) et points Ashi.

LI11	曲池	Qūchí	GI11	11GI	DC 11
LI4	合谷	Hégŭ	GI4	4GI	DC 4
SP10	血海	Xuèhǎi	RP10	10RP	PI 10
SP6	三阴交	Sānyīnjiāo	RP6	6RP	PI 6
BL17	膈俞	Géshū	V17	17V	PG 17
LR2	行间	Xíngjiān	F2	2F	GA 2

Explications

Qūchí (LI11) et Hégŭ (LI4) sont des points du Méridien du Gros Intestins Yang Ming de la main et peuvent éliminer la Chaleur et dissiper le Vent. Géshū (BL17) est le point de Réunion du Sang et peut nourrir le Sang et humidifier la sécheresse lorsque couplé avec Xuèhǎi (SP10). Sānyīnjiāo (SP6) peut régulariser les trois méridiens Yin pour nourrir le Sang, humidifier la sécheresse et éliminer l'Humidité. Les points Ashi peuvent activer la circulation du sang pour apaiser la douleur. Xíngjiān (LR2) est le point Feu du Méridien du Foie Jue Yin du pied et peut promouvoir la circulation du Qi du méridien du Foie pour harmoniser le Foie.

Acupuncture auriculaire

Prescription des points

Sympathique (AH$_{6i}$), Poumons (CO$_{16}$), Sous-cortex (AT$_4$), Shénmén (TF$_4$) et Fēngxī (SF$_{1,2i}$).

Manipulation

Utiliser la technique de rotation à grande vitesse et petite amplitude pendant 1 minute. Stimuler les aiguilles en utilisant la technique de rotation une fois toutes les 10 minutes et garder les aiguilles pendant 30 minutes. Réaliser le traitement une fois par jour sur 5 jours.

SECTION X
Les Maladies en ORL et des Yeux

1. Rhinite

La rhinite aiguë est l'infection locale de la voie respiratoire supérieure faisant référence à l'intermittence, avec alternance ou de façon continue, l'inflammation et le changement de la muqueuse nasale, l'obstruction du nez, la perte de l'odorat. Cette maladie touche les hommes et les femmes de tout âge et est aggravée par le rhume et la rétention d'humidité, sans être liée aux facteurs saisonniers ou géographiques. On distingue la rhinite en syndrome aigu et syndrome chronique. En Médecine Traditionnelle Chinoise, elle appartient à la catégorie «Shāngfēng» qui signifie «rhume».

Étiologie et pathogenèse

La rhinite est causée par la baisse du Qi défensif contre des infections virales et bactériennes, la fonction irrégulière des muqueuses nasales causée par l'invasion du Vent pathogène exogène, l'excès de tabac et d'alcool, les infections aiguës, la malformation de la cavité nasale, les environnements chaud ou humide ou l'exposition à la pollution de gaz chimique.

Diagnostic différentiel et traitements associés

Manifestations principales

(1) Rhinite aiguë

Fièvre, aversion au froid, démangeaison de la cavité nasale, éternuement, sécrétions nasales claires dans les deux premiers jours de l'attaque et sécrétions jaunes et épaisses après les 3e et 4e jours.

(2) Rhinite chronique

Obstruction nasale s'empirant la nuit, tuméfaction des muqueuses nasales, et sécrétions nasales claires.

(3) Rhinite atrophique

Sécrétion nasale avec du pus de couleur gris vert, céphalées, vertige, lassitude, conque nasale inférieure plus petite, affinement de la muqueuse nasale et expansion de la cavité nasale.

(4) Rhinite allergique

Démangeaison paroxysmique soudaine de la cavité nasale, éternuement, sécrétion nasale claire, obstruction nasale, apparition soudaine et rétablissement, gonflement de la muqueuse nasale avec une couleur gris-blanchâtre ou gris-bleu.

Principes thérapeutiques

Retirer la toxine pathogène de la cavité nasale.

Prescription des points

Les points principaux sont Yìntáng (EX-HN3), Yíngxiāng (LI20), Hégǔ (LI4) et Fēngchí (GB20).

EX-HN3	印堂	Yìntáng	EX-TC3		EX-TC3
LI20	迎香	Yíngxiāng	GI20	20GI	DC 20
LI4	合谷	Hégǔ	GI4	4GI	DC 4
GB20	风池	Fēngchí	VB20	20VB	DA 20

Explications

Yíngxiāng (LI20) est le point de croisement entre le Méridien du Gros Intestin Yang Ming de la main et le Méridien de l'Estomac Yang Ming du pied et peut éliminer le Vent-Chaleur dans la voie nasale. Yìntáng (EX-HN3) est un point extraordinaire et peut éliminer le facteur pathogène se trouvant dans la voie nasale. Hégǔ (LI4) est le point Yuan-Source du Gros Intestin Yang Ming de la main qui passe à travers le nez et peut éliminer le Vent pathogène, apaiser les syndromes extérieurs et dégager la voie nasale. Fēngchí (GB20) peut éliminer le Vent-Chaleur, activer le cerveau et ouvrir les orifices. Il est également approprié pour la fièvre durant les stades aigus ou pour la rhinite avec mal de tête et vertiges.

Manipulation

Yìntáng (EX-HN3)	Piquer obliquement vers le bas à 0,5 cun.
Yíngxiāng (LI20)	Piquer perpendiculairement à 0,3–0,5 cun.
Hégǔ (LI4)	Piquer perpendiculairement à 1 cun.
Fēngchí (GB20)	Piquer perpendiculairement 1,5 cun.

Appliquer la méthode de dispersion d'après la rotation de l'aiguille et avec les mouvements de retirer et d'enfoncer l'aiguille sur tous les points ci-dessus. L'aiguille doit être laissée en place pendant 20 minutes. Réaliser le traitement une fois par jour.

Acupuncture auriculaire

Prescription des points

Oreille Interne (LO_6), Glande Surrénale (TG_{2p}) et Endocrine (CO_{18}).

Manipulation

Stimuler modérément et garder les aiguilles pendant 20 minutes. Si l'on choisit d'utiliser des aiguilles intradermiques à demeure, changer les aiguilles une fois tous les 2 à 3 jours.

2. Épistaxis

Les saignements du nez ne sont pas une maladie, mais un symptôme soudain ou répété d'hémorragie de l'artère nasale.

Étiologie et pathogenèse

Saignement du nez peut être causé par un traumatisme, une infection, une tumeur nasale, un gaz chimique, de la poussière, une vasodilatation du septum nasal, stade prodromique d'une maladie infectieuse aiguë, pathologies du sang, hypertension, augmentation de la pression veineuse, intoxication médicamenteuse, fièvre rhumatoïde aiguë, menstruations rétrogrades et aménorrhée.

Les saignements de nez sont appelés «Bínǜ» en MTC. Le nez est l'orifice du Poumon. L'accumulation de Chaleur dans le Poumon monte et endommage les collatéraux et cause les saignements de nez. L'invasion du Vent pathogène provoque l'obstruction de la peau et des poils ainsi que la stagnation du Qi du Poumon qui se transforme en Feu et blesse les méridiens et les vaisseaux, ce qui provoquent la montée du sang au nez et induit les saignements. La suralimentation de nourriture épicée et grasse produit une stase de Feu dans l'Estomac qui monte et blesse les méridiens et les vaisseaux causant les saignements du nez. L'hyperactivité du Feu causée par le Vide du Yin du Rein monte et provoque le saignement du nez. La montée du Feu du Foie causée par la colère cause le reflux du Qi et le trouble de la circulation du sang qui endommage le Poumon et cause le saignement de nez.

Diagnostic différentiel et traitements associés

(1) Chaleur pathogène du Poumon attaquant les vaisseaux

Manifestations principales

Saignement nasal, fièvre, toux, peu de glaires, soif, langue rouge avec enduit jaune et pouls rapide.

Principes thérapeutiques

Purifier la Chaleur pulmonaire pour soulager les saignements.

Prescription des points

Les points principaux sont Fēngchí (GB20), Yíngxiāng (LI20) et Kǒngzuì (LU-6).

GB20	风池	Fēngchí	VB20	20VB	DA 20
LI20	迎香	Yíngxiāng	GI20	20GI	DC 20
LU6	孔最	Kǒngzuì	P6	6P	FE 6

Explications

Fēngchí (GB20) peut rafraîchir la chaleur et dissiper le vent. Yíngxiāng (LI20) peut éliminer la Chaleur et dissiper le Vent. Kǒngzuì (LU6) est le point Xi-Fissure du Méridien du Poumon Tai Yin de la main et peut rafraîchir la Chaleur du Poumon pour arrêter les saignements.

Manipulation

Fēngchí (GB20)	Piquer perpendiculairement à 1–1,5 cun. Appliquer la méthode de dispersion d'après la rotation de l'aiguille pendant 1-3 minutes pour faire rayonner la sensation de l'aiguille dans le cou ou vers l'avant du visage.
Yíngxiāng (LI20)	Piquer perpendiculairement à 0,5 cun. Appliquer la méthode de dispersion d'après la rotation de l'aiguille pendant 1-3 minutes pour faire rayonner la sensation de l'aiguille sur le pouce.
Kǒngzuì (LU6)	Piquer perpendiculairement à 0,5–0,8 cun. Appliquer la méthode de dispersion d'après la rotation de l'aiguille et avec les mouvements de retirer et d'enfoncer l'aiguille pendant 1-3 minutes pour faire rayonner la sensation de l'aiguille sur le pouce.

L'aiguille doit être laissée en place pendant 20 minutes. Réaliser le traitement une fois par jour.

(2) Montée du Feu de l'Estomac

Manifestations principales

Saignements des narines, soif, haleine fétide, constipation, agitation, langue rouge avec un enduit jaune et un pouls glissant et rapide.

Principes thérapeutiques

Purger le Feu de l'Estomac pour soulager les saignements.

Prescription des points

Les points principaux sont Fēngchí (GB20), Yíngxiāng (LI20) et Nèitíng (ST44).

GB20	风池	Fēngchí	VB20	20VB	DA 20
LI20	迎香	Yíngxiāng	GI20	20GI	DC 20

| ST44 | 内庭 | Nèitíng | E44 | 44E | WE 44 |

Explications

Nèitíng (ST44) est le point Ying-Écoulement du Méridien de l'Estomac Yang Ming du pied et peut rafraîchir la Chaleur et réguler la circulation du Qi pour arrêter les saignements. Fēngchí (GB20) est le point de croisement du Méridien Shao Yang et du Méridien Yang Wei. Il peut éliminer le Vent-Chaleur pour rafraîchir le Sang et arrêter le saignement. Yíngxiāng (LI20) peut éliminer le Vent-Chaleur et dégager les voies nasales.

Manipulation

Fēngchí (GB20)	Piquer perpendiculairement à 1–1,5 cun. Appliquer la méthode de dispersion d'après la rotation de l'aiguille pendant 1–3 minutes pour faire rayonner la sensation de l'aiguille dans le cou ou vers l'avant du visage.
Yíngxiāng (LI20)	Piquer perpendiculairement à 0,5 cun. Appliquer la méthode de dispersion d'après la rotation de l'aiguille pendant 1–3 minutes pour faire rayonner la sensation de l'aiguille sur le pouce.
Nèitíng (ST44)	Piquer perpendiculairement à 0,5 cun. Appliquer la méthode de dispersion d'après la rotation de l'aiguille.

L'aiguille doit être laissée en place pendant 20 minutes et réaliser le traitement une fois par jour.

(3) Montée du Feu du Foie

Manifestations principales

Vertige, mal de tête, sensation de plénitude de la tête, saignement de nez, yeux congestionnés, goût amer dans la bouche, agitation, irritabilité, langue rouge avec enduit jaune, pouls en corde et rapide.

Principes thérapeutiques

Disperser le Feu du Foie pour soulager les saignements.

Prescription des points

Les points principaux sont Fēngchí (GB20), Yíngxiāng (LI20) et Tàichōng (LR3).

GB20	风池	Fēngchí	VB20	20VB	DA 20
LI20	迎香	Yíngxiāng	GI20	20GI	DC 20
LR3	太冲	Tàichōng	F3	3F	GA 3

Explications

Tàichōng (LR3) est le point Yuan-Source du Méridien du Foie Jue Yin du pied et peut harmoniser le Foie pour rediriger le reflux adverse du Qi et rafraîchir la Chaleur du Foie. Fēngchí (GB20) est le point de croisement du Méridien de la Vésicule Biliaire Shao Yang du pied et du Méridien Yang Wei.

Il peut éliminer le Vent-Chaleur pour rafraîchir le Sang et arrêter le saignement. Yíngxiāng (LI20) peut éliminer le Vent-Chaleur et dégager les orifices nasaux.

Manipulation

Fēngchí (GB20)	Piquer perpendiculairement 1–1,5 cun. Appliquer la méthode de dispersion d'après la rotation de l'aiguille pendant 1–3 minutes pour faire rayonner la sensation de l'aiguille dans le cou ou vers l'avant du visage.
Yíngxiāng (LI20)	Piquer perpendiculairement 0,5 cun. Appliquer la méthode de dispersion d'après la rotation de l'aiguille pendant 1–3 minutes pour faire rayonner la sensation de l'aiguille sur le pouce.
Tàichōng (LR3)	Piquer perpendiculairement 0,5 cun. Appliquer la méthode de dispersion d'après la rotation de l'aiguille.

L'aiguille doit être laissée en place pendant 20 minutes. Réaliser le traitement une fois par jour.

(4) Montée du Feu dû au Vide de Yin

Manifestations principales
Vertiges, saignement nasal, acouphènes, gorge sèche, agitation, insomnie, langue rouge avec enduit jaune et fin, pouls tendu et rapide.

Principes thérapeutiques
Nourrir le Yin et faire descendre le Feu pour soulager les saignements.

Prescription des points
Les points principaux sont Fēngchí (GB20), Yíngxiāng (LI20) et Tàixī (KI3).

GB20	风池	Fēngchí	VB20	20VB	DA 20
LI20	迎香	Yíngxiāng	GI20	20GI	DC 20
KI3	太溪	Tàixī	R3	3R	SH 3

Explications
Tàixī (KI3) est le point Yuan-Source du Méridien du Rein Shao Yin du pied et peut nourrir le Yin du Rein. Fēngchí (GB20) est le point de croisement du méridien de la Vésicule Biliaire et du Méridien Yang Wei. Il peut éliminer le Vent-Chaleur pour rafraîchir le Sang et arrêter le saignement. Yíngxiāng (LI20) peut éliminer le Vent-Chaleur et dégager les orifices nasaux.

Manipulation
Piquer Tàixī (KI3) perpendiculairement 1 cun de profondeur en utilisant la technique de tonification avec rotation de l'aiguille. Piquer Fēngchí (GB20) perpendiculairement 1–1,5 cun de profondeur en utilisant la technique de dispersion avec rotation de l'aiguille pendant 1–3 minutes pour obtenir une sensation d'aiguille irradiant le long de la nuque vers le bas ou

en direction de l'avant du visage. Piquer Yíngxiāng (LI20) perpendiculairement 0,5 cun de profondeur en utilisant la technique de tonification avec rotation de l'aiguille. Faire un traitement par jour et laisser les aiguilles pendant 20 minutes.

Acupuncture auriculaire

Prescription des points

Shénmén (TF$_4$), Oreille Interne (LO$_6$) et Glande Surrénale (TG$_{2p}$).

Manipulation

Appliquer des stimulations fortes et garder les aiguilles pendant 20 minutes. Réaliser le traitement une fois par jour.

3. Sinusite

La sinusite existe en syndrome aigu et syndrome chronique. La sinusite aiguë est principalement causée par une infection bactérienne sévère causée par le rhume envahissant le sinus nasal menant à l'inflammation aiguë de la muqueuse nasale. Si la sinusite aiguë se produit à plusieurs reprises et si elle n'est pas traitée correctement, elle va se transformer en sinusite chronique. La sinusite peut aussi être causée par la distorsion du septum nasal, l'amygdalite chronique ou la rhinite allergique. Dans la Médecine Traditionnelle Chinoise, cette maladie est appelée «Bíyuān» qui signifie «rhinorrhée avec décharge turbide», «Bísāi» qui signifie «obstruction nasale» et «Nǎolòu» qui signifie «cas grave de sinusite avec écoulement purulent».

Étiologie et pathogenèse

Le nez est la fenêtre du Poumon. Quand le vent pathogène envahit le Poumon et stagne, il se transforme en Chaleur qui conduit à l'obstruction du Qi du Poumon dans le nez décrit comme une sinusite.

Diagnostic différentiel et traitements associés

Manifestations Principales

Dans le stage aigu, il y a symptômes de fièvre, céphalées, obstruction du nez, sécrétion nasale purulente et hyposmie. La sinusite frontale est manifestée par de la douleur ou une pression sur le front, ou sur l'angle intraorbitaire supérieur. La sinusite maxillaire est manifestée par de la douleur dans les tempes et les joues. La sinusite ethmoïde est manifestée par de la douleur à la base du nez et le canthus interne.

La sinusite chronique est manifestée par une céphalée légère, vertiges, sensation de distension dans la tête, langue rouge avec enduit blanc et épais et pouls rapide.

Principe thérapeutique

Éliminer la Chaleur et l'obstruction des orifices nasaux.

Prescription des points

Les points principaux sont Yìntáng (EX-HN3), Yíngxiāng (LI20), Lièquē (LU7), Hégǔ (LI4) et Fēngchí (GB20).

EX-HN3	印堂	Yìntáng	EX-TC3		
LI20	迎香	Yíngxiāng	GI20	20GI	DC 20
LU7	列缺	Lièquē	P7	7P	FE 7
LI4	合谷	Hégǔ	GI4	4GI	DC 4
GB20	风池	Fēngchí	VB20	20VB	DA 20

Prescription supplémentaire

Sinusite frontale : Shàngxīng (GV23) et Cuánzhú (BL2).

Sinusite maxillaire : Jūliáo (GB29).

Sinusite ethmoïdale : Quánliáo (SI18).

GV23	上星	Shàngxīng	DM23	22VG	DM 23
BL2	攒竹	Cuánzhú	V2	2V	PG 2
GB29	居髎	Jūliáo	VB29	29VB	DA 29
SI18	颧髎	Quánliáo	IG18	18IG	XC 18

Explications

Fēngchí (GB20) est sur le Méridien de la Vésicule Biliaire Shao Yang du pied et peut éliminer la Chaleur de la Vésicule Biliaire, éliminer le Vent pathogène et activer le cerveau pour ouvrir les orifices. Yìntáng (EX-HN3) est un point extraordinaire localisé sur le passage du Méridien Gouverneur Du, qui traverse le nez ; c'est pourquoi il peut éliminer les obstructions des orifices nasaux. Yíngxiāng (LI20) et Hégǔ (LI4) peuvent réguler la circulation du Qi dans le Méridien du Gros Intestin Yang Ming de la main. Lièquē (LU7) appartient au Méridien du Poumon Tai Yin de la main et peut éliminer le Vent pathogène et disperser le Poumon. Les Méridiens du Poumon Tai Yin de la main et du Gros Intestin Yang Ming de la main ont une relation intérieur–extérieur, donc les points des deux méridiens peuvent éliminer la Chaleur pathogène du Poumon et désobstruer les orifices du nez. Les points locaux peuvent activer la circulation du Qi dans les méridiens.

Manipulation

Yìntáng (EX-HN3)	Piquer obliquement 0,5–1 cun.
Yíngxiāng (LI20)	Piquer perpendiculairement 0,2 cun.
Lièquē (LU7)	Piquer obliquement vers le coude 0,5 cun.
Hégǔ (LI4)	Piquer perpendiculairement 1 cun.

Fēngchí (GB20)	Piquer perpendiculairement 1 cun.
Shàngxīng (GV23)	Piquer obliquement sous la peau 2 cun.
Cuánzhú (BL2)	Piquer perpendiculairement 0,2 cun.
Jūliáo (GB29)	Piquer perpendiculairement 0,2 cun.
Quánliáo (SI18)	Piquer perpendiculairement 0,2 cun.

Appliquer la méthode de dispersion d'après la rotation de l'aiguille pour tous les points ci-dessus. L'aiguille doit être laissée en place pendant 20 minutes. Réaliser le traitement une fois par jour.

Acupuncture auriculaire

Prescription des points

Shénmén (TF$_4$), Oreille Interne (LO$_6$) et Glande Surrénale (TG$_{2p}$).

Manipulation

Sélectionner 2 à 3 points à chaque fois et faire des stimulations fortes, laisser les aiguilles pendant 30 minutes. Réaliser le traitement une fois par jour.

4. Pharyngite et laryngite

La pharyngite et la laryngite aiguës sont des inflammations aiguës des membranes muqueuses du pharynx et du larynx, vues en tant que symptômes prémonitoires de maladies infectieuses aiguës ou causées par une rhinite aiguë, sinusite et angine. Si les cas aigus de pharyngite et laryngite récurrents ne se sont pas traités de manière appropriée ou si le patient est exposé à des irritants tels que la poussière et les gaz chimiques, fume ou boit de l'alcool de façon excessive, elles peuvent se transformer en pharyngites et laryngites chroniques.

La pharyngite et la laryngite se produisent souvent en même temps avec les mêmes causes et les mêmes symptômes. Par conséquent, dans la Médecine Traditionnelle Chinoise, ils sont appelés «Yānhóuzhŏngtòng» qui signifie «gonflement et douleur de la gorge».

Étiologie et pathogenèse

Le pharynx se connecte à l'œsophage qui est joint à l'estomac et à la trachée qui atteint le poumon. Si la pharyngite et la laryngite sont causées par l'invasion de la Chaleur-Vent pathogène ou la stase de Chaleur dans le Poumon et l'Estomac, elles appartiennent au syndrome d'excès. Si elles sont causées par un Vide de Yin du Rein et induit une montée de Chaleur de type Vide, elles appartiennent au syndrome de Vide.

Diagnostic différentiel et traitements associés

Manifestations principales

(1) Pharyngite

La pharyngite se manifeste par la sécheresse, la douleur, la rougeur et la sensation de brûlure du pharynx, ou par la sensation d'avoir un corps étranger dans le pharynx, fièvre, céphalée, langue rouge et sèche avec enduit jaune et mince, pouls fin et rapide.

(2) Laryngite

La laryngite se manifeste par une sensation de brûlure, de démangeaison et de sécheresse dans le larynx, un mutisme ou une perte subite de voix, une langue rouge et sèche, pouls tendu rapide ou profond et tendu.

Principes thérapeutiques

Rafraîchir la Chaleur et soulager les maux de gorge.

Prescription des points

Les points principaux sont Shàoshāng (LU11), Chǐzé (LU5), Hégǔ (LI4) et Zhàohǎi (KI6).

LU11	少商	Shàoshāng	P11	11P	FE 11
LU5	尺泽	Chǐzé	P5	5P	FE 5
LI14	臂臑	Bìnào	GI14	14GI	DC 14
KI6	照海	Zhàohǎi	R6	6R	SH 6

Explications

Shàoshāng (LU11) est le point Jing-Émergence du Méridien du Poumon Tai Yin de la main. Il est cliniquement prouvé comme efficace pour traiter les maladies de la gorge et peut éliminer la Chaleur du Poumon, lorsque traité en saignée. Chǐzé (LU5) est le point He-Rassemblement-Entrée du Méridien du Poumon Tai Yin de la main et peut éliminer la Chaleur Plénitude du Méridien du Poumon. Hégǔ (LI4) est le point Yuan-Source du Méridien du Gros Intestin Yang Ming de la main et peut éliminer l'accumulation de Chaleur dans le méridien du Gros Intestin et rafraîchir l'accumulation de Chaleur dans le méridien du Gros Intestin. Zhàohǎi (KI6) est le point de croisement du Méridien du Rein Shao Yin du pied et du Méridien Yin Qiao et peut nourrir le Yin pour éliminer la Chaleur de type Vide.

Manipulation

Shàoshāng (LU11)	Piquer pour une légère saignée.
Chǐzé (LU5)	Piquer perpendiculairement 1,5 cun.
Hégǔ (LI4)	Piquer perpendiculairement 1 cun.
Zhàohǎi (KI6)	Piquer obliquement vers le bas 0,5 cun.

Appliquer la méthode de tonification d'après la rotation de l'aiguille pour tous les points ci-dessus.

Acupuncture auriculaire

Prescription des points
Amygdale (LO$_{7,8,9}$) et Glande Surrénale (TG$_{2p}$).

Manipulation
Appliquer des stimulations fortes et garder les aiguilles pendant 20 minutes. Réaliser le traitement une fois par jour ou tous les deux jours.

5. Boule hystérique (paresthésie laryngopharyngée)

La boule hystérique est caractérisée par la sensation d'avoir un corps étranger ou une sensation d'être bouché dans le pharynx sans gêne réelle de déglutition. En Médecine Traditionnelle Chinoise, c'est appelé «Méihéqì», ce qui signifie «noyau de prune». C'est communément observé chez les femmes et il est nécessaire de faire la distinction entre cette pathologie, carcinome de l'œsophage et l'œsophagite.

Étiologie et pathogenèse

Cette affection est causée par le stress émotionnel et la stagnation de Qi et de Tan-mucosité provoquant un blocage du Qi de l'Estomac.

Diagnostic différentiel et traitements associés

Manifestations principales
La sensation de corps étranger ou de Tan-mucosité dans le pharynx qui ne peut pas être avalé ou expulsé par la toux, sensation de plénitude dans le thorax et le diaphragme, langue pâle avec enduit blanc, pouls en corde et rapide.

Principes thérapeutiques
Régulariser le Qi et soulager la stagnation.

Prescription des points
Les points principaux sont Tiāntū (CV22), Dànzhōng (CV17), Nèiguān (PC6) et Hégǔ (Ll4).

CV22	天突	Tiāntū	RM22	22VC	RM 22
CV17	膻中	Dànzhōng	RM17	17VC	RM 17
PC6	内关	Nèiguān	MC6	6ECS	XB 6

LI4	合谷	Hégǔ	GI4	4GI	DC 4

Explications

Tiāntū (CV22) peut ventiler le Poumon pour réguler le Qi et éliminer le Feu-Chaleur pour apaiser la gorge douloureuse. Dànzhōng (CV17) peut réguler la circulation du Qi et rediriger le reflux de Qi vers le bas pour apaiser la sensation d'oppression thoracique. Nèiguān (PC6) peut ouvrir le thorax et rediriger le reflux de Qi vers le bas pour calmer l'esprit. Hégǔ (LI4) peut réguler le Qi du Yang Ming. La combinaison des points peut réguler la circulation du Qi et apaiser la stase.

Manipulation

Tiāntū (CV22)	Piquer obliquement 1,5–2 cun profondeur le long de la bordure postérieure du manubrium du sternum pour éviter l'aorte et les artères. Appliquer la méthode de rotation.
Dànzhōng (CV17)	Piquer obliquement vers le bas 1 cun.
Nèiguān (PC6)	Piquer perpendiculairement 1 cun.
Hégǔ (LI4)	Piquer perpendiculairement 1,5 cun.

Appliquer la méthode de dispersion d'après la rotation de l'aiguille pour les 3 points ci-dessus. L'aiguille doit être laissée en place pendant 20 minutes. Réaliser le traitement une fois par jour.

6. Surdité et mutisme

La surdité et le mutisme sont divisés en syndrome congénital et syndrome acquis. Le syndrome congénital est causé par le développement incomplet ou le non-développement ou l'hypoplasie de l'organe d'audition dans l'oreille interne causée par les maladies infectieuses ou l'intoxication médicamenteuse dans le stade embryonnaire. Les syndromes acquis sont causés par les maladies infectieuses aiguës telles que méningite, rougeole, typhoïde, scarlatine, parotidite épidémique, l'influenza, l'encéphalite, etc., ou par l'intoxication médicamenteuse telles que la quinine, streptomycine, mycifradin, kanamycine, etc., ou par un traumatisme au jeune âge.

Étiologie et pathogenèse

La surdité et le mutisme sont dus au Vide congénital, l'Essence et le Sang ne peuvent pas nourrir le cerveau et l'oreille. C'est également causé par l'invasion de Vent-Chaleur pathogène ou Vent-Froid qui envahit l'oreille par les méridiens des organes. La surdité et le mutisme peuvent également être causés par l'excès de Feu dans le Foie et la Vésicule Biliaire causé par la colère montant jusque dans l'oreille et obstruant la circulation du Qi. Dans certains cas, la surdité et le mutisme sont causés par les toxines touchant l'oreille et obstruant les méridiens après l'intoxication liée à certains médicaments et produits chimiques.

Diagnostic différentiel et traitements associés

Manifestations principales

Incapacité d'entendre ou de parler à divers degrés. Si les patients entendent soudainement une légère sonorité, ils auront peur, vont pleurer, cligner des yeux ou tourneront la tête. Chez les adultes, le praticien peut tester la capacité de parler en lui posant des questions et devrait examiner le frein de la langue, le mouvement normal du corps de la langue, le nasopharynx et le tympan.

Principes thérapeutiques

Débloquer l'orifice de l'oreille et nourrir la racine de la langue.

Prescription des points

Les points principaux sont :

(1) Surdité : Ěrmén (TE21), Tīnghuì (GB2), Tīnggōng (SI19), Yìfēng (TE17), Zhōngzhǔ (TE3), Wàiguān (TE5) et Xiáxī (GB43).

TE21	耳门	Ěrmén	TR21	23TR	SJ 21
GB2	听会	Tīnghuì	VB2	2VB	DA 2
SI19	听宫	Tīnggōng	IG19	19IG	XC 19
TE17	翳风	Yìfēng	TR17	17TR	SJ 17
TE3	中渚	Zhōngzhǔ	TR3	3TR	SJ 3
TE5	外关	Wàiguān	TR5	5TR	SJ 5
GB43	侠溪	Xiáxī	VB43	43VB	DA 43

(2) Mutisme : Yǎmén (GV15), Liánquán (CV23) et Tōnglǐ (HT5).

GV15	哑门	Yǎmén	DM15	14VG	DM 15
CV23	廉泉	Liánquán	RM23	23VC	RM 23
HT5	通里	Tōnglǐ	C5	5C	XI 5

Explications

Yìfēng (TE17), Ěrmén (TE21), Zhōngzhǔ (TE3) et Wàiguān (TE5) du Méridien du Triple Réchauffeur Shao Yang de la main, accompagnés de Tīnghuì (GB2) du Méridien de la Vésicule Biliaire Shao Yang de la main peuvent réguler la circulation du Qi du méridien Shao Yang qui passe autour de l'oreille. Tīnggōng (SI19) du Méridien de l'Intestin Grêle Tai Yang de la main est le point de croisement du Méridien de l'Intestin Grêle Tai Yang de la main et du Méridien Shao Yang du pied et peut favoriser la circulation du Qi dans les trois méridiens.

Yǎmén (GV15) est le point de croisement du Méridien Gouverneur Du avec le Méridien Yang Wei et peut stimuler les organes des sens pour traiter la rigidité de la langue. Liánquán (CV23) est le point de croisement du Méridien Conception Ren et du Méridien Yin Wei et peut favoriser la circulation du Qi et du Sang dans la racine de la langue. La langue est la fenêtre du Cœur et les branches du méridien du Cœur se connectent à la racine de la langue. Tōnglǐ (HT5) est le point Luo-Communication du Méridien du Cœur Shao Yin de la main et peut réguler le Qi du Cœur pour calmer l'esprit et promouvoir la circulation du Qi et du Sang de la racine de la langue.

Manipulation

Ěrmén (TE21)	Piquer perpendiculairement 1,5–2 cun, bouche du patient ouverte lors de l'insertion.
Tīnghuì (GB2)	Piquer perpendiculairement 1,5–2 cun, bouche du patient ouverte lors de l'insertion.
Yìfēng (TE17)	Piquer perpendiculairement 1,5–2 cun, bouche du patient ouverte lors de l'insertion.
Tīnggōng (SI19)	Piquer perpendiculairement 1,5–2 cun, bouche du patient ouverte lors de l'insertion.

Choisir 1-2 points à la fois dans le groupe de points ci-dessus, accompagnés de 1-2 points sur les membres supérieurs ou inférieurs.

Wàiguān (TE5)	Piquer perpendiculairement 1 cun.
Zhōngzhǔ (TE3)	Piquer obliquement vers le haut 1 cun.
Xiáxī (GB43)	Piquer obliquement vers le haut 1 cun.

Appliquer la méthode de dispersion d'après la rotation de l'aiguille pour tous les points ci-dessus. L'aiguille doit être laissée en place pendant 20 minutes. Réaliser le traitement une fois par jour.

Yǎmén (GV15)	Piquer avec précaution en évitant de stimuler le bulbe rachidien qui est sous le point et qui peut causer l'arrêt respiratoire. Après que le patient se soit assis de manière appropriée, pencher sa tête en avant. Piquer le point 1,5 – 2,5 cun perpendiculairement en direction de la mandibule en utilisant la technique de pousser-soulever de manière légère, sans utiliser la technique de rotation. Enlever l'aiguille lorsque le patient ressent un choc électrique rayonnant dans les quatre membres. Demander au patient de se reposer pendant une demi-heure après le traitement. Cette technique ne doit pas être utilisée sur des enfants.
Liánquán (VC23)	Piquer à 2 cun de profondeur en direction de la base de la langue jusqu'à l'obtention d'une sensation de distension.
Tōnglǐ (HT5)	Piquer à 0,5 cun en utilisant la technique de rotation en dispersion et stimuler jusqu'à obtention d'une sensation d'engourdissement dans le côté ulnaire de la surface de l'avant-bras.

Faire le traitement une fois tous les deux jours et laisser les aiguilles sur place pendant 20 minutes.

7. Vertige d'origine de l'oreille interne

Le vertige auditif est le syndrome non inflammatoire de l'oreille manifesté par vertiges, nausées, vomissements, acouphènes et hypoacousie causée par un œdème du nerf dans le labyrinthe de l'oreille interne. En Médecine Traditionnelle Chinoise, cette maladie appartient à la catégorie de «Xuànyūn» qui signifie «vertige».

Étiologie et pathogenèse

Le vertige auditif est causé par la stase de Tan-mucosité dans le Réchauffeur Moyen causé par le Vide de la Rate et de l'Estomac et l'échec dans la transformation de l'Humidité qui provoque Tan-mucosité stagnant dans le Réchauffeur Moyen et obstruant le Yang clair. En empêchant son ascension, il cause les vertiges. Le vertige est également causé par le Vide de Yin du Rein et le Vide de la Mer de la Moelle. Lorsque l'eau du Rein ne parvient pas à nourrir le Foie, cela crée une accumulation de Feu dans le Foie et la Vésicule Biliaire : il en résulte une hyperactivité du Yang du Foie qui se manifeste en vertiges.

Diagnostic différentiel et traitements associés

(1) Stagnation de phlegme dans le Triple Réchauffeur

Manifestations principales
Vertige, vision amoindrie, nausée, vomissements, perte d'appétit, sensation de lourdeur, langue pâle avec enduit blanc et humide, pouls mou et glissant.

Principes thérapeutiques
Éliminer l'Humidité et dissoudre le Tan-mucosité.

Prescription des points
Les points principaux sont Fēngchí (GB20), Tóuwéi (ST8), Zhōngwǎn (CV12), Fēnglóng (ST40), Nèiguān (PC6) et Yīnlíngquán (SP9).

GB20	风池	Fēngchí	VB20	20VB	DA 20
ST8	头维	Tóuwéi	E8	1E	WE 8
CV12	中脘	Zhōngwǎn	RM12	12VC	RM 12
ST40	丰隆	Fēnglóng	E40	40E	WE 40
PC6	内关	Nèiguān	MC6	6ECS	XB 6
SP9	阴陵泉	Yīnlíngquán	RP9	9RP	PI 9

Explications
Fēngchí (GB20) et Tóuwéi (ST8) peuvent traiter le mal de tête et les vertiges. Zhōngwǎn (CV12) est le point Mu-antérieur du méridien de l'Estomac et Fēnglóng (ST40) est le point Luo-

Communication du méridien de l'Estomac, accompagné de Yīnlíngquán (SP9) du méridien de la Rate, ces trois points peuvent fortifier la fonction de la Rate et de l'Estomac pour éliminer le phlegme. Nèiguān (PC6) peut réguler le Qi de l'Estomac et arrêter les vomissements.

Manipulation

Fēngchí (GB20)	Piquer obliquement 1,5 cun vers la racine de la langue avec la méthode de dispersion d'après la rotation de l'aiguille jusqu'à ce que le patient ait une sensation de rayonnement.
Tóuwéi (ST8)	Piquer obliquement vers le haut 1 cun. Appliquer la méthode de dispersion d'après la rotation de l'aiguille.
Zhōngwǎn (CV12)	Piquer perpendiculairement 2 cun.
Fēnglóng (ST40)	Piquer perpendiculairement 1,5–2 cun.
Nèiguān (PC6)	Piquer perpendiculairement 1 cun.
Yīnlíngquán (SP9)	Piquer perpendiculairement 1,5–2 cun.

Appliquer la méthode de dispersion avec la rotation de l'aiguille et avec les mouvements de retirer et d'enfoncer l'aiguille pour tous les 4 points ci-dessus.

(2) Vide de Yin du Rein

Manifestations principales

Vertige, acouphènes, apathie, perte de mémoire, dysphorie avec sensation fiévreuse dans le thorax, les paumes des mains et les plantes des pieds, émissions nocturnes, spermatorrhée, bouche sèche, langue rouge, pouls tendu et fin.

Principes thérapeutiques

Nourrir le Yin du Rein, abaisser le Yang du Foie.

Prescription des points

Les points principaux sont Fēngchí (GB20), Shènshū (BL23), Tàixī (KI3) et Tàichōng (LR3).

GB20	风池	Fēngchí	VB20	20VB	DA 20
BL23	肾俞	Shènshū	V23	23V	PG 23
KI3	太溪	Tàixī	R3	3R	SH 3
LR3	太冲	Tàichōng	F3	3F	GA 3

Explications

Shènshū (BL23) et Tàixī (KI3) peuvent nourrir le Yin du Rein et nourrir le cerveau. Fēngchí (GB20) et Tàichōng (LR3) peuvent éliminer le Feu du Foie et de la Vésicule Biliaire.

Manipulation

Fēngchí (GB20)	Piquer perpendiculairement 1,5 cun.
Shènshū (BL23)	Piquer perpendiculairement 1,5 cun.
Tàixī (KI3)	Piquer perpendiculairement 1 cun.
Tàichōng (LR3)	Piquer perpendiculairement 1 cun.

Appliquer la méthode de dispersion d'après la rotation de l'aiguille pour tous les points ci-dessus. L'aiguille doit être laissée en place pendant 20 minutes. Réaliser le traitement une fois par jour.

Acupuncture auriculaire

Prescription des points

Foie (CO_{12}), Reins (CO_{10}), Sous-cortex (AT_4), Shénmén (TF_4) et Oreille Interne (LO_6).

Manipulation

Appliquer une stimulation modérée et garder les aiguilles pendant 30 minutes en appliquant une stimulation par rotation toutes les 10 minutes. Réaliser le traitement une fois par jour ou utiliser des aiguilles sous-cutanées, une aiguille sur chaque point et les changer tous les 4 à 5 jours.

8. Dacryocystite

La dacryocystite (ou inflammation du sac lacrymal) est une inflammation chronique : elle provient d'une infection bactérienne du sac lacrymal manifestée par une hypersécrétion de mucus ou de pus à l'œil. La dacryocystite chronique peut se manifester par une attaque soudaine. C'est principalement caractérisé par des yeux rouges, un gonflement et une douleur à l'œil accompagné par de la fièvre. En Médecine Traditionnelle Chinoise, on l'appelle «Zìlòu», ce qui signifie «dacryocystite».

Étiologie et pathogenèse

Cause venant de l'accumulation prolongée de Chaleur dans le Cœur avec du Vent-Chaleur pathogène qui envahit et attaque le canthus interne.

Diagnostic différentiel et traitements associés

Manifestation Principales

Pleurs, rougeur et gonflement de l'œil, sécrétion purulente, douleur, pyorrhée ulcérative pouvant provoquer une fistule après la suppuration.

Principe thérapeutique

Rafraîchir le Cœur et renforcer la circulation du Qi dans les méridiens et les collatéraux.

Prescription des points

Les points principaux sont Shàozé (SI1), Jīngmíng (BL1), Tàiyáng (EX-HN5), Fēngchí (GB20) et Sìbái (ST2).

SI1	少泽	Shàozé	IG1	1IG	XC 1
BL1	睛明	Jīngmíng	V1	1V	PG 1
EX-HN5	太阳	Tàiyáng	EX-TC5		EX-TC5
GB20	风池	Fēngchí	VB20	20VB	DA 20
ST2	四白	Sìbái	E2	5E	WE 2

Explication

Shàozé (SI1) peut éliminer la Chaleur du Cœur, Jīngmíng (BL1), Tàiyáng (EX-HN5), Fēngchí (GB20) et Sìbái (ST2) peuvent favoriser la circulation du Qi des méridiens.

Manipulation

Shàozé (SI1)	Piquer pour une légère saignée.
Sìbái (ST2)	Piquer perpendiculairement 0,3 cun. Tourner doucement. Les mouvements de retirer et d'enfoncer l'aiguille sont interdits.
Jīngmíng (BL1)	Piquer perpendiculairement 1–1,5 cun.
Tàiyáng (EX-HN5)	Piquer obliquement 1–1,5 cun.
Fēngchí (GB20)	Piquer perpendiculairement 1–1,5 cun.

Appliquer la méthode de dispersion d'après la rotation de l'aiguille pour les 3 derniers points ci-dessus. Faire un traitement une fois par jour et laisser les aiguilles pendant 20 minutes

9. Ptose de la paupière supérieure

La ptose de la paupière supérieure fait référence à la difficulté de la paupière supérieure pour se soulever. Elle est distinguée en tant que ptose congénitale et ptose acquise. La ptose congénitale est causée par l'hypoplasie du muscle élévateur de la paupière. La ptose acquise est causée par la paralysie de l'élévateur palpébral supérieur et majoritairement affecte uniquement un côté. En Médecine Traditionnelle Chinoise, on l'appelle «Jiǎnfèi» ce qui signifie «blépharoptose sévère».

Étiologie et pathogenèse

Cette maladie résulte d'une défaillance congénitale, d'un Vide de Qi du Rein ou d'invasion du Vent pathogène dans la paupière.

Diagnostic différentiel et traitements associés

Manifestations principales

Ptose de la paupière supérieure, la pupille est recouverte partiellement ou complètement par la paupière, ce qui affecte la vision.

Principe thérapeutique

Fortifier la Rate et promouvoir la circulation du Qi dans les méridiens et collatéraux.

Prescription des points

Les points principaux sont Xuèhǎi (SP10), Shēnmài (BL62) et Yángfǔ (GB38).

SP10	血海	Xuèhǎi	RP10	10RP	PI 10
BL62	申脉	Shēnmài	V62	62V	PG 62
GB38	阳辅	Yángfǔ	VB38	38VB	DA 38

Explications

La Rate a la fonction de nourrir les muscles. Elle est en charge de l'activité de la paupière. Xuèhǎi (SP10) du méridien de la Rate peut renforcer la fonction de la Rate et favoriser la circulation du Qi dans le méridien pour faire revenir la paupière à sa position normale. Shēn mài (BL62), point du Méridien de la Vessie Tai Yang du pied qui commence au canthus interne, peut favoriser la circulation du Qi dans les méridiens et éliminer les facteurs pathogènes. Yángfǔ (GB38) est le point Jing-Circulation du Méridien de la Vésicule Biliaire Shao Yang du pied et appartient au Feu dans la théorie des cinq éléments et le Feu fortifie la Terre. Selon la théorie des cinq éléments, Yángfǔ (GB38) peut fortifier la fonction de la Rate et renforcer l'activité musculaire, donc peut rétablir l'activité de la paupière supérieure.

Manipulation

Xuèhǎi (SP10)	Piquer perpendiculaire 2 cun. Appliquer la méthode de tonification d'après la rotation de l'aiguille.
Shēnmài (BL62)	Piquer perpendiculaire 0,5 cun. Appliquer la méthode de tonification d'après la rotation de l'aiguille.
Yángfǔ (GB38)	Piquer perpendiculairement 2 cun. Appliquer la méthode de dispersion d'après la rotation de l'aiguille.

L'aiguille doit être laissée en place pendant 20 minutes. Réaliser le traitement une fois par jour.

10. Conjonctivite aiguë

La conjonctivite aiguë est une maladie oculaire infectieuse aiguë qui se propage principalement au printemps et en été, communément appelé «yeux rouges» ou «œil de feu». C'est majoritairement causé par une infection directe ou une infection indirecte de l'œil. En Médecine Traditionnelle Chinoise, elle appartient à la catégorie de «Tiānxíngchìyǎn» qui signifie «conjonctivite aiguë contagieuse».

Étiologie et pathogenèse

La conjonctivite est manifestée par un gonflement. La douleur est causée par l'invasion pathogène du Vent-Chaleur qui envahit l'œil et qui se bat avec l'excès de Qi et de Sang local. Les facteurs pathogènes saisonniers sont hautement infectieux et peuvent se répandre rapidement. La conjonctivite non infectieuse est également causée par la faiblesse du corps attaqué par l'agent pathogène Vent-Chaleur. La conjonctivite peut également être causée par l'excès de Feu dans le Foie et dans la Vésicule Biliaire, transformé à la suite d'une accumulation prolongée de colère qui s'est élevée vers le haut jusqu'à l'œil.

Diagnostic différentiel et traitements associés

Manifestations principales

Les yeux attaqués par le Vent-Chaleur pathogène développent une conjonctivite, sécrétion abondante de muqueuses, xérophtalmie, sensation de brûlure, photophobie, sécrétion lacrymale, accompagnée de maux de tête, fièvre, langue rouge avec un enduit jaune, pouls flottant et rapide. L'œil attaqué par l'excès de Feu-Toxine se manifeste par une conjonctivite, rougeur et gonflement de la paupière, secrétions abondantes jaunes, pouls tendu et rapide.

Principes thérapeutiques

Éliminer la Chaleur, dissiper le Vent, purger le Feu et éliminer les toxines.

Prescription des points

(1) Invasion de Vent-Chaleur pathogène

Les points principaux sont Fēngchí (GB20), Cuánzhú (BL2), Yúyāo (EX-HN4), Sīzhúkōng (TE23), Tàiyáng (EX-HN5), Hégǔ (LI4), Sìbái (ST2) et saignement d'Ěrjiān (EX-HN6).

GB20	风池	Fēngchí	VB20	20VB	DA 20
BL2	攒竹	Cuánzhú	V2	2V	PG 2
EX-HN4	鱼腰	Yúyāo	EX-TC4		EX-TC4
TE23	丝竹空	Sīzhúkōng	TR23	21TR	SJ 23
EX-HN5	太阳	Tàiyáng	EX-TC5		EX-TC5
LI4	合谷	Hégǔ	GI4	4GI	DC 4
ST2	四白	Sìbái	E2	5E	WE 2
EX-HN6	耳尖	Ěrjiān	EX-TC6		EX-TC6

(2) Toxine de Feu excessive :

Les points principaux sont Fēngchí (GB20), Hégǔ (LI4), Shàoshāng (LU11), Shāngyáng (LI1), Xíngjiān (LR2), Guāngmíng (GB37) et saignement d'Ěrjiān (EX-HN6).

GB20	风池	Fēngchí	VB20	20VB	DA 20
LI4	合谷	Hégǔ	GI4	4GI	DC 4
LU11	少商	Shàoshāng	P11	11P	FE 11
LI1	商阳	Shāngyáng	GI1	1GI	DC 1
LR2	行间	Xíngjiān	F2	2F	GA 2
GB37	光明	Guāngmíng	VB37	37VB	DA 37
EX-HN6	耳尖	Ěrjiān	EX-TC6		EX-TC6

Explications

Fēngchí (GB20) et Cuánzhú (BL2) peuvent rafraîchir la Chaleur du Foie et de la Vésicule Biliaire. Hégǔ (LI4) et Sìbái (ST2) peuvent rafraîchir l'accumulation de Chaleur dans le méridien Yang Ming et accompagné de Cuánzhú (BL2), Tàiyáng (EX-HN5) et Yúyāo (EX-HN4), ils peuvent promouvoir la circulation du Qi dans les méridiens et améliorer l'acuité visuelle. Saigner Ěrjiān (EX-HN6) peut favoriser la circulation du Sang pour éliminer le Feu, éliminer les toxines et dissiper le Vent. Shàoshāng (LU11) et Shāngyáng (LI1) peuvent rafraîchir la Chaleur du Poumon et de l'Estomac. Xíngjiān (LR2) et Guāngmíng (GB37) peuvent dissiper le Feu du Foie et de la Vésicule Biliaire.

Manipulation

Fēngchí (GB20)	Piquer perpendiculairement 1,5 cun. Appliquer la méthode de dispersion d'après la rotation de l'aiguille et avec les mouvements de retirer et d'enfoncer l'aiguille.
Hégǔ (LI4)	Piquer perpendiculairement 1 cun. Appliquer la méthode de dispersion d'après la rotation de l'aiguille et avec les mouvements de retirer et d'enfoncer l'aiguille.
Xíngjiān (LR2)	Piquer perpendiculairement 1,5 cun. Appliquer la méthode de dispersion d'après la rotation de l'aiguille
Guāngmíng (GB37)	Piquer perpendiculairement 1–1,5 cun. Appliquer la méthode de dispersion d'après la rotation de l'aiguille

Piquer les autres points pour saigner.

L'aiguille doit être laissée en place pendant 20 minutes. Réaliser le traitement une fois par jour.

11. Atrophie du nerf optique

L'atrophie optique est caractérisée par l'l'la baisse de l'acuité visuelle et le rétrécissement du champ visuel. Elle est divisée en syndrome primaire et secondaire selon la cause de la maladie. Le syndrome primaire de l'atrophie optique résulte d'une tumeur intracrâniale, d'un traumatisme orbital ou autre et affecte communément les deux yeux. Le syndrome d'atrophie optique secondaire est causé par la névrite optique, œdème papillaire ou glaucome. En Médecine Traditionnelle Chinoise, on l'appelle «Qīngmáng».

Étiologie et pathogenèse

La cause vient de la perte de nutrition de l'œil due au Vide du Rein et du Foie, au Vide de Sang et de Qi. La blessure du Qi de la Rate vient d'une mauvaise alimentation, du surmenage, de la stagnation du Qi et du Sang causée par une dépression émotionnelle.

Diagnostic différentiel et traitements associés

Manifestations principales

Déclin de l'acuité visuelle et de la perception des couleurs, cécité dans les cas graves. Le patient avec atrophie optique primaire a le bord de la papille optique clair et dans le cas de l'atrophie optique secondaire a le bord de la papille optique pâle et sombre. L'atrophie optique due à un Vide du Foie et des Reins se manifeste par des vertiges, des acouphènes, spermatorrhées, douleurs dans le bas du dos et pouls faible. L'atrophie optique due à la consumation du Yin du Cœur se manifeste par des vertiges, des perturbations et un pouls faible. Le Vide de Qi de la Rate se manifeste par un essoufflement, sans volonté de parler, fatigue, manque d'appétit, selles molles et pouls faible et tendu.

L'atrophie optique peut provenir de la mélancolie, l'une des sept émotions pathogènes : elle se manifeste par des vertiges, sensation de distension dans l'hypochondre, pouls tendu, fin et rapide.

Principes thérapeutiques

Nourrir le Foie et le Rein, tonifier le Qi et le Sang, améliorer la vue.

Prescription des points

Les points principaux sont Fēngchí (GB20), Jīngmíng (BL1), Qiúhòu (EX-HN7), Gānshū (BL18), Píshū (BL20) et Shènshū (BL23).

GB20	风池	Fēngchí	VB20	20VB	DA 20
BL1	睛明	Jīngmíng	V1	1V	PG 1
EX-HN7	球后	Qiúhòu	EX-TC7		
BL18	肝俞	Gānshū	V18	18V	PG 18
BL20	脾俞	Píshū	V20	20V	PG 20
BL23	肾俞	Shènshū	V23	23V	PG 23

Prescription supplémentaire

Insuffisance du Foie et du Rein : ajouter Tàixī (KI3), Guāngmíng (GB37) et Xíngjiān (LR2).

KI3	太溪	Tàixī	R3	3R	SH 3
GB37	光明	Guāngmíng	VB37	37VB	DA 37
LR2	行间	Xíngjiān	F2	2F	GA 2

Consumation du fluide Yin du Cœur : ajouter Shénmén (HT7).

HT7	神门	Shénmén	C7	7C	XI 7

Insuffisance du Qi de la Rate : ajouter Zúsānlǐ (ST36) et Sānyīnjiāo (SP6).

ST36	足三里	Zúsānlǐ	E36	36E	WE 36
SP6	三阴交	Sānyīnjiāo	RP6	6RP	PI 6

Mélancolie de sept émotions : Xíngjiān (LR2) et Guāngmíng (GB37).

LR2	行间	Xíngjiān	F2	2F	GA 2
GB37	光明	Guāngmíng	VB37	37VB	DA 37

Explications

Fēngchí (GB20) est un point efficace pour traiter les maladies des organes des 5 sens. Jīngmíng (BL1) et Qiúhòu (EX-HN7) sont les points principaux des maladies des yeux. Gānshū (BL18), Píshū (BL20) et Shènshū (BL23) peuvent stimuler le Foie et le Rein, fortifier le Qi de la Rate et nourrir le Qi et le Sang. Lorsqu'il est accompagné de Tàixī (KI3), Guāngmíng (GB37) et Xíngjiān (LR2), ils peuvent renforcer le Foie, le Rein et la Rate pour promouvoir la circulation du Qi et du Sang. Zúsānlǐ (ST36) et Sānyīnjiāo (SP6) peuvent fortifier les fonctions de la Rate et de l'Estomac pour fortifier le Qi et le Sang. Shénmén (HT7) peut réguler la circulation du Sang et calmer l'esprit. Xíngjiān (LR2) et Guāngmíng (GB37) peuvent harmoniser le Foie pour réguler la circulation du Qi et éliminer la stase pour améliorer la vision.

Manipulation

Qiúhòu (EX-HN7)	Piquer perpendiculairement 2 cun en faisant des rotations lentes avec l'aiguille sans tonifier ni disperser jusqu'à ce que l'œil devienne humide.
Jīngmíng (BL1)	Piquer perpendiculairement 2 cun en insérant doucement l'aiguille sans tonifier ni disperser jusqu'à ce que l'œil devienne humide.
Fēngchí (GB20)	Piquer obliquement 1,5 cun. Appliquer la méthode de dispersion avec les mouvements de retirer et d'enfoncer l'aiguille.
Gānshū (BL18)	Piquer perpendiculairement 1,5–2 cun. Appliquer la méthode de tonification d'après la rotation de l'aiguille.
Píshū (BL20)	Piquer perpendiculairement 1,5–2 cun. Appliquer la méthode de tonification d'après la rotation de l'aiguille.
Shènshū (BL23)	Piquer perpendiculairement 1,5–2 cun. Appliquer la méthode de tonification d'après la rotation de l'aiguille.
Tàixī (KI3)	Piquer perpendiculairement 0,5–1 cun. Appliquer la méthode de tonification d'après la rotation de l'aiguille.
Shénmén (HT7)	Piquer perpendiculairement 0,5 cun. Appliquer la méthode de tonification d'après la rotation de l'aiguille.

Zúsānlǐ (ST36)	Piquer perpendiculairement 1–2 cun. Appliquer la méthode de tonification d'après la rotation de l'aiguille.
Sānyīnjiāo (SP6)	Piquer perpendiculairement 1–2 cun. Appliquer la méthode de tonification d'après la rotation de l'aiguille.
Guāngmíng (GB37)	Piquer perpendiculairement 0,5–1 cun. Appliquer la méthode de dispersion d'après la rotation de l'aiguille
Xíngjiān (LR2)	Piquer perpendiculairement 0,5–1 cun. Appliquer la méthode de dispersion d'après la rotation de l'aiguille

12. Névrite optique rétrobulbaire

La névrite optique rétrobulbaire est une inflammation de l'axe du nerf optique, causée par l'encéphalite, la sinusite, différentes sortes d'intoxication, la syphilis et d'autres maladies infectieuses, la déficience en vitamine B1, etc. Elle est catégorisée en syndrome aigu et syndrome chronique. En Médecine Traditionnelle Chinoise, on la nomme «Bàománg» qui signifie «cécité soudaine».

La névrite rétrobulbaire aigüe est caractérisée par un déclin soudain et rapide de la vision ou une cécité complète, une douleur vague lors de rotation du globe oculaire, congestion des papilles optiques ou résultats normaux dans les examens mycosiques.

La névrite rétrobulbaire chronique est manifestée par une baisse de l'acuité visuelle, scotome central et papilles optiques de couleur pale sur la tempe. C'est également appelé l'atrophie temporale de la papille optique.

Étiologie et pathogenèse

La névrite rétrobulbaire est causée par de nombreux différents syndromes tels que : le Feu du Foie causé par la colère qui monte aux yeux et qui blesse les vaisseaux, induit des saignements. Vide de Foie et de Rein causé par le surmenage sexuel ou un épuisement de l'essence vitale chez les personnes âgées, qui enflamme et fait monter le Yang Vide. L'excès de Feu causé par le Vide de Yin qui se transforme en Feu de type Vide et monte, ce qui endommage les yeux. La montée du Feu du Cœur causée par le surmenage mental et l'épuisement du Sang du Cœur qui blesse les yeux. Le Tan-mucosité, la Chaleur qui stagne causée par la surconsommation d'aliments gras se transforment en Phlegme-Humidité et blessent les yeux. La blessure du Yin causée par les maladies fébriles épidémiques causée par le facteur pathogène exogène blesse les yeux. La stagnation du Qi du Foie causée par le stress émotionnel causant le trouble de la circulation du Qi. Le Vide du Qi de la Rate qui ne peut pas contrôler la circulation du Sang dans les vaisseaux et cause le saignement de l'œil.

Diagnostic différentiel et traitements associés

Manifestations principales

Cécité soudaine accompagnée de mal de tête, xérophtalmie ou pouls en corde et rapide lorsque causé par une blessure du Foie liée à la colère ; les autres symptômes sont : palpitations sévères, esprit confus, pouls rapide et tendu lorsque causé par une peur extrême ; accompagné de mal de tête, sensation de distension de l'œil, agitation, soif et pouls rapide et plein lorsque causé par la montée du Feu de l'Estomac.

Principes thérapeutiques

Réguler le Qi et le Sang, désobstruer les méridiens et les branches collatérales Luo, abaisser le Yang du Foie et améliorer la vue.

Prescription des points

Les points principaux sont Qiúhòu (EX-HN7), Jīngmíng (BL1), Fēngchí (GB20), Gānshū (BL18), Shènshū (BL23).

EX-HN7	球后	Qiúhòu	EX-TC7		
BL1	睛明	Jīngmíng	V1	1V	PG 1
GB20	风池	Fēngchí	VB20	20VB	DA 20
BL18	肝俞	Gānshū	V18	18V	PG 18
BL23	肾俞	Shènshū	V23	23V	PG 23

Prescription supplémentaire

Blessures du Foie causées par la colère : ajouter Tàichōng (LR3) et Guāngmíng (GB37).

LR3	太冲	Tàichōng	F3	3F	GA 3
GB37	光明	Guāngmíng	VB37	37VB	DA 37

Perturbation du Qi causée par la peur : ajouter Shénmén (HT7) et Nèiguān (PC6).

HT7	神门	Shénmén	C7	7C	XI 7
PC6	内关	Nèiguān	MC6	6ECS	XB 6

Montée du Feu de l'Estomac : Nèitíng (ST44) et Zúsānlǐ (ST36).

ST44	内庭	Nèitíng	E44	44E	WE 44
ST36	足三里	Zúsānlǐ	E36	36E	WE 36

Explications

Qiúhòu (EX-HN7) et Jīngmíng (BL1) localisés autour de l'œil sont efficaces pour traiter les maladies des yeux. Fēngchí (GB20) est un point important pour traiter les maladies des organes des cinq sens. Le Qi du Foie passe à travers les yeux et l'essence du Rein acquis des organes Zang-Fu est stockée dans le Rein et monte pour nourrir les yeux. Gānshū (BL18) et Shènshū (BL23) sont combinés pour nourrir le Foie et le Rein pour améliorer la vision. Tàichōng (LR3) et Guāngmíng (GB37) peuvent apaiser le Foie pour améliorer la vision. Shénmén (HT7) et Nèiguān (PC6) peuvent apaiser l'esprit. Nèitíng (ST44) peut éliminer la Chaleur de l'Estomac et rediriger le reflux de l'Estomac vers le bas. Zúsānlǐ (ST36) peut réguler les fonctions de l'Estomac et de la Rate.

Manipulation

Qiúhòu (EX-HN7)	Piquer perpendiculairement 2 cun en insérant doucement l'aiguille sans tonifier et disperser jusqu'à ce que l'œil devienne humide.
Jīngmíng (BL1)	Piquer perpendiculairement 2 cun en insérant doucement l'aiguille sans tonifier et disperser jusqu'à ce que l'œil devienne humide.
Fēngchí (GB20)	Piquer perpendiculairement 2 cun
Gānshū (BL18)	Piquer perpendiculairement 2 cun
Shènshū (BL23)	Piquer perpendiculairement 2 cun
Tàichōng (LR3)	Piquer perpendiculairement 0,5 cun
Guāngmíng (GB37)	Piquer perpendiculairement 1 cun
Shénmén (HT7)	Piquer perpendiculairement 0,3 cun
Nèiguān (PC6)	Piquer perpendiculairement 1 cun
Nèitíng (ST44)	Piquer perpendiculairement 0,5 cun
Zúsānlǐ (ST36)	Piquer perpendiculairement 3 cun

Appliquer la méthode de dispersion d'après la rotation de l'aiguille pour tous les autres points ci-dessus.

L'aiguille doit être laissée en place pendant 20 minutes. Réaliser le traitement une fois par jour.

13. Strabisme

Le strabisme fait référence à la déviation de l'un des yeux, ce qui fait que les deux pupilles ne peuvent pas regarder tout droit en même temps. Lorsqu'une pupille regarde tout droit, l'autre pupille s'égare. La déviation interne de la pupille est appelée strabisme interne et la déviation externe est appelée strabisme externe.

Étiologie et pathogenèse

Le strabisme paralytique résulte de la paralysie d'une partie ou complète du muscle de l'œil. Le strabisme concomitant est due à un déséquilibre du mouvement du globe oculaire. Le strabisme est principalement causé par l'aplasie infantile, par le fait de fixer une seule direction durant un long moment, par un traumatisme à la tête ou au visage.

Diagnostic différentiel et traitements associés

Manifestations principales

Lorsque le patient fixe un point tout droit, l'un des yeux regarde tout droit alors que le deuxième œil diverge sur le côté. Les yeux sont utilisés en alternance pour regarder un objet.

Principe thérapeutique

Promouvoir la circulation du Qi dans le méridien et réguler l'œil.

Prescription des points

Les points principaux sont Qiúhòu (EX-HN7) et Hégǔ (LI4) pour le strabisme interne et Fēngchí (GB20) et Jīngmíng (BL1) pour le strabisme externe.

EX-HN7	球后	Qiúhòu	EX-TC7		EX-TC7
LI4	合谷	Hégǔ	GI4	4GI	DC 4
GB20	风池	Fēngchí	VB20	20VB	DA 20
BL1	睛明	Jīngmíng	V1	1V	PG 1

Explications

Hégǔ (LI4) et Fēngchí (GB20) peuvent favoriser la circulation du Qi dans les méridiens et les collatéraux. Jīngmíng (BL1) et Qiúhòu (EX-HN7) peuvent réguler le muscle oculaire de l'œil.

Manipulation

Qiúhòu (EX-HN7)	Piquer perpendiculairement 1,5 cun.
Jīngmíng (BL1)	Piquer perpendiculairement 1,5 cun.
Hégǔ (LI4)	Piquer perpendiculairement 2 cun.
Fēngchí (GB20)	Piquer perpendiculairement 2 cun.

Appliquer la méthode de dispersion d'après la rotation de l'aiguille pour tous les points ci-dessus. L'aiguille doit être laissée en place pendant 20 minutes. Réaliser le traitement une fois par jour.

14. Myopie

La myopie fait référence à la vision distale diminuée de l'un ou des deux yeux. Elle est causée par l'augmentation de la dioptrie du globe oculaire pour ne pas faire tomber le focus de la lumière sur la rétine, par la surcharge de travail ou encore par l'excès de lecture dans un environnement avec une source de lumière trop faible, ainsi qu'un manque d'hygiène oculaire. Elle peut également être causée par le Vide congénital.

Étiologie et pathogenèse

Il y a plusieurs causes à la myopie : Vide de l'essence congénitale, l'hypoplasie acquise qui cause le paramorphisme du globe oculaire, la consumation du Yin du Cœur causée par le surmenage mental, Vide du Yang du Cœur qui échoue dans la nutrition de l'œil suite à la fixation d'objets sur une longue période de temps, Vide de l'essence du Rein et de Sang du Foie causé par une maladie prolongée, accouchement, activité sexuelle excessive ou une constitution faible du corps qui résulte dans l'échec de la nutrition de l'œil.

Diagnostic différentiel et traitements associés

Manifestations principales

Vision claire des objets proches mais floue des objets éloignés.

Principes thérapeutiques

Nourrir le Yang du Cœur et promouvoir la circulation du Qi des méridiens.

Prescription des points

Les points principaux sont Shénmén (HT7), Nèiguān (PC6) et Xīnshū (BL15).

HT7	神门	Shénmén	C7	7C	XI 7
PC6	内关	Nèiguān	MC6	6ECS	XB 6
BL15	心俞	Xīnshū	V15	15V	PG 15

Prescription supplémentaire

(1) Sìbái (ST2), Jīngmíng (BL1), Yúyāo (EX-HN4) : piquer de manière transfixiante en touchant Cuánzhú (BL2).

ST2	四白	Sìbái	E2	5E	WE 2
BL1	睛明	Jīngmíng	V1	1V	PG 1
EX-HN4	鱼腰	Yúyāo	EX-TC4		EX-TC4
BL2	攒竹	Cuánzhú	V2	2V	PG 2

(2) Fēngchí (GB20), Jīngmíng (BL1) et Chéngqì (ST1).

GB20	风池	Fēngchí	VB20	20VB	DA 20
BL1	睛明	Jīngmíng	V1	1V	PG 1
ST1	承泣	Chéngqì	E1	4E	WE 1

(3) Cuánzhú (BL2), Sīzhúkōng (TE23), Yángbái (GB14) et Hégǔ (LI4).

BL2	攒竹	Cuánzhú	V2	2V	PG 2
TE23	丝竹空	Sīzhúkōng	TR23	21TR	SJ 23
GB14	阳白	Yángbái	VB14	10VB	DA 14
LI4	合谷	Hégǔ	GI4	4GI	DC 4

(4) Jīngmíng (BL1) et Qiúhòu (EX-HN7).

BL1	睛明	Jīngmíng	V1	1V	PG 1
EX-HN7	球后	Qiúhòu	EX-TC7		EX-TC7

Explications

Shénmén (HT7), Nèiguān (PC6) et Xīnshū (BL15) peuvent nourrir le Yang Qi du Cœur. Les points des quatre groupes autour des yeux peuvent promouvoir la circulation des méridiens pour réguler la dioptrie.

Manipulation

Shénmén (HT7)	Piquer perpendiculairement 0,3 cun.
Nèiguān (PC6)	Piquer perpendiculairement 1 cun.
Xīnshū (BL15)	Piquer perpendiculairement 1 cun.

Appliquer la méthode de tonification d'après la rotation de l'aiguille pour tous les points ci-dessus. Les quatre groupes peuvent être sélectionnés alternativement en piquant les points d'un groupe à la fois et appliquer la méthode de tonification-dispersion moyenne d'après la rotation de l'aiguille. L'aiguille doit être laissée en place pendant 20 minutes et réaliser le traitement une fois par jour.

SECTION XI

Autres Maladies

1. Diabète (diabète sucré)

Le diabète sucré est un désordre du métabolisme des carbohydrates causé par l'hypoinsulinisme. Cette maladie touche en général les personnes d'âge moyen, mais parfois peut affecter les jeunes. Elle se manifeste par une haute concentration de sucre dans le sang ou la présence de glucose dans l'urine. Si le traitement par insuline n'est pas administré dans les temps, les patients auront des symptômes d'acidose et risquent le décès.

En Médecine Traditionnelle Chinoise, le diabète sucré est appelé «Xiāokě». Dans les anciens textes de MTC datant de 400 ans av. J. -C. , le diabète était divisé en 3 types qui impliquaient respectivement le Réchauffeur Supérieur, le Réchauffeur Moyen et le Réchauffeur Inférieur et étroitement relié à ces trois organes : le Poumon, la Rate et le Rein.

Étiologie et pathogenèse

Le diabète sucré est principalement causé par la surconsommation de boisson, de nourriture grasse et sucrée ou par la dépression émotionnelle causant la stagnation de Qi dans le Réchauffeur Moyen qui se transforme en Chaleur. Si la Chaleur-Sécheresse blesse le Yin du Poumon, il y aura des manifestations de soif et polydipsie, qui fait référence au diabète du Réchauffeur Supérieur ; si la Chaleur-Sècheresse blesse le Yin de la Rate et dè l'Estomac, les manifestations sont la polyphagie et émaciation, qui est appelée diabète du Réchauffeur Moyen. Si la Chaleur blesse le Yin du Rein, le Qi du Rein ne peut se consolider, les manifestations sont mictions fréquentes : on le nomme diabète du Réchauffeur Inférieur. Les syndromes des trois types de diabètes apparaissent de manière complexe en clinique, mais il est nécessaire de distinguer chaque type.

Diagnostic différentiel et traitements associés

Manifestations principales
Il n'y a pas de symptômes évidents lors du commencement de la maladie, mais une progression lente dans leurs évolutions. Les premiers signes sont normalement trouvés après un examen de routine des urines. L'analyse urinaire montrera une concentration élevée et anormale de glucose et de cétones. Le diabète mellitus est caractérisé par une soif et une faim excessive, polyurie, émaciation et un taux de glucose sanguin élevé. Le diabète qui implique le Réchauffeur Supérieur se manifeste par la soif, polydipsie, toux et sécheresse ou ulcères de la peau. Le diabète qui implique le Réchauffeur Moyen se manifeste par polyphagie, sudation spontanée, souffle court, teint pâle et membres froids. Le diabète qui implique le Réchauffeur Inférieur se manifeste en tant que miction, polyurie et douleurs lombaires.

Principes thérapeutiques
Purger la Chaleur pathogène du Triple Réchauffeur.

Prescription des points
Les points principaux sont Lièquē (LU7), Zhàohǎi (KI6), Wèiwǎnxiàshū (EX-B3), Fèishū (BL13), Píshū (BL20), Shènshū (BL23), Géshū (BL17), Zhōngwǎn (CV12) et Sānyīnjiāo (SP6).

LU7	列缺	Lièquē	P7	7P	FE 7
KI6	照海	Zhàohǎi	R6	6R	SH 6
EX-B3	胃脘下俞	Wèiwǎnxiàshū	EX-D3		EX-DO3
BL13	肺俞	Fèishū	V13	13V	PG 13
BL20	脾俞	Píshū	V20	20V	PG 20
BL23	肾俞	Shènshū	V23	23V	PG 23
BL17	膈俞	Géshū	V17	17V	PG 17
CV12	中脘	Zhōngwǎn	RM12	12VC	RM 12
SP6	三阴交	Sānyīnjiāo	RP6	6RP	PI 6

Explications

Lièquē (LU7) et Zhàohǎi (KI6) appartiennent aux huit points de Réunion-Croisement des vaisseaux extraordinaires et peuvent rafraîchir la Chaleur et réapprovisionner l'essence Yin, humidifier les viscères pour promouvoir la production de fluides corporels. Wèiwǎnxiàshū (EX-D3) est un point efficace pour traiter le diabète. Shènshū (BL23), Sānyīnjiāo (SP6) et Géshū (BL17) peuvent nourrir le Sang et le Yin pour promouvoir la production de fluides corporels. Zhōngwǎn (CV12) est le point Mu-antérieur de l'Estomac et peut rafraîchir la Chaleur de l'Estomac. Fèishū (BL13) et Píshū (BL20) peuvent fortifier la Rate et humidifier le Poumon pour distribuer les liquides organiques.

Manipulation

Lièquē (LU7)	Piquer obliquement vers le coude 1 cun. Appliquer la méthode de tonification d'après la rotation de l'aiguille.
Zhàohǎi (KI6)	Piquer perpendiculairement 0,5 cun. Appliquer la méthode de tonification d'après la rotation de l'aiguille.
Wèiwǎnxiàshū (EX-D3)	Piquer perpendiculairement 1 cun. Appliquer la méthode de tonification d'après la rotation de l'aiguille.
Fèishū (BL13)	Piquer obliquement vers le processus épineux 1,5 cun. Appliquer la méthode de tonification d'après la rotation de l'aiguille.
Píshū (BL20)	Piquer obliquement vers le processus épineux 1,5 cun. Appliquer la méthode de tonification d'après la rotation de l'aiguille jusqu'à l'obtention de la sensation d'aiguille irradiant vers l'avant.
Shènshū (BL23)	Piquer perpendiculairement 1,5 cun. Appliquer la méthode de tonification d'après la rotation de l'aiguille jusqu'à l'obtention de la sensation d'aiguille irradiant vers l'avant.
Géshū (BL17)	Piquer obliquement vers le processus épineux 1,5 cun. Appliquer la méthode de tonification d'après la rotation de jusqu'à l'obtention de la sensation d'aiguille radiant vers la partie frontale du thorax.
Zhōngwǎn (CV12)	Piquer perpendiculairement 2 cun. Appliquer la méthode de dispersion d'après la respiration jusqu'à ce que la sensation de l'aiguille descende vers l'abdomen.
Sānyīnjiāo (SP6)	Piquer perpendiculairement 1 cun. Appliquer la méthode de tonification d'après la rotation de l'aiguille.

Acupuncture auriculaire

Prescription des points

Endocrine (CO_{18}).

Prescription supplémentaire

Boire excessivement : Poumons (CO_{16}) et Tragus Supérieur (TG_1).
Manger excessivement : Estomac (CO_4).
Polyurie : Reins (CO_{10}) et Vessie (CO_9).

Manipulation

Appliquer une stimulation modérée et garder les aiguilles pendant 15 minutes ou utiliser des aiguilles sous-cutanées et les changer tous les 2 jours.

2. Goitre

Le goitre simple est un goitre compensateur causé par une déficience d'iode, appelée «Yĭngbìng» en MTC. Il y a deux causes principales dans l'apparition d'un goitre. La première est l'accroissement de la quantité d'iode demandée par le corps durant la puberté ou la grossesse, la seconde est le manque de consommation d'iode dans les aliments, les boissons, les nutriments et le sel. C'est fréquemment observé dans les régions reculées montagnardes qui sont éloignées de la mer.

Étiologie et pathogenèse

La colère, la mélancolie, l'anxiété peuvent faire apparaître la stagnation du Qi du Foie, la stase de Phlegme-Humidité ou l'insuffisance d'iode ingéré.

Diagnostic différentiel et traitements associés

Manifestations principales

Gonflement des deux côtés de la glande thyroïde, lassitude, murmure et sensation de pression qui bouge vers le haut et vers le bas lors de déglutition et de toux, dyspnée ou enrouement de la voix dans des cas sévères.

Principes thérapeutiques

Soulager la stagnation du Qi du Foie, dissoudre le Tan-mucosité et les masses.

Prescription des points

Les points principaux sont la sélection de 4 à 5 points d'Ashi autour de la glande thyroïde, Tiāntū

(CV22), Hégǔ (LI4), Tàichōng (LR3), Fēnglóng (ST40) et Yìfēng (TE17).

CV22	天突	Tiāntū	RM22	22VC	RM 22
LI4	合谷	Hégǔ	GI4	4GI	DC 4
LR3	太冲	Tàichōng	F3	3F	GA 3
ST40	丰隆	Fēnglóng	E40	40E	WE 40
TE17	翳风	Yìfēng	TR17	17TR	SJ 17

Explications

Les points Ashi peuvent activer la circulation du Qi du méridien passant autour de la glande thyroïde et dissoudre les masses. Tàichōng (LR3) et Hégǔ (LI4) peuvent apaiser le Foie et favoriser la circulation du Qi et du Sang. Fēnglóng (ST40) peut réguler la circulation du Qi et dissoudre le Tan-mucosité. Tiāntū (CV22) est situé dans le cou et peut réguler le Qi du méridien. Yìfēng (TE17) est le point de croisement du Méridien du Triple Réchauffeur Shao Yang de la main et du Méridien de la Vésicule Biliaire Shao Yang du pied et peut éliminer la stagnation de Qi de Sang ou le Tan-mucosité et l'Humidité dans la région.

Manipulation

Points Ashi	Sélectionner 4 à 5 points Ashi locaux autour de la glande thyroïde et piquer les en ajoutant une ou deux aiguilles directement dans le centre de la masse avec 1,5 cun de profondeur avec le bout de l'aiguille en direction du centre de la masse en utilisant la technique de rotation tonification-dispersion moyenne, mais sans faire la manipulation pousser-soulever.
Tiāntū (CV22)	Piquer lentement 1,5–2 cun de profondeur derrière le manubrium sternal en faisant des rotations de l'aiguille. Éviter de percer les vaisseaux sanguins et enlever les aiguilles lorsque le patient a une sensation de distension et a envie de tousser.
Yìfēng (TE17)	Piquer 1,5 à 2 cun en direction du bas dans l'angle de la mandibule. Appliquer la méthode de dispersion d'après la rotation de l'aiguille et avec les mouvements de retirer et d'enfoncer l'aiguille.
Hégǔ (LI4)	Piquer perpendiculairement 0,5–1 cun. Appliquer la méthode de dispersion d'après la rotation de l'aiguille et avec les mouvements de retirer et d'enfoncer l'aiguille.
Tàichōng (LR3)	Piquer perpendiculairement 0,5–1 cun. Appliquer la méthode de dispersion d'après la rotation de l'aiguille et avec les mouvements de retirer et d'enfoncer l'aiguille.
Fēnglóng (ST40)	Piquer perpendiculairement 2 cun. Appliquer la méthode de dispersion d'après la rotation de l'aiguille et avec les mouvements de retirer et d'enfoncer l'aiguille.

Réaliser le traitement une fois par jour, l'aiguille doit être laissée en place pendant 20 minutes,

Acupuncture auriculaire

Prescription des points

Tragus Inférieur (TG_2), Endocrine (CO_{18}), Glande Surrénale (TG_{2p}) et Foie (CO_{12}).

Manipulation

Stimuler modérément et garder les aiguilles pendant 20 minutes, réaliser le traitement une fois par jour.

3. Diabète insipide

Le diabète insipide est une maladie causée par l'hyposécrétion de l'hormone antidiurétique causée par l'hypopituitarisme. En Médecine Traditionnelle Chinoise, cette maladie appartient à la catégorie de «Xiāokě» qui signifie diabète. Ce type de diabète n'inclut que les désordres du Réchauffeur Supérieur et du Réchauffeur Inférieur, car il n'y a pas de symptômes de polyphagie.

Étiologie et pathogenèse

Le diabète insipide est causé par le Vide des Fluides Yin consumé par la Chaleur-Sécheresse, celle-ci est causée par la surconsommation de nourriture piquante/épicée, l'hyperactivité du Yang venant du Vide du Yin du Rein, ou par la dépression émotionnelle causant la stagnation de Qi se transformant en Feu.

Diagnostic différentiel et traitements associés

Manifestations principales

Polyurie, soif sévère, polydipsie et émaciation.

Principes thérapeutiques

Rafraîchir les Poumons et humecter la sécheresse, nourrir le Yin et retenir le Jing-quintessence.

Prescription des points

Les points principaux sont Fèishū (BL13), Yújì (LU10), Shènshū (BL23), Guānyuán (CV4), Sānyīnjiāo (SP6), Rángǔ (KI2), Sānjiāoshū (BL22) et Shuǐquán (KI5).

BL13	肺俞	Fèishū	V13	13V	PG 13
LU10	鱼际	Yújì	P10	10P	FE 10
BL23	肾俞	Shènshū	V23	23V	PG 23
CV4	关元	Guānyuán	RM4	4VC	RM 4
SP6	三阴交	Sānyīnjiāo	RP6	6RP	PI 6
KI2	然谷	Rángǔ	R2	2R	SH 2
BL22	三焦俞	Sānjiāoshū	V22	22V	PG 22
KI5	水泉	Shuǐquán	R5	5R	SH 5

Explications

Fèishū (BL13) et Yújì (LU10) peuvent éliminer la Chaleur du Poumon. Shènshū (BL23),

Guānyuán (CV4), Shuǐquán (KI5) et Rángǔ (KI2) peuvent tonifier le Yin du Rein et réguler la circulation du Qi. Sānyīnjiāo (SP6) peut éliminer la Chaleur pathogène des 3 méridiens Yin du pied pour nourrir l'essence Yin. Sānjiāoshū (BL22) peut éliminer la Chaleur stagnée au Triple Réchauffeur.

Manipulation

Fèishū (BL13)	Piquer obliquement vers l'intérieur de 2 cun, en direction de l'apophyse épineuse. Appliquer la méthode de dispersion d'après la rotation de l'aiguille.
Yújì (LU10)	Piquer perpendiculairement 0,5–0,8 cun. Appliquer la méthode de tonification avec les mouvements de retirer et d'enfoncer l'aiguille.
Shènshū (BL23)	Piquer obliquement vers l'intérieur de 2 cun, en direction de l'apophyse épineuse. Appliquer la méthode de dispersion d'après la rotation de l'aiguille.
Guānyuán (CV4)	Piquer perpendiculairement 2–3 cun. Appliquer la méthode de tonification d'après la rotation de l'aiguille, jusqu'à ce que le patient ait la sensation de distension et des spasmes dans l'urètre.
Sānyīnjiāo (SP6)	Piquer perpendiculairement 1 cun. Appliquer la méthode de tonification avec les mouvements retirer et enfoncer l'aiguille.
Rángǔ (KI2)	Piquer perpendiculairement 1 cun. Appliquer la méthode de dispersion d'après la rotation de l'aiguille et avec les mouvements retirer et enfoncer l'aiguille.
Sānjiāoshū (BL22)	Piquer obliquement vers l'intérieur de 2 cun, en direction de l'apophyse épineuse. Appliquer la méthode de dispersion d'après la rotation de l'aiguille.
Shuǐquán (KI5)	Piquer perpendiculairement 0,5 cun. Appliquer la méthode de tonification d'après la rotation de l'aiguille, jusqu'à ce que le patient ait la sensation de distension et les spasmes dans l'urètre.

Réaliser le traitement une fois par jour, l'aiguille doit être laissée en place pendant 20 minutes,

Acupuncture auriculaire

Prescription des points
Tragus Supérieur (TG_1), Endocrine (CO_{18}), Sous-cortex (AT_4), Reins (CO_{10}), Vessie (CO_9) et Triple Réchauffeur (CO_{17}).

Manipulation
Garder les aiguilles pendant 20 minutes, ou utiliser des aiguilles sous-cutanées. Réaliser le traitement une fois par jour.

4. Insolation

L'insolation est une maladie commune en été, causée par la surexposition au soleil lors de travail ou de marche dans un environnement chaud pour une trop longue période de temps, accompagné par une asthénie généralisée. En Médecine Traditionnelle Chinoise, on la nomme «Shǔjué» (syncope de chaleur).

Étiologie et pathogenèse

Causée par l'invasion de la Chaleur d'été qui blesse le Qi du Réchauffeur Moyen et se transforme en stagnation de Qi et de Feu, par déséquilibre de Yin et de Yang ou par une confusion mentale.

Diagnostic différentiel et traitements associés

Manifestations principales

Les cas légers ont des symptômes de céphalées, vertiges, sensation d'oppression thoracique, nausées, soif, asthénie ou douleurs du corps et anhidrose. Dans les cas sévères, il y a des symptômes de sudation, froid dans les membres, teint pâle, palpitation et souffle court, voire coma, convulsions et crampe des muscles du mollet.

Principes thérapeutiques

Purger la chaleur pathogène caniculaire, ouvrir les Orifices et arrêter le Tuo-fuite (épuisement).

Prescription des points

Dans les cas bénins, les points principaux sont Dàzhuī (GV14), Qūchí (Ll11), Hégǔ (LI4), Nèiguān (PC6) et Tàichōng (LR3).

GV14	大椎	Dàzhuī	DM14	13VG	DM 14
LI11	曲池	Qūchí	GI11	11GI	DC 11
LI4	合谷	Hégǔ	GI4	4GI	DC 4
PC6	内关	Nèiguān	MC6	6ECS	XB 6
LR3	太冲	Tàichōng	F3	3F	GA 3

Dans les cas graves, les principaux points sont Shuǐgōu (GV26), Shíxuān (EX-UE11), Qūzé (PC3) et Wěizhōng (BL40).

GV26	水沟	Shuǐgōu	DM26	25VG	DM 26
EX-UE11	十宣	Shíxuān	EX-MS11		EX-MS11
PC3	曲泽	Qūzé	MC3	3ECS	XB 3
BL40	委中	Wěizhōng	V40	54V	PG 40

Prescription supplémentaire

Transpiration avec pouls faible : Tàiyuān (LU9), Fùliū (KI7) et Qìhǎi (CV6).

LU9	太渊	Tàiyuān	P9	9P	FE 9
KI7	复溜	Fùliū	R7	7R	SH 7
CV6	气海	Qìhǎi	RM6	6VC	RM 6

Convulsion des membres : Hòuxī (SI3) et Yánglíngquán (GB34).

SI3	后溪	Hòuxī	IG3	3IG	XC 3
GB34	阳陵泉	Yánglíngquán	VB34	34VB	DA 34

Systremma : Chéngshān (BL57) et Yánglíngquán (GB34).

BL57	承山	Chéngshān	V57	57V	PG 57
GB34	阳陵泉	Yánglíngquán	VB34	34VB	DA 34

Soif extrême : Jīnjīn (EX-HN12) et Yùyè (EX-HN13).

EX-HN12	金津	Jīnjīn	EX-TC12	EX-TC12	PG 57
EX-HN13	玉液	Yùyè	EX-TC13	EX-TC13	DA 34

Explications

Dàzhuī (GV14), Qūchí (LI11) et Hégǔ (LI4) peuvent éliminer la Chaleur. Nèiguān (PC6) et Tàichōng (LR3) peuvent régulariser la circulation de Qi, réguler la fonction de l'Estomac et dégager le thorax. Shuǐgōu (GV26) et Shíxuān (EX-UE11) peuvent restaurer la conscience en cas d'évanouissement. La technique de la saignée sur Qūzé (PC3) et Wěizhōng (BL40) permet d'éliminer les agents pathogènes de la canicule et la Chaleur excessive du Sang. Fùliū (KI7) peut arrêter la transpiration excessive. Tàiyuān (LU9) et Qìhǎi (CV6) peuvent nourrir le Qi du Réchauffeur Moyen et récupérer le pouls. Hòuxī (SI3) et Yánglíngquán (GB34) peuvent soulager les spasmes. Jīnjīn (EX-HN12) et Yùyè (EX-HN13) peuvent favoriser la production de liquides organiques et soulager la soif.

Manipulation

Fournir un endroit frais et ventilé pour le patient immédiatement, choisir des points comme ci-dessous :

Dàzhuī (GV14)	Piquer obliquement vers le bas 1 cun. Appliquer la méthode de dispersion avec les mouvements de retirer et d'enfoncer l'aiguille.
Qūchí (Ll11)	Piquer perpendiculairement 2 cun. Appliquer la méthode de dispersion avec les mouvements de retirer et d'enfoncer l'aiguille.
Hégǔ (LI4)	Piquer perpendiculairement 0,5 cun. Appliquer la méthode de dispersion avec les mouvements de retirer et d'enfoncer l'aiguille.
Nèiguān (PC6)	Piquer perpendiculairement 0,5–1 cun. Appliquer la méthode de dispersion avec les mouvements de retirer et d'enfoncer l'aiguille.
Tàichōng (LR3)	Piquer perpendiculairement 0,5–1 cun. Appliquer la méthode de dispersion avec les mouvements de retirer et d'enfoncer l'aiguille.
Shuǐgōu (GV26)	Piquer obliquement vers le haut 0,5 cun. Appliquer la méthode de dispersion avec les mouvements de retirer et d'enfoncer l'aiguille.
Shíxuān (EX-UE11)	Piquer avec l'aiguille triangulaire pour une légère saignée.

Qūzé (PC3)	Piquer avec l'aiguille triangulaire pour une légère saignée.
Wěizhōng (BL40)	Piquer avec l'aiguille triangulaire pour une légère saignée.
Jīnjīn (EX-HN12)	Piquer avec l'aiguille triangulaire pour une légère saignée.
Yùyè (EX-HN13)	Piquer avec l'aiguille triangulaire pour une légère saignée.

Acupuncture auriculaire

Prescription des points

Glande Surrénale (TG_{2p}), Oreille Externe (TG_{1u}), Cœur (CO_{14}) et Sous-cortex (AT_4).

Manipulation

Appliquer des stimulations fortes et garder les aiguilles pendant 20 minutes. Stimuler les aiguilles en utilisant la technique de rotation une fois toutes les 5 à 10 minutes.

Partie E
Étude de cas

1. Cas d'épilepsie

M. Qi, âgé de 58 ans, hospitalisé le 30 avril 1980. No. d'admission : 7938.

Motif de consultation

Convulsion paroxystique accompagnée d'énurésie depuis un an.

Antécédents médicaux

Le patient souffrait d'une hémiplégie du côté droit du corps ainsi qu'une aphasie suite à un infarctus cérébral ayant lieu il y a trois ans. Il y a un an, il a eu une convulsion soudaine avec écume à la bouche et l'incontinence urinaire pendant environ deux minutes à cause d'une émotion forte. Après cette première attaque, le patient a subi une crise de convulsion toutes les deux semaines. Les médecins lui ont diagnostiqué un grand mal épileptique et ils lui ont prescrit des médicaments type Dilantine (phénytoïne). La fréquence des crises a été réduite à une fois par mois grâce à la prise des médicaments. Cependant, le patient n'avait plus envie de les prendre. Il est donc venu à notre hôpital pour un traitement d'acupuncture.

Rapport d'examen

Le patient présentait une vitalité normale, un teint sans lustre, un regard vague, une aphasie et une hémiplégie du côté droit du corps. Langue rouge, enduit mince et jaune, pouls tendu et fin. Les pupilles étaient normales. Il y avait une légère paralysie faciale d'origine centrale du côté droit du visage. Le cœur et les poumons étaient normaux. Le foie et la rate étaient impalpables. Le signe de Hoffmann et celui de Babinski étaient positifs. L'EEG a montré un rythme de 9 à 11 cycles par seconde des deux côtés. Une artériosclérose a été trouvée par le rhéoencéphalogramme. Le résultat de la radiographie du crâne et celui de la ponction lombaire étaient considérés comme normaux.

Diagnostic

Médecine chinoise : Séquelle du syndrome «Zhòngfēng-atteinte du Vent» et Syndrome «Xian-épilepsie».
Médecine occidentale : Épilepsie symptomatique du type «Grand-mal».

Analyse et différentiation du syndrome

En raison de la distorsion du visage et de l'hémiplégie, la circulation du Qi et du sang dans les méridiens et les collatéraux ont été bloqués. La stagnation prolongée du Qi s'est transformée en Feu qui a brûlé le Jin (liquide clair et fluide) et qui l'a transformé ensuite en Tan-phlegme. L'émotion soudaine a certainement perturbé le Shen-esprit et le Cœur, causant les convulsions et l'écume à la bouche. La Chaleur du Cœur est descendue et a affecté la fonction de la Vessie, d'où l'énurésie. Langue rouge, enduit mince et jaune, pouls tendu et fin reflétaient tous le Tan-Feu qui a troublé le Cœur.

Principe thérapeutique

Rafraîchir la Chaleur et éliminer le Tan, ouvrir les orifices et calmer le Shen-esprit.

Prescription des points

GV14	大椎	Dàzhuī	DM14	13VG	DM 14
GV16	风府	Fēngfǔ	DM16	15VG	DM 16
GV17	脑户	Nǎohù	DM17	16VG	DM 17
PC6	内关	Nèiguān	MC6	6ECS	XB 6
GV 26	水沟	Shuǐgōu	DM26	25VG	DM 26
SI 3	后溪	Hòuxī	IG3	3IG	XC 2
BL62	申脉	Shēnmài	V62	62V	PG 62

Manipulation

Dàzhuī (GV14)	Piquer obliquement et légèrement vers le haut à 2,5 cun de profondeur d'une manière dispersante avec la méthode de va-et-vient jusqu'à ce que le patient ait une sensation de décharge électrique irradiant vers les membres, sans y laisser l'aiguille. Pour piquer ce point, il faut mettre le patient en position assise avec la tête penchée en avant.
Fēngfǔ (GV16)	Piquer à une profondeur de 2,5 à 3 cun d'une manière dispersante en appliquant la technique de va-et-vient avec une petite amplitude jusqu'à l'apparition de sensation de décharge électrique irradiant vers les membres, sans y laisser l'aiguille.
Nèiguān (PC6)	Piquer perpendiculairement à 1 cun de profondeur en dispersion avec les mouvements de va-et-vient et de rotation.
Shuǐgōu (GV26)	Piquer obliquement à 0,5 cun de profondeur d'une manière dispersante en appliquant la technique de va-et-vient avec une petite amplitude jusqu'à ce que les yeux soient humides.
Hòuxī (SI3)	Piquer d'abord obliquement à 1 cun de profondeur avec une méthode neutre, puis continuer la stimulation en appliquant la technique de rotation pour effectuer une dispersion.
Shēnmài (BL62)	Technique identique à celle pour Hòuxī (SI3).

Traitement

Le traitement d'acupuncture a été appliqué une fois par jour. La convulsion s'est arrêtée au bout d'un mois de traitement. L'EEG a montré une réduction de l'activité des ondes lentes. De ce fait, la fréquence des séances a été réduite à une fois tous les deux jours pour le mois suivant. Il n'y a pas eu de convulsions au deuxième mois. Un autre examen de l'EEG a été effectué et a montré que les ondes lentes avaient disparu et que la modulation d'amplitude était normale. Le traitement s'est poursuivi une fois tous les deux jours pendant le mois suivant afin de renforcer l'effet curatif. Vingt jours plus tard, selon le résultat du réexamen de l'EEG, tout était normal. Le patient a été cliniquement guéri.

Commentaire

En MTC, l'épilepsie fait partie de Syndrome Xian-épilepsie. C'est une maladie fréquemment rencontrée en clinique. La première connaissance de cette maladie provient de la discussion sur des maladies étranges dans le livre *Questions simples* (*Sù Wèn*). Le *Classique interne de l'Empereur Jaune* (*Nèi Jīng*) dit : «*Le Xian-épilepsie est une maladie du fœtus. Si la mère souffre d'une peur violente pendant la grossesse, un reflux du Qi se produit. Dans ce cas, le Jing-quintessence et le Qi demeurent dans l'utérus et ne diffusent pas, ce qui entraîne l'épilepsie de l'enfant.*» Les *Prescriptions de Mille Or* (*Qiān Jīn Fāng*) dit : «*L'épilepsie et les convulsions chez les enfants sont dues à l'agitation du Qi des organes. Lorsque la fonction de rassemblement et de stockage des cinq organes est gênée, le Qi et le sang ne peuvent pas se réunir et les cinq pouls (des cinq organes) ne peuvent pas fonctionner normalement. Cela empêchera le développement complet des os et des articulations. Si cette situation se produit, les nouveau-nés subiront des attaques épileptiques.*» En MTC, le Foie stocke le Hun-âme spirituelle, régularise l'activité mentale, gouverne le Drainage-Évacuation, stocke le sang et contrôle le Jin (tendon, ligament et aponévrose). Si le Foie ne parvient pas à fonctionner librement, le Hun-âme spirituelle ne retrouvera pas son logis et le Jin (tendon, ligament et aponévrose) ne pourra pas être nourri, ce qui entraînera des convulsions des tendons et des vaisseaux. La manifestation dans les cas légers est une perte de conscience transitoire, mais dans les cas graves, le patient pourrait perdre toute capacité mentale ou perdre complètement la conscience. En MTC, on considère que le Shen-esprit humain n'est pas seulement lié au Foie, mais aussi au Cœur, au cerveau et au Rein. Par ailleurs, la tête est le logis de l'intelligence, le cerveau est le logis de Shen-esprit originel. Le Cœur est le maître des cinq organes et des six entrailles et il contient le Shen-esprit. Cela signifie que le Cœur et le cerveau contrôlent toutes les activités mentales. Le sang du Cœur et le Jing-quintessence du Rein sont les matériaux fondamentaux pour le Shen-esprit humain. La déficience de la moelle due au Vide du Rein conduit à la malnutrition du cerveau et entraîne des troubles de Shen-esprit et de Hun-âme spirituelle.

Professeur SHI Xuemin, en conséquence, pense que pendant le traitement, il convient de mettre l'accent sur la relation étroite entre le Vent interne du Foie et d'autres viscères, en particulier le Cœur et le cerveau. Selon lui, Il faut éteindre le Vent en apaisant le Foie afin de réveiller le patient inconscient et d'obtenir un effet curatif optimal. Sur la base de riches expériences cliniques et de la théorie de MTC, professeur SHI Xuemin apporte ces nouvelles techniques à MTC. Elles donnent des effets curatifs cliniquement prouvés à chaque phase de l'épilepsie.

2. Cas de démence vasculaire

M. Zhang, âgé de 65 ans, hospitalisé le 3 décembre 2002. No. d'admission : 105 315.

Motif de consultation

Hémiplégie du côté droit du corps et trouble de la parole depuis 16 jours.

Antécédents médicaux

Dans la matinée du 18 novembre 2002, le patient s'est réveillé avec lassitude et faiblesse des membres droits. Lorsqu'il est allé à l'Hôpital Simianzhong, sa pression artérielle était à 160/110 mmHg. Ainsi la maladie cérébro-vasculaire a été prise en compte. Le scanner cérébral a montré un blocage des ganglions de la base. Le patient a été admis à l'hôpital et il a été reçu une perfusion intraveineuse de l'Herba Erigerontis (Dēng Zhǎn Xì Xīn). Étant donné que les symptômes ne se sont pas améliorés, il était nécessaire d'effectuer des examens supplémentaires. Au cours de l'hospitalisation, la faiblesse des membres s'est aggravée, le discours est devenu difficile, la mémoire est devenue vague, les fonctions cognitives ont diminué. Il y avait également une altération importante de la personnalité et du comportement accompagnée d'une instabilité émotionnelle telle que rires et pleurs alternatifs. Le patient a ensuite reçu un activateur du métabolisme cérébral et un agent vasodilatateur. Par la suite, il est revenu à notre hôpital pour un traitement d'acupuncture.

Rapport d'examen

Le patient était conscient. Il présentait une vitalité normale, une paralysie faciale d'origine centrale du côté droit du visage et une aphasie motrice. La force musculaire des membres supérieurs droits était de grade 0 et celle des membres inférieurs était de grade 1. Le signe de Babinski était positif. Il y avait également des signes d'hypertonie musculaire. L'ABS et l'échelle du comportement étaient de 9 pour MMSE, de 8 pour HDS-R et de 67 pour ADL. La pression artérielle était de 140/80 mmHg. Langue rouge sombre avec peu d'enduit, pouls profond, tendu et fort.

Diagnostic

(1) Médecine chinoise : Syndrome «Zhòngfēng-atteinte du Vent» du type «atteinte des méridiens et des collatéraux» dû au Vide du Yin du Rein et à l'Excès du Yang du Foie.
(2) Médecine occidentale : Infarctus cérébral et démence vasculaire.

Analyse et différentiation du syndrome

Le patient avait plus de 60 ans. Le *Classique interne de l'Empereur Jaune* (*Nèi Jīng*) dit : «*Quand les gens ont 40 ans, la moitié du Yin Qi est consumé».* L'insuffisance de Jing-quintessence du Rein due au déclin du Yin Qi n'a pas permis de nourrir le Yin du Foie, ce qui a causé l'excès du Yang du Foie et la montée du Vent interne du Foie. La stagnation du Qi et du sang dans les orifices supérieurs pouvaient entraver les collatéraux du cerveau et entraîner un AVC. Le cerveau est un orifice pur et intelligent. Il est le siège d'une grande affluence. S'y rassemblent en effet les moelles, le Jing-quintessence et le Shen-esprit. Il est également la demeure du Yuan Shen (Shen originel). Le Vide du Rein et l'insuffisance de la moelle se rencontrent souvent chez les personnes âgées. Ils conduisent à une malnutrition du cerveau et une affection de Shen-esprit. Lorsque l'Humidité et la Chaleur s'accumulent, le Tan-phlegme endogène perturbe les orifices supérieurs et le Shen-esprit. Le *Classique interne de l'Empereur Jaune (Nèi Jīng)* déclare : *«Le sang descend alors que le Qi monte, cette dysharmonie de la circulation engendre la perte de mémoire».* Par conséquent, lorsque le Qi et le sang sont en dysharmonie, on peut noter des symptômes différents liés aux dysfonctionnements mentaux tels qu'une incapacité à reconnaître les gens, une mauvaise mémoire, une émotion instable et des rires et des pleurs forcés.

Principe thérapeutique

Réveiller le cerveau et ouvrir les orifices (XNKQ, Xīng Nǎo Kāi Qiào), régulariser la circulation du Qi et du sang, soutenir le Qi-vital et soulever le Yang pur.

Prescription des points

GV26	水沟	Shuǐgōu	DM26	25VG	DM 26
PC6	内关	Nèiguān	MC6	6ECS	XB 6
SP6	三阴交	Sānyīnjiāo	RP6	6RP	PI 6
CV17	膻中	Dànzhōng	RM17	17VC	RM 17
CV12	中脘	Zhōngwǎn	RM12	12VC	RM 12
CV6	气海	Qìhǎi	RM6	6VC	RM 6
SP6	血海	Xuèhǎi	RP10	10RP	PI 10
ST36	足三里	Zúsānlǐ	E36	36E	WE 36
KI3	太溪	Tàixī	R3	3R	SH 3
LR3	太冲	Tàichōng	F3	3F	GA 3

Manipulation

Shuǐgōu (GV26)	Piquer obliquement d'une profondeur de 0,5 cun vers le septum nasal d'une manière dispersante en appliquant la technique de va-et-vient avec une petite amplitude jusqu'à ce que les yeux soient humides.
Nèiguān (PC6)	Piquer perpendiculairement en dispersion avec les mouvements de va-et-vient pendant une minute.
Sānyīnjiāo (SP6)	Piquer perpendiculairement d'une profondeur de 1 à 1,5 cun en tonification avec les mouvements de va-et-vient pendant une minute.

Dànzhōng (CV17)	Piquer avec les mouvements de va-et-vient et de rotation pour effectuer une tonification.
Zhōngwǎn (CV12)	Technique identique à celle pour Dànzhōng (CV17).
Qìhǎi (CV6)	Piquer en tonification d'après la rotation de l'aiguille.
Xuèhǎi (SP6)	Piquer avec la méthode de stimulation neutre par la rotation de l'aiguille pendant plus de 3 minutes.
Zúsānlǐ (ST36)	Piquer en tonification d'après la rotation de l'aiguille.
Tàixī (KI3)	Technique identique à celle pour Zúsānlǐ (ST36).
Tàichōng (LR3)	Piquer d'une manière dispersante en appliquant les mouvements de va-et-vient.

Appliquer un traitement une fois par jour et laisser les aiguilles en place pendant 30 minutes.

Traitement

Après 3 semaines de traitement d'acupuncture, MMSE était à 12, HDS-R à 13 et ADL à 47. Au bout de 6 semaines de traitement, MMSE était à 17, HDS-R à 18 et ADL à 38. La mémoire, les fonctions cognitives et le sens de l'orientation du patient se sont considérablement améliorés et ses émotions étaient stables. Une visite de suivi effectuée 5 ans plus tard a confirmé que le patient est resté en bonne santé et qu'aucune autre attaque n'a été signalée.

Commentaire

La démence vasculaire est un handicap cognitif dû à une maladie cérébro-vasculaire ischémique ou hémorragique qui provoque une hypoxie-ischémie du cerveau. La mauvaise mémoire, l'apathie ou les changements de la personnalité sont les manifestations cliniques principales. Parfois, la démence vasculaire et la démence sénile viennent en même temps ou l'une après l'autre. Elles peuvent aggraver les uns les autres. Dans les ouvrages anciens de la MTC, la maladie de «démence vasculaire cérébrale» fait partie des catégories d'«oubli», «langage incompréhensible», «dépression», «manie» et d'autres maladies similaires. Généralement, la démence vasculaire est intimement liée aux maladies cérébro-vasculaires ischémiques parmi lesquelles, la «démence par infarctus multiples» est causée par de multiples infarctus cérébraux et la «démence» est provoquée par l'ischémie cérébrale chronique. Par exemple, la «démence par infarctus multiples» souvent observée en clinque est causée par un infarctus d'une grande partie du cerveau dû à de multiples infarctus d'artères cérébrales dans le cortex cérébral et l'organisme du sous-cortical.

Interprétation

Nèiguān (PC6) est un point du méridien du Maître Cœur et un point de Réunion-Croisement des huit méridiens extraordinaires. Il se connecte avec le Méridien Yin Wei qui relie tous les méridiens Yin. Il se connecte également avec le Méridien du Triple Réchauffeur et il peut régulariser le flux de Qi dans les méridiens, en particulier les Méridiens Jue Yin du pied et de la main. Par conséquent, la puncture du point Nèiguān (PC6) peut adoucir le Foie et régulariser le Qi, promouvoir le flux du Qi et activer la circulation du sang, apaiser le Foie et abaisser le Yang. Shuǐgōu (GV26) est un point du Méridien Du Mai se reliant au Méridien Ren Mai. Les Méridiens Du et Ren représentent respectivement les Méridiens Yang et les Méridiens Yin du corps, comme le ciel et la terre. Ils peuvent donc régulariser le Yin et le Yang de tous les autres méridiens. En outre, le Méridien Du se lie au cerveau, ses branches peuvent se connecter avec le Cœur. Par suite de cela, la puncture du point Shuǐgōu (GV26) peut réveiller le patient de l'inconscience et régulariser le Yin et le Yang dans tout le corps. Sānyīnjiāo (SP6) est un point de Réunion-Croisement des trois méridiens Yin du pied. Il peut nourrir la Rate et les Reins, fortifier la Rate et activer la circulation du sang. Fēngchí (GB20) est un point de réunion-croisement du Méridien Shao Yang et du Méridien Yang Wei. Il se connecte avec le Méridien Du à la nuque. Il est prouvé que la puncture du point Fēngchí (GB20) peut améliorer la circulation sanguine du cerveau et augmenter l'approvisionnement en sang aux vertèbres cervicales. Ce point permet également de débloquer les méridiens, de tonifier le cerveau et de nourrir la moelle épinière. Bǎihuì (GV20) est un point de Réunion-Croisement. Il communique avec les Méridiens Shao Yang de la main et du pied, le Méridien Jue Yin du pied et le Méridien Du. La puncture de ce point permet d'harmoniser le Qi et le sang et de traiter la ptose viscérale en remontant le Qi. Il peut également calmer le Shen-esprit et perfectionner les capacités mentales et l'intelligence. Sìshéncōng (EX-HN1) peut calmer le Shen-esprit et améliorer les capacités visuelles et auditives. Fēnglóng (ST40) peut dissoudre le Tan, activer la circulation dans les collatéraux et fortifier la Rate. Tàichōng (LR3) est un point Yuan-source du Méridien du Foie qui se connecte avec une branche de Méridien Chong. Le Foie stocke le sang et le Méridien Chong est la «mer du sang». Le Méridien du Foie et le Méridien Chong dépendent de l'abondance du Qi et du sang pour être fort. Ainsi, la puncture du point Tàichōng (LR3) peut apaiser le Foie et régulariser le flux de Qi. Par conséquent, les points ci-dessus sont combinés pour réveiller le patient de l'inconscience, nourrir le Foie et les Reins, tonifier le Jing-quintessence et la moelle et activer la circulation du sang.

3. Cas d'accident ischémique transitoire

Cas (1)

Mme Chen, âgée de 69 ans, hospitalisée le 7 juin 1978. No. d'admission : 6479.

Motif de consultation

Vertige et faiblesse du côté droit du corps depuis 3 jours.

Antécédents médicaux

La patiente avait des antécédents d'hypertension artérielle depuis 10 ans et elle prenait régulièrement des médicaments. Sa pression artérielle a oscillé entre 210/160 et 120/90 mmHg.

Au matin du 5 juin, elle ressentait un vertige accompagné d'une sensation de lourdeur à la partie supérieure du corps et d'une vision sombre. Les membres droits sont immédiatement devenus faibles avec une tendance de chute. Après un repos de 30 minutes, les symptômes ont disparu, mais ils sont revenus le jour même à 14 heures. La patiente est venue à notre hôpital pour un traitement d'urgence et elle a été retenue pour l'observation. La pression artérielle était de 170/110 mmHg. Elle a reçu une injection intramusculaire de prométhazine et une injection intraveineuse de 60 ml de glucose à une concentration de 50 %. Nous lui avons donné un traitement d'acupuncture lorsque son état est devenu stable.

Rapport d'examen

L'état de la patiente était léthargique avec un teint sans lustre et un regard vague. Elle présentait une faiblesse des membres droits, une bradypragie, une incapacité de marcher sans assistance et une distorsion faciale légère. Langue pâle, enduit mince et blanc, pouls tendu et fin. Le cœur et les poumons étaient normaux, les bruits cardiaques étaient puissants. Le foie et la rate étaient impalpables. Les réflexes physiologiques étaient normaux, sans réflexes pathologiques. La force musculaire du côté droit était de grade 3 et la pression artérielle était de 160/100 mmHg.

Diagnostic

Médecine chinoise : prodrome du syndrome «Zhòngfēng-atteinte du Vent».
Médecine occidentale : accident ischémique transitoire.

Analyse et différentiation du syndrome

La patiente avait près de 70 ans et elle perdait ses dents et ses cheveux, ce qui a démontré un épuisement de Jing-quintessence et un Vide du Qi du Rein. Les symptômes de vertige et de faiblesse des membres ont montré un Vide du Yin du Foie et du Rein. Le Foie et le Rein se trouvent tous au Foyer inférieur et ils sont issus de la même source, la consommation de Jing-quintessence du Rein conduit à une déficience de la moelle et un Vide du Yin du Rein, en conséquence, l'Eau n'irrigue pas le Bois, ce qui provoque l'excès du Yang du Foie. Le vertige est causé par le bouleversement interne du Vent du Foie qui perturbe les orifices supérieurs. La stagnation du Qi et du sang a obstrué les méridiens et les collatéraux et a entraîné une faiblesse du côté droit du corps. Le chapitre de *Vertige-Livres complets de Zhang jingyue (Jǐngyuè Quán Shū-Xuàn Yūn)* dit : *«le vertige ne peut pas apparaître sans déficience, nous devons donc porter notre attention sur celle-ci pour le guérir»*.

Principe de traitement

Réveiller le cerveau et ouvrir les orifices, promouvoir la circulation du Qi et du sang dans les méridiens, nourrir et tonifier le Foie et les Reins.

Prescription des points

PC6	内关	Nèiguān	MC6	6ECS	XB 6
GV26	水沟	Shuǐgōu	DM26	25VG	DM 26
SP6	三阴交	Sānyīnjiāo	RP6	6RP	PI 6
HT1	极泉	Jíquán	C1	1C	XI 1
LR3	太冲	Tàichōng	F3	3 F	GA 3
GB39	悬钟	Xuánzhōng	VB39	39VB	DA 39

Manipulation

Nèiguān (PC6)	Piquer bilatéralement à 1 cun de profondeur d'une manière dispersante avec les mouvements de rotation pendant une minute.
Shuǐgōu (GV26)	Piquer obliquement vers le haut à 0,5 cun de profondeur en dispersion en appliquant technique de va-et-vient avec une petite amplitude jusqu'à ce que les yeux soient mouillés.
Sānyīnjiāo (SP6)	Piquer obliquement vers le bord latéral postérieur du tibia d'une profondeur de 1 à 1,5 cun en tonifiant avec les mouvements de va-et-vient jusqu'à ce que la jambe tremble 3 fois.
Jíquán (HT1)	Piquer perpendiculairement d'une profondeur de 1 à 1,5 cun avec la méthode de dispersion en appliquant les mouvements de va-et-vient jusqu'à ce que le membre supérieur se crispe 3 fois.
Tàichōng (LR3)	Piquer perpendiculairement à 1 cun de profondeur d'une manière dispersante par la rotation de l'aiguille.
Xuánzhōng (GB39)	Piquer perpendiculairement à 1,5 cun de profondeur en tonification avec les mouvements de rotation pour obtenir une sensation d'endolorissement et de distension locale.

Traitement

Appliquer un traitement d'acupuncture deux fois par jour. Le vertige a été soulagé à la fin de la première séance. La force des membres a été presque récupérée au bout de la troisième séance. Après la cinquième séance, tous les symptômes ont été atténués et la capacité motrice était normale. La patiente a été alors cliniquement guérie.

Cas (2)

M. Zhou, âgé de 63 ans, hospitalisé le 17 mars 2004. No. d'admission : F07064.

Motif de consultation

Vertige et faiblesse du côté gauche du corps pendant les 3 derniers jours.

Antécédents médicaux

Le patient avait des antécédents d'hypertension artérielle depuis 20 ans et il prenait les médicaments pour maintenir la pression artérielle entre 120/80 mmHg et 150/100 mmHg. Pourtant, il souffrait régulièrement de vertiges. Au soir du 15 mars, le patient but de l'alcool, sa main gauche devint engourdie et faible, il se sentit également pris de vertiges. Les symptômes ont été soulagés naturellement environ deux heures après l'apparition. Le lendemain matin, le côté gauche du corps était engourdi et faible, le patient avait vertige et il ne pouvait ni marcher de façon stable ni tenir les objets avec sa main gauche. À ce moment-là, il était conscient sans nausée ni vomissement. Il a mesuré sa pression artérielle, étant monté à 170/100 mmHg, il a immédiatement pris le médicament qui a pu lui atténuer les symptômes. Par la suite, il est venu à l'hôpital pour des examens.

Rapport d'examen

Quand le patient est arrivé à l'hôpital, la pression artérielle était de 140/80 mmHg et la fréquence cardiaque était de 72 BPM. Il était conscient, mais vertigineux. Il présentait un teint terne, un corps obèse, un discours clair. Il avait également un engourdissement et une faiblesse du côté gauche du corps qui rendait difficile de marcher ou de tenir des objets dans ses mains. Le cœur et les poumons étaient normaux, le bruit du cœur était fort, le rythme cardiaque était régulier. Le foie et la rate étaient impalpables. Le réflexe physiologique était normal, sans réflexe pathologique. L'IRM du cerveau a montré de multiples lésions molles sur le côté droit de la tempe. Langue rouge, enduit jaune et gras, pouls tendu et glissant.

Diagnostic

Médecine chinoise : prodrome du syndrome «Zhòngfēng-atteinte du Vent».
Médecine occidentale : prodrome ischémique transitoire et hypertension.

Analyse et différentiation du syndrome

Le patient est en surpoids et dépendant de l'alcool, ce qui provoque une accumulation de l'Humidité et de la Chaleur dans son corps. L'accumulation prolongée de l'Humidité se transforme en Tan-phlegme qui bloque les méridiens et les collatéraux et inhibe l'écoulement du Qi et du sang vers les extrémités, d'où un engourdissement des membres. La rétention de l'Humidité et de la Chaleur inhibe la montée de Yang pur et la descente de Yin turbide, d'où le vertige. Langue rouge, enduit jaune et gras et le pouls tendu et glissant étaient des signes de rétention de Tan-Humidité à l'intérieur du corps.

Principe de traitement

Rafraîchir la Chaleur et dissoudre l'Humidité, favoriser la miction pour éliminer le Tan, activer la circulation du Qi dans les méridiens.

Prescription des points

PC6	内关	Nèiguān	MC6	6ECS	XB 6
GV26	水沟	Shuǐgōu	DM26	25VG	DM 26
SP6	三阴交	Sānyīnjiāo	RP6	6RP	PI 6
HT1	极泉	Jíquán	C1	1C	XI 1
LU5	尺泽	Chǐzé	P5	5P	FE 5
BL40	委中	Wěizhōng	V40	54V	PG 40
GB20	风池	Fēngchí	VB20	20VB	DA 20
GB12	完骨	Wángǔ	VB12	17VB	DA 12
TE17	翳风	Yìfēng	TR17	17TR	SJ 17
LI11	曲池	Qūchí	GI11	11GI	DC 11
ST40	丰隆	Fēnglóng	E40	40E	WE 40

Manipulation

Piquer Qūchí (LI11) et Fēnglóng (ST40) perpendiculairement et respectivement d'une profondeur de 1,5 cun et de 2 cun en dispersion avec les mouvements de rotation pour obtenir une sensation de l'endolorissement et de distension. Les autres points sont à manipuler avec la même méthode.

Traitement

Les traitements d'acupuncture ont été appliqués deux fois par jour. Après la première séance, la faiblesse et l'engourdissement des membres ont été soulagés et la force a été retrouvée. Le patient a regagné la plus grande partie de la force du côté gauche du corps au bout de la troisième séance, mais il a continué à suivre le traitement pendant 10 jours de plus pour renforcer les effets curatifs. Il a été cliniquement guéri et autorisé à sortir de l'hôpital après la 13e séance. Une visite de suivi a été effectuée 6 mois après ce traitement, le patient n'a plus d'attaques ou de symptômes.

Commentaire

L'Accident ischémique transitoire (AIT) est une perturbation fonctionnelle transitoire du cerveau ou de la rétine due aux lésions vasculaires intracrâniennes. Ces symptômes cliniques durent généralement environ 10 à 15 minutes, rarement plus d'une heure et ne dépassent jamais 24 heures. Il n'y a jamais de signes résiduels et de symptômes de troubles neurologiques. De plus, le scanner et l'IRM ne présentent aucune lésion constituant une cause probable. Les attaques peuvent se reproduire. Des soins importants doivent être pris pour les patients qui ont souffert d'un AIT parce qu'ils sont plus susceptibles de souffrir d'un AVC à l'avenir. Des études montrent que 4 % à 8 % des patients ayant fait un AIT présenteront des signes de l'AVC dans le mois suivant, 12 % à 13 % manifesteront des signes au cours de la première année et 24 % à 29 % en montreront pendant les cinq premières années. Les patients qui ont eu un AIT souffrent d'AVC de 13 à 16 fois plus souvent que les personnes ordinaires au cours de la première année et 7 fois plus souvent dans les cinq années suivantes.

Actuellement, les facteurs étiologiques de l'AIT sont les symptômes cliniques dus à de nombreuses maladies telles que l'athérosclérose, l'artériosténose, les troubles cardiaques, les dysfonctions de constituants sanguins, les changements hémodynamiques, etc. La pathogénie de l'AIT contient principalement : une micro-embolie, une artère constrictive intracrânienne avec une fluctuation de la pression sanguine, une augmentation de la viscosité du sang ou celle du taux de fibrinogène dans le sang et dans l'artère vertébrale due à la sténose ou à l'obstruction de l'artère anonyme ou de l'artère subclavière.

Les cas de l'AIT possèdent des caractéristiques suivantes : (1) La position du nerf affecté est claire et définie au cours de l'AIT. (2) Les attaques durent moins de 24 heures et elles sont généralement soulagées en moins de 30 minutes. (3) Les patients peuvent avoir une fonction neurologique normale entre les attaques. (4) Il existe des signes de l'artériosclérose cérébrale. (5) Il n'y a pas de signes de l'hypertension intracrânienne.

En MTC, cette maladie a été introduite très tôt par les manifestations cliniques. Par exemple, Dr ZHU Danxi a dit que «le vertige est un prodrome du «syndrome Zhòngfēng-atteinte du vent», Dr Luo Tianyi de la dynastie Yuan a précisé que «la personne qui a un engourdissement ou un handicap du pouce et de l'index serait susceptible de souffrir d'un AVC dans les trois prochaines années». Le chapitre de l'*AVC, Origine et développement des diverses maladies (Zá Bìng Yuán Líu Xì Zhù–Zhòng Fēng Yuán Líu)* dit : «*Qu'est-ce qu'un syndrome léger de Zhongfeng-Atteinte du Vent ? Lorsque le Vent attaque, il n'atteint que les extrémités sans impliquer les organes et les vaisseaux sanguins. Dans ce cas-là, les produits ayant une action forte pour chasser le Vent sont contre-indiqués, car ils risquent d'induire le Vent à l'intérieur. Seules les prescriptions douces sont nécessaires pour régulariser le corps. Si les symptômes du vent sont guéris, mais la cause non traitée ; alors la maladie attaquera de nouveau après une, voire, plusieurs années, elle deviendra plus forte et pourra même menacer la vie du patient*». Dans le livre *Correction des erreurs de la Forêt de Médecine (Yī Lín Gǎi Cuò)*, Dr WANG Qingren a enregistré 34 types de manifestations de prodromes de différentes maladies. Son observation est très méticuleuse et détaillée. Il a souligné que le diagnostic de cette pathologie était souvent négligé et qu'il ne recevait aucune surveillance appropriée, car cette maladie ne présente aucun symptôme de démangeaison, de froid ou de chaleur. Par ailleurs, on relève que ni le régime alimentaire ni les activités quotidiennes n'en sont affectés.

Les patients de ce groupe ont été traités avec un principe thérapeutique appelé «réveiller le cerveau et ouvrir les orifices (thérapie XNKQ)». Les points sur les Méridiens Yin ont été principalement sélectionnés. Nèiguān (PC6) est un point de Réunion-Croisement des huit méridiens extraordinaires qui relie le Méridien Yin Wei, il est également le point Luo-Communication qui appartient au Méridien du Maître du Cœur Jue Yin de la Main. Il peut nourrir le Cœur, calmer le Shen-esprit et promouvoir la circulation du Qi et du sang. Shuǐgōu (GV26) est un point de Réunion-Croisement du Méridien Du et des Méridiens Yang Ming. Le Méridien Du prend sa source à l'utérus, se dirige vers le haut et pénètre dans le cerveau. Il peut normaliser les fonctions du cerveau et réveiller l'esprit, ouvrir les orifices et dégager l'obstruction. Sānyīnjiāo (SP6) est un point de Réunion-Croisement du Méridien Tai Yin, Jue Yin et Shao Yin du Pied, il peut tonifier le Rein et produire la moelle. Jíquán (HT1) et Wěizhōng (BL40) peuvent promouvoir le flux du Qi et du sang dans les méridiens.

Le traitement de l'AIT avec cette prescription des points a montré des résultats satisfaisants sans rechute.

4. Cas d'infarctus cérébral

Cas (1)

M. Su, âgé de 52 ans, hospitalisé le 22 mai 2005. No. d'admission : F01662.

Motif de consultation

Paralysie complète des membres droits accompagnée de trouble de la parole depuis 30 heures.

Antécédents médicaux

Le patient, se sentant surmené, tomba soudainement par terre. Il se réveilla par la suite avec une paralysie complète accompagnée de trouble de la parole. Avant l'attaque, il était conscient et ne ressentait aucun symptôme de céphalée ou de vertige. On l'amena alors à l'hôpital Huanhu pour des examens. Le scanner du cerveau ne montrant aucun signe d'hémorragie. Il fut traité pour thrombolyse cérébrale et déshydratation. Les symptômes ne s'améliorant pas, il fut donc transféré à notre service.

Rapport d'examen

La pression artérielle était de 120/80 mmHg et la fréquence cardiaque était de 76 BPM. Il présentait des symptômes suivants : trouble de la parole, déglutition difficile et mal coordonnée et paralysie complète des membres droits. La force musculaire était de niveau 0, sans céphalée ni vertige. La partie inférieure du côté droit du visage était faible et paralysée. Le réflexe physiologique des membres droits s'est affaibli, le signe de Babinski était positif. Par ailleurs, la tension musculaire des membres droits était plus faible que le côté gauche. La masse musculaire était normale. Le cœur, les poumons et l'abdomen étaient normaux. Langue terne, enduit blanc et gras, pouls tendu et glissant. L'IRM du cerveau a montré un infarctus cérébral à la partie gauche des ganglions de la base, un ramollissement cérébral dans les deux ganglions de la base, du ganglion cérébral droit et du tronc cérébral, une atrophie cérébrale et une sinusite maxillaire du côté droit.

Diagnostic

Médecine chinoise : Syndrome «Zhòngfēng-atteinte du Vent» dû à l'obstruction des méridiens. Médecine occidentale : Infarctus cérébral.

Analyse et différentiation du syndrome

Le patient était âgé d'environ 60 ans, il avait un tempérament irritable et un terrain physique marqué par un vide du Yin du Foie et du Rein. L'Eau n'irrigue pas le Bois, ce qui a conduit à un excès du Yang du Foie et la consommation du Yin. Le Vent interne s'est produit. Ces facteurs pathogènes ont attaqué les orifices de la tête et ont inhibé les activités physiologiques, d'où un syndrome Zhòngfēng-atteinte du Vent (AVC).

Principe thérapeutique

Réveiller le cerveau et ouvrir les orifices, nourrir le Yin du Foie et du Rein, promouvoir la circulation du Qi et du sang.

Prescription des points

PC6	内关	Nèiguān	MC6	6ECS	XB 6
GV26	水沟	Shuǐgōu	DM26	25VG	DM 26
SP6	三阴交	Sānyī jiāo	RP6	6 RP	PI 6
HT1	极泉	Jíquán	C1	1C	XI 1
LU5	尺泽	Chǐzé	P5	5P	FE 5
BL40	委中	Wěizhōng	V40	54V	PG 40
GB20	风池	Fēngchí	VB20	20VB	DA 20
GB12	完骨	Wángǔ	VB12	17VB	DA 12
SJ17	翳风	Yìfēng	TR17	17TR	TE 17
EX-HN12	金津	Jīnjīn			EX-HN 12
EX-HN13	玉液	Yùyè			EX-HN 13

Manipulation

Nèiguān (PC6)	Piquer bilatéralement à 1 cun de profondeur avec les mouvements de va-et-vient et de rotation pendant une minute pour disperser.
Shuǐgōu (GV26)	Piquer obliquement vers le septum nasal à 0,5 de profondeur d'une manière dispersante en appliquant la méthode de va-et-vient avec une petite amplitude jusqu'à ce que les yeux soient mouillés.
Sānyīnjiāo (SP6)	Piquer d'une profondeur de 1 à 1,5 cun avec un angle de 45° de la surface de la peau le long du bord postérieur du tibia en tonification avec les mouvements de va-et-vient jusqu'à ce que les jambes tremblent 3 fois.
Jíquán (HT1)	Piquer perpendiculairement d'une profondeur de 1 à 1,5 cun en dispersion avec la méthode de va-et-vient jusqu'à ce que les jambes tremblent 3 fois.
Tàichōng (LR3)	Piquer à 1 cun de profondeur en dispersion avec les mouvements de va-et-vient jusqu'à ce que les jambes tremblent 3 fois.
Wěizhōng (BL40)	Piquer d'une profondeur de 1 cun en position allongée d'une manière dispersante avec la méthode de rotation pour faire trembler le membre inférieur 3 fois.
Fēngchí (GB20)	Piquer d'une profondeur de 2 à 2,5 cun vers la gorge en tonification en faisant la méthode de rotation avec une petite amplitude et une haute fréquence jusqu'à ce que le patient ait une sensation de l'endolorissement et de distension locale.

Traitement

Au bout de 7 jours de traitement, la fonction motrice des membres a été considérablement récupérée. Le patient pouvait légèrement lever le bras droit et relever sa jambe à 30° de la table. Après 20 jours de traitement, il pouvait marcher lentement avec soutien. Par ailleurs, la force musculaire de l'extrémité supérieure droite était de grade 2. À la fin de 3 mois de traitement, il pouvait marcher et s'occuper de ses activités quotidiennes sans aide.

Cas (2)

M. Deng, âgé de 57 ans, hospitalisé le 17 novembre 2004. No. d'admission : F07605

Motif de consultation

Limitation des mouvements des membres droits et vertige depuis 2 jours.

Antécédents médicaux

Le malade avait normalement un tempérament irritable. Après une dispute avec un collègue, il ressentait une rigidité des membres droits et il était incapable d'utiliser les baguettes pendant le repas, de se boutonner et de s'habiller. Il souffrait également de vertige sans sensation de nausée ou de vomissement. Lorsque le patient est allé à la clinique de santé locale, le médecin a soupçonné une maladie cérébro-vasculaire, il l'a transféré alors directement à notre hôpital.

Rapport d'examen

Le patient était conscient. La pression artérielle était de 130/80 mmHg et le rythme du pouls était de 80 BPM. Les pupilles étaient de taille égale avec une réponse normale à la lumière. Le nystagmus (mouvement involontaire des yeux) s'est produit avec des mouvements oculaires horizontaux. Il avait également la déglutition difficile, le réflexe nauséeux faible, la symétrie bilatérale de la pulsation de l'artère carotide, des bruits cardiaques étouffés, le murmure vésiculaire clair, l'abdomen souple et borborygme. Il présentait, par ailleurs, une limitation des mouvements des membres droits avec une difficulté d'effectuer des mouvements précis. La force musculaire était de grade 4 avec une tension et une fonction musculaires normales. Ses membres gauches étaient hyposensibles à la douleur et à la chaleur. La coordination des mouvements était normale, mais il avait du mal à marcher. Le réflexe physiologique était normal, sans réflexe pathologique. L'IRM du cerveau a montré des lésions ischémiques du côté droit du cervelet. Langue pâle, enduit blanc, pouls profond et fin.

Diagnostic

Médecine chinoise : syndrome «Zhòngfēng-atteinte du Vent» du type «atteinte des méridiens et des collatéraux».
Médecine occidentale : infarctus cérébral.

Analyse et différentiation du syndrome

Le patient a environ 60 ans, il a un tempérament irritable et une constitution physique de Vide du Yin du Foie et du Rein. Lorsque l'eau n'irrigue pas le bois, un excès du Yang du Foie et les émotions incontrôlables se produisent et causent le bouleversement du Vent interne. Les facteurs pathogènes attaquent la partie supérieure du corps et provoquent une obstruction des orifices de la tête en gênant les activités du Shen-esprit et de Qi vital, d'où un AVC.

Principe thérapeutique

Réveiller le cerveau et ouvrir les orifices (thérapie XNKQ), nourrir le Yin du Foie et du Rein, promouvoir la circulation du Qi et du sang dans les méridiens.

Prescription des points

PC6	内关	Nèiguān	MC6	6ECS	XB 6
GV26	水沟	Shuǐgōu	DM26	25VG	DM 26
SP6	三阴交	Sānyīnjiāo	RP6	6RP	PI 6
HT1	极泉	Jíquán	C1	1C	XI 1
LU5	尺泽	Chǐzé	P5	5P	FE 5
BL40	委中	Wěizhōng	V40	54V	PG 40

GB20	风池	Fēngchí	VB20	20VB	DA 20
GB12	完骨	Wángǔ	VB12	17VB	DA 12
TE17	翳风	Yìfēng	TR17	17TR	SJ 17

Manipulation

Nèiguān (PC6)	Piquer bilatéralement à 1 cun de profondeur avec les mouvements de va-et-vient et de rotation pendant une minute pour effectuer une dispersion.
Shuǐgōu (GV26)	Piquer obliquement vers le septum nasal à 0,5 de profondeur d'une manière dispersante en appliquant la méthode de va-et-vient avec une petite amplitude jusqu'à ce que les yeux soient mouillés.
Sānyīnjiāo (SP6)	Piquer d'une profondeur de 1 à 1,5 cun avec un angle de 45° de la surface de la peau le long du bord postérieur du tibia en tonification avec les mouvements de va-et-vient jusqu'à ce que la jambe tremble 3 fois.
Jíquán (HT1)	Piquer perpendiculairement d'une profondeur de 1 à 1,5 cun en dispersion avec la méthode de va-et-vient jusqu'à ce que les bras tremblent 3 fois.
Tàichōng (LR3)	Piquer à 1 cun de profondeur en dispersion avec les mouvements de va-et-vient.
Wěizhōng (BL40)	Piquer d'une profondeur de 1 cun en position allongée d'une manière dispersante avec la méthode de rotation pour faire trembler le membre inférieur 3 fois.
Fēngchí (GB20)	Piquer d'une profondeur de 2 à 2,5 cun vers la gorge en tonification en appliquant la méthode de rotation avec une petite amplitude et une haute fréquence jusqu'à ce que le patient ait une sensation de l'endolorissement et de distension locale.

Traitement

Après 5 jours de traitement, le vertige a été soulagé et les activités physiques étaient plus flexibles. Au bout de 10 jours de traitement, la sensation du côté gauche a été regagnée. À la fin de 15 jours de traitement, le patient a été autorisé à quitter l'hôpital sans symptôme résiduel.

Cas (3)

Mme Zhang, âgée de 61 ans, hospitalisée le 9 mars 2005. No. d'admission : F07898.

Motif de consultation

Hémiplégie droite et trouble de la parole depuis un mois.

Antécédents médicaux

La patiente souffrait d'hypertension artérielle depuis 5 ans. Récemment, elle était surmenée et avait de nombreuses frustrations émotionnelles. La malade ressentait soudain un vertige et une faiblesse des membres droits. Elle avait également des troubles de la parole. Elle a été donc immédiatement emmenée à l'hôpital populaire de Changzhou. Le scanner du cerveau a montré un infarctus lacunaire siège dans les ganglions de la base du côté gauche. La patiente a été hospitalisée. La plupart des symptômes se sont améliorés au bout d'un mois de traitement, mais elle était toujours incapable de bouger ses membres droits. Elle a alors eu recours au traitement d'acupuncture.

Rapport d'examen

La patiente était incapable de bouger ses membres droits ou de rester debout pendant plus de 20 minutes. La force musculaire des membres du côté droit était de grade 3 et les mouvements fins n'étaient pas agiles. Il y avait également un discours incohérent, sans céphalée ni vertige, une toux en buvant, un sillon naso-labial moins marqué du côté droit, une symétrie des rides du front, un mouvement oculaire répétitif et une faiblesse du cou. La pression artérielle était de 130/80 mmHg et le rythme cardiaque était de 80 BPM. Le cœur et les poumons étaient normaux, le réflexe nauséeux était normal, le réflexe du tendon droit était positif (++) et le signe de Babinski était positif (+). Enduit blanc et gras, pouls tendu et glissant. Le Scanner du cerveau a montré des lésions ischémiques du tronc cérébral et une atrophie cérébrale.

Diagnostic

Médecine chinoise : syndrome «Zhòngfēng-atteinte du Vent» du type «atteinte des méridiens et des collatéraux».
Médecine occidentale : infarctus cérébral.

Analyse et différentiation du syndrome

Le surmenage provoque l'épuisement du Yin et du Yang. L'insuffisance du sang du Foie et du Jing-quintessence du Rein ne parvient pas à nourrir le Bois-Foie, ce qui conduit à un excès du Yang du Foie et le bouleversement du Vent interne. Le Yang excessif et le Vent interne remontent vers le haut, obstruent les orifices et perturbent les activités de Shen-esprit, d'où un AVC.

Principe thérapeutique

Réveiller le cerveau et ouvrir les orifices (thérapie XNKQ), nourrir le Yin du Foie et du Rein, promouvoir la circulation du Qi dans les méridiens.

Prescription des points

PC6	内关	Nèiguān	MC6	6ECS	XB 6
GV26	水沟	Shuǐgōu	DM26	25VG	DM 26
SP6	三阴交	Sānyīnjiāo	RP6	6RP	PI 6
HT1	极泉	Jíquán	C1	1C	XI 1

LU5	尺泽	Chǐzé	P5	5P	FE 5
BL40	委中	Wěizhōng	V40	54V	PG 40
GB20	风池	Fēngchí	VB20	20VB	DA 20
GB12	完骨	Wángǔ	VB12	17VB	DA 12
TE17	翳风	Yìfēng	TR17	17TR	SJ 17
EX-HN12	金津	Jīnjīn			EX-HN 12
EX-HN13	玉液	Yùyè			EX-HN 13
LR3	太冲	Tàichōng	F3	3F	GA 3

Manipulation

Nèiguān (PC6)	Piquer bilatéralement à 1 cun de profondeur avec les mouvements de va-et-vient et de rotation pendant une minute pour effectuer une dispersion.
Shuǐgōu (GV26)	Piquer obliquement vers le septum nasal à 0,5 de profondeur d'une manière dispersante en appliquant une méthode de va-et-vient avec une petite amplitude jusqu'à ce que les yeux soient mouillés.
Sānyīnjiāo (SP6)	Piquer d'une profondeur de 1 à 1,5 cun avec un angle de 45° de la surface de la peau le long du bord postérieur du tibia en tonification avec les mouvements de va-et-vient.
Jíquán (HT1)	Piquer perpendiculairement d'une profondeur de 1 à 1,5 cun en dispersion avec la méthode de va-et-vient jusqu'à ce que le bras tremble 3 fois.
Tàichōng (LR3)	Piquer à 1 cun de profondeur en dispersion avec les mouvements de va-et-vient.
Wěizhōng (BL40)	Piquer d'une profondeur de 1 cun en position allongée d'une manière dispersante avec la méthode de rotation pour faire trembler le membre inférieur 3 fois.
Fēngchí (GB20)	Piquer d'une profondeur de 2 à 2,5 cun vers la gorge en tonification en appliquant la méthode de rotation avec une petite amplitude et une haute fréquence jusqu'à ce que le patient ait une sensation de l'endolorissement et de distension locale.

Traitement

Après 7 jours de traitement, la faiblesse des membres a été considérablement récupérée, la patiente pouvait marcher et pratiquer les mouvements fins tels que l'opposition pouce-doigts (l'opposition du pouce aux quatre autres doigts) et l'écriture. Au bout de 14 jours de traitement, elle pouvait marcher librement et parler couramment. Elle a complètement récupéré et a été autorisée à quitter l'hôpital.

Cas (4)

M. He, âgé de 48 ans, hospitalisé le 4 mars 2005. No. d'admission : F07890.

Motif de consultation

Hémiplégie du côté droit et trouble de la parole depuis 22 jours.

Antécédents médicaux

Le patient souffrait d'hypertension artérielle et de vertige depuis 20 ans avec une pression artérielle fluctuante entre 150/90 et 170/100 mmHg. Le 10 février, il ressentait soudain un vertige. Il avait également un trouble de la parole et une paralysie du côté droit du corps. Il était conscient et il ne se sentait pas nauséeux. Il a été admis à l'hôpital populaire dans la province du Henan. L'IMR du cerveau a montré un infarctus pariéto-occipital gauche avec de multiples infarctus du pont de Varole et des deux parties basilaires du cerveau. Après un traitement médical, la pression intracrânienne a baissé, le métabolisme cérébral et le trouble de la parole se sont légèrement améliorés. Le patient a ensuite quitté l'hôpital populaire de Henan et il est venu à notre hôpital pour un traitement ultérieur.

Rapport d'examen

La pression artérielle était de 150/100 mmHg et le rythme du pouls était de 80 BPM. Sans signes de vertige, de nausée ou de vomissement. Il y avait une paralysie du côté droit du corps et une force affaiblie lorsqu'il serrait le poing. Le patient pouvait se tenir debout pendant de courtes périodes avec assistance. La force musculaire était du 3ᵉ degré. Il avait également un trouble de la parole. Il ne pouvait que prononcer une syllabe simple avec une faible capacité de compréhension. Les yeux ont répondu à la lumière et ils ne se sont pas déplacés de manière incontrôlable. Pas de vision double. Le cœur et les poumons étaient normaux. Le réflexe pharyngé était normal. Langue terne, enduit blanc, pouls tendu et glissant.

Diagnostic

Médecine chinoise : syndrome «Zhòngfēng-atteinte du Vent» du type «atteinte des méridiens et des collatéraux».
Médecine occidentale : infarctus cérébral et hypertension.

Analyse et différentiation du syndrome

Le patient avait une longue histoire de vertige en raison d'une constitution physique du vide de Yin et d'excès de Yang. L'âge du patient indique la déficience du Rein. Le surmenage consume le Yin et le sang. L'insuffisance de Yin provoque la montée de Yang qui obstrue les orifices supérieurs de la tête et gêne le Shen-esprit. Le Shen-esprit troublé ne peut pas contrôler le corps efficacement et provoquer un AVC.

Principe thérapeutique

Réveiller le cerveau et ouvrir les orifices (thérapie XNKQ), nourrir le Yin du Foie et du Rein, promouvoir la circulation du Qi dans les méridiens.

Prescription des points

PC6	内关	Nèiguān	MC6	6ECS	XB 6
GV26	水沟	Shuǐgōu	DM26	25VG	DM 26
SP6	三阴交	Sānyīnjiāo	RP6	6RP	PI 6
HT1	极泉	Jíquán	C1	1C	XI 1
LU5	尺泽	Chǐzé	P5	5P	FE 5
BL40	委中	Wěizhōng	V40	54V	PG 40
GB20	风池	Fēngchí	VB20	20VB	DA 20
GB12	完骨	Wángǔ	VB12	17VB	DA 12
BL10	天柱	Tiānzhù	V10	10V	PG 10
TE17	翳风	Yìfēng	TR17	17TR	SJ 17
EX-HN12	金津	Jīnjīn	EX-TC12		EX-TC 12
EX-HN13	玉液	Yùyè	EX-TC13		EX-TC 13
LI4	合谷	Hégǔ	GI4	4GI	DC 4
BL31	上髎	Shàngliáo	V31	31V	PG 31
BL32	次髎	Cìliáo	V32	32V	PG 32
BL33	中髎	Zhōngliáo	V33	33V	PG 33
BL34	下髎	Xiàliáo	V34	34V	PG 34

Manipulation

Piquer Hégǔ (LI4) vers Sānjiān (LI3) d'une profondeur de 1 à 1,5 cun en dispersion avec les mouvements de va-et-vient jusqu'à ce que les doigts puissent s'étendre.

Piquer Shàngliáo (BL31), Cìliáo (BL32), Zhōngliáo (BL33) et Xiàliáo (BL34) bilatéralement d'une profondeur de 0,5 à 1 cun d'une manière dispersante avec les mouvements de va-et-vient jusqu'à ce que les doigts se desserrent.

Les autres points sont à manipuler avec la même méthode.

Traitement

Au bout de 5 jours de traitement, les symptômes de l'hémiplégie se sont améliorés. Le patient était plus agile pour pratiquer les mouvements fins avec la main droite. Il pouvait également serrer le poing avec une force plus puissante. La marche assistée lente était possible, mais il y avait une inversion du pied droit, nous avons donc ajouté quelques points comme Jiěxī (ST41) et Qiūxū (GB40) vers Zhàohǎi (KI6). Après 20 jours de traitement, l'inversion de la cheville s'est beaucoup améliorée. Le malade pouvait répondre à des questions simples, mais son discours n'était pas tout à fait clair. À la fin de 56 jours de traitement, il a obtenu des résultats curatifs et a été autorisé à quitter l'hôpital.

Cas (5)

M. Zhu, âgé de 60 ans, cadre, hospitalisé le 31 octobre 2002. No. d'admission : F06213.

Motif de consultation

Faiblesse de la jambe droite et trouble de la parole depuis 28 jours.

Antécédents médicaux

Après avoir assisté à une fête à la maison de son ami le 3 octobre 2002, le patient avait du mal à déplacer les membres droits et il avait du sommeil, sans nausée ni vomissement. Il présentait également une incontinence urinaire et fécale. Le scanner du cerveau pris à l'hôpital central No. 3 n'a montré rien d'anormal. Une maladie cérébro-vasculaire a été diagnostiquée. Plus tard, un autre Scanner cérébral effectué a montré un infarctus mutable de la partie basilaire, du lobe frontal gauche et du lobe temporal du cerveau. Après avoir reçu une perfusion intraveineuse de la médecine occidentale, son état s'est amélioré, mais il souffrait encore de la faiblesse de la jambe droite et des troubles de la parole. Il a ensuite été transféré à notre hôpital pour un traitement d'acupuncture.

Rapport d'examen

Le patient était conscient, sans céphalée ni vertige. Il y avait une faiblesse de la jambe droite et la force musculaire était du 4ᵉ degré. Il avait du mal à pratiquer des mouvements fins avec la main droite. Il ne pouvait marcher que peu de distance et à vitesse lente. Il se sentait faible surtout en montant les escaliers. Par ailleurs, il parlait avec un discours embarrassé et incompréhensible, sans réflexe pharyngé. Il y avait également une paralysie faciale avec écoulement de bave. Le diamètre des deux pupilles était à 2,5 mm. Les yeux avaient une réaction normale à la lumière et un mouvement fluide sans mouvement brusque. La pression artérielle était de 135/90 mmHg et le rythme du pouls était de 72 BMP. Le cœur et les poumons étaient normaux. Le signe de Babinski était positif (+). Langue rouge, enduit gras, pouls tendu et glissant.

Diagnostic

Médecine chinoise : syndrome «Zhòngfēng-atteinte du Vent» du type «atteinte des méridiens et des collatéraux».
Médecine occidentale : infarctus cérébral.

Analyse et différentiation du syndrome

Le patient avait 60 ans, il présentait des symptômes de Vide du Yin du Foie et du Rein. Lorsque l'eau du Rein ne parvenait pas à irriguer le Bois-Foie, l'excès du Yang du Foie s'est produit. Le malade en surcharge pondérale a montré une rétention de Tan-Humidité qui s'est transformé en Chaleur. Ayant ce genre de constitution physique, la consommation d'alcool a déclenché le bouleversement et la montée du Vent interne du Foie qui a obstrué les orifices du cerveau et a affecté le Shen-esprit. Quand le Shen-esprit ne pouvait pas contrôler le corps, il a causé un AVC.

Principe thérapeutique

Réveiller le cerveau et ouvrir les orifices (thérapie XNKQ), nourrir le Yin du Foie et du Rein, promouvoir le flux du Qi dans les méridiens.

Prescription des points

PC6	内关	Nèiguān	MC6	6ECS	XB 6
GV26	水沟	Shuǐgōu	DM26	25VG	DM 26
SP6	三阴交	Sānyīnjiāo	RP6	6RP	PI 6
HT1	极泉	Jíquán	C1	1C	XI 1
LU5	尺泽	Chǐzé	P5	5P	FE 5
BL40	委中	Wěizhōng	V40	40V	PG 40
GB20	风池	Fēngchí	VB20	20VB	DA 20
GB12	完骨	Wángǔ	VB12	17VB	DA 12
BL10	天柱	Tiānzhù	V10	10V	PG 10
TE17	翳风	Yìfēng	TR17	17TR	SJ 17
EX-HN12	金津	Jīnjīn	EX-TC12		EX-TC 12
EX-HN13	玉液	Yùyè	EX-TC13		EX-TC 13

Manipulation

Les techniques d'acupuncture sont de même que les cas précédemment évoqués.

Traitement

Au bout de 7 jours de traitement, le patient ressentait une récupération évidente de la force de sa jambe droite et une agilité des mouvements raffinés avec sa main droite. Il pouvait également bouger ses orteils du pied droit librement et parler couramment. Après 50 jours de traitement, la fonction de la jambe droite est complètement récupérée. Il pouvait monter et descendre les escaliers lui-même. Il bavait encore de temps en temps, mais il a été autorisé à quitter l'hôpital.

Cas (6)

M. Zhang, âgé de 75 ans, retraité, hospitalisé le 3 septembre 2003. No. d'admission : F06282.

Motif de consultation

Paralysie complète des membres droits et aphasie depuis 6 heures.

Antécédents médicaux

Le patient souffrait d'hypertension artérielle depuis 10 ans. Sa pression artérielle était contrôlée à 140/80 mmHg en prenant de la nifédipine. Le matin de l'attaque, il s'est discuté avec sa famille et il a perdu le contrôle de ses émotions. Il a ressenti immédiatement une faiblesse des membres droits et un trouble de la parole. Il a pris son médicament et s'est reposé, mais ces symptômes persistaient. Une heure plus tard, ses membres droits étaient complètement paralysés et il avait une aphasie. À ce moment-là, il était conscient sans céphalée ni nausée. Il est allé à l'hôpital Jing hai pour les examens. Le scanner du cerveau a montré de multiples infarctus du lobe frontal gauche, du lobe temporal et des parties basilaires. Il est venu ensuite à notre hôpital pour un traitement d'acupuncture.

Examen clinique

Lorsque le patient est arrivé à notre hôpital, la pression artérielle était de 140/90 mmHg et le rythme de pouls était de 92 BMP. Il était conscient avec aphasie, paralysie faciale d'origine centrale du côté droit du visage, nuque faible, existence du battement de la carotide, abdomen souple et borborygme. Le cœur et les poumons étaient normaux. Le diamètre des deux pupilles était de 2,5 mm. Les yeux réagissaient normalement à la lumière, sans tremblement oculaire ou vision double. Le réflexe pharyngé était normal. Les membres droits du patient étaient complètement paralysés avec une force musculaire de grade 0. Il y avait également un spasme incontrôlable du bras droit. La masse musculaire des membres était normale. Le signe de Babinski était positif (+). Langue pourpre, enduit blanc et gras, pouls tendu et rapide.

Diagnostic

Médecine chinoise : syndrome «Zhòngfēng-atteinte du Vent» du type «atteinte des méridiens et des collatéraux».
Médecine occidentale : infarctus cérébral et hypertension artérielle.

Analyse et différentiation du syndrome

Le Vide du Yin du Foie et du Rein a provoqué un excès du Yang du Foie. Les émotions excessives ont causé la montée du Vent interne du Foie et l'agitation du Tan-phlegme et du Feu. Ces facteurs pathogènes ont entraîné l'obstruction des orifices du cerveau et la stagnation de Qi et de sang du corps. Le Shen-esprit troublé ne pouvait pas contrôler le corps, d'où un AVC.

Principe thérapeutique

Réveiller le cerveau et ouvrir les orifices (thérapie XNKQ), nourrir le Yin du Foie et du Rein, promouvoir la circulation du Qi dans les méridiens.

Prescription des points

PC6	内关	Nèiguān	MC6	6ECS	XB 6
GV26	水沟	Shuǐgōu	DM26	25VG	DM 26
SP6	三阴交	Sānyīnjiāo	RP6	6RP	PI 6
HT1	极泉	Jíquán	C1	1C	XI 1
LR3	太冲	Tàichōng	F3	3F	GA 3

Manipulation

Nèiguān (PC6)	Piquer bilatéralement à 1 cun de profondeur en dispersion avec la méthode de va-et-vient pendant une minute.
Shuǐgōu (GV26)	Piquer obliquement vers le septum nasal à 0,5 cun de profondeur d'une manière dispersante en appliquant une méthode de va-et-vient avec une petite amplitude jusqu'à ce que les yeux soient mouillés.
Sānyīnjiāo (SP6)	Piquer d'une profondeur de 1 à 1,5 cun avec un angle de 45° de la surface de la peau le long du bord postérieur du tibia. Il faut appliquer une méthode de va-et-vient.
Jíquán (HT1)	Piquer perpendiculairement d'une profondeur de 1 à 1,5 cun en dispersion avec les mouvements d'enfoncer et de retirer l'aiguille jusqu'à ce que les membres supérieurs tremblent 3 fois.
Tàichōng (LR3)	Piquer à 1 cun de profondeur en dispersion avec la méthode de va-et-vient.

Traitement

Au bout de la 3ᵉ séance, le patient pouvait prononcer des syllabes et déplacer horizontalement ses membres droits. Il pouvait relever sa jambe droite à 20° du lit et lever son bras droit à la hauteur de poitrine après la 10ᵉ séance. Après plus de 2 mois de traitement, il pouvait marcher lentement avec l'aide et s'occuper de ses activités quotidiennes. Cependant, le trouble de la parole persistait encore.

Commentaire

En MTC, l'infarctus cérébral appartient à la catégorie de «Zhòngfēng-Atteinte du Vent» . Le type d'Atteinte des méridiens et des collatéraux est le plus fréquent en clinique. Les causes principales sont Vide du Yin du Foie et du Rein, Vide du Yin et l'excès du Yang et accumulation du Tan-Humidité à l'intérieur du corps. Les facteurs déclenchants sont les six Qi pervers, les sept activités émotionnelles, l'alimentation, le surmenage et les activités sexuelles excessives, etc. Il existe un accord commun selon lequel l'AVC est provoqué par la cause suivante : le bouleversement interne du Vent du Foie à la suite du Vide du Yin et de l'Excès du Yang. Le Vent interne mêlé du Qi, du Sang, du Tan et du Feu remonte vers le haut, obstruent les orifices purs du cerveau et perturbent le Shen-esprit, provoquant la maladie. Le principe thérapeutique de la technique appelée «Xǐng Nǎo Kāi Qiào (XNKQ)» consiste principalement à «réveiller le cerveau et ouvrir les orifices, nourrir et tonifier le Foie et le Rein, désobstruer les méridiens et les collatéraux». Il possède une combinaison de points soigneusement choisis et des techniques de manipulation spécifiques qui ont montré des résultats satisfaisants en clinique. Beaucoup de patients peuvent recevoir des résultats immédiats après le premier traitement. Plus tôt les patients recevront un traitement après la crise de l'AVC, plus les résultats obtenus seront efficaces.

La technique d'acupuncture XNKQ comporte trois caractéristiques : premièrement, c'est le développement de la connaissance de l'étiologie et de la pathologie de la maladie. Dans l'antiquité, les médecins pensaient que le «Vent interne» chez les patients atteints d'AVC provenait du «Vent externe». Au cours des dynasties Jin et Yuan, les médecins chinois se sont rendus compte que «le Vent interne ne venait pas de l'extérieur du corps, il a été provoqué par par une maladie viscérale. » Pendant les dynasties Ming et Qing, l'étio-pathogénie de l'AVC a été décrit comme «Vent interne». Le Dr YE Gui a déclaré : «*Lorsque le Jing-quintessence et le sang sont déficients et épuisés, il y a une incapacité pour l'Eau à nourrir le Bois. La malnutrition du Bois provoque un excès du Yang du Foie et un bouleversement du Vent interne*». Un autre médecin célèbre de MTC, ZHANG Bolong a également déclaré : «*En raison de la déficience du Yin et de l'excès du Yang, l'Eau n'irrigue pas le Bois. De plus, un bouleversement du Vent interne est apparu au moment où le Yang du Foie était en excès. L'AVC est donc dû à la montée du Qi, du Feu et du Tan*». Leurs opinions sont semblables aux interprétations modernes de la MTC sur l'AVC. Pourtant, du point de vue de la médecine moderne, les deux syndromes «trouble de la conscience accompagné de la paralysie de membres» et «crise aiguë du système cérébro-vasculaire» sont tous causés par une vraie lésion du cerveau. Par ailleurs, les activités vitales telles que la conscience humaine, les fonctions cognitives et le mouvement du corps dépendent tous de la régulation normale du système nerveux central. Ceci est appelé le Shen-esprit en MTC. LI Shizhen s'est opposé à la théorie de «*le Cœur gouverne les activités psychomentales*», au lieu de cela, il a déclaré : «*Le cerveau est le logis de Shen-esprit originel*». Il a donc connecté le cerveau aux fonctions de Shen-esprit. En raison de la connaissance historique limitée, le «Shen-esprit originel» est une compréhension simplifiée de la conception de «Shen-esprit». En pratique clinique, une «Atteinte du Vent-Zhòngfēng» indique que les symptômes tels que déviation de la bouche et de l'œil, trouble de la parole et hémiplégie, peu importe s'il existe ou non un trouble de la conscience, sont tous causés par le dysfonctionnement du Shen-esprit, au sens large de ce mot. Il y a de nombreuses discussions sur la compréhension du sens étroit et du sens large du terme «Shen-esprit». Cependant, on met toujours le Cœur au premier plan et que l'on ne mentionne que «le cerveau est la mer de la moelle». En MTC, nous décrivons alors le mécanisme de l'Atteinte du Vent (l'AVC) comme «obstruction des orifices et dissimulation du Shen-esprit». Si les orifices du cerveau sont bloqués, le Shen-esprit ne peut pas être clair, les membres ne peuvent pas se déplacer normalement et les mots ne peuvent pas être clairement exprimés. La technique d'acupuncture de «réveiller le cerveau et ouvrir les orifices (XNKQ)» peut traiter la cause principale de l'AVC. Le nom de cette technique est ainsi une connaissance profonde de l'étio-pathogénie de cette maladie.

La deuxième caractéristique concerne la sélection et la prescription des points. Dans les temps anciens, les points essentiels du traitement de l'Atteinte du Vent (l'AVC) sont dans le but de disperser le vent et d'activer la circulation du Qi dans les méridiens. Les médecins ont souvent pris les points sur les méridiens Yang Ming qui possèdent du Qi et du sang abondants. En revanche, dans la technique d'acupuncture de «XNKQ», nous choisissons des points sur les méridiens Yin comme points principaux pour ouvrir les orifices et éliminer des obstructions. Nous considérons des points sur les méridiens Yang comme points auxiliaires afin de débloquer les méridiens et les collatéraux. C'est une approche thérapeutique différente de celle qui explique que «le Méridien Yang Ming gouverne le système musculaire de tout le corps» et «Dans le traitement du Syndrome Wei-atrophie musculaire, les points au Méridiens Yang Ming sont les plus importants».

La troisième caractéristique porte sur les techniques de direction, de profondeur et de manipulation des aiguilles. Il existe un principe de traitement important en MTC qui dit «Tonifier en cas de Vide, disperser en cas de Plénitude». Cette théorie est également appliquée dans le traitement d'acupuncture. Cependant, la puncture des mêmes points à différentes profondeurs, directions et techniques de manipulation variera considérablement les résultats. La thérapie «XNKQ» possède une combinaison spécifique de points. Elle précise également la profondeur d'insertion et la direction de l'aiguille pour favoriser un effet curatif optimal. Cette nouvelle technique est basée sur la compréhension actuelle de l'étio-pathogénie de l'AVC. Elle peut réveiller le cerveau, ouvrir les orifices, nourrir et tonifier le Foie et le Rein, débloquer les méridiens et les collatéraux, tonifier et disperser simultanément pour traiter en même temps le Biao-symptômes et le Ben-cause et obtenir un double effet.

Afin de vérifier l'efficacité de la technique d'acupuncture «XNKQ» et de discuter du mécanisme de ses fonctions, nous avons effectué plusieurs recherches avant et après le traitement d'acupuncture comme l'exploration électrophysiologique, la comparaison entre notre nouvelle technique et la technique traditionnelle en mesurant la microcirculation et l'indice hémorhéologique chez les patients atteints d'AVC. Il y avait une différence significative avant et après le traitement, ce qui a prouvé que la technique d'acupuncture «XNKQ» possède un effet sur la décontraction des muscles et la circulation sanguine du cerveau. Toutes recherches basiques, de cellule à molécule, de macroscopie à microscopie, enrichissent la théorie de la MTC, fournissent des preuves scientifiques et une efficacité de la science moderne pour différentes techniques d'acupuncture.

5. Cas d'hémorragie cérébrale

Cas (1)

M. Liu, âgé de 62 ans, cadre, hospitalisé le 10 août 1978. No. d'admission : 6659.

Motif de consultation

Céphalée, vertige et instabilité en position debout depuis 15 jours.

Antécédents médicaux

Le patient souffrait d'une céphalée sévère et avait la sensation que se tête était ouverte. Il souffrait également de vertige, de vision floue et de vomissement du contenu gastrique. Son fils, un médecin, lui a pris la pression artérielle. Elle était de 200/150 mmHg et il lui a prescrit du Verticillium et de la réserpine. Deux heures plus tard, la pression artérielle du patient était descendue à 200/100 mmHg. À ce moment-là, le patient était conscient et agité, il souffrait de céphalée, de trouble de la parole, de vertige et son corps penché vers la gauche quand il était debout. Le patient était conscient lorsqu'il est arrivé à l'hôpital le lendemain. Il avait les symptômes suivants : vomissement fréquent avec vomi brun, céphalée occipitale, selles noires (couleur de goudron). La ponction lombaire a montré un liquide céphalo-rachidien sanglant. Le diagnostic était une hémorragie du cervelet. Le patient a reçu des médicaments tels que le glucose, le dicynone, etc. Après deux semaines d'hospitalisation, il est revenu à notre hôpital pour un traitement d'acupuncture.

Rapport d'examen

La pression artérielle était de 160/90 mmHg et le rythme du pouls était de 84 BPM. Le patient était conscient accompagné de symptômes suivants : asthénie mentale, les yeux fermés sans envie de les ouvrir, des pupilles de tailles égales, rondes, et réactives à la lumière, un nystagmus horizontal, une paralysie faciale d'origine centrale du côté gauche du visage, un mouvement agile du palais mou, un réflexe pharyngé normal, la langue s'est tiré droite, une raideur de la nuque, un battement faible de l'artère carotide interne droite et un thorax en tonneau. Il y avait également un râle bulleux aux deux bases pulmonaires et une note de percussion hyperrésonnante. Les bruits cardiaques lointains et assourdis, un rythme cardiaque régulier. L'abdomen plat et souple avec borborygme, sans douleur à la pression. Le foie et la rate étaient impalpables. Le mouvement des quatre membres, la force musculaire et la réaction physiologique étaient normaux. Langue violacée, enduit mince et jaune, pouls tendu et glissant. L'examen du font d'œil a montré une bordure peu claire de la papille optique. L'examen ultrasonique a montré que la ligne médiane était normale et que le ventricule latéral était cependant agrandi.

Diagnostic

Médecine chinoise : syndrome «Zhòngfēng-atteinte du Vent».
Médecine occidentale : hémorragie cérébrale.

Analyse et différentiation du syndrome

Le patient avait 62 ans, le Qi du Rein était affaibli. Il avait également un terrain sujet à un excès de Yang dû à un vide de Yin. Une émotion excessive a provoqué la montée du Yang du Foie et le bouleversement du Vent interne. Celui-ci a remonté avec le Tan-phlegme et le Feu, ils ont envahi le cerveau et obstrué les orifices pour dissimuler le Shen-esprit. Lorsque le Shen-esprit ne parvenait pas à contrôler le Qi du corps, un syndrome «atteinte du Vent» (crise d'AVC) s'est produit avec des symptômes tels que déviation de la bouche, trouble de la parole, céphalée, raideur de la nuque et faiblesse des membres. Le Bois-Foie agressait la Terre, la Rate et l'Estomac ont été donc affectés. La montée du Qi a causé le vomissement fréquent. Le Vide de Yin a entraîné une chaleur interne, le sang circule donc de manière incontrôlable, d'où l'hématémèse et les selles avec du sang ; cette chaleur a affecté encore le Shen-esprit et conduit à l'agitation. La langue et le pouls sont les manifestations des syndromes de Chaleur interne dus à un Vide de Yin et Accumulation de Tan-trouble.

Principe thérapeutique

Réveiller le cerveau et ouvrir les orifices (thérapie XNKQ), nourrir et tonifier le Foie et le Rein, désobstruer les méridiens et les collatéraux.

Prescription des points

PC6	内关	Nèiguān	MC6	6ECS	XB 6
GV26	水沟	Shuǐgōu	DM26	25VG	DM 26
SP6	三阴交	Sānyīnjiāo	RP6	6RP	PI 6
HT1	极泉	Jíquán	C1	1C	XI 1
LR3	太冲	Tàichōng	F3	3F	GA 3

Manipulation

Nèiguān (PC6)	Piquer bilatéralement à 1 cun de profondeur en dispersion avec la méthode de va-et-vient et de rotation pendant une minute.
Shuǐgōu (GV26)	Piquer obliquement vers le septum nasal à 0,5 cun de profondeur d'une manière dispersante en appliquant la méthode de va-et-vient avec une petite amplitude jusqu'à ce que les yeux soient mouillés.
Sānyīnjiāo (SP6)	Piquer d'une profondeur de 1 à 1,5 cun avec un angle de 45° de la surface de la peau le long du bord postérieur du tibia. Il faut appliquer une méthode de va-et-vient pour tonifier jusqu'à ce que la jambe tremble 3 fois.
Jíquán (HT1)	Piquer perpendiculairement d'une profondeur de 1 à 1,5 cun en dispersion avec les mouvements d'enfoncer et de retirer l'aiguille jusqu'à ce que le membre supérieur tremble 3 fois.
Tàichōng (LR3)	Piquer à 1 cun de profondeur en dispersion avec la méthode de va-et-vient jusqu'à ce que le patient ait une sensation d'endolorissement et de distension locale.

Traitement

Après la première séance, le saignement du tube digestif supérieur a été contrôlé et le vomissement s'est arrêté. Au bout d'une semaine de traitement, la céphalée a été considérablement soulagée et le sommeil devenait normal. Cependant, le vertige et l'instabilité en position debout persistaient. Quatre semaines plus tard, la céphalée a disparu, le patient pouvait rester stable et marcher avec assistance. Mais il souffrait de vertige occasionnel et de trouble de la parole. Après 45 jours de traitement, la céphalée et le vertige ont complètement disparu. Le patient pouvait parler clairement et marcher en équilibre seul. Il pouvait de nouveau s'occuper de ses activités quotidiennes.

Cas (2)

Mme Wang, âgée de 54 ans, paysanne, hospitalisée le 30 octobre 1978. No. d'admission : 6873.

Motif de consultation

Hémiplégie du côté droit depuis 19 jours et spasme facial depuis 7 jours.

Antécédents médicaux

La patiente a eu de la difficulté à marcher le 11 octobre 1978, elle ressentait un engourdissement du côté droit du visage et elle avait un tic au coin de la bouche. Puis, elle sentait un engourdissement et une faiblesse des membres droits. Ensuite, elle est soudainement tombée par terre et a perdu la conscience. Elle a vomi deux fois le contenu gastrique. Elle a été emmenée immédiatement à l'hôpital neurologique. La puncture lombaire a montré un liquide céphalo-rachidien sanglant. On lui a administré des médicaments occidentaux comme mannite. La malade a retrouvé la conscience le lendemain, mais elle présentait une céphalée temporelle et occipitale et une douleur à la nuque. Le 13 octobre, ses symptômes se sont améliorés. Elle est donc venue à notre hôpital pour un traitement d'acupuncture. Le 23 octobre, la patiente ressentait soudain une céphalée forte ainsi qu'un trouble de la conscience. Elle a reçu un médicament chinois «Shí Xiāng Dān». Le lendemain, elle a repris la conscience. À partir de là, sa paupière droite et son muscle facial se tremblaient souvent, de ce fait, elle a été hospitalisée pour un traitement régulier.

Examen clinique

La pression artérielle était de 150/90 mmHg, le rythme du pouls était de 80 BPM. La patiente était consciente et très coopérative. Des pupilles de tailles égales, rondes, et réactives à la lumière. Il y avait une paralysie faciale du côté droit et une langue déviée vers la droite. Elle présentait également un réflexe pharyngé normal, une symétrie bilatérale du palais mou, une uvula au milieu, un cou souple, une cage thoracique symétrique, un rythme cardiaque régulier. La bordure cardiaque était dans les limites normales. Le murmure vésiculaire était rude à la base du poumon gauche avec un râle sec occasionnel. L'abdomen souple, le bord inférieur du foie palpable sous la côte. Le patient pouvait bouger les membres droits, mais il ne pouvait pas marcher. Il y avait un équilibre normal, sans perturbation de la sensibilité profonde et superficielle. Le réflexe physiologique était normal. Le signe de Babinski était positif (+). Enduit jaune et gras, pouls tendu et glissant.

Diagnostic

Médecine chinoise : syndrome «Zhòngfēng-atteinte du Vent» du type «atteinte des méridiens et des collatéraux».

Médecine occidentale : hémorragie cérébrale.

Analyse et différentiation du syndrome

La patiente avait 54 ans. Elle avait vide du Yin du Foie et du Rein. Le Yin du Rein ne pouvait pas nourrir le Foie-Bois, ce qui a provoqué le bouleversement du Vent interne. Il y avait également une agitation/un excès du Yang du Foie dû au surmenage. Ils ont entraîné un désordre du flux de Qi et du sang et un flux excessif du sang en dehors des collatéraux. Les orifices du cerveau se sont bloqués et le Shen-esprit était dissimulé, ce qui a causé une «atteinte du Vent» (une crise d'AVC). L'obstruction du Vent-Tan dans les collatéraux a entraîné la confusion mentale avec mauvaise mémoire, la paralysie des membres et la déviation de la bouche. Étant donné que le Vent-Tan a accumulé à la gorge, il y avait une toux occasionnelle en buvant. Le spasme facial a été causé par le Vent interne.

Principe thérapeutique

Réveiller le cerveau et ouvrir les orifices, nourrir et tonifier le Foie et le Rein, désobstruer les méridiens et les collatéraux.

Prescription des points

PC6	内关	Nèiguān	MC6	6ECS	XB 6
GV26	水沟	Shuǐgōu	DM26	25VG	DM 26
SP6	三阴交	Sānyīnjiāo	RP6	6RP	PI 6
HT1	极泉	Jíquán	C1	1C	XI 1
LU5	尺泽	Chǐzé	P5	5P	FE 5
LI4	合谷	Hégǔ	GI4	4GI	DC 4
BL40	委中	Wěizhōng	V40	40V	PG 40
GB20	风池	Fēngchí	VB20	20VB	DA 20
TE17	翳风	Yìfēng	TR17	17TR	SJ 17

Manipulation

Nèiguān (PC6)	Piquer bilatéralement à 1 cun de profondeur en dispersion avec la méthode de va-et-vient et de rotation pendant une minute.
Shuǐgōu (GV26)	Piquer obliquement vers le septum nasal à 0,5 cun de profondeur d'une manière dispersante en appliquant la méthode de va-et-vient avec une petite amplitude jusqu'à ce que les yeux soient mouillés.
Sānyīnjiāo (SP6)	Piquer d'une profondeur de 1 à 1,5 cun avec un angle de 45° de la surface de la peau le long du bord postérieur du tibia en appliquant une méthode de va-et-vient.
Jíquán (HT1)	Piquer perpendiculairement d'une profondeur de 1 à 1,5 cun en dispersion avec les mouvements d'enfoncer et de retirer l'aiguille jusqu'à ce que le membre supérieur tremble 3 fois.
Hégǔ (LI4)	Piquer perpendiculairement à 1 cun de profondeur d'une manière dispersante avec les mouvements de rotation jusqu'à ce que le patient ait une sensation d'endolorissement et de distension locale.
Yìfēng (TE17)	Piquer d'une profondeur de 2 à 2,5 cun en ouvrant la bouche d'une manière tonifiante avec la méthode de rotation.
Chǐzé (LU5)	Piquer perpendiculairement 1 cun.
Wěizhōng (BL40)	Piquer à une profondeur de 2 cun, perpendiculairement avec une méthode de dispersion de va-et-vient de l'aiguille pour stimuler la sensation des aiguilles vers les orteils trois fois.
Fēngchí (GB20)	Piquer avec la méthode de tonification par rotation de l'aiguille.

Les autres points sont à manipuler de la même manière que les cas mentionnés précédemment.

Traitement

Après la première séance, l'état de la patiente était stable. Au bout d'une semaine de traitement, elle pouvait marcher avec assistance et boire sans toux. Le spasme facial était sous contrôle. Après deux semaines de traitement, elle a complètement récupéré et a été autorisée de quitter l'hôpital.

Cas (3)

M. Gu, âgé de 37 ans, cadre, hospitalisé le 16 août 2003. No. d'admission F06658.

Motif de consultation

Paralysie des membres droits et aphasie depuis plus de deux mois.

Antécédents médicaux

Le patient souffrait d'hypertension artérielle depuis 3 ans. Il y a deux mois, il a soudainement ressenti une faiblesse des membres droits en conduisant sa voiture et il a été emmené à l'hôpital local. Au moment où il y est arrivé, il était en coma et le côté droit du corps était complètement paralysé. Le Scanner du cerveau a montré une hémorragie cérébrale d'environ 50 ml à la base gauche du cerveau, en conséquence, il a été hospitalisé pour un traitement. Le malade a été traité avec une méthode de déshydratation afin de réduire la pression intracrânienne et de maintenir l'équilibre électrolytique. Douze jours plus tard, il est venu à notre hôpital pour un traitement d'acupuncture.

Rapport d'examen

Le patient était conscient avec asthénie mentale et aphasie. Il était capable de prononcer des syllabes simples. Les membres droits étaient complètement paralysés. La force musculaire était de grade 0. Il y avait une hyperréflexie tendineuse sur le côté droit et une faiblesse de la sensibilité profonde et superficielle sur le côté droit. Des pupilles étaient de tailles égales et réactives à la lumière. La pression artérielle était de 135/100 mmHg. Le murmure vésiculaire était clair. Langue rouge, enduit mince et blanc, pouls tendu et fin.

Diagnostic

Médecine chinoise : syndrome «Zhòngfēng-atteinte du Vent».
Médecine occidentale : hémorragie cérébrale et hypertension artérielle.

Analyse et différentiation du syndrome

Le patient avait environ 40 ans. Il a une constitution physique du Vide du Yin du Foie et du Rein. L'insuffisance du Yin du Rein ne pouvait pas nourrir le Foie-Bois. En outre, il s'est récemment senti fatigué. Le Vent du Foie a remonté vers le haut et a dérangé le cerveau, ce qui a amené une obstruction des orifices et une dissimulation du Shen-esprit. Étant donné que le Shen-esprit ne pouvait pas contrôler le Qi du corps, l'AVC s'est produit.

Principe thérapeutique

Réveiller le cerveau et ouvrir les orifices (thérapie XNKQ), nourrir et tonifier le Yin du Foie et du Rein, promouvoir le flux du Qi dans les méridiens et les collatéraux.

Prescription des points

PC6	内关	Nèiguān	MC6	6ECS	XB 6
GV26	水沟	Shuǐgōu	DM26	25VG	DM 26
SP6	三阴交	Sānyīnjiāo	RP6	6RP	PI 6
HT1	极泉	Jíquán	C1	1C	XI 1
LU5	尺泽	Chǐzé	P5	5P	FE 5
BL40	委中	Wěizhōng	V40	40V	PG 40

GB20	风池	Fēngchí	VB20	20VB	DA 20
GB12	完骨	Wángǔ	VB12	17VB	DA 12
TE17	翳风	Yìfēng	TR17	17TR	SJ 17
EX-HN12	金津	Jīnjīn	EX-TC12		EX-TC 12
EX-HN13	玉液	Yùyè	EX-TC13		EX-TC 13

Manipulation

Faire la saignée aux points Jīnjīn (EX-HN12) et Yùyè (EX-HN13). Les autres points sont à manipuler de la même manière que les cas mentionnés précédemment.

Traitement

Au bout de 40 jours de traitement, l'activité des membres droits s'était considérablement améliorée. Le patient pouvait se lever avec l'aide. Il pouvait également parler plus clairement.

Commentaire

Au cours de la phase critique de l'hémorragie cérébrale, les patients ont été traités par un traitement combiné de médecine chinoise et de médecine occidentale pour contrôler la pression intracrânienne et fournir un traitement immédiat.

Une fois que la phase aiguë est passée, l'état du patient devient stable. Mais en ce moment-là, le Qi et le sang sont encore faibles. Par ailleurs, les fonctions du cerveau, les capacités motrices et la parole n'ont pas été récupérées. Les principes thérapeutiques, en conséquence, doivent consister à réveiller le cerveau et ouvrir les orifices (thérapie XNKQ), à nourrir le Yin du Foie et du Rein et à favoriser le flux du Qi dans les méridiens.

Traditionnellement, le traitement d'acupuncture à la phase initiale de l'hémorragie cérébrale est inapproprié. Pourtant, sur la base de nos expériences cliniques, il est nécessaire de traiter les patients atteints d'hémorragie cérébrale avec l'acupuncture afin de raccourcir la durée de la maladie et de favoriser une récupération rapide de la capacité motrice des membres et de la parole. Il est également nécessaire d'éviter les séquelles sévères.

6. Cas de céphalée

Cas (1)

Mme He, âgée de 34 ans, enseignante, hospitalisée le 12 avril 1978.

Motif de consultation

Douleur paroxystique à la tempe droite depuis 10 ans.

Antécédents médicaux

La patiente souffrait souvent de céphalée à la tempe droite à partir de l'âge de 24 ans, ce qui s'aggravait avant ou pendant la menstruation. Elle avait éblouissement et ses yeux se contractaient pendant environ 20 minutes avant que la douleur ne commence. La douleur pouvait même entraîner des nausées et des vomissements qui duraient de 2 à 3 jours. L'EEG, la radiographie du crâne et l'examen du fond d'œil étaient tous normaux. La prise de l'ergotamine et de la caféine pouvait soulager temporairement la douleur, mais la céphalée revenait régulièrement. Elle est donc venue à notre hôpital pour un traitement d'acupuncture.

Rapport d'examen

La patiente était consciente. Elle avait une douleur pulsative fixe à la tempe droite. Teint pâle, langue pâle, enduit blanc, pouls tendu et fin. L'examen des nerfs crâniens était négatif (–). La pression artérielle était de 120/80 mmHg. Le rhéoencéphalogramme a montré l'onde hypotonique de l'électrode bilatérale frontale et temporelle.

Diagnostic

Médecine chinoise : céphalée.
Médecine occidentale : céphalée vasculaire.

Analyse et différentiation du syndrome

Les facteurs pathogènes chroniques peuvent pénétrer dans les collatéraux et causer des maladies. La patiente souffrait de céphalée fixe avant et pendant les règles à cause de la stase de sang dans les méridiens et les collatéraux. La douleur est donc causée par la mauvaise circulation de Qi et de sang. Par ailleurs, la tête est la convergence des méridiens Yang. Le Méridien Shao Yang «part du canthus externe, monte à l'angle frontal, redescend derrière l'oreille…». Si ce méridien est affecté, il montera des symptômes tels que céphalée, douleur du canthus externe et de la zone sous-maxillaire. Il est clair que la perturbation de la circulation sanguine dans le méridien Shao Yang peut entraîner une douleur temporelle et oculaire. Langue pâle, enduit mince et blanc, pouls tendu et glissant indiquent tous l'obstruction des méridiens due à la stase de sang.

Principe thérapeutique

Promouvoir le flux du Qi et du sang dans les Méridiens Shao Yang, activer la circulation sanguine pour dissoudre la stase de sang et désobstruer les méridiens.

Prescription des points

GB20	风池	Fēngchí	VB20	20VB	DA 20
GB38	阳辅	Yángfǔ	VB38	38VB	DA 38
GB8	率谷	Shuàigǔ	VB8	8VB	DA 8
LI4	合谷	Hégǔ	GI4	4GI	DC 4
LR3	太冲	Tàichōng	F3	3F	GA 3
BL18	肝俞	Gānshū	V18	18V	PG 18
BL20	脾俞	Píshū	V20	20V	PG 20
BL23	肾俞	Shènshū	V23	23V	PG 23

Manipulation

Fēngchí (VB20)	Piquer à 1,5 cun de profondeur en tonifiant avec la méthode de rotation pendant 1 minute.
Yángfǔ (GB38)	Piquer obliquement vers le haut d'une profondeur de 1,5 cun d'une manière dispersante en appliquant la méthode de rotation jusqu'à ce que la sensation de l'aiguille irradie vers le genou.
Shuàigǔ (GB8)	Piquer horizontalement à 0,5 cun de profondeur avec une méthode neutre pour avoir une sensation de distension locale.
Hégǔ (LI4)	Piquer perpendiculairement à 1 cun de profondeur en dispersion avec la méthode de rotation jusqu'à ce que le patient ait une sensation de distension locale.
Tàichōng (LR3)	Piquer perpendiculairement à 1 cun de profondeur en dispersion avec la méthode de rotation jusqu'à ce que le patient ait une sensation de distension locale.
Gānshū (BL18)	Piquer obliquement vers la colonne vertébrale d'une profondeur de 0,5 à 1 cun en tonification avec les mouvements de rotation jusqu'à ce que la sensation de l'aiguille irradie vers le thorax.
Píshū (BL20)	Technique identique à celle pour Gānshū (BL18).
Shènshū (BL23)	Technique identique à celle pour Gānshū (BL18).

Traitement

Les traitements d'acupuncture ont été effectués deux fois par jour. Après le traitement, la céphalée pulsative a été soulagée, mais la patiente a ressenti une sensation douloureuse chaque fois qu'elle a cligné des yeux. Au bout de 40 jours de traitement, les maux de tête ont été considérablement atténués. Un mois et demi plus tard, la céphalée n'est pas revenue. La patiente a été cliniquement guérie.

Cas (2)

Mme Zhang, 21 ans, étudiante, hospitalisée le 18 novembre 1981. No. d'admission : 11182.

Motif de consultation

Maux de tête depuis 3 ans qui se sont aggravés depuis les dix derniers mois.

Antécédents médicaux

La patiente souffrait des maux de tête après une colère en novembre 1978. À ce moment-là, les symptômes se sont apaisés seuls en une demi-heure, ils n'attiraient pas son attention. Mais suite à une colère en décembre 1980, la patiente souffrait d'une sensation de tension et de lourdeur à la tête quand elle travaillait, et elle a pris du Naolingsu (un médicament chinois à base de plantes) comme médicament pendant un mois pour atténuer les maux, pourtant les symptômes ne se sont pas améliorés. En février 1981, un examen d'électroencéphalogramme a permis de diagnostiquer sa maladie comme une «névralgie crânienne» et elle s'est fait prescrire des médicaments conventionnels qui n'ont pas marché du tout. Les maux de tête se sont principalement localisés au milieu du front, entre les sourcils, et pendant les crises de céphalées, la lumière et la fumée pouvaient provoquer une sensation de brûlure aux yeux. Au mois d'août, la patiente était admise dans notre hôpital pour un traitement d'acupuncture.

Rapport d'examen

La patiente avait un état d'esprit médiocre et un air souffrant, une douleur pulsative au front et à la région sous-orbitaire, la langue rouge avec peu d'enduit, le pouls fin et rapide. La température de la patiente était de 36,3 °C, son pouls était de 98 BPM, le rythme de sa respiration était 24 fois par minute, sa pression artérielle était 100/60 mmHg. L'examen sur les nerfs crâniens était normal. Le cœur, les poumons, le foie et la rate étaient normaux. Les réflexes physiologiques étaient aussi normaux et il n'y avait pas de réflexes pathologiques.

Diagnostic

(1) Médecine chinoise : céphalée.
(2) Médecine occidentale : céphalée vasculaires.

Analyse et différentiation du syndrome

Les maux de tête de la patiente étaient dus à la détresse émotionnelle, ce qui a conduit la stagnation du Qi du Foie, qui s'est transformée en un feu pathogène, ce feu s'est levé troubler les orifices purs de la tête. Se localisant notamment au front, ces maux de tête sont appelés «Céphalée de Yang Ming», car le trajet du méridien Yang Ming circule au front en suivant la ligne du cuir chevelu. Ce méridien est riche en Qi et en sang, un blocage de Qi et de sang peut conduire aux maux de tête. Par ailleurs, la langue rouge avec peu d'enduit et le pouls fin rapide signifient le feu du Foie et de la Vésicule Biliaire, ce qui trouble le méridien du Cœur et consume le Yin du Cœur.

Principe thérapeutique

Détendre le Qi du Foie et dissoudre la stase pour atténuer la douleur.

Prescription des points

LR3	太冲	Tàichōng	F3	3F	GA 3
BL2	攒竹	Cuánzhú	V2	2V	PG 2
LI4	合谷	Hégǔ	GI4	4GI	DC 4
GB20	风池	Fēngchí	VB20	20VB	DA 20
GB38	阳辅	Yángfǔ	VB38	38VB	DA 38

Manipulation

Tàichōng (LR3)	Piquer perpendiculairement à 1 cun de profondeur avec une méthode de dispersion par les mouvements de rotation, ceci se fait au rythme de respiration de la patiente.
Cuánzhú (BL2)	Piquer à une profondeur de 0,5 cun et le stimuler par une technique neutre jusqu'à ce qu'une sensation d'endolorissement et de distension apparaisse.
Hégǔ (LI 4)	Piquer le point perpendiculairement à une profondeur de 1 cun en dispersion avec la technique de rotation.
Fēngchí (GB20)	Stimuler le point à 1 cun en profondeur par la technique rotative pendant 1 minute.
Yángfǔ (GB38)	Piquer le point obliquement vers le haut, à 1,5 cun en profondeur, avec la technique de dispersion de rotation pour provoquer une sensation de puncture au genou.

Traitement

Le traitement d'acupuncture était effectué deux fois par jour. Au bout de la 4ᵉ séance, la douleur pulsative de la tête fut améliorée, mais la patiente avait mal avec les clignotements des yeux. Au bout de 40 jours de traitement, la céphalée fut complètement atténuée, il n'y avait pas de rechute pendant 45 jours après le traitement, la patiente fut cliniquement guérie.

Cas (3)

Mme Shao, 61 ans, cadre, a été hospitalisée le 5 décembre 2003. No. d'admission : C3265

Motif de consultation

Maux de tête depuis un mois qui se sont aggravés la semaine dernière.

Antécédents médicaux

La patiente est d'un tempérament irritable. Suite à une querelle avec un collègue le mois dernier, elle a commencé à souffrir de maux de tête au niveau des tempes. Elle a mesuré elle-même sa pression artérielle qui s'élevait alors à 130/80 mmHg. Elle reçut donc un traitement médical pour ses maux de tête. Les douleurs, revenant par intermittence, duraient plusieurs heures et s'aggravaient dès qu'une agitation se faisait sentir. Mme Shao prit des comprimés antidouleurs, mais sans effet curatif. La semaine dernière, suite à une nouvelle grande colère, ses symptômes se sont aggravés. La patiente a été admise à notre hôpital pour y suivre une cure d'acupuncture et de moxibustion.

Rapport d'examen

La patiente était consciente avec un esprit clair, mais une certaine douleur se reflétait dans son expression. Elle souffrait de douleurs lancinantes au niveau temporel de la tête, mais sans vertige, nausée ou vomissement. Ses mouvements étaient normaux. Pression artérielle : 120/80 mmHg, pouls : 68 BPM. Le cou était souple. L'examen crâno-neurologique était négatif. Les examens du cœur, des poumons, du foie et de la rate se révélaient normaux. L'abdomen était souple et plat avec des réflexes physiologiques normaux.

Diagnostic

(1) Médecine chinoise : céphalée.
(2) Médecine occidentale : céphalée vasculaire

Analyse et différentiation du syndrome

La patiente présente une détresse émotionnelle causée par la stagnation du Qi du Foie. Le Qi du Foie devient un agent pathogène qui transforme l'émotion en Feu et perturbe la circulation du Qi dans les orifices supérieurs. Elle cause ainsi les maux de tête au niveau des tempes.

Principe thérapeutique

Apaiser le Foie et réguler les flux de Qi, nourrir le Yin et disperser le Yang.

Prescription des Points

GB20	风池	Fēngchí	VB20	20VB	DA 20
GB12	完骨	Wángǔ	VB12	17VB	DA 12
BL10	天柱	Tiānzhù	V10	10V	PG 10
LR3	太冲	Tàichōng	F3	3F	GA 3
ST36	足三里	Zúsānlǐ	E36	36E	WE 36

SP6	三阴交	Sānyīnjiāo	RP6	6RP	PI 6
SP9	阴陵泉	Yīnlíngquán	RP9	9RP	PI 9
GV20	百会	Bǎihuì	DM20	19VG	DM 20
EX-HN5	太阳	Tàiyáng	EX-TC5		EX-TC 5

Manipulation

Fēnchí (GB20)	Piquer avec la méthode de tonification par rotation de l'aiguille.
Wángǔ (GB12)	Technique identique à celle pour Fēnchí (GB20).
Tiānzhù (BL 10)	Technique identique à celle pour Fēnchí (GB20).
Bǎihuì (GV20)	Piquer horizontalement 1 cun.
Tàichōng (LR3)	Piquer perpendiculairement à 1 cun de profondeur en dispersion avec la méthode de rotation jusqu'à ce que le patient ait une sensation de distension locale.
Zúsānlǐ (ST36)	Piquer en tonification avec la méthode va-et-vient.
Sānyīnjiāo (SP6)	Technique identique à celle pour Zúsānlǐ (ST36).
Yīnlíngquán (SP9)	Piquer en dispersion avec la méthode va-et-vient.
Tàiyáng (EX-HN5)	Piquer et puis appliquer une ventouse pour faire saigner.

Traitement

Dès la 5ᵉ séance d'acupuncture, la douleur était réduite considérablement. Puis à la 15ᵉ séance, la patiente était guérie et a pu sortir de l'hôpital.

Cas (4)

M. Wu, 48 ans, cadre, a été hospitalisé le 17 août 2001. No. d'admission : F01292

Motif de consultation

Maux de tête lancinants depuis 10 jours.

Antécédents médicaux

Le patient était suivi depuis 5 ans pour hypertension. Sa pression artérielle variait entre 120/80 à 150/100 mmHg. Récemment, son activité professionnelle a été plus intense, ce qui a entraîné une sensation de distension et maux de tête pendant 10 jours. À l'hôpital, les médecins lui ont prescrit 5 mg de Lotensin, 5 mg de Plendil et 25 mg de Métoprolol pendant 1 jour, mais sa pression artérielle était restée malgré tout instable. Au cours de l'après-midi du 16 août, il s'est plaint d'une grave distension sur le côté occipital de la tête avec augmentation de sa pression artérielle. Dès le lendemain, il est venu à notre hôpital pour un traitement d'acupuncture.

Rapport d'examen

Le patient avait tous ses esprits et était coopératif. Le teint était congestionné. Durant l'après-midi jusqu'au soir il a souffert de distension et de douleur du côté occipital de la tête, mais sans étourdissement, nausée ou vomissement. Le cou du malade était souple et sans gonflement de ganglions. Les mouvements du corps étaient normaux. La pression artérielle 120/80 mmHg et le pouls 88 BPM.

L'examen du nerf crânien était normal ainsi que le cœur, les poumons, le foie et la rate. L'abdomen souple et plat avec réflexes physiologiques normaux. Langue rouge, enduit mince et jaune, pouls tendu et rapide.

Diagnostic

(1) Médecine chinoise : céphalée due à l'hyperactivité du Yang du Foie.
(2) Médecine occidentale : céphalée due à l'hypertension intracrânienne.

Analyse et différentiation du syndrome

Le patient était en Vide du Yin du Foie et du Rein. L'état chronique de Vide du Yin du Foie et du Rein facilite l'attaque du Vent pervers et la montée du Yang qui va bloquer les orifices supérieurs et provoquer les douleurs.

Principe Thérapeutique

Calmer le Yang du Foie et éliminer le Feu de la tête et des yeux.

Prescription des points

GB20	风池	Fēngchí	VB20	20VB	DA 20
GB12	完骨	Wángǔ	VB12	17VB	DA 12
BL10	天柱	Tiānzhù	V10	10V	PG 10
LR3	太冲	Tàichōng	F3	3F	GA 3
SP6	三阴交	Sānyīnjiāo	RP6	6RP	PI 6
EX-HN3	印堂	Yìntáng	EX-TC3		EX-TC3
EX-HN5	太阳	Tàiyáng	EX-TC5		EX-TC5
GV23	上星	Shàngxīng	DM23	22VG	DM 23
GV20	百会	Bǎihuì	DM20	19VG	DM 20

Manipulation

Fēngchí (GB20)	Piquer à 1 cun de profondeur avec la méthode de tonification de rotation de l'aiguille pendant 1 minute.
Wángǔ (GB12)	Technique identique à celle pour Fēngchí (GB20).
Sānyīnjiāo (SP6)	Technique identique à celle pour Fēngchí (GB20).
Tàichōng (LR3)	Piquer à 1 cun de profondeur.
Hégǔ (LI 4)	Technique identique à celle pour Tàichōng (LR3).
Tàiyáng (EX-HN5)	Piquer à 0,5 cun de profondeur avec la technique de rotation en dispersion pendant 1 minute.
Yìntáng (EX-HN3)	Piquer obliquement à 0,2 cun de profondeur avec méthode de dispersion et technique de la fleur de prunier.
Shàngxīng (GV23)	Piquer horizontalement 1 cun.
Bǎihuì (GV20)	Technique identique à celle pour Shàngxīng (GV23).

Traitement

Après le 3ᵉ traitement, la distension de la tête s'est atténuée puis les symptômes ont complètement disparu à la 15ᵉ séance. La pression artérielle étant stable, le patient a pu partir de l'hôpital.

Commentaire

Les maux de tête sont relatifs aux maladies neurologiques. Les céphalées vasculaires se manifestent comme une douleur lancinante de chaque côté de la tête, elles sont causées par la perturbation des vaisseaux sanguins cérébraux. En fonction des différents degrés de lésion des vaisseaux cérébraux, les symptômes de maux de tête au niveau occipital sont souvent observés et peuvent cacher des traumatismes cérébraux jusqu'alors inconnus.

En MTC, les maux de tête sont aussi appelés «véritables maux de tête» et «encéphalgie». Selon la théorie de la MTC, le cerveau est la zone de réunion de tous les méridiens Yang. La tête est la partie où le Qi et le sang des Organes-Entrailles se diffusent dans le cerveau. Les céphalées résultent de la dysharmonie du Qi et du sang dans la tête. Le dérèglement des fonctions ascendantes et descendantes du Qi des méridiens peut être causé par les 7 émotions, ou par des blessures internes dues au surmenage ou autre maladie. Dans le livre *Traitements Classifiés* (*Lèi Zhèng Zhì Cái*), il est dit : «*Tous les méridiens Yang se réunissent au cerveau. Si les six pervers exogènes envahissent le cerveau, il y aura obstruction du Yang Qi qui causera les maux de tête.*»

De nombreux médecins des dynasties anciennes sont intervenus sur les différentes méthodes de traitement des maux de tête avec l'acupuncture. Par exemple : le livre *Prescriptions de Mille Or* (*Qiān Jīn Yào Fāng*) dit : «*Shāngqiū (SP5) est le point essentiel du méridien Tai Yin pour la lutte contre les céphalées et le gonflement du visage*». Dans le livre *Compendium de Médecine* (*Yī*

Xué Gāng Mù) il est dit : «*Fēnglóng (ST40) est le point essentiel contre les maux de tête due à la stagnation des mucosités*». Le livre *Chanson des centaines de syndromes* (*Gē Fù*, chapitre *Bǎi Zhèng Fù*) dit : «*Xuánlú (GB5) et Hányàn (GB4) peuvent guérir les maux de tête*». Le célèbre Dr XI Hongfu dit : «*Lièquē (LU7) peut traiter la migraine et des maux de tête, accompagné de Tàiyuān (LU9) avec la méthode de dispersion*».

Lorsque la céphalée est chronique, nous considérons que la douleur est causée par la stagnation de Qi et de sang. Il faut promouvoir la circulation sanguine dans les méridiens pour supprimer la stase, ce principe est le plus important. Selon la théorie des méridiens et collatéraux, nous sélectionnons principalement les points sur les méridiens Shao Yang et Yang Ming accompagnés de Nèiguān (PC6) et Shuǐgōu (GV26) pour activer le flux du Qi dans les méridiens et clarifier l'esprit. La méthode de «XNKQ »qui consiste à activer l'esprit et le flux du Qi dans les méridiens peut aussi faire disparaître les céphalées.

Fēngchí (GB20), point du Méridien de la Vésicule Biliaire Shao Yang du Pied peut activer le flux du Qi dans les méridiens et collatéraux, disperser la Chaleur dans la tête, ouvrir les orifices et améliorer la vue et l'ouïe. On utilise la méthode de tonification avec rotation de l'aiguille pendant 1 minute. Cette technique augmente le flux sanguin jusqu'au cerveau et disperse la stase de sang. Hégǔ (LI4) est le point Yuan-Source du Méridien du Gros Intestin et Tàichōng (LR3) est le point Yuan-Source du méridien du Foie. La combinaison de ces deux points peut réguler le Yin et le Yang, disperser la Chaleur du Cœur et activer l'esprit. Il est dit dans les textes anciens : «*Sìguān signifiant quatre barrières est la combinaison des deux points Hégǔ (LI 4) et Tàichōng (LR3), ce couplage peut guérir les maladies dans les cinq viscères*». Bǎihuì (GV20) peut enlever la Chaleur du cerveau, tranquilliser l'esprit et réglementer le Qi dans tous les méridiens. Tàixī (KI3), Shènshū (BL23) et Sānyīnjiāo (SP6) peuvent nourrir le Yin du Rein. Le Rein est le logis de l'essence du Qi originel, il produit la moelle. Le cerveau est la mer de la moelle. Si le Yin du Rein est bien nourri alors la moelle et le cerveau peuvent se régénérer. Zhōngwǎn (CV12) et Zúsānlǐ (ST36) peuvent réguler le Qi de l'Estomac et faire arrêter les vomissements. Shénmén (HT7) est le point Yuan-Source du méridien du Cœur. Il calme l'esprit et peut arrêter la douleur. En MTC, il est dit qu'un esprit paisible et calme peut soulager la douleur. La combinaison des points mentionnés ci-dessus apporte des résultats très efficaces en clinique.

Selon les recherches scientifiques, les résultats du rhéoencéphalogramme pris avant et après le traitement d'acupuncture indiquent une augmentation de la circulation sanguine de la carotide et de l'artère vertébrale ainsi qu'une augmentation du flux sanguin dans le cerveau. Avant le traitement, le rhéoencéphalogramme dans des cas aigus montrait une onde faiblement dilatée et après le traitement, la longueur de l'onde indiquait la récupération de la fonction vasculaire diastolique. Les symptômes ont fini par être soulagés.

7. Cas de douleurs à l'épaule et au bras

Cas (1)

M. He, 48 ans, salarié, a été hospitalisé le 28 novembre 2001. No. d'admission : 11222

Motif de consultation

Douleur à l'épaule droite depuis 18 jours.

Antécédents médicaux

Le patient s'est endormi après s'être battu avec d'autres personnes pendant le déjeuner du 10 novembre. Quand il se réveilla, il ressentit une légère douleur à l'angle supérieur droit de l'omoplate droite, mais il n'y prêta pas attention. Plus tard, le patient ressentit une douleur dans la même zone lorsqu'il était surmené et aussi pendant son sommeil. La douleur s'estompant après le repos, il ne consulta pas de médecin. Le 13 novembre, la douleur s'est développée en une douleur persistante et sourde avec douleur spasmodique paroxystique jusqu'à devenir insupportable à l'extrémité supérieure droite de l'épaule, accompagnée d'une sensation d'engourdissement dans les doigts. La radiographie de la vertèbre cervicale était normale. Le patient a pris un traitement médical chinois à base de pilules Tian Ma (*Gastrodia elata*) et un traitement d'acupuncture qui ont un peu atténué la douleur. Par la suite, il a été admis à notre hôpital.

Rapport d'examen :

Le patient avait un esprit clair accompagné de mouvement normal du membre supérieur droit. Il n'y avait pas de courbure latérale de la colonne vertébrale et aucune sensibilité évidente sur la vertèbre cervicale et thoracique. Il y avait une forte douleur à l'angle interne supérieur de l'omoplate droite avec une légère atrophie du sus-épineux, du muscle deltoïde, du biceps brachial, des interosseux et une hypoesthésie superficielle sur l'extrémité supérieure droite. La force musculaire était normale. Les réflexes des tendons du biceps gauche et des tendons du triceps étaient normaux, néanmoins il y avait une faiblesse du réflexe du tendon droit. Langue rouge, enduit mince jaune et pouls tendu.

Diagnostic

(1) Médecine chinoise : syndrome-Bi en raison de la stagnation dans le méridien de l'Intestin Grêle.
(2) Médecine occidentale : névralgie du plexus brachial.

Analyse et différentiation du syndrome

Le Foie est facilement affecté par un excès de colère, ce qui provoque la stagnation du Qi et du sang. Ce phénomène bloque le Méridien de l'Intestin Grêle Tai Yang de la Main, d'où les douleurs lancinantes dans l'épaule et qui descendent le long du bras.

Principe thérapeutique

Réguler le flux du Qi et du sang dans les méridiens en supprimant la stagnation pour arrêter la douleur.

Prescription des points

SI14	肩外俞	Jiānwàishū	IG14	14IG	XC 14
SI15	肩中俞	Jiānzhōngshū	IG15	15IG	XC 15
SI11	天宗	Tiānzōng	IG11	11IG	XC 11
SI13	曲垣	Qūyuán	IG13	13IG	XC 13
SI12	秉风	Bǐngfēng	IG12	12IG	XC 12
SI10	臑俞	Nàoshū	IG10	10IG	XC 10
SI 9	肩贞	Jiānzhēn	IG9	9IG	XC 9
HT1	极泉	Jíquán	C1	1C	XI 1
TE5	外关	Wàiguān	TR5	5TR	SJ 5
TE6	支沟	Zhīgōu	TR6	6TR	SJ 6

Manipulation

Jiānwàishū (SI14)	Piquer obliquement à 1 cun de profondeur vers l'apophyse épineuse.
Jiānzhōngshū (SI15)	Technique identique à celle pour Jiānwàishū (SI14).
Tiānzōng (SI11)	Piquer à 0,5 cun de profondeur.
Qūyuán (SI13)	Piquer perpendiculairement entre 0,5 cun et 1 cun de profondeur.
Bǐngfēng (SI12)	Piquer perpendiculairement à 0,5-1 cun de profondeur.
Nàoshū (SI10)	Technique identique à celle pour Bǐngfēng (SI12).
Jiānzhēn (SI9)	Piquer perpendiculairement à 1-1,5 cun de profondeur.
Jíquán (HT1)	Piquer perpendiculairement à 1-1,5 cun de profondeur et stimuler l'aiguille pour avoir la sensation qui descend vers les extrémités des doigts.
Wàiguān (TE5)	Piquer perpendiculairement à 1-1,5 cun de profondeur avec la méthode de dispersion par va-et-vient. Il est un point important pour arrêter la douleur dans les membres supérieurs.
Zhīgōu (TE6)	Piquer perpendiculairement à 1-1,5 cun de profondeur avec la méthode de dispersion par rotation de l'aiguille.

Traitement

Il y a eu une légère reprise de la douleur à l'épaule droite et du bras après le premier traitement d'acupuncture. Au 8ᵉ traitement, la douleur superficielle a complètement disparu avec soulagement significatif de la douleur lancinante. Au 10ᵉ traitement la douleur résiduelle avait complètement disparu.

Cas (2)

Mme Xiang, employée, a été hospitalisée le 18 juin 2005. No d'admission : F08294

Motif de consultation

Douleur à l'épaule gauche et au bras gauche depuis 6 mois.

Antécédents médicaux

Le 1ᵉʳ janvier, la patiente a ressenti une douleur lancinante à l'épaule gauche et au bras gauche après avoir tissé un chandail pendant un long moment. Elle a été traitée à la clinique locale et on lui a prescrit une dose d'hydrocortisone et de Somedon. La douleur a été atténuée temporairement puis est revenue avec l'effort. Les mouvements de son bras ont été progressivement limités en raison de la douleur. Mme Xiang a été admise à notre hôpital pour un traitement d'acupuncture.

Rapport d'examen

La patiente montrait de la lassitude avec un élancement dans l'épaule gauche et au bras gauche. Il y avait une réduction dans le mouvement et l'extension du bras était de 30°, le levé du bras ne se faisait qu'à 45°. La douleur était atténuée par la chaleur, mais ne variait pas avec le changement climatique. Les poumons, le cœur, la rate et le foie étaient normaux. L'abdomen souple, langue pâle, enduit blanc, pouls tendu et faible.

Diagnostic

(1) Médecine chinoise : Syndrome-Bi en raison de la stagnation du Qi dans le méridien de l'Intestin Grêle.
(2) Médecine occidentale : périarthrite scapulo-humérale.

Analyse et différentiation du syndrome

La patiente était âgée de plus de cinquante ans. Le Qi et le sang des méridiens étaient en vide. Le surmenage n'a fait qu'augmenter la consommation de Qi et de sang. Les muscles et tendons étant malnutris, cela a provoqué l'état de stagnation, d'où les douleurs lancinantes de l'épaule et du bras.

Principe thérapeutique

Tonifier le Qi pour activer la circulation sanguine dans les méridiens et supprimer la stagnation.

Prescription des points

LI15	肩髃	Jiānyú	GI15	15GI	DC 15
SI10	臑俞	Nàoshū	IG10	10GI	XC 10
ST38	条口	Tiáokǒu	E38	36E	WE 38

Manipulation

Utilisation de la méthode de dispersion avec les procédés de va-et-vient et la rotation. La patiente a été invitée à bouger ses membres supérieurs après le traitement d'acupuncture pour trouver plus facilement les points douloureux. Trois à cinq points Ashi ont été piqués avec une aiguille triangulaire puis recouverts par une grande ventouse pouvant recueillir jusqu'à 5-10ml de sang.

Traitement

Suite à ce 1ᵉʳ traitement, la douleur a été atténuée immédiatement. Une semaine plus tard, le bras gauche pouvait se détendre jusqu'à 45° et se lever jusqu'à 90°. La patiente a été cliniquement reconnue guérie et a pu sortir de l'hôpital à la suite de deux semaines de traitement.

Commentaire

La névralgie du plexus brachial est la douleur du membre supérieur causée par des lésions du plexus brachial et du nerf périphérique des racines nerveuses cervicales et thoraciques. C'est le deuxième type de douleur neurologique le plus commun en clinique. Il est souvent caractérisé par une douleur intense sur l'extrémité affectée avec restriction de mouvement.

En MTC, cette maladie appartient à la catégorie de Syndrome-Bi causé par l'invasion du Vent-Froid-Humidité pervers qui vient bloquer les trois méridiens Yang de la main causant ainsi les douleurs. Lors du traitement, nous devons différencier quel est le méridien touché en fonction des signes cliniques et des syndromes.

Les syndromes sur le Méridien de l'Intestin Grêle Tai Yang de la main : «la douleur à l'épaule est lancinante et la douleur du bras transperçante comme une fracture» ou «la douleur est située dans le cou, les mandibules, les épaules, le haut du bras, les coudes et la face latérale du bras». Les syndromes sur le méridien des Trois Réchauffeurs Shao Yang de la main : «la douleur est située sur l'épaule, le haut du bras, le coude et la face latérale du bras et aussi invalidité de l'auriculaire et de l'annulaire». Si la maladie appartient à la dysharmonie des méridiens et des tendons, il n'y aura plus de symptômes associés au méridien de l'Intestin Grêle.

Au cours du traitement de ces maladies, nous devrions sélectionner les points correspondants aux méridiens touchés pour expulser les agents pathogènes et promouvoir la circulation de Qi et de sang des méridiens. Les points d'acupuncture sur l'épaule sont généralement utilisés en combinaison avec Wàiguān (TE5) qui peut soulager la douleur avec de remarquables effets curatifs.

8. Cas de douleurs lombaires et de hernie discale

Cas (1)

M. Liang, 45 ans, professeur, hospitalisé le 29 octobre 1980. No. d'admission 9608.

Motif de consultation

Douleurs lombaires depuis 20 jours.

Antécédents médicaux

Le patient a des douleurs lombaires depuis plus de 10 ans. C'était il y a vingt jours, quand il a déplacé un lourd équipement et s'est tordu le bas du dos, ce qui a provoqué une douleur lombaire. Cette douleur s'aggrave quand le patient s'allonge dans une position horizontale et quand il bouge durant son sommeil. Une radiographie aux rayons X montre une arthrose lombaire. Le patient a été traité par le Tuina-massages chinois et par la pharmacopée chinoise sans aucun soulagement. C'est alors que le patient est venu dans notre hôpital pour un traitement d'acupuncture.

Rapport d'examen

La région lombaire du patient ne présentait aucun signe de rougeur ou de gonflement. Il y avait des douleurs claires et évidentes lorsqu'on touche l'aire entre L4 et L5 et des douleurs du sacrum sous percussion. Il y avait une forte sensibilité des nerfs sciatiques et des douleurs dans le côté antérolatéral de la cuisse et du côté antérieur du tibia. La jambe droite ne pouvait pas s'élever à plus de 25° du lit, les réflexes physiologiques étaient normaux et il n'y avait point de réflexe pathologique. La radiographie aux rayons X de la position latérale montre une courbure des vertèbres lombaires vers la droite. Il y avait un rétrécissement de l'espace intervertébral entre L4-L5. Il y avait une arthrose du côté antérieur et de la bordure supérieure de L3 à L5.

Diagnostic

(1) Médecine chinoise : Syndrome Bi.

(2) Médecine occidentale : hernie discale et sciatalgie.

Analyse et différentiation du syndrome

Le patient a des douleurs lombaires causées par une déficience du Qi du Rein due à un surmenage et une obstruction du Qi et du sang dans les méridiens à la région lombaire.

Principe thérapeutique

Favoriser la circulation du Qi et du sang, désobstruer les méridiens et tonifier le Rein.

Prescription des points

BL23	肾俞	Shènshū	V23	23V	PG 23
BL25	大肠俞	Dàchángshū	V25	25V	PG 25
EX-B2	夹脊	Jiájī	EX-D2		EX-DO2
GB30	环跳	Huántiào	VB30	30VB	DA 30
GB34	阳陵泉	Yánglíngquán	VB34	34VB	DA 34
BL40	委中	Wěizhōng	V40	54V	PG 40

Manipulation

Shènshū (BL23)	Piquer perpendiculairement à une profondeur de 1,5 cun avec la méthode de tonification de rotation de l'aiguille pendant une minute.
Dàchángshū (BL25)	Piquer à une profondeur de 2 cun perpendiculairement.
Jiájī (EX-B2)	Piquer perpendiculairement 0,5-1 cun.
Huántiào (GB30)	Piquer perpendiculairement avec une méthode de dispersion de va-et-vient de l'aiguille pour stimuler la sensation des aiguilles vers les orteils trois fois.
Yánglíngquán (GB34)	Piquer à une profondeur de 2 cun, perpendiculairement avec une méthode de dispersion de va-et-vient de l'aiguille pour stimuler la sensation des aiguilles vers les orteils trois fois.
Wěizhōng (BL40)	Technique identique à celle pour Yánglíngquán (GB34).

Traitement

Après le 3e traitement, les douleurs ont été vraiment soulagées et la jambe droite pouvait s'élever à 40°. Mais les douleurs s'aggravent en temps humide et nuageux. Après le 5e traitement, les fonctions de la jambe droite se sont améliorées, mais la taille ne pouvait bouger librement et le patient ne pouvait pas se tenir debout ou marcher pendant un long moment. Après le 11e traitement, les douleurs de la jambe et de la taille ont complètement disparu et la jambe droite pouvait s'élever à 70°. Après le 15e traitement, les symptômes ont été complètement soulagés et le patient était cliniquement guéri. Cette maladie est due à une déficience du Foie et du Rein, donc nous avons piqué Gānshū (BL18), Shènshū (BL23), Dàzhù (BL11) et Yánglíngquán (GB34) avec la méthode de tonification pour traiter la cause de la maladie.

Cas (2)

M. Zheng, 49 ans, ouvrier, hospitalisé le 4 mars 1982.

Motif de consultation

Douleurs lombaires et de la jambe gauche depuis 2 semaines, qui se sont aggravées la semaine dernière.

Antécédents médicaux

Le patient a trop forcé sur sa taille il y a 26 ans, ce qui a laissé une douleur sourde dans la région lombaire. Il y a deux semaines quand il déplaçait quelque chose de lourd, le patient ressent des douleurs dans le bas du dos et de sa taille. Deux jours plus tard, il ressent des douleurs sur le côté postérieur gauche et sur le côté latéral de la cuisse gauche avec des engourdissements des orteils gauches. Il y a 8 jours, le patient avait une sensation de froid qui aggrave les symptômes. Il ressent des douleurs sévères sur le côté postérieur de la jambe gauche qui s'aggrave pendant la nuit et interrompt le sommeil. Durant cette période, le patient ne peut plus du tout bouger sa taille ou sa jambe gauche, il a moins d'appétit et il est constipé depuis les 10 derniers jours. Le patient a été amené dans notre service pour un traitement d'acupuncture.

Rapport d'examen

Le patient a des manifestations de douleurs, avec un son cardiaque puissant et un battement cardiaque de 88 BMP, avec des balbutiements de niveau 1 sur l'apex du cœur. Les poumons étaient normaux. Il n'y avait point de déformation au niveau des quatre membres et de la colonne vertébrale, mais il y avait de légère douleur quand on touchait l'aire de L3 et L4 et une amyotrophie et des douleurs à la fesse gauche. La jambe ne pouvait pas s'élever à plus de 10° et il y avait clairement des points sensibles sur les fessiers, les fosses poplitées et le péroné. La langue du patient était rouge sèche avec un enduit jaunâtre et le pouls était profond et tendu. La radiographie aux rayons X des vertèbres lombaires montre une hernie discale de L4-L5.

Diagnostic

(1) Médecine chinoise : Syndrome Bi.
(2) Médecine occidentale : hernie discale et sciatalgie.

Analyse et différentiation du syndrome

Le Rein a pour loge la région lombaire et a une relation Biao-Li (externe-interne) avec la Vessie. Le Méridien de la Vessie Tai Yang du pied passe par le dos. Un surmenage du dos blesse le méridien de la Vessie et cela résultera à une stagnation de Qi et de sang dans les méridiens et des collatéraux, ce qui cause des douleurs dans le bas du dos et limite les mouvements et cause des douleurs dans la jambe gauche et le genou.

Principe thérapeutique

Favoriser la circulation de Qi dans le méridien de la Vessie et tonifier le Foie et le Rein.

Prescription des points

BL25	大肠俞	Dàchángshū	V25	25V	PG 25
GB30	环跳	Huántiào	VB30	30VB	DA 30
BL40	委中	Wěizhōng	V40	54V	PG 40
BL54	秩边	Zhìbiān	V54	49V	PG 54
EX-B2	夹脊	Jiájǐ	EX-D2	XH1	EX-DO2

Manipulation

Piquer Zhìbiān (BL54) perpendiculairement, à 3 cun de profondeur avec la méthode de dispersion de va-et-vient pour stimuler la sensation des aiguilles vers les orteils trois fois.

Les manipulations des autres points sont pareilles que celle mentionnée.

Traitement

Après que le Dr SHI Xuemin a effectué le premier traitement d'acupuncture, le patient ressent un grand soulagement des douleurs lombaires et des jambes et regagne beaucoup de mobilité dans le bas du dos et peut s'asseoir et même marcher sur une courte distance. Pourtant, 3 jours après, les douleurs lombaires et des jambes se sont aggravées par un mouvement brusque. Après une semaine de traitement, les douleurs se sont grandement dissipées et le patient pouvait lever la jambe gauche à 70°. Après 15 jours de traitement, les douleurs sont quasiment dissipées et il n'y avait plus de point sensible. Le patient pouvait se déplacer tout seul et s'occuper de ses activités quotidiennes soi-même. Les symptômes d'endolorissement et de faiblesse du bas du dos ont complètement disparu après la puncture des points Shènshū (BL23), Gānshū (BL18) et Dàzhù (BL11). Le patient était cliniquement guéri et quitte notre hôpital après 15 jours de traitement d'acupuncture.

Commentaire

La hernie discale est principalement située dans le bas des lombes et est causée par des altérations des disques intervertébraux qui exercent une pression sur les nerfs et causent une sciatalgie. L'acupuncture et la moxibustion sont souvent utilisées en clinique pour soulager la sciatalgie. Durant ces dernières années, il y a d'autres types de thérapie, comme le Tuina-massage traditionnel chinois, la traction et l'opération qui peuvent aussi traiter ces maladies. Mais elles sont chroniques et réapparaissent souvent.

Selon l'analyse des signes et des symptômes, on peut déterminer à quelle phase se trouve la maladie : à la phase initiale, la racine du nerf est comprimée et une congestion se présente à la région locale, ce qui cause une inflammation des tissus nerveux et cause des symptômes de fortes douleurs dans le bas du dos et dans les jambes, des spasmes et une rigidité de la taille, une sensibilité locale et un pouls tendu. À ce stade il y a une stagnation de Qi et de sang dans le méridien de la Vessie. Donc le traitement consiste principalement à réactiver la circulation de Qi et de sang dans le méridien de la Vessie en choisissant les points Dàchángshū (BL25) et Jiájī (EX-B2) pour activer la circulation sanguine en dissipant les stases, ce qui est bénéfique pour la racine des nerfs. Ces points sont combinés avec Huántiào (GB30), Wěizhōng (BL40), Zhìbiān (BL54) pour favoriser la circulation de Qi dans le méridien et disperser les douleurs et les spasmes.

Après la disparition de la douleur lombaire, la majorité des patients peuvent bouger librement, mais la plupart des patients souffrent d'un endolorissement persistant et d'une faiblesse du bas du dos et des genoux avec des engourdissements et une rigidité des muscles et de la peau. Ceci est décrit comme le second stade du traitement. À ce moment-là, la fonction des nerfs reprend, mais une accumulation chronique sur les nerfs cause une rigidité des articulations. En médecine chinoise, les symptômes d'endolorissement et de lourdeur lombaires et des genoux, une faiblesse des muscles et une intolérance au Vent et au Froid, font partie des déficiences du Foie et du Rein et un mauvais entretient des tendons et des vaisseaux. À ce stade, le principe thérapeutique est de tonifier le Foie et le Rein et de favoriser la circulation de Qi dans les méridiens et les collatéraux. Choisir Shènshū (BL23), Gānshū (BL18) et Dàzhù (BL11) pour tonifier le Foie et le Rein, renforcer les os et les tendons ; les points locaux sont pris pour nourrir les tendons et réguler les méridiens et les collatéraux. En clinique, nous encourageons les patients à faire des exercices modérés avec des mouvements d'extension lombaire, ceci est favorable pour une souplesse lombaire et la guérison.

9. Cas de sciatique

Cas (1)

M. Yang, 38 ans, ouvrier, a été hospitalisé le 3 novembre 1981. No. d'admission : 11105.

Motif de consultation

Douleur à gauche de la taille et de la jambe durant 4 mois et qui se sont aggravées depuis la semaine dernière.

Antécédents médicaux

Le patient a eu une invasion du Froid-Humidité pervers en juin 1981. Il ressentait instantanément une douleur irradiante du côté gauche de la taille jusqu'au genou. Le médecin lui a prescrit des médicaments analgésiques, mais les symptômes ont persisté. Le patient a continué à travailler avec la douleur. Le 24 août, le patient ressentait une forte douleur sur le côté postérieur de la cuisse gauche et sur le côté extérieur de la jambe. Il a suivi un traitement d'acupuncture et de moxibustion au sein de notre hôpital et après un mois de traitement, ses symptômes ne se sont pas améliorés. Il est allé à l'hôpital de Nankai et a été traité par la pharmacopée chinoise (Comprimé Rhizoma Gastrodiae) et le Tuina-massage chinois, sans aucun soulagement. Les résultats de la radiographie de la région lombaire et des examens sanguins étaient normaux. 4 mois plus tard, la douleur du côté gauche du bas du dos et de la jambe persistait et s'aggravait avec le changement de temps et la fatigue. Début novembre, le patient est retourné dans notre hôpital pour reprendre son traitement.

Rapport d'examen

Le patient avait l'esprit abattu, le teint pâle, les yeux sans lustre et la léthargie. Au côté gauche, il avait la sensation de lourdeur, la douleur à la région lombaire, à la fesse, à la fosse poplitée et à la cheville, mais aucune atrophie musculaire. Résultat positif du signe de Lasègue (+). L'enduit était blanc et collant, le pouls est tendu.

Diagnostic

(1) Médecine chinoise : Syndrome Bi de type froid.
(2) Médecine occidentale : sciatique.

Analyse et différentiation du syndrome

Le Froid, le Vent et l'Humidité pervers ont d'abord envahi le méridien Tai Yang et obstrué le Qi et le sang des méridiens et des collatéraux. Le Vent est un agent pervers qui appartient au type Yang, de sorte qu'il se caractérise actif et se déplace rapidement. Au début de la maladie, le patient a senti la douleur passer des lombes à la jambe. Le froid pervers se caractérise par une stagnation. Il est indiqué dans le livre classique de TCM : «*Le patient qui a une attaque de l'énergie perverse du froid dans le corps souffrira, car le froid provoque des douleurs*». On dit aussi que l'obstruction des méridiens et des collatéraux provoque des douleurs. L'Humidité est un agent pathogène qui appartient au type Yin et se caractérise par une sensation de lourdeur, de turbidité et de léthargie qui entravent le courant du Qi et prolonge l'évolution de la maladie. D'après le livre classique de la MTC, «*le syndrome Bi résulte de l'invasion de l'agent pathogène du Froid et de l'Humidité.* » Les symptômes se manifestent comme suit : «*Les sensations de douleur telles que la hanche cassée, difficulté de mobilité à la cuisse, un nœud à la fosse poplité et le péroné fracturé. Quand il y a un syndrome Bi, il y a de la douleur dans les lombes, la cuisse, la fosse poplitée, le péroné et les pieds.* »

Principe thérapeutique

Enlever la stagnation du Froid pathogène accumulé dans les méridiens et les collatéraux afin de soulager la douleur.

Prescription des points

BL25	大肠俞	Dàchángshū	V25	25V	PG 25
GB30	环跳	Huántiào	VB30	30VB	DA 30
BL40	委中	Wěizhōng	V40	54V	PG 40
GB34	阳陵泉	Yánglíngquán	VB34	34VB	DA 34
BL54	秩边	Zhìbiān	V54	49V	PG 54
BL60	昆仑	Kūnlún	V60	60V	PG 60

Manipulation

Dàchángshū (BL25)	Piquer obliquement à une profondeur de 2,5 cun en dispersion. Stimuler l'aiguille pour que la sensation s'étende jusqu'à la pointe des orteils.
Zhìbiān (BL54)	Piquer perpendiculairement 3 cun, en dispersion, la stimuler pour que la sensation s'irradie jusqu'à la la plante du pied.
Huántiào (GB30)	Piquer obliquement en dispersion 2,5 cun en profondeur. Stimuler l'aiguille pour que la sensation s'irradie jusqu'à la pointe des orteils.
Wěizhōng (BL40)	Piquer 1,5 cun, en dispersion. Stimuler l'aiguille pour faire trembler trois fois le pied.
Yánglíngquán (GB34)	Piquer perpendiculairement en dispersion par va-et-vient, à une profondeur de 2 cun pour chercher une sensation d'engourdissement et de distension s'étendant au talon.
Kūnlún (BL60)	Piquer perpendiculairement 1,5 cun en profondeur vers Tàixī (KI3) avec la méthode tonifiante de la rotation, afin de créer une sensation locale d'engourdissement et une distension s'étendant au petit orteil. La moxibustion peut être ajoutée.

Traitement

Le traitement a été effectué deux fois par jour sans pose des aiguilles. Au bout d'une semaine de traitement, les douleurs des lombes, de la fesse et de la jambe gauche ont été considérablement atténuées. Après deux semaines de traitement, la douleur persistait à la taille gauche et à la jambe gauche lors de la marche, mais il n'y avait pas de douleur pendant le reste du temps. Après trois semaines de traitement, les douleurs ont complètement disparu et la jambe pouvait s'élever à 85°. La patiente a complètement récupéré.

Cas (2)

M. Guan, 50 ans, cadre, a été hospitalisé le 9 janvier 2003. No. d'admission : F06327.

Motif de consultation

Douleur à la jambe gauche depuis deux semaines.

Antécédents médicaux

Le patient a ressenti une douleur dans la jambe gauche pendant plus de 10 ans, aggravée par le surmenage et soulagée par le repos. Il y a deux semaines, il faisait des déplacements en voiture et a pris le froid. Plus tard du même jour, il a ressenti une douleur dans la zone lombo-sacrée s'étendant jusqu'à la jambe gauche. Ses mouvements ont été limités et le patient se sentait fatigué. La clinique locale a diagnostiqué une sciatique et lui a donné des médicaments analgésiques et de la vitamine B12. Cependant, la douleur a augmenté et le patient ressentait une douleur erratique aiguë dans la jambe gauche. Il est alors venu à notre hôpital pour un traitement d'acupuncture.

Rapport d'examen

Le patient avait l'air souffrant et préférait la position allongée à cause de la limitation de mouvements physiques. Les points douloureux étaient à L5, au côté latéral de la fesse gauche et la fosse poplitée gauche. La jambe gauche pouvait s'élever jusqu'à 30°. L'examen de la flexion de la cheville gauche et de l'adduction de la hanche gauche était normal. La tension artérielle était de 130/80 mmHg et le rythme cardiaque était de 80 BPM. La langue du patient était rouge foncé avec un enduit blanc, le pouls est serré. La radiographie des vertèbres lombaires a montré une arthropathie dégénérative des vertèbres lombaires.

Diagnostic

(1) Médecine chinoise : Syndrome Bi.
(2) Médecine occidentale : ostéoarthrite et sciatique secondaire.

Analyse et différentiation du syndrome

Le patient a eu une douleur chronique située au bas du dos, puis a été attaqué par le Vent et le Froid pervers extérieurs. En passant par la couche superficielle cutanée, ils sont entrés dans le

Méridien de la Vessie Tai Yang du pied. Ils ont obstrué les flux de Qi et de sang, provoquant une douleur intense dans la fosse poplitée et la taille.

Principe thérapeutique

Enlever le Vent et le Froid pervers, favoriser la circulation sanguine dans les méridiens et collatéraux.

Prescription des points

BL25	大肠俞	Dàchángshū	V25	25V	PG 25
BL54	秩边	Zhìbiān	V54	55V	PG 54
GB30	环跳	Huántiào	VB30	30VB	DA 30
BL40	委中	Wěizhōng	V40	54V	PG 40
GB34	阳陵泉	Yánglíngquán	VB34	34VB	DA 34

Manipulation

Dàchángshū (BL25)	Piquer obliquement à une profondeur de 2,5 cun en dispersion par va-et-vient pour que la sensation s'irradie à la pointe des orteils.
Zhìbiān (BL54)	Piquer perpendiculairement, 3 cun en profondeur avec la dispersion par va-et-vient pour que la sensation s'étende à la plante du pied.
Huántiào (GB30)	Piquer en dispersion par va-et-vient pour que la sensation s'irradie à la pointe des orteils.
Wěizhōng (BL40)	Piquer à 1,5 cun en profondeur. Stimuler l'aiguille pour faire trembler trois fois le pied.
Yánglíngquán (GB34)	Piquer perpendiculairement en dispersion par va-et-vient, 2 cun en profondeur, afin de créer une sensation d'engourdissement s'étendant au talon.

Traitement

Le traitement a été effectué deux fois par jour. Après la troisième séance, la douleur de la jambe gauche a été considérablement apaisée. Le patient pouvait descendre du lit. Au bout d'une semaine de traitement, le patient pouvait marcher tout seul et s'élever la jambe gauche jusqu'à 70°. Deux semaines plus tard, les douleurs de la taille et de la jambe gauche ont complètement disparu. Il pouvait se déplacer librement sans limitation de mouvement. Le patient est sorti de l'hôpital.

Commentaire

La sciatique se manifeste par une douleur irradiante, brûlante tout le long du nerf sciatique. La maladie peut être primaire ou secondaire. La névrite sciatique primaire est déclenchée par une inflammation du nerf via le système sanguin. La sciatique secondaire est due à des lésions du tissu nerveux sciatique et est concentrée dans des douleurs centrale et périphérique en fonction de changements pathologiques. Ces changements de la douleur centrale sont situés directement dans la vertèbre lombaire et sont dus à des maladies qui exercent une pression sur la racine du nerf tel que la hernie discale, la tumeur intraspinale, l'arthrose de la vertèbre lombaire, etc. La douleur périphérique est située sur le côté de la vertèbre lombaire et due à la maladie métabolique du plexus et du tronc du nerf lombo-sacré, telle que la demi-luxation de l'endartérite articulaire sacro-iliaque du membre inférieur, etc.

En TCM, l'appellation de cette pathologie est «*Zuò tún fēng*» et appartient à la catégorie «syndrome Bi». Il est provoqué par une invasion du Vent, du Froid et de l'Humidité pervers dans les méridiens et collatéraux qui entravent le flux du Qi et du sang et déclenche ainsi une stagnation.

Selon l'emplacement des méridiens et collatéraux ainsi que la zone touchée de la sciatique, nous savons que la maladie affecte principalement les méridiens de la Vessie et de la Vésicule Biliaire. Dans le but de soigner la sciatique, nous devrions favoriser la circulation du flux de Qi dans les méridiens en sélectionnant Dàchángshū (BL25), Huántiào (GB30), Wěizhōng (BL40) et Yánglíngquán (GB34) comme points principaux d'acupuncture. Associer les points cités dessus avec Fēiyáng (BL58), Kūnlún (BL60), Shàngliáo (BL31), Cìliáo (BL32), Zhōngliáo (BL33) et Xiàliáo (BL34), Chéngshān (BL57) pour promouvoir le flux de Qi dans le méridien Tai Yang et expulser les pervers et éliminer la stase. Parmi les quatre principaux points d'acupuncture traitant la sciatique, Dàchángshū (BL25) est le point le plus important. Si la manipulation de ce point est bonne, la sensation d'aiguille sera particulière : quand le patient est en position allongée, le praticien pique Dàchángshū (BL25) obliquement, d'une profondeur de 3 cun, vers l'apophyse épineuse, en dispersion et par des mouvements de va-et-vient, pour que la sensation de courant électrique irradie sur les côtés latéral et postérieur de la jambe jusqu'aux orteils. La pose des aiguilles n'est pas obligatoire. En cas de douleur sévère, nous pouvons ajouter la moxibustion après le traitement d'acupuncture.

Le nerf sciatique est le nerf périphérique le plus long du corps, par conséquent, il peut être facilement blessé, ce qui cause des douleurs tout au long de son trajet. En clinique, le traitement sera différent en fonction des facteurs causant la douleur sciatique, il est donc très important d'identifier la cause avant de commencer le traitement.

Ajout du Dr SHI Xuemin

1. Lorsque nous traitons un patient souffrant de douleurs des lombes et des membres inférieurs suspectées douleur sciatique, nous devrions exclure d'abord d'autres maladies similaires telles que la fibromyalgie, fatigue musculaire lombaire chronique et la sacro-illite en effectuant des examens cliniques.

2. Dans le cas où le déclenchement de la maladie est progressif, sans cause évidente, avec une

aggravation des symptômes, et une mauvaise réponse au traitement de l'acupuncture, nous devrions effectuer d'autres examens pour éliminer la possibilité d'une tumeur locale. Lorsqu'il y a une tumeur dans la région lombaire, les régions douloureuses sont légèrement différentes de celles habituellement observées dans la hernie discale. En l'occurrence, la douleur sera aggravée en position allongée et soulagée en position assise, debout ou en mouvement, ce qui est contraire aux symptômes dus à la hernie discale lombaire.

3. Si le patient a une douleur sévère des lombes et de la jambe pendant la nuit avec des antécédents de tumeur et signe de lésion nerveuse légère, nous devrions penser aux métastases rachidiennes. Même si le résultat des rayons X de la zone lombaire est négatif, nous ne pouvons pas exclure cette possibilité.

4. Si le patient est alité pendant une longue période, on peut considérer qu'il y a une lésion mentale en raison de la maladie chronique. Dans ce cas-là, Il faudrait ajouter Nèiguān (PC6) et Shuǐgōu (GV26) et adopter la thérapie «XNKQ» pour activer l'esprit et soulager la douleur et favoriser une récupération rapide.

10. Cas d'ostéoarthrite du genou

Mme Li, 49 ans, serveuse, hospitalisée le 7 mai 1982. No. d'admission : 11893.

Motif de consultation

Enflure et douleur au genou gauche qui se sont aggravées depuis une semaine.

Antécédents médicaux

La patiente avait une douleur du genou gauche depuis plus de 20 ans. Quand elle était arrivée à notre hôpital, cette articulation était rouge, mais pas chaude à la palpation. La marche lui était difficile et la douleur s'aggravait en cas de temps nuageux et pluvieux ou encore de surmenage. Des médicaments analgésiques comme la prednisone n'ont pas atténué la douleur. Il y a deux ans, la radiographie a révélé une arthrite hyperplasique. Elle fut traitée par l'acupuncture, accompagnée de stimulation électrique plus un supplément hormonal pendant 2 ans. Cela a apaisé largement ses douleurs. Il y a un mois, elle avait attrapé un rhume, des signes tels que frissons et fièvre se sont présentés, avec une température corporelle de 39,4 °C. Après avoir pris l'acétaminophène et la terramycine, la température est retombée à 36,9 °C. 5 jours après, son genou gauche était toujours rouge, gonflé et douloureux. La patiente ne pouvait plus bouger et la maladie fut diagnostiquée l'arthrite hyperplasique et elle a repris des médicaments comme la metacortadracine, la rhéopyrine et le metacen qui n'ont pas soulagé la douleur, elle est venue à notre hôpital pour un traitement d'acupuncture.

Rapport d'examen

La patiente était obèse sans congestion dans la gorge. Les amygdales, les poumons, le cœur et le foie étaient normaux. Il y avait un gonflement et une distension dans les deux genoux, mais pire sur le côté gauche. Il y avait une arthrose du genou droit. Sa langue était pâle, avec un enduit jaune et collant, le pouls était profond et fin sur le côté gauche et profond serré sur le côté droit.

Diagnostic

(1) Médecine chinoise : Syndrome Bi.
(2) Médecine occidentale : arthrite hyperplasique.

Analyse et différentiation du syndrome

L'obésité de la patiente indique une déficience de Qi et un excès de l'Humidité. Son syndrome Bi chronique était étroitement lié à cette Humidité perverse. Lorsque les pores de la peau sont ouverts après les bains, le Froid pervers envahit facilement les méridiens et collatéraux et cela entrave la circulation du Qi et de sang. Une fois l'Humidité et le Froid pervers envahi les méridiens, le Yin diminuera et cela entraînera l'obstruction de Qi et de sang dans le Méridien Yang Ming du Pied qui causera le syndrome Bi. La douleur fixe des articulations observées dans le syndrome Bi est souvent déclenchée par le Froid pervers ; le gonflement et la distension sont dus à l'attaque du Froid-Humidité pervers.

Principe thérapeutique

Promouvoir la circulation du Qi dans les méridiens et les collatéraux en éliminant le Froid, le Vent et l'Humidité pervers.

Prescription des points

Wēizhōng	BL40	委中	V40	54V	PG 40
Nèixīyǎn	EX-LE4	内膝眼	EX-MI4		EX-MI4
Yīnlíngquán	SP9	阴陵泉	RP9	9RP	PI 9
Yīngǔ	KI10	阴谷	R10	10R	SH 10
Qūquán	LR8	曲泉	F8	8F	GA 8

Manipulation

Yīngǔ (KI10)	Piquer à 1 cun de profondeur, avec la méthode tonifiante de rotation.
Qūquán (LR8)	Techinique identique que celle pour Yīngǔ (KI10).
Wēizhōng (BL40)	Piquer à 1,5 cun de profondeur.

Nèixīyăn (EX-LE4)	Piquer à 1 cun de profondeur.
Xīyăn (EX-LE5)	Techinique identique que celle pour Nèixīyăn (EX-LE4).

Percuter la zone locale avec l'aiguille fleur de prunier.

Traitement

Le traitement est effectué deux fois par jour, après quatre jours, la douleur au repos s'est arrêtée et la patiente pouvait marcher une courte distance avec une aide. Après trois semaines de traitement, la douleur, le gonflement et la distension dans les deux genoux étaient totalement soulagés et elle pouvait plier et étendre les genoux et marcher toute seule.

Commentaire

L'arthrite hyperplasique est une dégénérescence des articulations causée par un traumatisme ou un surmenage, également une déficience du Foie et du Rein. Le Rein contrôle les os, le Foie gère les Jin (tendons, ligaments et aponévrose). Si le Rein est vide, il y aura une faiblesse des os ; si le sang du Foie est en insuffisance, les tendons manqueront de flexibilité. Les tendons sont attachés aux os, donc la déficience du Foie et du Rein constitue la cause interne de cette pathologie. Le traumatisme et le surmenage provoquent l'obstruction du Qi et du sang dans les méridiens, cela est la cause externe. Pour obtenir des résultats optimaux en traitement de l'acupuncture, nous devons choisir des points locaux pour favoriser la circulation sanguine et soulager la douleur, mais nous devons également renforcer le terrain par Gānshū (BL18) et Shènshū (BL23) en tonifiant le Foie et le Rein afin de renforcer les tendons et les os.

11. Cas d'arthrite rhumatismale

Cas (1)

Mme Li, 26 ans, ouvrière, hospitalisée le 29 juin 1981. No. d'admission : 10627.

Motif de consultation

Douleurs aux articulations des quatre membres depuis 40 jours.

Antécédents médicaux

La patiente souffrait d'un rhume en mi-mai, accompagnée d'une fièvre de 38,9 °C, de douleurs aux articulations des quatre membres et d'une fatigue générale dans le corps. Elle prit des comprimés de «corne d'antilope» de pharmacopée chinoise et d'ambramicina pendant 3 jours, qui firent baisser sa température, mais les douleurs musculaires et articulaires persistaient. Le 20 mai, la patiente avait une fièvre avec une aversion au froid, aggravant les douleurs musculaire, lombaire et des membres. Sa fièvre a diminué grâce à la prise de médicaments et des injections de cidomycine, alors que les douleurs sont devenues plus intensives. Le 26 juin, sa fièvre a augmenté et les douleurs corporelles se sont encore accentuées. Les médicaments analgésiques ne fonctionnaient plus chez cette patiente, elle avait recours au traitement d'acupuncture.

Rapport d'examen

Les ganglions lymphatiques étaient mous et ils enflaient comme des pois de soja en bas des mandibules. Ceux à la sous-clavicule gauche étaient gonflés, sans souplesse. La patiente avait des sensations de congestion à la gorge. Les fonctions pulmonaire et cardiaque étaient normales. Il y n'avait pas de rougeurs, gonflements ou malformations aux membres supérieurs, mais les membres inférieurs étaient rouges et mous à la palpation. La langue était enflée et pâle, l'enduit jaune et collant, le pouls mou et ample à la loge de Cun.

Diagnostic

(1) Médecine chinoise : Syndrome Bi de type Chaleur.
(2) Médecine occidentale : arthrite rhumatismale.

Analyse et différentiation du syndrome

Cette patiente s'enrhumait fréquemment, c'est un signe de déficience du Qi vital, notamment le Qi défensif. Lorsque le Vent, le Froid et l'Humidité pervers envahissent les méridiens, ils obstruent la circulation de Qi et de sang, d'où une accumulation de la Chaleur dans méridiens. Cette stagnation a affecté les muscles et les tendons, le Qi et le sang, la patiente a senti ensuite des douleurs aux articulations des quatre membres. Sa langue et son pouls ont aussi montré cette déficience de Qi vital qui était la suite d'une attaque de l'Humidité et de la Chaleur.

Principe thérapeutique

Disperser la chaleur perverse et désobstruer les méridiens.

Prescription des points

LI11	曲池	Qūchí	GI11	11GI	DC 11
GV14	大椎	Dàzhuī	DM14	13VG	DM 14
LI4	合谷	Hégǔ	GI4	4GI	DC 4
SI3	后溪	Hòuxī	IG3	3IG	XC 3
ST36	足三里	Zúsānlǐ	E36	36E	WE 36
GB34	阳陵泉	Yánglíngquán	VB34	34VB	DA 34
SP10	血海	Xuèhǎi	RP10	10RP	PI 10

Manipulation

Dàzhuī (GV14)	Piquer à une profondeur de 1,5 cun, en dispersion de rotation.
Qūchí (LI11)	Piquer en dispersion par les mouvements de va-et-vient pour que la sensation d'aiguilles s'irradie vers les extrémités des membres.
Hégǔ (LI4)	Techinique identique que celle pour Qūchí (LI11).
Yánglíngquán (GB34)	Techinique identique que celle pour Qūchí (LI11).
Xuèhǎi (SP10)	Techinique identique que celle pour Qūchí (LI11).
Hòuxī (SI3)	Techinique identique que celle pour Qūchí (LI11).
Zúsānlǐ (ST36)	Techinique identique que celle pour Qūchí (LI11).

Traitement

À la fin du deuxième jour de traitement, la température est redescendue à 36,5 °C et les douleurs de la patiente ont diminué. Une semaine de traitement terminée, les douleurs articulaires et la fièvre ont disparu. Au bout d'un mois de traitement, les douleurs musculaires et articulaires ont également disparu et le niveau de température a retrouvé une valeur normale.

Cas (2)

Mme Yang, 39 ans, technicienne, hospitalisée le 11 octobre 2002.

Motif de consultation

Douleur des articulations dans tout le corps pendant 3 mois.

Antécédents médicaux

Le 30 juillet, la patiente souffrait d'une fièvre accompagnée d'un mal à la gorge et d'une douleur corporelle qui s'aggravait la nuit. Elle fut soignée comme un cas de rhume, mais sans effet curatif évident, sa température était restée entre 37-38 °C. Après la prise des antibiotiques, les douleurs aux articulations se sont accentuées et il y avait une rougeur, un gonflement et une douleur brûlante aux chevilles. À l'hôpital Nankai, elle avait un résultat positif en polyarthrite rhumatoïde et fut traitée avec des médicaments antirhumatismaux et de médecine chinoise. Cependant, aucun symptôme n'était atténué. Le 1er août, elle fut hospitalisée pour une fièvre rhumatismale et une arthrite rhumatismale. Elle prit des médicaments antalgiques occidentaux. Grâce à ce traitement, la maladie était stabilisée, mais la fièvre faible et les douleurs articulaires persistaient. C'est pourquoi elle était venue à notre hôpital pour un traitement d'acupuncture.

Rapport d'examen

La patiente était en surpoids et elle avait un mal de gorge. Le rythme cardiaque était normal, mais les sons cardiaques étaient forts. Il n'y avait pas d'érythème ni d'anomalie aux quatre membres, sauf une légère rougeur et un gonflement aux chevilles. La langue était rouge, l'enduit jaune et collant, le pouls profond et fin.

Diagnostic

(1) Médecine chinoise : Syndrome Bi, type de Chaleur.

(2) Médecine occidentale : arthrite rhumatismale.

Analyse et différentiation du syndrome

La fièvre accompagnée de mal de gorge indique une invasion du Vent-Chaleur pervers. Le surpoids signifie une Humidité interne due à une déficience de Qi. Le Vent-Chaleur pervers en profite pour envahir les méridiens, les collatéraux, les muscles et les tendons. Cela a provoqué une stagnation de Qi et de sang, d'où la douleur, le gonflement et la distension aux membres. L'Humidité entraîne la stagnation des énergies perverses dans les méridiens et la chronicité de la maladie. La langue et le pouls de la patiente indiquent tous une obstruction de l'Humidité-Chaleur perverse dans les méridiens et collatéraux avec une déficience de Yin.

Principe thérapeutique

Promouvoir la circulation de Qi et de sang dans les méridiens et collatéraux en éliminant l'humidité-chaleur perverse.

Prescription des points

GB20	风池	Fēngchí	VB20	20VB	DA 20
GV14	大椎	Dàzhuī	DM14	13VG	DM 14
LI11	曲池	Qūchí	GI11	11GI	DC 11
LI4	合谷	Hégǔ	GI4	4GI	DC 4
EX-LE5	膝眼	Xīyǎn	EX-MI		EX-MI5
EX-LE2	鹤顶	Hèdǐng	EX-MI2		EX-MI2
GB34	阳陵泉	Yánglíngquán	VB34	34VB	DA 34
SP6	三阴交	Sānyīnjiāo	RP6	6RP	PI 6

Manipulation

Fēngchí (GB20)	Piquer à 1 cun de profondeur avec la méthode de rotation pendant 1 minute.
Sānyīnjiāo (SP6)	Piquer en stimulation neutre.
Xīyǎn (EX-LE5)	Piquer perpendiculairement à une profondeur de 1 cun en stimulation neutre.
Hèdǐng (EX-LE2)	Piquer perpendiculairement à 1,5 cun de profondeur en stimulation neutre.

Dàzhuī (GV14)	Piquer perpendiculairement avec la méthode de rotation plus le va-et-vient de l'aiguille.
Qūchí (LI11)	Piquer à 1 cun en profondeur avec la méthode par la rotation de l'aiguille.
Hégǔ (LI4)	Technique identique à celle pour Qūchí (LI11).
Yánglíngquán (GB34)	Piquer à une profondeur de 2 cun, perpendiculairement avec la méthode de dispersion de va-et-vient de l'aiguille.

Traitement

Deux jours après le traitement, les douleurs articulaires étaient considérablement soulagées. Au bout d'une semaine de traitement, les douleurs étaient complètement atténuées et la température corporelle était retombée à 36,7 °C. La moxibustion a été appliquée pour renforcer le Qi primaire et éliminer l'Humidité perverse.

Commentaire

L'arthrite rhumatismale est due à l'attaque des facteurs pervers et elle appartient à la réaction allergique de l'infection streptococcique, le plus souvent observée chez les enfants. Elle se présente comme une douleur erratique et brûlante aux articulations accompagnées de l'enflure et de la rougeur locales. Après la crise, il n'y a pas de changement pathologique aux zones affectées. Faute d'un traitement approprié, la maladie affectera le cœur et provoquera une cardiopathie rhumatismale.

En MTC, cette pathologie est considérée comme un «syndrome Bi». Les anciens médecins chinois trouvaient que le Vent, le Froid et l'Humidité pervers étaient les 3 facteurs pathogènes principaux de cette maladie. Aujourd'hui, nous pensons que la déficience du Qi vital (marquée par une transpiration profuse) et la stagnation de Qi et de sang constituent les causes internes de la maladie et les six énergies perverses sont les facteurs déclenchants. Le «syndrome Bi» se présente en différents syndromes : Vent, Froid, Humidité et Chaleur. Cependant, l'arthrite rhumatismale en phase aiguë est étroitement liée aux trois facteurs pervers : Vent, Chaleur et Humidité.

Dans les deux cas étudiés ci-dessus, les symptômes comprennent principalement la fièvre, le gonflement et la douleur des articulations. Ces deux cas appartiennent au «syndrome Bi» de type Chaleur ou «Bi-chaleur», provoqués par le Vent-Humidité pervers, ainsi que par la stagnation de la Chaleur perverse aux articulations, qui provoquent l'obstruction du Qi et du sang, causant les symptômes tels que douleur, rougeur et gonflement des articulations. La chaleur perverse donne également la fièvre et la soif. Donc, dans ces cas, le principe thérapeutique consiste à promouvoir la circulation de Qi et de sang dans les méridiens en éliminant la Chaleur et le Vent pervers avec les points Dàzhuī (GV14), Qūchí (LI11), Hégǔ (LI4) et Sānyīnjiāo (SP6) comme les points principaux. Dàzhuī (GV14) est le point de croisement des 3 méridiens Yang du pied. Il peut éliminer la Chaleur et enlever le Vent en activant le Yang.

Qūchí (LI11) est le point He-Rassemblement-Entrée du Méridien Yang Ming de la Main. Il peut disperser la Chaleur et enlever l'Humidité. Hégǔ (LI4) est le point Yuan-Source du méridien Yang Ming de la main. Il peut favoriser la circulation du Qi et du sang dans les méridiens en dispersant la chaleur perverse. Sānyīnjiāo (SP6) est le point de croisement des 3 méridiens Yin du Pied. Il peut enlever l'Humidité perverse et éliminer la stase de sang en favorisant la circulation de Qi dans les méridiens. Cette prescription des points peut réguler le flux du Qi et doit être utilisé en association avec des points locaux afin d'obtenir les meilleurs résultats en clinique.

12. Cas de polyarthrite rhumatoïde

Cas (1)

Mme Liu, âgée de 30 ans, salariée, a été hospitalisée en février 1981. No. d'admission : 10031.

Motif de consultation

Douleur dans les poignets et chevilles depuis 2 ans.

Antécédents médicaux

En hiver 1978, la patiente attrapa un rhume dans la nuit. Au matin, quand elle se leva, elle eut les poignets et chevilles gonflés et ne put plus se déplacer. Les symptômes s'aggravèrent et empirèrent sur le côté gauche. Elle prit alors quelques médicaments chinois, mais ne fut pas soulagée. Le test sanguin se révéla normal. Elle reçut quelques traitements d'acupuncture qui la soulagèrent un moment. En avril 1979, la patiente ressentit une douleur sévère dans ses poignets et chevilles qui fut soulagée par la chaleur et du repos. Cependant, des déformations apparurent aux articulations. Le Centre Hospitalier Universitaire de Tianjin diagnostiqua pour la 1re fois un cas de polyarthrite rhumatoïde à la patiente. La malade reçut un traitement à base de médicaments chinois et d'hormonothérapie. Elle fut soulagée temporairement, mais lorsqu'elle arrêta le traitement médical, la douleur devint encore plus sévère. La patiente reçut alors un nouveau traitement à base d'aspirine et de comprimés de rhéopyrine sans pour autant dissiper la douleur. C'est à ce moment-là que la patiente s'est présentée à notre service d'acupuncture.

Rapport d'examen

La patiente n'avait ni rougeur ni gonflement de la gorge. Les poumons et le cœur étaient normaux. Pas de courbure latérale de la colonne vertébrale. Il y avait une légère douleur à la pression sur le côté gauche de la 4e vertèbre lombaire. Les poignets, les doigts et chevilles étaient enflés et déformés, mais sans rougeur ni sensation de chaleur. On entendait le frottement au niveau des genoux. Langue rouge, enduit mince et blanc, pouls fin et rapide.

Diagnostic

(1) Médecine chinoise : Syndrome Bi-type erratique.

(2) Médecine occidentale : polyarthrite rhumatoïde.

Analyse et différentiation du syndrome

Le Vent-Froid pathogène envahit les méridiens et conduit à la stagnation de Qi et de sang. L'obstruction provoque alors douleur et gonflement. Elle cause également le manque de nourriture dans les tendons et les os. La raideur aux articulations, la contraction des muscles et des tendons blessent alors les os et provoquent ainsi des articulations déformées.

Principe thérapeutique

Réchauffer les méridiens pour enlever le Froid pervers. Activer la circulation du sang et tonifier le Rein.

Prescription des points

Gānshū (BL18), Shènshū (BL23), Géshū (BL17), Sānyīnjiāo (SP6), Fēngchí (GB20), Dàzhù (BL11), Yánglíngquǎn (GB34), Wàiguān (TE5), Yángchí (TE4), Wàngǔ (SI4), Yángxī (LI5), Dàlíng (PC7), Jiěxī (ST41), Shāngqiū (SP5), Qiūxū (GB40), Kūnlún (BL60) et Shēnmài (BL62). Faire moxibustion sur les points des doigts, poignets et chevilles.

BL18	肝俞	Gānshū	V18	18V	PG 18
BL23	肾俞	Shènshū	V23	23V	PG 23
BL17	膈俞	Géshū	V17	17V	PG 17
BL11	大杼	Dàshū	V11	11V	PG 11
BL60	昆仑	Kūnlún	V60	60V	PG 60
BL62	申脉	Shēnmài	V62	62V	PG 62
SP6	三阴交	Sānyīnjiāo	RP6	6RP	Pl 6
SP5	商丘	Shāngqiū	RP5	5RP	Pl 5
GB20	风池	Fēngchí	VB20	20VB	DA 20
GB34	阳陵泉	Yánglíngquán	VB34	34VB	DA 34
GB40	丘墟	Qiūxū	VB40	40VB	DA 40
TE4	阳池	Yángchí	TR4	4TR	SJ 4
TE5	外关	Wàiguān	TR5	5TR	SJ 5
SI4	腕骨	Wàngǔ	IG4	4IG	XC 4
LI5	阳溪	Yángxī	GI5	5GI	DC 5
PC7	大陵	Dàlíng	MC7	7ECS	XB 7
ST41	解溪	Jiěxī	E41	41E	WE 41

Manipulation

Gānshū (BL18)	Perpendiculairement à 1,5 cun de profondeur avec la méthode de tonification par rotation de l'aiguille pour stimuler l'avant du corps.
Shènshū (BL23)	1,5 cun de profondeur avec la méthode de tonification par rotation de l'aiguille.
Fēngchí (GB20)	1,5 cun de profondeur avec la méthode de dispersion par rotation de l'aiguille pour stimuler la sensation de propagation dans la région occipitale.
Sānyīnjiāo (SP6)	1,5 cun de profondeur avec la méthode de tonification par rotation de l'aiguille.

Les autres points d'acupuncture sont manipulés avec la stimulation neutre.

Le traitement par moxibustion a été fait à partir de cônes et de bâtons de moxa après le traitement d'acupuncture.

Traitement

Le premier jour, la patiente a été traitée deux fois avec l'acupuncture et a cessé son traitement hormonal. Après la 15ᵉ séance, le gonflement dans les deux genoux a disparu et la douleur a été grandement atténuée. Après un mois de traitement, le gonflement des poignets et chevilles a été complètement atténué et la patiente a pu reprendre ses activités normales. Elle est sortie de l'hôpital, mais a continué à recevoir son traitement d'acupuncture une fois par jour pendant 20 jours pour éviter le retour des symptômes.

Cas (2)

Mme Dai, 45 ans, cadre, a été hospitalisée en juin 1980. Admission No : 8964

Motif de consultation

Douleur des articulations dans tout le corps depuis 5 ans avec aggravation le mois précédent.

Antécédents médicaux

Depuis 1975, la patiente sentait une douleur dans le genou droit avec limitation de flexion et d'extension, mais n'avait pas consulté de médecin. En août 1976, la patiente qui vivait dans un appartement humide a vu ses douleurs dans les articulations des quatre membres s'aggraver et augmenter la limitation de ses mouvements. Elle s'est présentée alors à l'hôpital. Son test sanguin était normal, mais les examens médicaux ont révélé une polyarthrite rhumatoïde. En 1977, la patiente a pris un traitement médical occidental ainsi que des médicaments chinois. En octobre 1979, ne supportant plus les douleurs articulaires et voyant l'amplitude de ses mouvements de plus en plus limitée ainsi que la déformation de ses doigts s'aggraver, la patiente est venue à notre hôpital pour suivre un traitement d'acupuncture.

Rapport d'examen

La patiente était en surpoids avec gonflement des quatre extrémités, aggravé à partir des coudes et des genoux et accompagné d'une légère déformation. Elle ne pouvait également pas lever les bras ou les fléchir ni étendre doigts et poignets, ni même fermer la main. Le pouls était profond. Le test sanguin démontre une polyarthrite rhumatoïde.

Diagnostic

(1) Médecine chinoise : Syndrome-Bi impliquant l'os.
(2) Médecine occidentale : Polyarthrite rhumatoïde du type périphérique.

Analyse et différentiation du syndrome

La patiente a une constitution faible qui entraîne un déséquilibre entre le Qi nutritif et le Qi défensif aggravé par ailleurs, par un environnement humide. L'insuffisance du Yang Qi permet alors l'attaque des pervers. Le Froid et l'Humidité en profitent pour pénétrer dans les méridiens et les vaisseaux Luo. La circulation de Qi et de Sang se trouve obstruée et ne parvient plus aux extrémités. Si cet état persiste, les tendons et les os seront endommagés et des déformations apparaîtront aux extrémités.

Principe thérapeutique

Tonifier le Foie et le Rein puis supprimer le Froid pathogène pour promouvoir la circulation du Qi des méridiens.

Prescription des points

Wàiguān (TE5), Hégǔ (LI4), Yángchí (TE4), Hèdǐng (EX-HN15), Yánglíngquán (GB34), Yīnlíngquán (SP9), Qūchí (LI11), Jiānyú (LI15), Chǐzé (LU5), Gānshū (BL18), Shènshū (BL23), Géshū (BL17), Dàzhù (BL11) et Sānyīnjiāo (SP6). Traiter Nèixīyān (EX-LE4) et Wàixīyān (EX-LE5) avec moxibustion.

TE4	阳池	Yángchí	TR4	4TR	SJ4
TE5	外关	Wàiguān	TR5	5TR	SJ5
LI4	合谷	Hégǔ	GI4	4GI	DC 4
SP6	三阴交	Sānyīnjiāo	RP6	6RP	Pl 6
SP9	阴陵泉	Yīnlíngquán	RP9	9RP	Pl 9
LU5	尺泽	Chǐzé	P5	5P	FE 5
GB34	阳陵泉	Yánglíngquán	VB34	34VB	DA 34
LI11	曲池	Qūchí	GI11	11GI	DC 11

BL11	大杼	Dàzhù	V11	11V	PG 11
BL17	膈俞	Géshū	V17	17V	PG 17
BL18	肝俞	Gānshū	V18	18V	PG 18
BL23	肾俞	Shènshū	V23	23V	PG 23
EX-LE2	鹤顶	Hèdǐng	EX-MI2		EX-MI5
LI15	肩髃	Jiānyú	GI15	15GI	DC 15
EX-LE4	内膝眼	Nèixīyǎn	EX-MI4		EX-MI4
EX-LE5	膝眼	Xīyǎn	EX-MI5		EX-MI5

Manipulation

Jiānyú (LI15)	Piquer à 1,5 cun de profondeur vers Jíquan (HT1) en levant le bras.
Qūchí (LI11)	Piquer perpendiculairement 1 cun de profondeur.
Chǐzé (LU5)	Technique identique à celle pour Qūchí (LI11).
Hèdǐng (EX-HN15)	Technique identique à celle pour Qūchí (LI11).
Nèixīyǎn (EX-LE4)	Fléchir le genou et piquer à 1,2 cun de profondeur vers le centre de la rotule.
Xīyǎn (EX-LE5)	Technique identique à celle pour Nèixīyǎn (EX-LE4).
Yángchí (TE4)	Piquer avec la méthode de tonification par rotation de l'aiguille.
Wàiguān (TE5)	Technique identique à celle pour Yángchí (TE4).
Hégǔ (LI4)	Technique identique à celle pour Yángchí (TE4).
Sānyīnjiāo (SP6)	Technique identique à celle pour Yángchí (TE4).
Yīnlíngquán (SP9)	Technique identique à celle pour Yángchí (TE4).
Yánglíngquán (GB34)	Technique identique à celle pour Yángchí (TE4).
Dàzhù (BL11)	Technique identique à celle pour Yángchí (TE4).
Géshū (BL17)	Technique identique à celle pour Yángchí (TE4).
Gānshū (BL18)	Technique identique à celle pour Yángchí (TE4).
Shènshū (BL23)	Technique identique à celle pour Yángchí (TE4).

Appliquer 3 cônes de moxa après le traitement d'acupuncture jusqu'à ce qu'il y ait une sensation de chaleur locale, ou bien utiliser le bâtonnet de moxa indirectement.

Traitement

Après une semaine de traitement, le gonflement des articulations et des extrémités s'est considérablement atténué. 10 jours plus tard, la prise de sang a démontré une nette amélioration. 20 jours après, la dose de dexaméthasone était 2 mg par jour. Puis au 35ᵉ jour, l'état de la malade s'était nettement amélioré. Le gonflement et la douleur aux articulations des quatre extrémités avaient disparu. Les articulations étaient devenues plus flexibles et la patiente pouvait de nouveau marcher plus longtemps, monter et descendre les escaliers. La patiente a complètement arrêté son traitement d'hormonothérapie. Restée en observation pendant 15 jours, son état de santé stabilisé, sans rechute et douleur, la malade a pu sortir de l'hôpital.

Commentaire

La polyarthrite rhumatoïde est une réaction inflammatoire des articulations avec des sensations de douleur qui peuvent causer des déformations et la rigidité aux articulations. Les patients peuvent souffrir de perte de poids, d'anémie et de prendre la capacité de soin d'eux-mêmes.

En MTC, ce syndrome est appelé «Syndrome Bi» impliquant les os. Lorsque la maladie invalide les os et les tendons, elle invalide aussi les muscles comme dans les cas de rhumatismes. Au temps des Dynasties, il y avait beaucoup de discussions à propos du Syndrome Bi. Dans le livre *Questions simples* (Su Wen), il est dit : «*Le Rein appartient à l'Eau. Il gouverne les os et emmagasine le Jing-quintessence qui forme de la moelle qui nourrit l'os. Si le Rein est en Vide alors la moelle sera en Vide également et ne pourra pas protéger les os du froid pathogène. Cela se manifestera par la déformation des articulations et des muscles.* »
Le Chapitre de *Théorie du Qi et des points d'acupuncture–Questions simples* (*Sù Wèn*, chapitre *Qì Xuè Lùn*) dit : «*Le froid pervers est la cause de la contraction des muscles et les tendons qui limite l'extension et la flexion des articulations. Cette maladie, appelée syndrome Bi impliquant les os se manifeste par l'engourdissement et l'hypoesthésie*». Dans le Chapitre *Arguments sur l'Arthralgie* du livre *Synopsis de la Chambre Dorée* (*Jīn Guì Yào Lüè*, chapitre *Zhòng Fēng Lì Jié*) il est dit : «*Les symptômes de l'arthralgie sont douloureux dans les articulations, ils entraînent dysfonction dans les muscles et œdème du pied... *». Dans la *Théorie des Trois Causes de la Maladie* (*Sān Yīn Jí Yī Bìng Zhèng Fāng Lùn*), il est dit : «*Si la polyarthrite rhumatoïde ne peut être guérie correctement, elle causera déformations de l'os et des articulations.* »

Au regard de ces textes médicaux anciens, on s'aperçoit que les médecins de l'époque avaient bien enregistré les douleurs dans la contracture des muscles et tendons, les spasmes des articulations, les difficultés dans les flexions et extensions des articulations qui sont les symptômes généraux de l'amyotrophie et de l'arthrite.

Cette maladie est causée par des facteurs pathogènes Vent, Froid, Humidité pervers comme dans tous les syndromes Bi, néanmoins ce syndrome Bi impliquant les os est plus complexe et plus grave qu'un Syndrome Bi classique. Les agents pathogènes : Vent, Froid et Humidité pervers envahissent en profondeur, les muscles et les os et amènent la maladie. Ces Qi pervers obstruent et entravent le flux du Qi du Foie et du Rein. La malnutrition des tendons et des os cause alors le mauvais fonctionnement des articulations. Une attention particulière devra être apportée lors du traitement de la maladie pour nourrir le Foie et le Rein. Il faudra aussi réchauffer le froid pour promouvoir l'écoulement du Qi et du sang dans les méridiens et les collatéraux.

Prescription des points :
Gānshū (BL18), Shènshū (BL23), Géshū (BL17), Dàzhù (BL11), Yánglíngquán (GB34) et Sānyīnjiāo (SP6).

BL18	肝俞	Gānshū	V18	18V	PG 18
BL23	肾俞	Shènshū	V23	23V	PG 23
BL17	膈俞	Géshū	V17	17V	PG 17
BL11	大杼	Dàzhù	V11	11V	PG 11
GB34	阳陵泉	Yánglíngquán	VB34	34VB	DA 34
SP6	三阴交	Sānyīnjiāo	RP6	6RP	PI 6

Commentaire

Gānshū (BL18) et Shènshū (BL23) peuvent alimenter les fonctions du Foie et du Rein et renforcer la résistance du corps et ainsi éliminer les facteurs pathogènes.

Géshū (BL17) est le point de Réunion du sang, il peut promouvoir la circulation sanguine et soulager la stagnation.

Dàzhù (BL11) et Yánglíngquán (GB34) sont respectivement les points de Réunion des os et des tendons. Leur rôle est de renforcer les os et les tendons pour libérer le Qi et le sang et ainsi d'arrêter la douleur.

Sānyīnjiāo (SP6) régule le flux du Qi des trois méridiens Yin, il renforce la fonction du Rein et permet de nourrir le Yin.

Les points d'acupuncture mentionnés servent donc à nourrir le Foie et le Rein. Lorsque l'essence et le sang seront suffisants, la moelle pourra être produite et les os deviendront plus solides puis les tendons mieux nourris. La prescription de ces points d'acupuncture doit être complétée avec les points locaux pour permettre de mieux activer le flux de Qi et de sang, désobstruer les méridiens atteints et donc promouvoir la flexibilité des articulations.

13. Cas de dysménorrhée

Mlle Yu, 29 ans, salariée, a été hospitalisée en décembre 2001. No. d'admission : 32398.

Motif de consultation

Douleur dans le bas-ventre et lombes depuis 6 jours.

Antécédents médicaux

Depuis 10 ans, la patiente souffrait d'insupportables douleurs dans le bas-ventre à chaque période menstruelle. Son cycle, durant 6 jours, lui causait des douleurs qui s'estompaient après la prise de médicaments. Elle a commencé à avoir ses règles à l'âge de 15 ans. Son cycle était de 28 à 30 jours et le flux menstruel dure généralement entre 4 et 6 jours. La perte de sang était peu abondante, de couleur sombre et accompagnée de caillots sanguins. Elle a donné naissance à un enfant puis est diagnostiquée atteinte d'endométriose avec kyste. Elle s'est alors présentée à notre hôpital pour avoir un traitement d'acupuncture.

Rapport d'examen

La patiente s'est présentée avec un état d'esprit abattu. Son teint était pâle accompagnée de sueur froide. Les douleurs dans le bas ventre étaient aggravées par la pression. La patiente avait également des nausées, peu d'appétit et souffrait de constipation depuis 4 jours. Les mictions étaient par contre normales, les poumons, le cœur, le foie et la rate normaux, abdomen souple à la palpation. Suite à l'accouchement par césarienne, il y avait une cicatrice de 6 cm de long sur le ventre sans œdème dans les membres inférieurs, les réflexes étaient normaux. Langue pâle avec enduit jaune et pouls tendu.

Diagnostic

(1) Médecine chinoise : dysménorrhée.
(2) Médecine occidentale : endométriose.

Analyse et différentiation du syndrome

La césarienne effectuée lors de l'accouchement a blessé le méridien Ren Mai. L'obstruction de la circulation du Qi et du sang dans les méridiens sont à l'origine des douleurs abdominales qui s'aggravent durant le cycle menstruel.

Principe thérapeutique

Promouvoir la circulation sanguine dans les méridiens pour dissoudre la stase de sang, calmer l'esprit, rétablir le flux menstruel et tonifier le méridien Ren Mai.

Prescription des points

SP6	三阴交	Sānyīnjiāo	RP6	6RP	PI 6
SP9	阴陵泉	Yīnlíngquán	RP9	9RP	PI 9
SP10	血海	Xuèhǎi	RP10	10RP	Pl 10
ST36	足三里	Zúsānlǐ	E36	36E	WE 36
ST40	丰隆	Fēnglóng	E40	40E	WE 40
TE6	支沟	Zhīgōu	TR6	6TR	SJ 6
GV20	百会	Bǎihuì	DM20	19VG	DM 20
GV23	上星	Shàngxīng	DM23	22VG	DM 23

Sānyīnjiāo (SP6)	Piquer perpendiculaire de 1-1,5 cun de profondeur avec la méthode de tonification et rotation de l'aiguille pendant 1 minute.
Zhīgōu (TE6)	Piquer en dispersion avec la méthode de retirer et d'enfoncer l'aiguille.
Yīnlíngquán (SP9)	Technique identique à celle pour Zhīgōu (TE6).
Shàngxīng (GV23)	Piquer obliquement vers l'arrière à 0,5 cun de profondeur avec la technique rotative de l'aiguille pendant 1 minute.
Bǎihuì (GV20)	Technique identique à celle pour Shàngxīng (GV23).
Xuèhǎi (SP10)	Piquer à 1-1,5 cun de profondeur avec la méthode de tonification pendant 1 minute.
Zúsānlǐ (ST36)	Piquer perpendiculaire de 1-2 cun de profondeur avec la méthode de tonification pendant 1 minute.
Fēnglóng (ST40)	Piquer à 1-1,5 cun de profondeur avec la méthode de dispersion pendant 1 minute.

Points auriculaires

Estomac, Shénmén et Système endocrinien. Puncture perpendiculaire à 0,1 cun de profondeur.

Traitement

Après le troisième traitement, la douleur abdominale et les nausées ont été atténuées puis au cinquième traitement, la douleur abdominale a disparu.

À la fin de ce traitement, la patiente est revenue 5 jours avant le début de son cycle menstruel pour recevoir un traitement d'acupuncture spécifique à ses douleurs menstruelles. Déclarant ne plus avoir de douleur durant ses règles, ce même traitement a été poursuivi pendant encore cinq mois pour s'interrompre définitivement par la suite.

Commentaire

La dysménorrhée se manifeste par des douleurs dans le bas-ventre avant, pendant ou après les règles. Elle est souvent vue en clinique chez les jeunes femmes en particulier. Ce syndrome fut déjà enregistré dans le Chapitre *Pouls, symptômes et traitement des pathologies gynécologiques Synopsis de la Chambre Dorée* (*Jīn Guì Yào Luè*, chapitre *Fù Rén Zá Bìng Mài Zhèng Bìng Zhì*) écrit par ZHANG Jidong de la Dynastie des Han. Les médecins des Dynasties passées connaissaient les signes et symptômes de la dysménorrhée et les considéraient comme responsables de l'obstruction de la circulation de Qi et de sang. Cette maladie occasionnant l'apparition du syndrome de Vide ou de la stagnation de Qi et de sang, favorise l'invasion des facteurs pathogènes comme le Vent, le Froid qui obstruent la circulation du Qi dans le méridien Ren Mai. ZHANG Jiebin de la Dynastie Ming a écrit dans le Chapitre *Différenciation et traitement des maladies de la femme, Œuvres Complètes de ZHANG Jingyue* (*Jǐng Yuè Quán Shū*, chapitre *Fù Rén Guī*) : «*La plupart des femmes souffrant de la dysménorrhée présentent un syndrome de vide et peu de femmes présentent un syndrome de plénitude. On peut aussi différencier les douleurs de Vide ou de*

Plénitude en fonction de l'aggravation ou du soulagement à la pression exercée sur la douleur et selon le moment de la douleur situé avant ou après les règles. Cependant, on doit tenir compte des patientes souffrant du Syndrome de Vide du Qi et de sang causant stagnation du sang qui refusent la pression et des douleurs qui apparaissent avant la menstruation». Avant tout traitement d'acupuncture, nous devons faire une différenciation précise des symptômes de la dysménorrhée pour obtenir un meilleur effet curatif.

Points conseillés

CV4	关元	Guānyuán	RM4	4VC	RM 4
CV6	气海	Qìhǎi	RM6	6VC	RM 6
GV4	命门	Mìngmén	DM4	4VG	DM 4
KI13	气穴	Qìxué	R13	13R	SH 13
LI4	合谷	Hégǔ	GI4	4GI	DC 4
SP6	三阴交	Sānyīnjiāo	RP6	6RP	Pl 6
ST28	水道	Shuǐdào	E28	28E	WE 28
ST36	足三里	Zúsānlǐ	E36	36E	WE 36
GB34	阳陵泉	Yánglíngquán	VB34	34VB	DA 34
BL23	肾俞	Shènshū	V23	23V	PG 23
CV3	中极	Zhōngjí	RM3	3VC	RM 3

Commentaire

Qìhǎi (CV6), au pouvoir curatif très large, associé à Qìxué (KI13) il peut traiter la stagnation du Qi et du sang. Il régule le flux du Qi et du sang dans le bas ventre et permet la libre circulation du Qi dans le méridien Ren Mai.

Tàichōng (LV3) est le point Yuan-source du méridien du Foie. Il peut réguler le Qi du Foie et promouvoir la circulation du sang.

Hégǔ (LI4) associé à Sānyīnjiāo (SP6) sont des points pour promouvoir les contractions utérines et activer le flux de Qi dans les méridiens pour supprimer la stase de sang.

Lorsque le patient est atteint par les Qi pervers, Froid et Humidité, nous pouvons choisir Zhōngjí (CV3), point Mu-antérieur de la Vessie. Il peut réchauffer le méridien de la Vessie et réguler le méridien Ren Mai.

Shuǐdào (ST28) appartient au méridien de l'Estomac. C'est le point essentiel pour éliminer la rétention d'eau et supprimer l'Humidité en promouvant la circulation sanguine et soulager la douleur.

Mìngmén (GV4) peut réchauffer le Rein et éliminer le Froid pervers.

Yánglíngquán (GB34), point He-Rassemblement-Entrée et point de Réunion des tendons appartenant au méridien de la Vésicule Biliaire, il peut fortifier la Rate pour éliminer l'Humidité.

Shènshū (BL23) est le point Shu dorsal du Rein du méridien de la Vessie. Ce point permet de renforcer le Qi congénital.

Qǐhǎi (CV6) et Guānyuán (CV4) peuvent renforcer le corps tout entier en tonifiant le Qi du corps entier. Ces points appartiennent au méridien Ren Mai et peuvent réguler les menstruations et nourrir le sang.

Zúsānlǐ (ST36) point He-Rassemblement-Entrée du Méridien de l'Estomac Yangming du pied. Il peut tonifier le Qi et le sang du corps avec la méthode de puncture de tonification ou bien utiliser la moxibustion.

La combinaison de ces points fortifiera le Qi congénital et le Qi acquis qui étaient en vide et permettra de guérir la dysménorrhée.

Annexe

Annexe I
Tableau comparatif de
la nomenclature des 14 méridiens

Chinois	Pinyin	English	Code alphanumérique standard de l'OMS	Français	Code alphanumérique français actuel	Code alphanumérique français ancien	Code alphanumérique du WFCMS
手太阴肺经	Shǒu tài yīn fèi jīng	Lung Meridian	LU	Méridien des Poumons Tai Yin de la main,	P	P	FE
手阳明大肠经	Shǒu yáng míng dà cháng jīng	Large Intestine Meridian	LI	Méridien du Gros Intestin Yang Ming de la main	GI	GI	DC
足阳明胃经	Zú yáng míng wèi jīng	Stomach Meridian	ST	Méridien de l'Estomac Yang Ming du pied	E	E	WE
足太阴脾经	Zú tài yīn pí jīng	Spleen Meridian	SP	Méridien de la Rate Tai Yin du pied	RP	RP	PI
手少阴心经	Shǒu shào yīn xīn jīng	Heart Meridian	HT	Méridien du Cœur Shao Yin de la main	C	C	XI
手太阳小肠经	Shǒu tài yáng xiǎo cháng jīng	Small Intestine Meridian	SI	Méridien de l'Intestin Grêle Tai Yang de la main	IG	IG	XC
足太阳膀胱经	Zú tài yáng páng guāng jīng	Bladder Meridian	BL	Méridien de la Vessie Tai Yang du pied	V	V	PG
足少阴肾经	Zú shào yīn shèn jīng	Kindey Meridian	KI	Méridien des Reins Shao Yin du pied	R	R	SH
手厥阴心包经	Shǒu jué yīn xīn bāo jīng	Pericardium Meridian	PC	Méridien du Maître du Cœur Jue Yin de la main	MC	ECS	XB
手少阳三焦经	Shǒu shào yáng sān jiāo jīng	Triple Energizer Meridian	TE	Méridien du Triple Réchauffeur Shao Yang de la main	TR	TR	SJ
足少阳胆经	Zú shào yáng dǎn jīng	Gallbladder Meridian	GB	Méridien de la Vésicule Biliaire Shao Yang du pied	VB	VB	DA
足厥阴肝经	Zú jué yīn gān jīng	Liver Meridian	LR	Méridien du Foie Jue Yin du pied	F	F	GA
督脉	Dū mài	Governor Vessel	GV	Méridien Du Mai (Vaisseau Gouverneur)	DM	VG	DM
任脉	Rèn mài	Conception Vessel	CV	Méridien Ren Mai (Vaisseau Directeur)	RM	VC	RM

Annexe II
Tableau comparatif de la
nomenclature des points d'acupuncture

Code standard de l'OMS	Nom chinois	Pinyin	Code alphanumérique français actuel	Code alphanumérique français ancien	Nom français ancien	Code alphanumérique du WFCMS
LU	手太阴肺经				Méridien des Poumons Tai Yin de la main (P)	Méridien Shou Tai Yin (FE)
LU1	中府	Zhōngfǔ	P1	1P	Tchong-fou	FE 1
LU2	云门（雲門）	Yúnmén	P2	2P	Iunn-menn	FE 2
LU3	天府	Tiānfǔ	P3	3P	Tienn-fou	FE 3
LU4	侠白	Xiábái	P4	4P	Sie-po	FE 4
LU5	尺泽（尺澤）	Chǐzé	P5	5P	Tchre-tsie	FE 5
LU6	孔最	Kǒngzuì	P6	6P	Krong-tsoe	FE 6
LU7	列缺	Lièquē	P7	7P	Lié-tsiue	FE 7
LU8	经渠（經渠）	Jīngqú	P8	8P	Tsing'tsiu	FE 8
LU9	太渊	Tàiyuān	P9	9P	Traé-iuann	FE 9
LU10	鱼际（魚際）	Yújì	P10	10P	Iu-tsi	FE 10
LU11	少商	Shàoshāng	P11	11P	Chao-chang	FE 11
LI	手阳明大肠经				Méridien du Gros Intestin Yang Ming de la main (GI)	Méridien Shou Yang Ming (DC)
LI1	商阳（商陽）	Shāngyáng	GI1	1GI	Chang-iang	DC 1
LI2	二间（二間）	Èrjiān	GI2	2GI	Ei-tsienn	DC 2
LI3	三间（三間）	Sānjiān	GI3	3GI	Sann-tsienn (3e intervalle)	DC 3
LI4	合谷	Hégǔ	GI4	4GI	Rokou (Fond de vallée)	DC 4
LI5	阳溪（陽谿）	Yángxī	GI5	5GI	Iang-tsri	DC 5
LI6	偏历（偏歷）	Piānlì	GI6	6GI	Pienn-li (Succession latérale)	DC 6
LI7	温溜	Wēnliū	GI7	7GI	Oénn-leou	DC 7
LI8	下廉	Xiàlián	GI8	8GI	Sia-lienn	DC 8
LI9	上廉	Shànglián	GI9	9GI	Chang-lienn	DC 9
LI10	手三里	Shǒusānlǐ	GI10	10GI	Sann-li du bras (3e village)	DC 10

Code standard de l'OMS	Nom chinois	Pinyin	Code alphanumérique français actuel	Code alphanumérique français ancien	Nom français ancien	Code alphanumérique du WFCMS
LI11	曲池	Qūchí	GI11	11GI	Tsiou-tchre (Etang courbe)	DC 11
LI12	肘髎	Zhǒuliáo	GI12	12GI	Tcheou-tsiao	DC 12
LI13	手五里	Shǒuwǔlǐ	GI13	13GI	Ou-li du bras	DC 13
LI14	臂臑	Bìnào	GI14	14GI	Pi-nao	DC 14
LI15	肩髃	Jiānyú	GI15	15GI	Tsienn-iu (Pointe d'épaule)	DC 15
LI16	巨骨	Jùgǔ	GI16	16GI	Tsiu-kou	DC 16
LI17	天鼎	Tiāndǐng	GI17	17GI	Tiennn-ting	DC 17
LI18	扶突	Fútū	GI18	18GI	Fou-trou	DC 18
LI19	口禾髎	Kǒuhéliáo	GI19	19GI	Ro-tsiao (Ro-liao)	DC 19
LI20	迎香	Yíngxiāng	GI20	20GI	Ing-siang	DC 20
ST	足阳明胃经			Méridien de l'Estomac (E)		Méridien Zu Yang Ming (WE)
ST1	承泣	Chéngqì	E1	4E	Tchreng-tsri	WE 1
ST2	四白	Sìbái	E2	5E	Se-paé	WE 2
ST3	巨髎	Jùliáo	E3	6E	Tsiu-tsiao	WE 3
ST4	地仓（地倉）	Dìcāng	E4	7E	Ti-tsrang	WE 4
ST5	大迎	Dàyíng	E5	8E	Ta-ing	WE 5
ST6	颊车（頰車）	Jiáchē	E6	3E	Tsia-tchré	WE 6
ST7	下关（下關）	Xiàguān	E7	2E	Sia-koann	WE 7
ST8	头维（頭維）	Tóuwéi	E8	1E	Treou-oe	WE 8
ST9	人迎	Rényíng	E9	9E	Jene-ing	WE 9
ST10	水突	Shuǐtū	E10	10E	Choé-trou	WE 10
ST11	气舍（氣舍）	Qìshè	E11	11E	Tsri-che	WE 11
ST12	缺盆	Quēpén	E12	12E	Tsiue-prenn	WE 12

Code standard de l'OMS	Nom chinois	Pinyin	Code alphanumérique français actuel	Code alphanumérique français ancien	Nom français ancien	Code alphanumérique du WFCMS
ST13	气户（氣戶）	Qìhù	E13	13E	Tsri-rou	WE 13
ST14	库房（庫房）	Kùfáng	E14	14E	Krou-fang	WE 14
ST15	屋翳	Wūyì	E15	15E	Ou-i	WE 15
ST16	膺窗	Yīngchuāng	E16	16E	Ing-tchroang	WE 16
ST17	乳中	Rǔzhōng	E17	17E	Jou-tchong	WE 17
ST18	乳根	Rǔgēn	E18	18E	Jou-kenn	WE 18
ST19	不容	Bùróng	E19	19E	Pou-rong	WE 19
ST20	承满（承滿）	Chéngmǎn	E20	20E	Tchreng-mann	WE 20
ST21	梁门（梁門）	Liángmén	E21	21E	Leang-menn	WE 21
ST22	关门（關門）	Guānmén	E22	22E	Koann-menn	WE 22
ST23	太乙	Tàiyǐ	E23	23E	Traé-i	WE 23
ST24	滑肉门（滑肉門）	Huáròumén	E24	24E	Roa-jeou	WE 24
ST25	天枢（天樞）	Tiānshū	E25	25E	Tienn-tchrou	WE 25
ST26	外陵	Wàilíng	E26	26E	Oaé-ling	WE 26
ST27	大巨	Dàjù	E27	27E	Ta-tsiu	WE 27
ST28	水道	Shuǐdào	E28	28E	Choé-tao	WE 28
ST29	归来（歸來）	Guīlái	E29	29E	Koé-laé	WE 29
ST30	气冲（氣衝）	Qìchōng	E30	30E	Tsri-tchrong	WE 30
ST31	髀关（髀關）	Bìguān	E31	31E	Pi-koann	WE 31
ST32	伏兔	Fútù	E32	32E	Fou-trou	WE 32
ST33	阴市（陰市）	Yīnshì	E33	33E	Inn-che	WE 33
ST34	梁丘	Liángqiū	E34	34E	Leang-tsiou	WE 34
ST35	犊（犢）鼻	Dúbí	E35	35E	Tou-pi	WE 35

Code standard de l'OMS	Nom chinois	Pinyin	Code alphanumérique français actuel	Code alphanumérique français ancien	Nom français ancien	Code alphanumérique du WFCMS
ST36	足三里	Zúsānlǐ	E36	36E	Sann-li de jambe (Troisième village)	WE 36
ST37	上巨虚（上巨虛）	Shàngjùxū	E37	37E	Chang-lienn	WE 37
ST38	条口（條口）	Tiáokǒu	E38	38E	Tiao-kreou	WE 38
ST39	下巨虚（下巨虛）	Xiàjùxū	E39	39E	Sia-liann	WE 39
ST40	丰隆（豐隆）	Fēnglóng	E40	40E	Fong-long (Abondance et prospérité)	WE 40
ST41	解溪（解谿）	Jiěxī	E41	41E	Tsié-tsri	WE 41
ST42	冲阳（衝陽）	Chōngyáng	E42	42E	Tchrong-iang (Solaire assaillant)	WE 42
ST43	陷谷	Xiàngǔ	E43	43E	Sienn-kou	WE 43
ST44	内庭	Nèitíng	E44	44E	Nei-ting	WE 44
ST45	厉兑（厲兌）	Lìduì	E45	45E	Li-toé (Paiement cruel)	WE 45
SP	足太阴脾经穴			Méridien de la Rate Tai Yin du pied (RP)		Méridien Zu Tai Yin (PI)
SP1	隐白（隱白）	Yǐnbái	RP1	1RP	Inn-po	PI 1
SP2	大都	Dàdū	RP2	2RP	Ta-tou du pied (Grande capitale)	PI 2
SP3	太白	Tàibái	RP3	3RP	Traé (Suprême Blancheur)	PI 3
SP4	公孙（公孫）	Gōngsūn	RP4	4RP	Kong-soun (Fils du prince)	PI 4
SP5	商丘	Shāngqiū	RP5	5RP	Chang-tsiou (Tertre des marchands)	PI 5
SP6	三阴交（三陰交）	Sānyīnjiāo	RP6	6RP	Sann-inn-tsiao (Croisement de 3 inn)	PI 6
SP7	漏谷	Lòugǔ	RP7	7RP	Leou-kou	PI 7

Code standard de l'OMS	Nom chinois	Pinyin	Code alphanumérique français actuel	Code alphanumérique français ancien	Nom français ancien	Code alphanumérique du WFCMS
SP8	地机（地機）	Dìjī	RP8	8RP	Ti-tsi	PI 8
SP9	阴陵泉（陰陵泉）	Yīnlíngquán	RP9	9RP	Inn-ling-tsiuann	PI 9
SP10	血海	Xuèhǎi	RP10	10RP	Siue-raé	PI 10
SP11	箕门（箕門）	Jīmén	RP11	11RP	Tsi-enn	PI 11
SP12	冲门（衝門）	Chōngmén	RP12	12RP	Tchrong-menn	PI 12
SP13	府舍	Fǔshè	RP13	13RP	Fou-che	PI 13
SP14	腹结（腹結）	Fùjié	RP14	14RP	Fou-tsié	PI 14
SP15	大横	Dàhéng	RP15	15RP	Ta-rong	PI 15
SP16	腹哀	Fùāi	RP16	16RP	Fou-ngaé	PI 16
SP17	食窦（窦）	Shídòu	RP17	17RP	Che-teou	PI 17
SP18	天溪（天谿）	Tiānxī	RP18	18RP	Tienn-tsri	PI 18
SP19	胸乡（胸鄉）	Xiōngxiāng	RP19	19RP	Siong-siang	PI 19
SP20	周荣（周榮）	Zhōuróng	RP20	20RP	Tcheou-iong	PI 20
SP21	大包	Dàbāo	RP21	21RP	Ta-pao	PI 21
HT	手少阴心经		Méridien du Cœur Shao Yin de la main (C)		Méridien Shou Shao Yin (XI)	
HT1	极泉（極泉）	Jíquán	C1	1C	Tsi-tsiuann	XI 1
HT2	青灵（青靈）	Qīnglíng	C2	2C	Tsring-ling	XI 2
HT3	少海	Shàohǎi	C3	3C	Chao-raé	XI 3
HT4	灵道（靈道）	Língdào	C4	4C	Ling-tao	XI 4
HT5	通里（通裏）	Tōnglǐ	C5	5C	Trong-li	XI 5
HT6	阴郄（陰郄）	Yīnxì	C6	6C	Inn-tsri	XI 6
HT7	神门（神門）	Shénmén	C7	7C	Chinn-menn (Porte du conscint)	XI 7

Code standard de l'OMS	Nom chinois	Pinyin	Code alphanumérique français actuel	Code alphanumérique français ancien	Nom français ancien	Code alphanumérique du WFCMS
HT8	少府	Shàofǔ	C8	8C	Chao-fou	XI 8
HT9	少冲（少衝）	Shàochōng	C9	9C	Chao-tchrong	XI 9
SI	手太阳小肠经				Méridien de l Intestin Grêle Tai Yang de la main (IG)	Méridien Shou Tai Yang (XC）
SI1	少泽（少澤）	Shàozé	IG1	1IG	Chao-tsre	XC 1
SI2	前谷	Qiángǔ	IG2	2IG	Tsienn-kou	XC 2
SI3	后溪（後谿）	Hòuxī	IG3	3IG	Réou-tsri (Vallon supérieur)	XC 3
SI4	腕骨	Wàngǔ	IG4	4IG	Oann-kou de la main	XC 4
SI5	阳谷（陽谷）	Yánggǔ	IG5	5IG	Ianng-kou	XC 5
SI6	养老（養老）	Yǎnglǎo	IG6	6IG	Lang-lao	XC 6
SI7	支正	Zhīzhèng	IG7	7IG	Tche-tcheng (Correction des Membres)	XC 7
SI8	小海	Xiǎohǎi	IG8	8IG	Siao-raé (Petite mer)	XC 8
SI9	肩贞（肩貞）	Jiānzhēn	IG9	9IG	Tsienn-tchenn	XC 9
SI10	臑俞	Nàoshū	IG10	10IG	Nao-iu (Nao-chou)	XC 10
SI11	天宗	Tiānzōng	IG11	11IG	Tienn-tsong	XC 11
SI12	秉风（秉風）	Bǐngfēng	IG12	12IG	Tchreng-fong (Ping-fong)	XC 12
SI13	曲垣	Qūyuán	IG13	13IG	Tsiou-iuann	XC 13
SI14	肩外俞	Jiānwàishū	IG14	14IG	Tsienn-oae (Tsienn-oae-chou)	XC 14
SI15	肩中俞	Jiānzhōngshū	IG15	15IG	Tsienn-tchong	XC 15
SI16	天窗	Tiānchuāng	IG16	16IG	Tien-tchroang	XC 16
SI17	天容	Tiānróng	IG17	17IG	Tienn-jong	XC 17
SI18	颧髎（顴髎）	Quánliáo	IG18	18IG	Tsiuann-tsiao	XC 18

Code standard de l'OMS	Nom chinois	Pinyin	Code alphanumérique français actuel	Code alphanumérique français ancien	Nom français ancien	Code alphanumérique du WFCMS
SI19	听宫（聽宮）	Tīnggōng	IG19	19IG	Ting-kong	XC19
BL	足太阳膀胱经			Méridien de la Vessie Tai Yang du pied (V)		Méridien Zu Tai Yang (PG)
BL1	睛明	Jīngmíng	V1	1V	Tsing-ming	PG 1
BL2	攒竹（攢竹）	Cuánzhú	V2	2V	Tsroann-tchou	PG 2
BL3	眉冲（眉衝）	Méichōng	V3	3V	Mei-tchrong	PG 3
BL4	曲差	Qūchā	V4	4V	Tsiou-tchrae	PG 4
BL5	五处（五處）	Wǔchù	V5	5V	Ou-tchrou	PG 5
BL6	承光	Chéngguāng	V6	6V	Tchreng-koang	PG 6
BL7	通天	Tōngtiān	V7	7V	Trong-tienn	PG 7
BL8	络却（絡卻）	Luòquè	V8	8V	Lo-tsri (Lo-tsiue)	PG 8
BL9	玉枕	Yùzhěn	V9	9V	Iu-tchenn	PG 9
BL10	天柱	Tiānzhù	V10	10V	Tienn-tchou	PG 10
BL11	大杼	Dàzhù	V11	11V	Ta-tchrou	PG 11
BL12	风门（風門）	Fēngmén	V12	12V	Fong-menn	PG 12
BL13	肺俞	Fèishù	V13	13V	Fei-iu (Fei-chou) (Assentiment des poumons)	PG 13
BL14	厥阴俞（厥陰俞）	Juéyīnshù	V14	14V	Tsiue-inn-iu (Tsuie-inn-chou)	PG 14
BL15	心俞	Xīnshù	V15	15V	Sinn-iu (Sinn-chou)	PG 15
BL16	督俞	Dūshù	V16	16V	Tou-iu (Tou-chou)	PG 16
BL17	膈俞	Géshù	V17	17V	Ko-iu (Ko-chou) (Assentiment diaphragme)	PG 17
BL18	肝俞	Gānshù	V18	18V	Kann-iu (Kann-chou)	PG 18
BL19	胆俞（膽俞）	Dǎnshù	V19	19V	Tann-iu (Tann-chou)	PG 19

Code standard de l'OMS	Nom chinois	Pinyin	Code alphanumérique français actuel	Code alphanumérique français ancien	Nom français ancien	Code alphanumérique du WFCMS
BL20	脾俞	Píshū	V20	20V	Pi-iu (Pi-chou)	PG 20
BL21	胃俞	Wèishū	V21	21V	Oé-iu (Oé-chou)	PG 21
BL22	三焦俞	Sānjiāoshū	V22	22V	Sann-tsiao-chou	PG 22
BL23	肾俞（腎俞）	Shènshū	V23	23V	Chenn-iu (Chenn-chou) (Assentiment reins)	PG 23
BL24	气海俞（氣海俞）	Qìhǎishū	V24	24V	Tsri-raé-iu (Tsri-raé-chou)	PG 24
BL25	大肠俞（大腸俞）	Dàchángshū	V25	25V	Ta-tchrang-iu	PG 25
BL26	关元俞（關元俞）	Guānyuánshū	V26	26V	Koann-iuann-iu (Koann-iuann-chou)	PG 26
BL27	小肠俞（小腸俞）	Xiǎochángshū	V27	27V	Siao-tchrang-iu (Siao-tchrang-chou)	PG 27
BL28	膀胱俞	Pángguāngshū	V28	28V	Prang-Koang-iu (Prang-koang-chou)	PG 28
BL29	中膂俞	Zhōnglǚshū	V29	29V	Tchong-liu-iu (Tchong-liu-chou)	PG 29
BL30	白环俞（白環俞）	Báihuánshū	V30	30V	Paé-roann-iu (Paé-roann-chou)	PG30
BL31	上髎	Shàngliáo	V31	31V	Chang-tsiao (liao) (Trou supérieur)	PG 31
BL32	次髎	Cìliáo	V32	32V	Tsre-tsiao (Tsre-liao)	PG 32
BL33	中髎	Zhōngliáo	V33	33V	Tchong-tsiao (Tchong-liao)	PG 33
BL34	下髎	Xiàliáo	V34	34V	Sia-tsiao (Siao liao)	PG 34
BL35	会阳（會陽）	Huìyáng	V35	35V	Roé-iang	PG 35
BL36	承扶	Chéngfú	V36	50V	Tchreng-fou (Support)	PG 36
BL37	殷门（殷門）	Yīnmén	V37	51V	Inn-menn	PG 37
BL38	浮郄	Fúxì	V38	52V	Feou-tsri	PG 38

Code standard de l'OMS	Nom chinois	Pinyin	Code alphanumérique français actuel	Code alphanumérique français ancien	Nom français ancien	Code alphanumérique du WFCMS
BL39	委阳（委陽）	Wěiyáng	V39	53V	Oé-iang	PG 39
BL40	委中	Wěizhōng	V40	54V	Oé-tcong	PG 40
BL41	附分	Fùfēn	V41	36V	Fou-fenn	PG 41
BL42	魄户	Pòhù	V42	37V	Pro-rou	PG 42
BL43	膏肓俞	Gāohuāngshū	V43	38V	Kao-roang (Centre vital)	PG 43
BL44	神堂（神堂）	Shéntáng	V44	39V	Chenn-trang	PG 44
BL45	譩譆	Yìxǐ	V45	40V	I-si	PG 45
BL46	膈关（膈關）	Géguān	V46	41V	Ko-koann	PG 46
BL47	魂门（魂門）	Húnmén	V47	42V	Roun-menn	PG 47
BL48	阳纲（陽綱）	Yánggāng	V48	43V	Iang'kang	PG 48
BL49	意舍	Yìshè	V49	44V	I-che	PG 49
BL50	胃仓（胃倉）	Wèicāng	V50	45V	Oè-tsrang	PG 50
BL51	肓门（肓門）	Huāngmén	V51	46V	Roang-menn	PG 51
BL52	志室	Zhìshì	V52	47V	Tche-che	PG 52
BL53	胞肓	Bāohuāng	V53	48V	Pao-roang	PG 53
BL54	秩边（秩邊）	Zhìbiān	V54	49V	Tche-piann	PG 54
BL55	合阳（合陽）	Héyáng	V55	55V	Ro-iang (Milieu du délégué)	PG 55
BL56	承筋	Chéngjīn	V56	56V	Tchreng-tsinn	PG 56
BL57	承山	Chéngshān	V57	57V	Tchreng-chann	PG 57
BL58	飞扬（飛揚）	Fēiyáng	V58	58V	Fei-iang (Vol plané)	PG 58
BL59	跗阳（跗陽）	Fūyáng	V59	59V	Fou-iang	PG 59
BL60	昆仑（崑崙）	Kūnlún	V60	60V	Kroun-loun	PG 60
BL61	仆参（僕參）	Púcān	V61	61V	Prou-chenn	PG 61
BL62	申脉（申脈）	Shēnmài	V62	62V	Chenn-mo (Oang-tsiao)	PG 62

Code standard de l'OMS	Nom chinois	Pinyin	Code alphanumérique français actuel	Code alphanumérique français ancien	Nom français ancien	Code alphanumérique du WFCMS
BL63	金门（金門）	Jīnmén	V63	63V	Tsinn-menn	PG 63
BL64	京骨	Jīnggǔ	V64	64V	Tsing-kou (Métatarsien, os de capitale)	PG 64
BL65	束骨	Shùgǔ	V65	65V	Chaou-kou (Os lié)	PG 65
BL66	足通谷（足通谷）	Zútōnggǔ	V66	66V	Trong-kou de la jambe	PG 66
BL67	至阴（至陰）	Zhìyīn	V67	67V	Tche-inn	PG 67
KI	足少阴肾经				Méridien des Reins Shao Yin du pied (R)	Méridien Zu Shao Yin (SH)
KI1	涌泉（湧泉）	Yǒngquán	R1	1R	long-tsiuann (Source bouillonnante)	SH 1
KI2	然谷	Rángǔ	R2	2R	Jenn-kou	SH 2
KI3	太溪（太谿）	Tàixī	R3	3R	Traé-tsri (Vallon suprême)	SH 3
KI4	大钟（大鐘）	Dàzhōng	R4	4R	Ta-tchong (Grande cloche)	SH 4
KI5	水泉	Shuǐquán	R5	5R	choé-tsuiann	SH 5
KI6	照海	Zhàohǎi	R6	6R	Tchao-raé	SH 6
KI7	复溜（復溜）	Fùliū	R7	7R	Fou-léou (Sourdre de nouveau)	SH 7
KI8	交信	Jiāoxìn	R8	8R	Tsiao-sinn	SH 8
KI9	筑宾（築賓）	Zhùbīn	R9	9R	Tso-pinn	SH 9
KI10	阴谷（陰谷）	Yīngǔ	R10	10R	Inn-kou	SH 10
KI11	横骨	Hénggǔ	R11	11R	Rong-kou	SH 11
KI12	大赫	Dàhè	R12	12R	Ta-ro	SH 12
KI13	气穴（氣穴）	Qìxué	R13	13R	Tsri-tsiue (à gauche)	SH 13
KI14	四满（四滿）	Sìmǎn	R14	14R	Se-mann	SH 14
KI15	中注	Zhōngzhù	R15	15R	Tchong-tchou	SH 15

Code standard de l'OMS	Nom chinois	Pinyin	Code alphanumérique français actuel	Code alphanumérique français ancien	Nom français ancien	Code alphanumérique du WFCMS
KI16	肓俞	Huāngshù	R16	16R	Roang-iu (Roang-chou)	SH 16
KI17	商曲	Shāngqū	R17	17R	Chang-tsiou	SH 17
KI18	石关（石關）	Shíguān	R18	18R	Che-koann	SH 18
KI19	阴都（陰都）	Yīndū	R19	19R	Inn-tou	SH 19
KI20	腹通谷（腹通谷）	Fùtōnggū	R20	20R	Trong-kou (Epig)	SH 20
KI21	幽门（幽門）	Yōumén	R21	21R	Iou-menn	SH 21
KI22	步廊	Bùláng	R22	22R	Pou-lang	SH 22
KI23	神封（神封）	Shénfēng	R23	23R	Chenn-fong	SH 23
KI24	灵墟（靈墟）	Língxū	R24	24R	Ling-siu	SH 24
KI25	神藏（神藏）	Shéncáng	R25	25R	Chenn-tsrang	SH 25
KI26	彧中	Yùzhōng	R26	26R	Rouo-tchong (Iu-tchong)	SH 26
KI27	俞府	Shùfǔ	R27	27R	Iu-fou (Chou-fou)	SH 27

PC	手厥阴心包经	Pinyin	Méridien du Maître du Cœur Jue Yin de la main (MC)			Méridien Shou Jue Yin (XB)
PC1	天池	Tiānchí	MC1	1ECS	Tienn-tchre	XB 1
PC2	天泉	Tiānquán	MC2	2ECS	Tienn-tsiuann	XB 2
PC3	曲泽（曲澤）	Qūzé	MC3	3ECS	Tsiou-tsre	XB 3
PC4	郄门（郄門）	Xìmén	MC4	4ECS	Tsri-menn (Si-menn)	XB 4
PC5	间使（間使）	Jiānshǐ	MC5	5ECS	Tsienn-che	XB 5
PC6	内关（内關）	Nèiguān	MC6	6ECS	Nei-kouenn (Barrière interne)	XB 6
PC7	大陵	Dàlíng	MC7	7ECS	Ta-ling (Grang tertre)	XB 7
PC8	劳宫（勞宫）	Láogōng	MC8	8ECS	Lao-Kong	XB 8

Code standard de l'OMS	Nom chinois	Pinyin	Code alphanumérique français actuel	Code alphanumérique français ancien	Nom français ancien	Code alphanumérique du WFCMS
PC9	中冲（中衝）	Zhōngchōng	MC9	9ECS	Tchong-tchrong (Assaut du centre)	XB 9
TE	手少阳三焦经		Méridien du Triple Réchauffeur Shao Yang de la main (TR)			Méridien Shou Shao Yang (SJ)
TE1	关冲（關衝）	Guānchōng	TR1	1TR	Koann-tchrong	SJ 1
TE2	液门（液門）	Yèmén	TR2	2TR	Ie-menn	SJ 2
TE3	中渚	Zhōngzhǔ	TR3	3TR	Tchong-tchou de main (Ilot central)	SJ 3
TE4	阳池（陽池）	Yángchí	TR4	4TR	iang-tchre (Etang externe)	SJ 4
TE5	外关（外關）	Wàiguān	TR5	5TR	Oae-koann (Barrière externe)	SJ 5
TE6	支沟（支溝）	Zhīgōu	TR6	6TR	Tche-kéou	SJ 6
TE7	会宗（會宗）	Huìzōng	TR7	7TR	Roé-tsong	SJ 7
TE8	三阳络（三陽絡）	Sānyángluò	TR8	8TR	sann-iang-lo	SJ 8
TE9	四渎（四瀆）	Sìdú	TR9	9TR	Se-tou	SJ 9
TE10	天井	Tiānjǐng	TR10	10TR	Tienn-tsing (Puits céleste)	SJ 10
TE11	清冷渊（清冷端）	Qīnglěngyuān	TR11	11TR	Tsring-leng-iuann	SJ 11
TE12	消泺（消濼）	Xiāoluò	TR12	12TR	Siao-lo	SJ 12
TE13	臑会（臑會）	Nàohuì	TR13	13TR	Nao-roé	SJ 13
TE14	肩髎	Jiānliáo	TR14	14TR	Tsienn-tsiao	SJ 14
TE15	天髎	Tiānliáo	TR15	15TR	Tienn-tsiao (Tienn-liao)	SJ 15
TE16	天牖	Tiānyǒu	TR16	16TR	Tienn-iou	SJ 16
TE17	翳风（翳風）	Yìfēng	TR17	17TR	I-fonf	SJ 17
TE18	瘈脉（瘈脈）	Chìmài	TR18	18TR	Tchre-mo (Tsri-maé)	SJ 18

Code standard de l'OMS	Nom chinois	Pinyin	Code alphanumérique français actuel	Code alphanumérique français ancien	Nom français ancien	Code alphanumérique du WFCMS
TE19	颅息（顱息）	Lúxi	TR19	19TR	Lou-si	SJ 19
TE20	角孙（角孫）	Jiǎosūn	TR20	20TR	Tsiou-soun (Tsiao-soun)	SJ 20
TE21	耳门（耳門）	Ěrmén	TR21	23TR	El-menn	SJ 21
TE22	耳和髎	Ěrhéliáo	TR22	22TR	Ro-tsiao (Ro-liao)	SJ 22
TE23	丝竹空（絲竹空）	Sīzhúkōng	TR23	21TR	Se-tchou (Se-tchou-kong)	SJ 23
GB	足少阳胆经		Méridien de la Vésicule Biliaire Shao Yang du pied (VB)			Méridien Zu Shao Yang (DA)
GB1	瞳子髎	Tóngzǐliáo	VB1	1VB	Trong'-tse-tsiao (Trong-tse-liao)	DA 1
GB2	听会（聽會）	Tīnghuì	VB2	2VB	Ting-roé	DA 2
GB3	上关（上關）	Shàngguān	VB3	3VB	kro-tchou-jenn	DA 3
GB4	颔厌（頷厭）	Hànyàn	VB4	4VB	Rann-ia (Rann-iann)	DA 4
GB5	悬颅（懸顱）	Xuánlú	VB5	5VB	Siuann-iou	DA 5
GB6	悬厘（懸釐）	Xuánlí	VB6	6VB	Siuann-li	DA 6
GB7	曲鬓（曲鬢）	Qūbìn	VB7	7VB	Tsiou-pinn	DA 7
GB8	率谷	Shuàigŭ	VB8	8VB	Choaé-kou	DA 8
GB9	天冲（天衝）	Tiānchōng	VB9	15VB	Tienn-tchrong	DA 9
GB10	浮白	Fúbái	VB10	16VB	Eeou-pae	DA 10
GB11	头窍阴（頭竅陰）	Tóuqiàoyīn	VB11	18VB	Tsiao-inn de la tête (Treou-tsiao-inn)	DA 11
GB12	完骨	Wángŭ	VB12	17VB	Oann-kou	DA 12
GB13	本神	Běnshén	VB13	9VB	Penn-chenn	DA 13
GB14	阳白（陽白）	Yángbái	VB14	10VB	Iang-paé	DA 14
GB15	头临泣（頭臨泣）	Tóulínqì	VB15	11VB	Linn-tsri de la tête (Treou-linn-tsri)	DA 15

1126

Code standard de l'OMS	Nom chinois	Pinyin	Code alphanumérique français actuel	Code alphanumérique français ancien	Nom français ancien	Code alphanumérique du WFCMS
GB16	目窗（目恣）	Mùchuāng	VB16	12VB	Mou-tchrang	DA16
GB17	正营（正営）	Zhèngyíng	VB17	13VB	Tcheng-ing	DA17
GB18	承灵（承靈）	Chénglíng	VB18	14VB	Tchreng-ling	DA18
GB19	脑空（腦空）	Nǎokōng	VB19	19VB	Nao-krong	DA19
GB20	风池（風池）	Fēngchí	VB20	20VB	Fong-tchre	DA20
GB21	肩井	Jiānjǐng	VB21	21VB	Tsienn-tsing	DA21
GB22	渊腋（淵腋）	Yuānyè	VB22	22VB	Iuann-ié	DA22
GB23	辄筋（輒筋）	Zhéjīn	VB23	23VB	Tchre-tsinn	DA23
GB24	日月	Rìyuè	VB24	24VB	Je-iue	DA24
GB25	京门（京門）	Jīngmén	VB25	25VB	Tsing-menn	DA25
GB26	带脉（帶脈）	Dàimài	VB26	26VB	Taé-mo	DA26
GB27	五枢（五樞）	Wǔshū	VB27	27VB	Ou-tchrou (Ou-chou)	DA27
GB28	维道（維道）	Wéidào	VB28	28VB	Oé-tao	DA28
GB29	居髎	Jūliáo	VB29	29VB	tsiu-tsiao (Tsiu-liao)	DA29
GB30	环跳（環跳）	Huántiào	VB30	30VB	Roann-tiao (Sauter dans l'anneau)	DA30
GB31	风市（風市）	Fēngshì	VB31	31VB	Fong-che	DA31
GB32	中渎（中瀆）	Zhōngdú	VB32	32VB	Sia-tou (Tchong-tou)	DA32
GB33	膝阳关（膝陽關）	Xīyángguān	VB33	33VB	Iang-koann (Si-iang Koann)	DA33
GB34	阳陵泉（陽陵泉）	Yánglíngquán	VB34	34VB	Iang-ling-tsiuann (Source tertre externe)	DA34
GB35	阳交（陽交）	Yángjiāo	VB35	35VB	Iang-tsiao	DA35
GB36	外丘	Wàiqiū	VB36	36VB	Oaé-tsiou	DA36
GB37	光明	Guāngmíng	VB37	37VB	Kong-ming (Clarté eclaatante)	DA37

Code standard de l'OMS	Nom chinois	Pinyin	Code alphanumérique français actuel	Code alphanumérique français ancien	Nom français ancien	Code alphanumérique du WFCMS
GB38	阳辅（陽輔）	Yángfǔ	VB38	38VB	Iang-fou	DA 38
GB39	悬钟（懸鐘）	Xuánzhōng	VB39	39VB	Siuann-tchong	DA 39
GB40	丘墟	Qiūxū	VB40	40VB	Tsiou-siu (Voûte du tertre)	DA 40
GB41	足临泣（足臨泣）	Zúlínqì	VB41	41VB	Linn-tsri du pied	DA 41
GB42	地五会（地五會）	Dìwǔhuì	VB42	42VB	Ti-ou-roé	DA 42
GB43	侠溪（俠谿）	Xiáxī	VB43	43VB	Sié-tsri (Proche du vallon)	DA 43
GB44	足窍阴（足竅陰）	Zúqiàoyīn	VB44	44VB	Tsiao-inn du pied	DA 44

Méridien du Foie Jue Yin du pied (F) — Méridien Zu Jue Yin (GA)

Code standard de l'OMS	Nom chinois	Pinyin	Code alphanumérique français actuel	Code alphanumérique français ancien	Nom français ancien	Code alphanumérique du WFCMS
LR	足厥阴肝经					
LR1	大敦	Dàdūn	F1	1F	Ta-toun	GA 1
LR2	行间（行間）	Xíngjiān	F2	2F	Sing-tsien (Itervalle agissant)	GA 2
LR3	太冲（太衝）	Tàichōng	F3	3F	Traé-tchrong (Suprême assaut)	GA 3
LR4	中封	Zhōngfēng	F4	4F	Tchong-fong	GA 4
LR5	蠡沟（蠡溝）	Lígōu	F5	5F	Li-kéou (Fossé des vers à bois)	GA 5
LR6	中都	Zhōngdū	F6	6F	Tchong-tou	GA 6
LR7	膝关（膝關）	Xīguān	F7	7F	Tsri-koann (Si-koann)	GA 7
LR8	曲泉	Qūquán	F8	8F	tsiou-tsiuann (Source de la courbe)	GA 8
LR9	阴包（陰包）	Yīnbāo	F9	9F	Inn-pao	GA 9
LR10	足五里	Zúwǔlǐ	F10	10F	Ou-li	GA 10
LR11	阴廉（陰廉）	Yīnlián	F11	11F	Inn-lienn	GA 11
LR12	急脉（急脈）	Jímài	F12	12F	iang-che	GA 12

Code standard de l'OMS	Nom chinois	Pinyin	Code alphanumérique français actuel	Code alphanumérique français ancien	Nom français ancien	Code alphanumérique du WFCMS
LR13	章门（章門）	Zhāngmén	F13	13F	Tchang-menn	GA13
LR14	期门（期門）	Qīmén	F14	14F	Tsri-menn	GA14
GV	督脉		Méridien Du Mai (Vaisseau Gouverneur)			Méridien Du Mai (Vaisseau Gouverneur)
GV1	长强（長強）	Chángqiáng	DM1	1VG	Tchrang-tsiang	DM 1
GV2	腰俞	Yāoshù	DM2	2VG	Iao-iu (Iao-chou)	DM 2
GV3	腰阳关（腰陽關）	Yāoyángguān	DM3	3VG	Liang-koann	DM 3
GV4	命门（命門）	Mìngmén	DM4	4VG	Ming-menn	DM 4
GV5	悬枢（懸樞）	Xuánshū	DM5	5VG	Siuann-tchrou (Siuann-chou)	DM 5
GV6	脊中	Jǐzhōng	DM6	6VG	Tsi-tchong	DM 6
GV7	中枢（中樞）	Zhōngshū	DM7	6VG	Tchong-tchrou	DM 7
GV8	筋缩（筋縮）	Jīnsuō	DM8	7VG	Tsinn-chou	DM 8
GV9	至阳（至陽）	Zhìyáng	DM9	8VG	tche-iang	DM 9
GV10	灵台（靈臺）	Língtái	DM10	9VG	Ling-traé	DM 10
GV11	神道	Shéndào	DM11	10VG	Chenn-tao	DM 11
GV12	身柱	Shēnzhù	DM12	11VG	Chenn-tchou (Colonne du corps)	DM 12
GV13	陶道	Táodào	DM13	12VG	Trao-tao	DM 13
GV14	大椎	Dàzhuī	DM14	13VG	Pae-lao	DM 14
GV15	哑门（瘂門）	Yāmén	DM15	14VG	Ia-menn	DM 15
GV16	风府（風府）	Fēngfǔ	DM16	15VG	Fong-fou	DM 16
GV17	脑户（腦戶）	Nǎohù	DM17	16VG	Nao-rou	DM 17
GV18	强间（強間）	Qiángjiān	DM18	17VG	Tsiang-tsienn	DM 18
GV19	后顶（後頂）	Hòudǐng	DM19	18VG	Reou-ting	DM 19

Code standard de l'OMS	Nom chinois	Pinyin	Code alphanumérique français actuel	Code alphanumérique français ancien	Nom français ancien	Code alphanumérique du WFCMS
GV20	百会（百會）	Bǎihuì	DM20	19VG	paé-roe (cent réunions)	DM 20
GV21	前顶（前頂）	Qiándǐng	DM21	20VG	Tsienn-ting	DM 21
GV22	囟会（顖會）	Xìnhuì	DM22	21VG	Tchroang-roe	DM 22
GV23	上星	Shàngxīng	DM23	22VG	Chang-sing	DM 23
GV24	神庭（神庭）	Shéntíng	DM24	23VG	Chenn-ting	DM 24
GV25	素髎	Sùliáo	DM25	24VG	Sou-tsiao (Sou-liao)	DM 25
GV26	水沟（水溝）	Shuǐgōu	DM26	25VG	Shui-kou	DM 26
GV27	兑端	Duìduān	DM27	26VG	Toe-toann	DM 27
GV28	龈交（齦交）	Yínjiāo	DM28	27VG	Inn-tsiao de gencive	DM 28
CV	任脉		Méridien Ren Mai (Vaisseau Conception)			Méridien Ren Mai (Vaisseau Directeur)
CV1	会阴（會陰）	Huìyīn	RM1	1VC	Roé-inn	RM 1
CV2	曲骨	Qūgǔ	RM2	2VC	Tsiou-Kou	RM 2
CV3	中极（中極）	Zhōngjí	RM3	3VC	Tchong-tsi	RM 3
CV4	关元（關元）	Guānyuán	RM4	4VC	Koann-iuann	RM 4
CV5	石门（石門）	Shímén	RM5	5VC	Che-menn	RM 5
CV6	气海（氣海）	Qìhǎi	RM6	6VC	Tsri-raé	RM 6
CV7	阴交（陰交）	Yīnjiāo	RM7	7VC	Inn-tsiao du ventre	RM 7
CV8	神阙（神闕）	Shénquè	RM8	8VC	Chenn-koann (chennn-tsiue)	RM 8
CV9	水分	Shuǐfēn	RM9	9VC	Choé-fenn	RM 9
CV10	下院	Xiàwǎn	RM10	10VC	Sia-koann (Sia-oann)	RM 10
CV11	建里	Jiànlǐ	RM11	11VC	Tsienn-li	RM 11

Code standard de l'OMS	Nom chinois	Pinyin	Code alphanumérique français actuel	Code alphanumérique français ancien	Nom français ancien	Code alphanumérique du WFCMS
CV12	中脘	Zhōngwǎn	RM12	12VC	Tchong-koann (Tchong-oann)	RM 12
CV13	上脘	Shàngwǎn	RM13	13VC	Chang-koann (Chang-oann)	RM 13
CV14	巨阙（巨闕）	Jùquè	RM14	14VC	Tsiu-koann (Tsiu-tsiue)	RM 14
CV15	鸠尾（鳩尾）	Jiūwěi	RM15	15VC	Tsiou-oé	RM 15
CV16	中庭	Zhōngtíng	RM16	16VC	Tchong-ting	RM 16
CV17	膻中	Dànzhōng	RM17	17VC	Trann-tchong	RM 17
CV18	玉堂	Yùtáng	RM18	18VC	Iu-trang	RM 18
CV19	紫宫	Zǐgōng	RM19	19VC	Tsre-kong	RM 19
CV20	华盖（華蓋）	Huágài	RM20	20VC	Roa-kaé	RM 20
CV21	璇玑（璇璣）	Xuánjī	RM21	21VC	Siuann-tsi	RM 21
CV22	天突	Tiāntū	RM22	22VC	Tienn-trou	RM 22
CV23	廉泉	Liánquán	RM23	23VC	Lien-tsiuann	RM 23
CV24	承浆（承漿）	Chéngjiāng	RM24	24VC	Tchreng-tsiang	RM 24

Annexe III
Tableau comparatif de la nomenclature des points extraordinaires hors méridiens

Code standard de l'OMS	Nom chinois	Pinyin	Code alphanumérique français actuel	Code alphanumérique du WFCMS
(1) Points sur la tête et le visage				
EX-HN1	四神聪（四神聰）	Sìshéncōng	EX-TC1	EX-TC1
EX-HN2	当阳（當陽）	Dāngyáng	EX-TC2	EX-TC2
EX-HN3	印堂	Yìntáng	EX-TC3	EX-TC3
EX-HN4	鱼腰（魚腰）	Yúyāo	EX-TC4	EX-TC4
EX-HN5	太阳（太陽）	Tàiyáng	EX-TC5	EX-TC5
EX-HN6	耳尖	Ěrjiān	EX-TC6	EX-TC6
EX-HN7	球后（球後）	Qiúhòu	EX-TC7	EX-TC7
EX-HN8	上迎香	Shàngyíngxiāng	EX-TC8	EX-TC8
EX-HN9	内迎香	Nèiyíngxiāng	EX-TC9	EX-TC9
EX-HN10	海泉	Hǎiquán	EX-TC10	EX-TC10
EX-HN11	聚泉	Jùquán	EX-TC11	EX-TC11
EX-HN12	金津	Jīnjīn	EX-TC12	EX-TC12
EX-HN13	玉液	Yùyè	EX-TC13	EX-TC13
EX-HN14	翳明	Yìmíng	EX-TC14	EX-TC14
EX-HN15	颈百劳（頸百勞）	Jǐngbǎiláo	EX-TC15	EX-TC15
(2) Points sur la poitrine et l'abdomen				
EX-CA1	子宫	Zǐgōng	EX-TA1	EX-PA1
(3) Points sur le lombaire et le dos				
EX-B1	定喘	Dìngchuǎn	EX-D1	EX-DO1
EX-B2	夹脊（夾脊）	Jiájǐ	EX-D2	EX-DO2
EX-B3	胃脘下俞	Wèiwǎnxiàshū	EX-D3	EX-DO3
EX-B4	痞根	Pǐgēn	EX-D4	EX-DO4
EX-B5	下极俞（下極俞）	Xiàjíshū	EX-D5	EX-DO5
EX-B6	腰宜	Yāoyí	EX-D6	EX-DO6
EX-B7	腰眼	Yāoyǎn	EX-D7	EX-DO7
EX-B8	十七椎	Shíqīzhuī	EX-D8	EX-DO8

Code standard de l'OMS	Nom chinois	Pinyin	Code alphanumérique français actuel	Code alphanumérique du WFCMS
EX-B9	腰奇	Yāoqí	EX-D9	EX-DO9
(4) Points sur les membres supérieurs				
EX-UE1	肘尖	Zhǒujiān	EX-MS1	EX-MS1
EX-UE2	二白	Èrbái	EX-MS2	EX-MS2
EX-UE3	中泉	Zhōngquán	EX-MS3	EX-MS3
EX-UE4	中魁	Zhōngkuí	EX-MS4	EX-MS4
EX-UE5	大骨空	Dàgǔkōng	EX-MS5	EX-MS5
EX-UE6	小骨空	Xiǎogǔkōng	EX-MS6	EX-MS6
EX-UE7	腰痛点（腰痛點）	Yāotòngdiǎn	EX-MS7	EX-MS7
EX-UE8	外劳宫（外勞宮）	Wàiláogōng	EX-MS8	EX-MS8
EX-UE9	八邪	Bāxié	EX-MS9	EX-MS9
EX-UE10	四缝（四縫）	Sìfèng	EX-MS10	EX-MS10
EX-UE11	十宣	Shíxuān	EX-MS11	EX-MS11
(5) Points sur les membres inférieurs				
EX-LE1	髋骨（髖骨）	Kuāngǔ	EX-MI1	EX-MI1
EX-LE2	鹤顶（鶴頂）	Hèdǐng	EX-MI2	EX-MI2
EX-LE3	百虫窝（百蟲窩）	Bǎichóngwō	EX-MI3	EX-MI3
EX-LE4	内膝眼	Nèixīyǎn	EX-MI4	EX-MI4
EX-LE5	膝眼	Xīyǎn	EX-MI5	EX-MI5
EX-LE6	胆囊（膽囊）	Dǎnnáng	EX-MI6	EX-MI6
EX-LE7	阑尾（闌尾）	Lánwěi	EX-MI7	EX-MI7
EX-LE8	内踝尖	Nèihuáijiān	EX-MI8	EX-MI8
EX-LE9	外踝尖	Wàihuáijiān	EX-MI9	EX-MI9
EX-LE10	八风（八風）	Bāfēng	EX-MI10	EX-MI10
EX-LE11	独阴（獨陰）	Dúyīn	EX-MI11	EX-MI11

Annexe IV
Tableau comparatif français-chinois des noms des maladies et symptômes du Tome II

Français	Chinois	Pinyin
Symptômes courants	常见症	Cháng jiàn zhèng
Toux	咳嗽	Ké sòu
Asthme	哮喘	Xiào chuǎn
Palpitation	惊悸	Jīng jì
Vertige et éblouissement	眩晕	Xuàn yūn
Hoquet	呃逆	È nì
Vomissement	呕吐	Ǒu tù
Reflux gastrique	反胃	Fǎn wèi
Dysphagie (Difficulté à Avaler)	噎膈	Yē gé
Douleur gastrique	胃脘痛	Wèi wǎn tòng
Douleur dans le thorax et les hypocondres	胸胁痛	Xiōng xié tòng
Douleur abdominale	腹痛	Fù tòng
Lombalgie	腰痛	Yāo tòng
Diarrhée	泄泻	Xiè xiè
Jaunisse	黄疸	Huáng dǎn
Constipation	便秘	Biàn mì
Hématochézie	便血	Biàn xuè
Rétention urinaire	尿闭	Niào bì
Syndrome Lín-Strangurie	淋浊	Lín zhuó
Œdème	水肿	Shuǐ zhǒng
Ventre de tambour (Gonflement abdominal)	鼓胀	Gǔ zhàng
Hernie	疝气	Shàn qì
Insomnie	不寐	Bù mèi
Syndrome Wěi (Atrophie Musculaire)	痿证	Wěi zhèng
Syndrome Bì	痹证	Bì zhèng
Aphonie	失音	Shī yīn
Syncope	厥证	Jué zhèng
Hématémèse	吐血	Tù xiě
Masse Abdominale (Zhēng Jiǎ)	癥瘕	Zhēng jiǎ
Évanouissement post-partum	产后血晕	Chǎn hòu xiě yūn
Convulsion infantile aiguë	小儿急惊风	Xiǎo ér jí jīng fēng
Convulsion infantile chronique	小儿慢惊风	Xiǎo ér màn jīng fēng
Dyspepsie infantile	小儿疳积	Xiǎo ér gān jī
Acouphène et surdité	耳鸣、耳聋	Ěr míng, Ěr lóng
Douleur dentaire	牙痛	Yá tòng
Maladies Infectieuses	传染性疾病	Chuán rǎn xìng jí bìng
Grippe (Influenza)	流行性感冒	Liú xíng xìng gǎn mào
Coqueluche	百日咳	Bǎi rì ké

Français	Chinois	Pinyin
Parotidite épidémique (Oreillons)	流行性腮腺炎	Liú xíng xìng sāi xiàn yán
Tuberculose lymphoïde	颈淋巴腺结核	Jǐng lín bā xiàn jié hé
Hépatite	传染性肝炎	Chuán rǎn xìng gān yán
Dysenterie bacillaire	细菌性痢疾	Xì jūn xìng lì jí
Poliomyélite	小儿麻痹症	Xiǎo ér má bì zhèng
Malaria	疟疾	Nüè jí
Tétanos	破伤风	Pò shāng fēng
Maladies du Système Respiratoire	呼吸系统疾病	**Hū xī xì tǒng jí bìng**
Bronchite aiguë	急性支气管炎	Jí xìng zhī qì guǎn yán
Bronchite chronique	慢性支气管炎	Màn xìng zhī qì guǎn yán
Asthme bronchique	支气管哮喘	Zhī qì guǎn xiào chuǎn
Pneumonie	肺炎	Fèi yán
Emphysème pulmonaire	肺气肿	Fèi qì zhǒng
Maladies de Système Digestif	消化系统疾病	**Xiāo huà xì tǒng jí bìng**
Œsophagite	食道炎	Shí dào yán
Gastrite	胃炎	Wèi yán
Gastroptôse	胃下垂	Wèi xià chuí
Dilatation gastrique aiguë	急性胃扩张	Jí xìng wèi kuò zhāng
Cardiospasme	贲门痉挛	Bēn mén jìng luán
Entérite	肠炎	Cháng yán
Occlusion intestinale	肠梗阻	Cháng gěng zǔ
Ptose de la muqueuse gastrique	胃粘膜脱垂症	Wèi nián mó tuō chuí zhèng
Appendicite	阑尾炎	Lán wěi yán
Ulcère gastro-intestinal	溃疡病	Kuì yáng bìng
Cholécystite et cholélithiase	胆囊炎、胆石症	Dǎn náng yán, dǎn shí zhèng
Pancréatite	胰腺炎	Yí xiàn yán
Ascaridiose biliaire	胆道蛔虫症	Dǎn dào huí chóng zhèng
Proctoptose	肠脱垂	Cháng tuō chuí
Hémorroïdes	痔疮	Zhì chuāng
Colopathie fonctionnelle	结肠功能紊乱	Jié cháng gōng néng wěn luàn
Névrose gastro-intestinale	胃肠神经官能症	Wèi cháng shén jīng guān néng zhèng
Maladies du Système Circulatoire	循环系统疾病	**Xún huán xì tǒng jí bìng**
Maladie de Takayasu	无脉症	Wú mài zhèng
Arythmie	心律失常	Xīn lǜ shī cháng
Hypertension artérielle	高血压	Gāo xuè yā
État de choc	休克	Xiū kè
Anémie	贫血	Pín xiě
Purpura thrombocytopénique	血小板减少紫癜症	xuè xiǎo bǎn jiǎn shǎo zǐ diàn zhèng

Français	Chinois	Pinyin
Maladies du système nerveux	神经系统疾病	Shén jīng xì tǒng jí bìng
Accident vasculaire cérébral	脑血管意外	Nǎo xuè guǎn yì wài
Commotion cérébrale	脑震荡	Nǎo zhèn dàng
Épilepsie	癫痫	Diān xián
Céphalée	头痛	Tóu tòng
Vertige	眩晕	Xuàn yūn
Schizophrénie	精神分裂症	Jīng shén fēn liè zhèng
Myasthénie	重症肌无力	Zhòng zhèng jī wú lì
Névralgie du trijumeau	三叉神经痛	Sān chā shén jīng tòng
Paralysie faciale	面神经麻痹	Miàn shén jīng má bì
Polynévrite	多发性神经炎	Duō fā xìng shén jīng yán
Lésion du nerf périphérique	周围神经损伤	Zhōu wéi shén jīng sǔn shāng
Sciatique	坐骨神经痛	Zuò gǔ shén jīng tòng
Névralgie intercostale	肋间神经痛	Lèi jiān shén jīng tòng
Erythromélalgie	肢端红痛症	Zhī duān hóng tòng zhèng
Paraplégie	截瘫	Jié tān
Spasme du diaphragme	膈肌痉挛	Gé jī jìng luán
Maladies du Système Urinaire	泌尿系统疾病	Mì niào xì tǒng jí bìng
Prostatite	前列腺炎	Qián liè xiàn yán
Orchite et epididymite	睾丸炎、副睾炎	Gāo wán yán, Fù gāo yán
Infection urinaire	泌尿系感染	Mì niào xì gǎn rǎn
Incontinence urinaire	尿失禁	Niào shī jìn
Énurésie	遗尿症	Yí niào zhèng
Émissions séminales (spermatorrhée)	遗精	Yí jīng
Impuissance sexuelle	阳萎	Yáng wěi
Calculs du rein et de l'uretère	肾和输尿管结石	Shèn hé shū niào guǎn jié shí
Néphrite	肾炎	Shèn yán
Rétention urinaire	尿潴留	Niào zhū liú
Maladies en Gynécologie-Obstétrique	妇产科疾病	Fù chǎn kē jí bìng
Dysménorrhée	痛经	Tòng jīng
Aménorrhée	经闭	Jīng bì
Menstruations irrégulières	月经不调	Yuè jīng bù tiào
Syndrome de ménopause	绝经期综合征	Jué jīng qī zōng hé zhēng
Saignements utérins dysfonctionnels	功能性子宫出血	Gōng néng xìng zǐ gōng chū xiě
Leucorrhée	带下	Dài xià
Obstruction des trompes de Fallope	输卵管阻塞	Shū luǎn guǎn zǔ sè
Endométrite	子宫内膜炎	Zǐ gōng nèi mó yán
Maladie inflammatoire pelvienne	盆腔炎	Pén qiāng yán

Français	Chinois	Pinyin
Prolapsus de l'utérus	子宫脱垂	Zǐ gōng tuō chuí
Hystéromyome	子宫肌瘤	Zǐ gōng jī liú
Démangeaisons génitales	阴瘅	Yīn dān
Vomissements gravidiques	妊娠呕吐	Rèn shēn ǒu tù
Éclampsie gravidique	子痫	Zǐ xián
Présentation podalique	胎位不正	Tāi wèi bù zhèng
Dystocie	难产	Nán chǎn
Accouchement difficile	难产	Nán chǎn
Hypogalactie	乳少	Rǔ shǎo
Maladies du Système Locomoteur	运动系统疾病	**Yùn dòng xì tǒng jí bìng**
Périarthrite scapulo-humérale	肩关节周围炎	Jiān guān jié zhōu wéi yán
Épaule gelée	肩关节周围炎	Jiān guān jié zhōu wéi yán
Lombalgie	腰背痛	Yāo bèi tòng
Dorsalgie	腰背痛	Yāo bèi tòng
Arthrite	关节炎	Guān jié yán
Entorse	关节扭伤	Guān jié niǔ shāng
Kyste synovial	腱鞘囊肿	Jiàn qiào náng zhǒng
Syndrome du canal carpien	腕管综合征	Wàn guǎn zōng hé zhēng
Ténosynovite sténosante	狭窄性腱鞘炎	xiá zhǎi xìng jiàn qiào yán
Talalgie (douleur au talon)	足跟痛	Zú gēn tòng
Torticolis (raideur de la nuque)	颈肌痉挛（落枕）	Jǐng jī jìng luán (lào zhěn)
Maladies de la Peau	皮肤疾病	**Pí fū jí bìng**
Furoncle	疔疮	Dīng chuāng
Érysipèle	丹毒	Dān dú
Folliculite multiple des zones cervicales	颈后部多发性毛囊炎	Jǐng hòu bù duō fā xìng máo náng yán
Acné	痤疮	Cuó chuāng
Lymphangite	淋巴管炎	Lín bā guǎn yán
Mastite	乳腺炎	Rǔ xiàn yán
Zona	带状疱疹	Dài zhuàng pào zhěn
Varice des membres inférieurs	下肢静脉曲张	Xià zhī jìng mài qū zhāng
Prurit cutané	瘙痹症	Sào fèi zhèng
Urticaire	荨麻疹	Xún má zhěn
Eczéma	湿疹	Shī zhěn
Neurodermatite	神经性皮炎	Shén jīng xìng pí yán
Maladies en ORL et des Yeux	五官科疾病	**Wǔ guān kē jí bìng**
Rhinite	鼻炎	Bí yán
Épistaxis	鼻出血	Bí chū xuè
Sinusite	鼻窦炎	Bí dòu yán

Français	Chinois	Pinyin
Pharyngite et laryngite	咽炎、喉炎	Yān yán, Hóu yán
Boule hystérique (Paresthésie laryngopharyngée)	咽喉部异物感	Yān hóu bù yì wù gǎn
Surdité et mutisme	聋哑	Lóng yǎ
Vertige d'origine de l'oreille interne	内耳性眩晕	Nèi ěr xìng xuàn yūn
Dacryocystite	泪囊炎	Lèi náng yán
Ptose de la paupière supérieure	上睑下垂	Shàng jiǎn xià chuí
Conjonctivite aiguë	急性结膜炎	Jí xìng jié mó yán
Atrophie du nerf optique	视神经萎缩	Shì shén jīng wěi suō
Névrite optique rétrobulbaire	球后视神经炎	Qiú hòu shì shén jīng yán
Strabisme	斜视	Xié shì
Myopie	近视	Jìn shì
Diabète	糖尿病	Táng niào bìng
Diabète sucré	糖尿病	Táng niào bìng
Goitre	甲状腺肿大	Jiǎ zhuàng xiàn zhǒng dà
Diabète insipide	尿崩症	Niào bēng zhèng
Insolation	中暑	Zhòng shǔ

Annexe V
Tableau comparatif français-chinois des noms des livres anciens d'acupuncture

Livre			Chapitre	
Nom de livre en français	Nom de livre en Pinyin	Nom de livre en chinois		
Classique Interne de l'Empereur Jaune	*Nèi Jīng*	内经		
Questions Simples	*Sù Wèn*	素问	*Xuān Míng Wŭ Qì Lùn*	宣明五气论
			Líng Lián Mì Diăn Lùn	灵兰秘典论
			Lí Hé Zhēn Xié Lùn	离合真邪论
			Zhēn Yào Jīng Zhōng Lùn	诊要经终论
			Cì Jìn Lùn	刺禁论
			Yīn Yáng Bié Lùn Piān	阴阳别论篇
Pivot Miraculeux	*Líng Shū*	灵枢	*Xié Qì Zàng Fŭ Bìng Xíng*	邪气脏腑病形
			Jīng Bié	经别
			Jīng Mài	经脉
			Jīng Jīn	经筋
			Nì Shùn Féi Shòu	逆顺肥瘦
			Zhōng Shĭ	终始
			Gēn Jié	根结
			Xĭao Zhēn Jĭe	小针解
			Jiŭ Zhēn Shí Èr Yuán	九针十二原
			Cì Jíe Zhēn Xié	刺节真邪
			Xíng Zhēn	行针
			Bĕn Zāng	本脏
			Hăi Lùn	海论
			Jīng Mài	经脉
			Gŭ Kōng Lùn	骨空论
			Yù Băn	玉版
Classique des 81 Difficultés	*Nàn Jīng*	难经	*Èr Shí Bā Nàn*	二十八难
			Èr Shí Jiŭ Nàn	二十九难
Traité des Atteintes exogènes du Froid pervers	*Shāng Hán Lùn*	伤寒论		
Synopsis des Prescriptions du Coffre d'Or	*Jīn Guì Yào Lüè*	金匮要略		
Classique A et B d'acupuncture et de moxibustion	*Zhēn Jiŭ Jiă Yĭ Jīng*	针灸甲乙经		
Traité d'Étiologie et de Symptomatologie de Maladies	*Zhū Bìng Yuán Hóu Lùn*	诸病源候论		
Prescriptions de Mille Or	*Qiān Jīn Fāng*	千金方		
Les Ouvrages Complets de Zhang Jing Yue	*Jīng Yuè Quán Shū*	景岳全书	*Fù Rén Guī*	妇人规

Livre			Chapitre	
Nom de livre en français	Nom de livre en Pinyin	Nom de livre en chinois		
Synopsis des Traitements des Maladies Gynécologiques	Jì Yīn Gāng Mù	济阴纲目		
Prescriptions Complètes et Effectives pour Femmes	Fù Rén Dà Quán Liáng Fāng	妇人大全良方		
Les Prescriptions pour Sauver les Malades	Jì Shēng Fāng	济生方		
Livre des Signes Profonds	Biāo Yōu Fù	标幽赋		
Entrée à la Médecine	Yī Xué Rù Mén	医学入门		
Dialogue en Acupuncture	Zhēn Jiǔ Wèn Duì	针灸问对		
Recueil Précieux d'Acupuncture-Moxibustion	Zhēn Jiǔ Jù Yīng	针灸聚英		
Techniques de l'Acupuncture de Li Dongyuan	Dōng Yuán Zhēn Fǎ	东垣针法		
Collection Générale du Soulagement Sacré	Shèng Jì Zǒng Lùn	圣济总论		
Théorie des Trois Causes de la Maladie	Sān Yīn Jí Yī Bìng Zhèng Fāng Lùn	三因极一病证方论		

1. Origine et processus de traduction

Lors de nos études en France, l'éditrice de la Maison d'Édition Médicale du Peuple Mme RAO Hongmei et moi avons été intéressés par l'état de la publication des ouvrages de médecine traditionnelle chinoise en français. Nous avons remarqué que les ouvrages d'acupuncture parus à la fin du XIXe – début XXe siècle proviennent tous d'expériences vécues en Chine par des membres du personnel diplomatique ou religieux français, qui ont directement traduit des classiques tels que le *Zhengjiu Dacheng*. Depuis la mode de l'acupuncture à partir des années 1970, le *Précis d'Acupuncture Chinoise*[1] ainsi que le *Traité d'Acupuncture et de Moxibustion*[2] sont devenus progressivement des textes de référence pour l'enseignement de la médecine chinoise en France, après être initialement parus en langue française en Chine en tant que matériel d'enseignement en français d'un programme de cours de 3 mois du Centre d'acupuncture International de l'OMS. Cependant, les livres spécialisés d'acupuncture parus ces dernières années en France ont plutôt été traduits depuis l'anglais et comportent non seulement un certain nombre d'imprécisions à travers ces traductions successives, mais possèdent également différents systèmes de nomenclature, un même point d'acupuncture pouvant avoir plusieurs numéros. Nous pensons donc qu'il faudrait publier rapidement des ouvrages modernes d'acupuncture, édités sur la base du standard de nomenclature de l'OMS ainsi que du standard de localisation de l'OMS.

Avec le soutien du Dr LI Yiming, président de l'Académie Internationale de la Culture de la Médecine Traditionnelle et du Management de la Santé (ITCHM, Suisse), l'ITCHM et la Maison d'Édition Médicale du Peuple ont signé un accord de coopération et ont proposé ce livre comme élément de « Publication en Langues Étrangères des Ouvrages Classiques Chinois ». Ce présent *Manuel Complet de l'Acupuncture et de la Moxibustion par SHI Xuemin (version française)* a obtenu l'approbation du jury et a reçu un soutien financier pour ensuite également devenir

---

1 Publié par l'Édition en Langues Étrangères en 1977, édité par l'Académie de Médecine Traditionnelle Chinoise

2 Publié par les Éditions des Sciences et Techniques de Shanghai en 1995, édité par l'Université de Médecine Traditionnelle Chinoise de Shanghai

un des projets de publication les plus importants de la Maison d'Édition Médicale du Peuple. Par la suite, d'autres ouvrages tels que le *Standard des Localisations des Points d'Acupuncture (version comparative en langues chinoise et française)*, les *Planches Murales des Localisations des Points d'Acupuncture (version française)* ainsi que l' *Illustration anatomique des points d'acupuncture (version française)* ont été ajoutés et forment ainsi une nouvelle collection d'ouvrages d'acupuncture moderne en langue française.

Pour les traducteurs de ce livre, nous avons sélectionné quelques spécialistes, soit diplômés en français, soit de langue maternelle française et qui sont en même temps impliqués dans la pratique clinique ou dans l'enseignement de l'acupuncture, afin d'assurer la précision et la qualité de la traduction. En septembre 2016 et août 2017, la Maison d'Édition Médicale du Peuple a également organisé des séminaires, invitant les spécialistes concernés pour discuter des difficultés en rapport avec la traduction.

2. Principes de sélection de contenu et de traduction

Ce livre utilise la version chinoise du *Manuel Complet de l'Acupuncture et de la Moxibustion par SHI Xuemin* ainsi que d'autres publications associées comme base sur laquelle certaines modifications du contenu original ont été effectuées. Les changements principaux sont les suivants :

1. Pour faire face au problème de disparité des systèmes de nomenclature qui existent dans les textes français, ce livre utilise exclusivement le *Standard de l'OMS des Localisations des Points d'Acupuncture*, d'après lequel les points de la version originale ont été ajustés. De plus, le contenu des points extraordinaires a également été adapté selon le Standard de l'OMS. Néanmoins, afin de faciliter la lecture, quelques annotations en nomenclatures françaises courantes ont été mentionnées.

2. La localisation des points d'acupuncture ainsi que leurs images ont été intégralement remplacées par la version du Standard de l'OMS.

3. Le contenu concernant l'acupuncture auriculaire a été ajusté selon le standard national chinois *Nomenclature et Localisation des Points Auriculaires* (1992).

4. Des annotations supplémentaires ont été ajoutées à certains points d'acupuncture, selon la *Nomenclature normative internationale sino-française des expressions et termes fondamentaux de la Médecine Chinoise* de la Fédération Mondiale des Sociétés de Médecine Chinoise (WFCMS).

5. Des explications concernant les méthodes courantes de tonification et de dispersion ont été ajoutées aux explications des méthodes de puncture.

6. Certains passages de l'ouvrage original n'ont pas été inclus, notamment des passages trop simplifiés de diagnostic différentiel, d'électro-acupuncture et de mésoacupuncture ainsi que des symptômes de pathologies neurologiques et psychiatriques.

Lors de la traduction, nous cherchons surtout à respecter le principe de fidélité, d'expressivité et d'élégance. En effet, en faisant de notre mieux pour choisir un langage correspondant à la signification chinoise originale tout en respectant l'expression courante de la langue française, nous avons également beaucoup réfléchi concernant la traduction de certaines notions conceptuelles. Par exemple, il est préférable de parler d'« actions thérapeutiques » de certains points d'acupuncture plutôt que d'utiliser le mot « fonctions », de la même manière qu'il serait plus approprié de parler d'« utilisation connue » plutôt que d'« indication » quant à l'utilisation d'un point et de l'« utilisation combinée » possible d'un ensemble de points plutôt que d'une « prescription » à proprement parler. De plus, concernant la traduction de certains termes techniques de médecine traditionnelle chinoise, nous avons utilisé la méthode employée dans la *Terminologie de médecine traditionnelle chinoise, dictionnaire chinois-français* qui consiste à combiner le concept en chinois avec son contenu afin de spécialiser le terme à un emploi en médecine traditionnelle chinoise (par exemple Shen-esprit, Biao-extérieur, etc.).

3. Traduction et révision des chapitres

Premier Tome

Partie A	Chapitre 1	M. HU Weiguo, M. HU Xiaowei
	Chapitre 2	M. HU Weiguo, M. HU Xiaowei
Partie B	Chapitre 3	Mme ZHANG Wei
	Chapitre 4	Mme ZHANG Wei
Partie C	Chapitre 5	M. HU Weiguo, M. HU Xiaowei
	Chapitre 6	M. HU Weiguo, M. HU Xiaowei

Le premier tome est révisé par HU Weiguo et HU Xiaowei.

Second Tome

Partie D	Chapitre 7	M. HU Weiguo, M. HU Xiaowei
	Chapitre 8	M. Patrick HEGI, M. HU Weiguo
Partie E	Études de cas	Mme YUAN Qiuming Mme Christine TRAN Mme ZHONG Qiaoyi

Le second tome est révisé par Mme ZHANG Wei et Mme Christine TRAN.

4. Remerciements

Au cours de la traduction de ce livre, nous nous sommes notamment référés aux ouvrages ci-dessous et nous tenons à remercier leurs auteurs et traducteurs :

1. Collège d'éducation internationale, Université de médecine traditionnelle chinoise de Shanghai (2009). *Terminologie de médecine traditionnelle chinoise, dictionnaire chinois-français*. Shanghai : Éditions des sciences et techniques de Shanghai.

2. Comité de publication (1992). *Dictionnaire médical Chinois-Français*. Pékin : Éditions Médicale du Peuple.

3. Académie de médecine traditionnelle chinoise (1977). *Précis d'Acupuncture Chinoise*. Pékin : Éditions en Langues Étrangères.

4. Université de médecine traditionnelle chinoise de Shanghai (1995). *Traité d'acupuncture et de Moxibustion (Médecine traditionnelle Chinoise)*. Shanghai : Éditions des sciences et techniques de Shanghai.

5. WFCMS (2011). *Nomenclature normative internationale sino-française des expressions et termes fondamentaux de la Médecine Chinoise*. Pékin : Édition Médicale du Peuple.

Alors que la traduction touchait à sa fin, nous avons appris que le Pr SHI Xuemin venait de recevoir le prix de la Statuette de Bronze Tiansheng, un des prix les plus importants dans le domaine de la médecine traditionnelle chinoise, décerné par la Fédération Mondiale des Sociétés d'Acupuncture et de Moxibustion (WFAS) pour la reconnaissance de sa contribution pour le progrès académique. Nous lui adressons nos plus chaleureuses félicitations avec cet ouvrage et nous remercions le Professeur pour sa confiance et son soutien, ainsi que le Pr MA Tai, secrétaire du Pr SHI, pour son aide précieuse.

Lors de la planification et de la traduction de ce livre, nous avons reçu des encouragements et des conseils de la part du Pr DENG Liangyue, ancien Président de la WFAS, du Pr SHEN Zhixiang, Secrétaire général (maintenant décédé), et du Pr CHEN Zhenrong, Vice-Secrétaire général. Sous la recommandation du Pr LIU Baoyin, Président actuel de la WFAS, et du Pr LIANG Fanrong, Vice-Président, ce livre a été inclus dans le projet « Publication en Langues Étrangères des Ouvrages Classiques Chinois » suite à une sélection officielle. La publication de la version française a obtenu le financement par le projet de la « Diffusion de la Médecine Chinoise au Monde Entier ». Nous tenons à remercier les efforts apportés par les dirigeants, éditeurs, graphistes et autre personnel de la Maison d'Édition Médicale du Peuple ainsi que les autres organismes et institutions chinoises concernés pour avoir contribué à la publication du présent ouvrage.

En Chine, la langue française est toujours une langue peu représentée, les livres utilitaires médicaux bilingues restent difficiles à trouver et les spécialistes maîtrisant le français et étant familiers avec la médecine chinoise le sont encore plus. Il y a une dizaine d'années, j'ai reçu de la part de M. SHI Malin de la Maison d'Édition Médicale du Peuple le *Dictionnaire médical Chinois-Français* puis en 2013, lors du congrès de la CFMTC, j'ai rencontré la Pre ZHU Miansheng qui a également eu la gentillesse de m'offrir la *Nomenclature normative internationale sino-française des expressions et termes fondamentaux de la Médecine Chinoise* qu'elle a éditée. L'été passé, le hasard m'a fait rencontrer une des auteurs de la *Terminologie de médecine traditionnelle chinoise, dictionnaire chinois-français*, Mme ZHANG Wei de l'Université de médecine traditionnelle chinoise de Shanghai. Elle m'a offert le *Traité d'acupuncture et de Moxibustion* (1995) comme livre de référence. Sous les conseils de son ami le Dr HAN Jianjin, de Suisse, elle a activement participé à la traduction et à la révision de ce livre et a su surmonter différentes difficultés rencontrées lors de la traduction. En menant Mme YUAN Qiuming, Mlle ZHONG Qiaoyi ainsi que Mme Christine TRAN dans l'équipe de traduction, elle a également assuré la complétion de la traduction dans la limite du temps à disposition. M. Patrick HEGI, diplômé de l'Université de Médecine Traditionnelle Chinoise de Shanghai, a assumé la traduction de différentes parties concernant les traitements dans la pratique clinique et a fait part de conseils pertinents. M. Michel ZHANG a contribué dans la traduction de certains passages concernant les méthodes de puncture et Mme ZHENG Qun a également assisté à la révision de certains passages, nous tenons à les remercier sincèrement.

Ces derniers mois, afin de pouvoir terminer la traduction de ce livre dans les temps impartis, nous avons tous travaillé chaque soir jusqu'à tard dans la nuit et même pendant les jours de congé. Je tiens à remercier la collaboration et les efforts de chacun, sans lesquels ce livre d'aurait pas été possible.

HU Weiguo

Genève, Suisse

12 décembre 2017

Index

Index par noms de maladies et symptômes

Index par noms de points d'acupuncture

Index par noms de points auriculaires